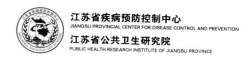

江苏省疾病预防控制中心
JIANGSU PROVINCIAL CENTER FOR DISEASE CONTROL AND PREVENTION
江苏省公共卫生研究院
PUBLIC HEALTH RESEARCH INSTITUTE OF JIANGSU PROVINCE

Jiangsu Cancer
Report (2021)

江苏省恶性肿瘤报告

（2021）

主编　朱宝立　周金意　韩仁强

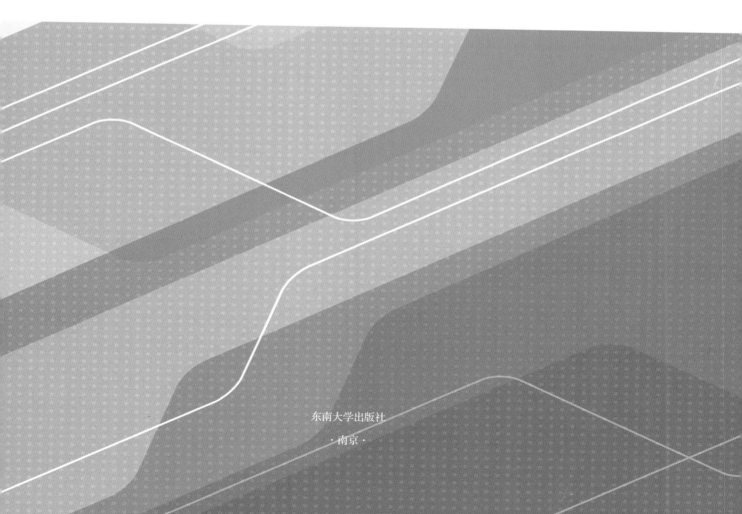

东南大学出版社
·南京·

图书在版编目（CIP）数据

江苏省恶性肿瘤报告. 2021/朱宝立，周金意，韩仁强主编. —南京：东南大学出版社，2023.4

ISBN 978 - 7 - 5766 - 0733 - 8

Ⅰ. ①江… Ⅱ. ①朱 … ②周 …③韩… Ⅲ. ① 癌–研究报告–江苏–2021 Ⅳ. ①R73

中国国家版本馆CIP数据核字（2023）第072130号

责任编辑：陈潇潇　责任校对：子雪莲　封面设计：余武莉　责任印制：周荣虎

江苏省恶性肿瘤报告（2021）
Jiangsu Sheng Exing Zhongliu Baogao（2021）

主　　编：	朱宝立　周金意　韩仁强
出版发行：	东南大学出版社
社　　址：	南京四牌楼2号　邮编：210096　电话：025-83793330
网　　址：	http://www.seupress.com
电子邮件：	press@seupress.com
经　　销：	全国各地新华书店
印　　刷：	南京顺和印刷有限责任公司
开　　本：	889mm ×1 194 mm　1/16
印　　张：	13.75
字　　数：	350 千字
版　　次：	2023 年 4 月第 1 版
印　　次：	2023 年 4 月第 1 次印刷
书　　号：	ISBN 978 - 7 - 5766 - 0733–8
定　　价：	98.00 元

本社图书若有印装质量问题，请直接与营销部调换。电话（传真）：025-83791830

《江苏省恶性肿瘤报告（2021）》编委会

主编

朱宝立　周金意　韩仁强

副主编

陶　然　俞　浩　罗鹏飞　缪伟刚

专家委员会（按姓氏笔画排序）

王临池　朱　健　朱宝立　刘付东　李伟伟　杨志杰　罗鹏飞　周金意
俞　浩　骆文书　陶　然　韩仁强　韩颖颖　缪伟刚

编委（按姓氏笔画排序）

丁梦秋　于　蕾　凡丽芸　马　进　王礼华　王　剑　王　琳　王　裕
包雨晴　吕家爱　朱月兰　朱凯飞　朱宝立　朱　健　朱惠娟　乔健健
任　涛　华召来　刘付东　刘　杰　刘建平　刘娅娴　刘　敏　许　琴
严春华　严莉丽　苏　明　杜国明　李存禄　李炎炎　李　莹　李菁玲
杨志杰　杨尚波　杨艳蕾　吴振霞　何　飞　何　怡　应洪琰　沈　欢
沈建新　张丁丁　张建安　张　秋　张晓峰　张爱红　张恋恋　张　培
张　婷　张　群　张德坤　陆绍琦　陆　艳　陈　玉　陈玥华　陈思红
陈雪筠　陈燕芬　罗国良　罗鹏飞　季　文　周金意　周　娟　周　鑫
郑会燕　宗　华　宗　菁　赵建华　茹　炯　俞　浩　娄培安　洪　忻
骆文书　顾小平　顾　月　顾淑君　钱　赟　陶　然　黄素勤　曹慷慷
符地宝　渠漫漫　董建梅　韩仁强　韩颖颖　解　晔　蔡　伟　翟　静
缪伟刚　戴春云

前言
Preface

恶性肿瘤是严重危害人类生命和健康的一大类疾病。从 20 世纪 70 年代初有生命统计数据以来，恶性肿瘤一直是江苏省居民的最主要死因之一，且其疾病负担呈不断加重趋势。肿瘤登记是对肿瘤流行情况、变化趋势和影响因素进行的长期、连续、动态的系统性监测，是制定恶性肿瘤防控措施、开展综合防控研究和评价防控效果的重要基础性工作。在国家癌症中心和江苏省卫生健康委员会（原江苏省卫生计生委）全力支持下，江苏省肿瘤登记中心（江苏省疾病预防控制中心，以下简称"江苏省疾控中心"）在全省开展以人群为基础的肿瘤登记工作，建立了肿瘤登记年报制度，自 2016 年开始定期出版江苏省恶性肿瘤报告，为全省的肿瘤预防与控制工作提供了科学依据。

2021 年江苏省有 56 个肿瘤登记处上报了 2018 年全人群肿瘤登记资料，其中有 48 个登记处质量达到综合质控要求，包括城市登记处 19 个，农村登记处 29 个，分布在苏南、苏中和苏北地区，覆盖人口 51 822 216 人（男性 26 123 333 人，女性 25 698 883 人），约占同期江苏省户籍人口总数（78 228 207 人）的 66.24%。在对 48 个符合质量控制要求的肿瘤登记处数据进行全面分析的基础上，江苏省疾控中心组织专业人士编写了《江苏省恶性肿瘤报告（2021）》。

《江苏省恶性肿瘤报告（2021）》共分为六个部分：

第一部分为概述；第二部分介绍了资料的收集方法、质量控制流程和常用统计分析指标；第三部分详细介绍了江苏省 2018 年肿瘤登记资料的上报情况、质量评审结果及数据收录情况；第四部分描述了全省肿瘤登记地区合计及分城乡、分性别恶性肿瘤发病和死亡情况；第五部分简要描述了主要人体部位的恶性肿瘤发病、死亡水平和在各登记处的流行现状，并就其中部分癌种的亚部位和病理分型进行了细节描述；最后一部分为附录，包含了 48 个被收录登记处的名录，各登记处分癌种、分性别、年龄组发病和死亡的详细统计结果。

《江苏省恶性肿瘤报告（2021）》全面、系统地描述了江苏省肿瘤登记地区人群全部恶性肿瘤合计及 22 种常见恶性肿瘤的发病与死亡等流行情况，是一本能全面反映江苏省恶性肿瘤流行现状、癌情信息丰富的专业书籍。

《江苏省恶性肿瘤报告（2021）》的顺利出版，得到了国家癌症中心／全国肿瘤登记中心、江苏省卫生健康委员会疾控处的大力支持，凝结了江苏省各肿瘤登记处、各级医疗机构肿瘤登记工作人员和本书编写人员的辛勤劳动和汗水。江苏省肿瘤登记人员在实践中探索、在创造中发现、在开拓中前进，使江苏省肿瘤登记工作步入良性的发展轨道，在此谨表示衷心的感谢！

江苏省疾控中心在登记资料收集、质量控制、登记处选择、数据清理、统计分析、图表呈现和文字描述等方面力求严谨，反复核实，力争客观、真实、准确地展示我省肿瘤流行数据。由于知识和水平的限制，本书难免存在谬误和不足，恳请同行和读者批评指正。

编者

2022 年 9 月

目录
Contents

第一章　概述

　　肿瘤登记是按一定组织系统经常性地搜集、储存、整理、统计分析和评价肿瘤发病、死亡和生存资料的统计工作，是目前国际上公认的肿瘤流行病学信息收集与数据统计方法。开展以人群为基础的肿瘤登记工作，可获取不同时期、不同地区和不同人群中恶性肿瘤的发病、死亡和生存状况资料。该资料是掌握人群恶性肿瘤流行现状和变化趋势，度量全社会恶性肿瘤疾病负担的唯一有效资源，可为肿瘤病因学研究提供线索，为肿瘤防治策略和措施的制定、评估和调整提供科学依据。

　　江苏省是全国较早开展肿瘤登记报告工作的省份之一，启东县（现启东市）于1972年在江苏省率先建立肿瘤登记报告制度，随后从20世纪80年代开始，现无锡、南通、淮安、泰州、常州等11个设区市所在地区陆续开展肿瘤登记报告工作。2008年，卫生部（现国家卫生健康委员会）在全国范围内启动"中央财政转移支付肿瘤随访登记项目"，对部分登记地区给予专项经费支持。我省金坛市（现常州市金坛区）、启东市、海门市（现南通市海门区）、连云港市区、赣榆县（现连云港市赣榆区）、东海县、灌云县、淮安市楚州区（现淮安市淮安区）、建湖县、大丰市（现盐城市大丰区）、扬中市、泰兴市等12个登记处被国家确定为首批中央财政转移支付肿瘤随访登记项目点。2009—2013年国家项目点扩增，苏州市区、无锡市区、徐州市区、常州市区、南通市区、盐城市区、丹阳市、海安县（现海安市）等8个登记地区也先后被纳入。

　　为建立和完善全国肿瘤登记制度，动态掌握我国恶性肿瘤流行情况和发展趋势，原国家卫生计生委、国家中医药管理局于2015年1月27日制定并下发了《关于印发肿瘤登记管理办法的通知》（国卫疾控发〔2015〕6号），原江苏省卫生计生委、江苏省中医药局根据江苏省具体情况，在转发国家管理办法的同时，对江苏省肿瘤登记工作做出了具体要求：明确了江苏省各级卫生计生行政部门在全省各级肿瘤登记工作中的组织、管理、协调和保障职能，指定江苏省疾控中心作为省级肿瘤登记中心，负责全省肿瘤登记工作的方案制定、技术指导、人员培训、质量控制和考核评价等工作；要求各设区市、县（市、区）设立肿瘤登记处，负责开展责任区域内的肿瘤随访登记工作；要求全省各级各类医疗卫生机构认真履行肿瘤登记报告责任，建立内部管理制度，明确责任报告人，健全院内登记报告流程，规范开展肿瘤登记报告工作。《肿瘤登记管理办法》的出台为江苏省肿瘤随访登记体系的进一步完善打下了坚实基础。

2019年，国家卫生健康委等10部门联合制定和下发了《健康中国行动——癌症防治实施方案（2019—2022年）》，其中提出了"健全肿瘤登记报告制度"和"提升肿瘤登记数据质量"的明确要求。同年江苏省卫生健康委等10个部门也联合制定了《江苏省推进癌症防治工作实施方案（2019—2022年）》，进一步明确了我省"要建立覆盖全省的肿瘤随访登记体系，60%以上县（市、区）随访登记数据达到国家肿瘤登记年报数据质量标准。搭建省级癌症大数据平台，定期发布肿瘤流行特征报告"的目标，这为江苏省肿瘤随访登记工作确立了发展方向。

40多年来，在全省各级卫生行政部门的支持下，在各级肿瘤登记处和肿瘤登记报告单位的共同努力下，截至2016年底，江苏省已初步实现肿瘤随访登记工作的县区全覆盖。自此，江苏省肿瘤随访登记工作重心从增点扩面向全面提升工作水平和数据质量、逐步实现规范化和标准化的方向转移。2021年国家肿瘤登记年报资料上报时，江苏省向国家癌症中心提交了50个登记处的2018年肿瘤登记资料，较2020年度增加了3个。

为表彰全国各级肿瘤登记处多年来在健全我国肿瘤监测体系，不断提高肿瘤登记覆盖范围和数据质量方面所做的努力，2021年12月国家癌症中心根据综合评分排名，发文授予江苏省疾控中心等16个省级登记处"2021年度肿瘤登记工作省级单位杰出贡献奖"，并向连续10年、5年和3年入选中国肿瘤登记年报的设区市、县（市、区）级肿瘤登记处分别授予"2021年度肿瘤登记工作杰出贡献奖""2021年度肿瘤登记工作优秀奖"和"2021年度肿瘤登记工作进步奖"。全国获此殊荣的肿瘤登记处分别有38个、178个和120个，江苏省分别有11个、23个和7个登记处获奖，获奖数量居全国前列。

为充分挖掘和利用我省肿瘤登记资料，定期发布全省最新的恶性肿瘤发病、死亡监测数据，为肿瘤防治研究和相关防控政策的出台提供科学依据。在江苏省卫生健康委员会（原江苏省卫生计生委）的大力支持下，江苏省疾控中心从2016年开始，每年组织专家分析数据和撰写江苏省恶性肿瘤报告。2021年下半年开始，江苏省疾控中心在对全省56个登记处提交的2018年肿瘤登记资料进行再次整理、质控和分析的基础上，确定了纳入全省汇总分析的登记处，并召集省内肿瘤登记专家共同编撰了《江苏省恶性肿瘤报告（2021）》。

第二章 肿瘤登记资料的收集、质量控制和统计分析

江苏省肿瘤登记管理办法规定，《国际疾病分类第十版》（International Statistical Classification of Diseases and Related Health Problems 10th Revision，ICD-10）所定义的全部恶性肿瘤（ICD-10：C00—C97）、脑和中枢神经系统良性肿瘤（D32—D33）和其他动态未定或动态未知的肿瘤（D42—D43）、真性红细胞增多症（D45）、骨髓增生异常综合征（D46），以及淋巴造血和有关组织动态未定肿瘤（D47）的发病、死亡和生存随访资料，以及登记地区覆盖人群的人口学资料，均是江苏省肿瘤登记收集的主要内容。

一、肿瘤登记资料的收集

（一）新发病例资料

1.医疗机构报告

各级各类具有肿瘤诊治能力的医疗机构是江苏省内肿瘤新发病例的主要来源。江苏省要求各责任报告医疗机构建立院内肿瘤登记报告制度，院内肿瘤诊治相关科室（门诊、住院、病案、病理、放射、超声、检验等）均应及时登记经诊治的肿瘤病例信息，定期送交院内肿瘤登记负责部门，由其对院内肿瘤病例信息进行汇总、审核、补充、剔重和登记后，及时通过肿瘤登记网报系统上报或填写纸质报告卡上交辖区肿瘤登记处。各级各类医疗机构还应定期导出或摘录院内门诊、住院和（或）病案中所有肿瘤病例复诊信息（无论是否因肿瘤而就诊），并提交辖区肿瘤登记处，这是肿瘤病例被动随访信息的重要来源。有区域卫生信息平台的地区，

可根据当地实际情况，采用对接或自动抓取等信息化技术手段，开展院内肿瘤新发病、复诊、治疗、死亡等信息的收集、整理和报告工作，提高肿瘤随访登记工作效率，减轻报告单位工作压力。

各级各类医疗机构在报告规定 ICD-10 编码范围的肿瘤病例信息时，还应注意收集部分以字母"Z"打头的"其他肿瘤相关"分类和编码的病例信息（表 2-1），并与院内已上报发病信息进行比对，确认是否需要追访和补充报告。在目前医疗机构的病案编码实践中，对于以复诊或外地（外院）诊疗后回本地（本院）进行后续治疗为目的的肿瘤病例，往往是将其主要诊断编码至 Z 编码，而非 C 编码或 D 编码，易导致肿瘤新发或复诊信息遗漏，因此在医院信息收集、漏报调查及质控过程中应格外注意。这是外地（外院）就医肿瘤病例发病信息和肿瘤现患病例被动随访信息的重要来源。

表 2-1　以字母"Z"打头的"其他肿瘤相关"的分类名称和编码

编码	分类名称
Z08	恶性肿瘤治疗后的随诊检查
Z12	肿瘤的特殊筛查
Z40.0	与恶性肿瘤有关的危险因素的预防性手术
Z51.0	放疗疗程
Z51.1	肿瘤化疗疗程
Z51.5	姑息治疗
Z80	恶性肿瘤的家族史
Z85	恶性肿瘤的个人史
Z86.0	其他肿瘤的个人史
Z92.3	放疗个人史
Z92.6	肿瘤化疗个人史

2. 肿瘤登记处审核和报告卡流转

肿瘤登记处收到辖区内各级各类医疗机构报送的肿瘤新发病例信息后，应及时审核其完整性和有效性，对发现存在变量信息不完整、逻辑错误、编码错误等问题的报告卡，立即退回报告单位进行核实和修订。对审核通过的肿瘤新发病例信息，肿瘤登记处将根据其现住或户籍地址所属乡镇／街道分片下发至对应乡镇医院／社区卫生服务中心，由基层肿瘤登记人员对肿瘤病例信息进行随访和核实，并将核实结果及时反馈至所属登记处。已有肿瘤登记信息平台的地区，可通过信息平台完成以上医疗机构肿瘤新发病卡提交前的自动审核，提交后按现住或户籍地址所属的乡镇／街道自动下发，基层肿瘤登记人员对下发的肿瘤新发病卡进行随访核实后的线上反馈等流程。

3. 乡镇医院／社区卫生服务中心上报

乡镇医院／社区卫生服务中心在协助登记处对肿瘤新发病例信息进行初次随访、核实和反馈的同时，还应在日常工作中主动发现和收集辖区内肿瘤新发病例和死亡信息，并按要求填写肿瘤登记报告卡和肿瘤登记簿，每月报送肿瘤登记处或及时在网报系统中登报。此外，乡镇医院／社区卫生服务中心每年还需对辖区内的肿瘤现患病例进行定期的随访和管理。

4. 死亡补发病

为确保肿瘤登记资料的完整性，肿瘤登记处必须定期开展死亡补发病工作，即每月或每季度将全人群死因监测资料中的肿瘤死亡病例信息和肿瘤登记中的发病信息进行核对，及时发现可能存在的发病漏报情况。对可疑的肿瘤发病漏报，登记处须及时与开具死亡医学证明书的医疗机构或者死亡病例所属基层医疗卫生机构、死者家属或知情人联系，核实其根本死因／伴随死因是否为恶性肿瘤。对确认为发病漏报的肿瘤病例，需继续回顾追溯和补充完善其生前最初的恶性肿瘤诊断相关信息（以诊断肿瘤的纸质或电子文书为准），并补报肿瘤发病信息至最早诊断相应年份的发病库中。

5. 医疗保险相关信息的利用

恶性肿瘤病例诊治相关的医疗保险记录，是获取肿瘤登记新发病例信息的重要来源之一。各地肿瘤登记处在上级卫生行政部门的协调下，定期（每月／每季度）前往医保部门获取所辖户籍居民因肿瘤就医报销的资料，重点收集病例个人基本信息、肿瘤诊断（诊断日期、诊断依据、诊断部位、病理形态学）和治疗（治疗时间、治疗方式）相关信息，除与登记处已有肿瘤发病信息核对，发现漏报立即补报外，还须更新或补充已有肿瘤病例发病信息，如更新为更早的诊断日期、更为详细的病理组织形态学诊断、更高级别的诊断依据和诊断医院等。此外，肿瘤现患病例医疗保险信息是完成肿瘤病例被动随访的重要信息来源之一。

（二）死亡病例资料

全人群死因监测资料是肿瘤死亡信息的主要来源，登记处应定期核对肿瘤发病与全人群死因监测数据库，以确认肿瘤病例的生存状态。除根本死因为恶性肿瘤的死亡病例外，非肿瘤原因导致肿瘤病例死亡的信息也需详细核实和登记，包括死亡日期、死亡地点、根本死因及其 ICD-10 编码等。此外，在各级医疗机构院内发生的恶性肿瘤病例死亡以及基层医疗卫生机构发现的辖区内恶性肿瘤病例死亡也应及时登记和报告，这也是我省肿瘤死亡病例信息的重要来源。肿瘤死亡资料是肿瘤病例被动随访信息的主要来源。

（三）人口资料

肿瘤登记处应定期通过公安、统计等部门获取覆盖行政区域内的年度户籍人口资料，包括辖区内户籍人口总数及其分性别、年龄组构成（0岁，1—4岁，5—9岁，10—14岁……80—84岁，85岁及以上）。如果从公安、统计等部门获取的人口资料的年份或年龄分组与肿瘤登记要求不一致，可利用两个相隔若干年、来源较明确、可信的人口构成数据，通过"内插法"或"外推法"对中间年份的人口构成数据进行推算。

二、肿瘤登记资料的质量控制

（一）登记资料质量控制指标

质量控制应贯穿肿瘤登记工作的整个过程，可以从完整性、有效性、可比性和时效性等四个方面对肿瘤登记的质量进行评价。在对肿瘤登记资料质量进行评价时，应坚持以数据的真实性、稳定性和均衡性为根本，并根据登记地区的特点，从以下常用质控指标入手，综合评估该肿瘤登记处数据质量：

1.病理组织学诊断比例（proportion of morphologic verification, MV%）

病理组织学诊断比例（MV%）是评价肿瘤登记数据完整性和有效性的重要指标。在肿瘤的各类诊断依据中，病理组织学诊断（包括细胞学和血片，如外周血、骨髓液涂片及脱落细胞学检查）的可靠性最高，提示部分可疑的恶性肿瘤病例已通过病理确诊或排除；其次是其他实验室辅助诊断和单纯的临床诊断（表 2-2）。在评价该指标时，除了考虑全部恶性肿瘤MV%的平均水平外，还需对常见恶性肿瘤的MV%分别进行评价。食管、胃、结直肠、乳腺、淋巴瘤、白血病等易取病理的恶性肿瘤的MV%不应太低；而脑、肺、肝、胰腺等不易取病理的，随着医学的进步，通过一些实验室辅助诊断技术基本能确诊的恶性肿瘤，其MV%不应太高。此外，各地癌谱构成情况和社会经济发展现状也影响着MV%，在评价该指标时也应纳入考虑范畴。

表 2-2　诊断依据分类及其编码

编码	诊断依据分类名称	分类定义及解释
0	只有死亡医学证明书（DCO）	仅有死亡医学证明书而无其他任何诊治资料的病例
无显微镜检查		
1	临床诊断	仅根据症状、体征及疾病发展规律等在患者死前做出的诊断，不包括以下"2—8"诊断依据代码涉及内容
2	临床辅助检查	包括X线、内窥镜、影像学、超声波等大多数临床诊断技术
3	探查性手术和尸检（无病理）	探查性手术（如剖腹探查）和尸检，但未做病理组织学检查
4	特殊肿瘤标志物	特殊的生化和免疫学检查
显微镜镜下检查		
5	细胞学或血片	外周血、骨髓液涂片及脱落细胞学检查
6	病理（继发）	转移部位的病理组织学检查，包括转移部位的尸检标本检查
7	病理（原发）	包括所有原发部位的病理切片和骨髓组织活检
8	尸检（有病理）	原发部位的尸检标本的病理组织学检查
9	不详	

2. 只有死亡医学证明书比例（percentage of cancer cases identified with death certification only, DCO%）

在肿瘤登记工作中，通过定期核对肿瘤登记的发病数据与全人群死因监测信息，寻找仅有肿瘤死亡记录而无发病信息的发病漏报病例，并通过追溯进行发病信息收集和补报的过程，称为死亡补发病（death certificate notification, DCN）。在追溯和补充 DCN 病例的生前肿瘤发病信息时，少数无法追踪到其生前任何恶性肿瘤发病确认信息，如发病日期、诊断医院、诊断依据等，此时将这部分病例称为"只有死亡医学证明书"（death certification only, DCO）病例。由于 DCO 病例缺乏生前肿瘤发病诊断信息，无法确定其发病日期和诊断依据，更不可能有病理组织学确诊的信息，故将其死亡日期定为其发病日期，其诊断依据编码为"0"（表 2-2）。DCO 病例在所有肿瘤登记新发病例中所占的比例即为只有死亡医学证明书比例（DCO%），是间接评价通过死亡医学证明书发现肿瘤新发病例所占比例（DCN%，发病漏报程度）的指标，更是评价肿瘤登记资料完整性和有效性的重要指标。肿瘤登记处建立初期 DCO% 可能较高，随着登记工作的不断完善和规范开展，DCO% 将逐年降低并维持在一个较低水平，不会太高（< 10%），但通常也不可能为 0。

3. 死亡发病比（mortality to incidence ratio, M/I）

死亡发病比（M/I）是同一人群中同期登记的肿瘤死亡病例数与新发病例数的比值，是反映肿瘤登记资料完整性与有效性的重要指标之一。一般情况全部恶性肿瘤的 M/I 平均值应在 0.6 到 0.8 之间，M/I 大于 0.8 提示可能存在肿瘤发病漏报、死亡重报或死亡补发病不完整，M/I 小于 0.6 提示可能存在肿瘤发病重报或死亡漏报。但在评价登记资料 M/I 时，还需结合各地恶性肿瘤的构成特征考量，如乳腺癌、甲状腺癌和结直肠癌等预后较好的恶性肿瘤占比较高时，该地全部恶性肿瘤的 M/I 平均值可能低于 0.6，甚至低于 0.5；而肺癌、食管癌、胃癌、肝癌等预后较差的恶性肿瘤占比较高时，则该地全部恶性肿瘤的 M/I 平均值有可能超过 0.80。此外，除对全部恶性肿瘤的 M/I 平均值进行评价外，还需对常见癌种的 M/I 分别进行评估，如肝癌、肺癌等死亡率高、生存期短的恶性肿瘤 M/I 可接近 1；乳腺癌、甲状腺癌等生存期长、预后好的恶性肿瘤 M/I 常低于 0.5。无论何种情况，登记处全部恶性肿瘤的 M/I 平均值和常见癌种的 M/I 均不应大于 1。

4. 恶性肿瘤逐年发病、死亡水平的稳定性

在登记处覆盖范围和人口无明显变动，登记报告肿瘤种类及登记规程、标准和定义等没有改变的情况下，登记处恶性肿瘤的逐年发病率和死亡率应该保持相对稳定，不应出现骤升或骤降的现象。除对全部恶性肿瘤的逐年发病、死亡率的稳定性进行评价外，还需对常见恶性肿瘤的发病率、死亡率的逐年波动情况进行分析，因为一个地区的恶性肿瘤构成在正常情况下不应突然改变，其发病率、死亡率也不应有明显波动。此外，还需对连续年份恶性肿瘤的标化率波动情况进行分析，以侧面评价人口和癌谱的构成变动情况。

5. 人口资料评价指标

以人群为基础的肿瘤登记，在评价肿瘤登记人口资料时，要注意其可比性和合理性。登记处目前都是以一定行政区划为工作范围的，登记的是该区域内户籍人口的肿瘤发病和死亡

信息，因此对应的人口资料也应是该行政区划的户籍人口信息，确保分子、分母的可比性。

此外，要考虑人口资料的合理性。在登记范围内无行政区划调整或明显人口迁移的情况下，连续年份的人口总数应该在一定的范围内上下波动，相邻年份人口总数差别不大，且其男女性别比的波动也应相对稳定，更不能出现反转。除了人口总数和性别比外，还可对分性别、年龄组人口构成变化的合理性进行评价，在人口数、全死因死亡率和出生率相对稳定的情况下，相邻年份人口构成不应骤变。除通过人口构成金字塔图的变动情况进行直观观察外，还可通过肿瘤标化发病率或标化死亡率的波动情况、60岁或65岁及以上年龄组人口所占比例的变化情况等对人口构成资料的合理性进行评估，以发现分性别、年龄组人口构成存在的问题，并及时予以核实和纠正。

（二）登记资料的质量控制流程及纳入标准

参考国家癌症中心对肿瘤登记资料质量审核的相关指标及流程，江苏省疾控中心在收到各登记处提交的肿瘤登记资料后，首先检查资料的完整性，包括是否上报了要求的所有数据库，如肿瘤发病库、肿瘤死亡库、人口数据库、登记地区基本信息表和登记处信息表等，以及各数据库是否都包含了所有的关键变量。在确认了资料的完整性后，使用国际癌症研究中心（International Agency for Research on Cancer，IARC）/国际癌症登记协会（International Association of Cancer Registries，IACR）的IARCcrgTools软件对数据库变量的完整性和有效性，以及各变量间的内部一致性逐一进行检查并记录存在问题。之后采用Excel、SAS等数据库软件分析登记资料并生成统一的分析结果表格。汇总分析发现的问题和数据分析结果，生成数据库评估报告并反馈给各登记处。各登记处根据省疾控中心的评估报告对登记资料存在的问题进行核实、修改和补充，并将完善后的数据库再次提交省疾控中心进行重新审核。经过这一反复的数据审核、修订和完善流程，形成各登记处最终的年度肿瘤登记资料。

江苏省疾控中心参照国家癌症中心在2017年制定的肿瘤登记年报数据纳入原则和标准，结合全省实际情况，从肿瘤登记数据的真实性、稳定性和均衡性等方面综合评估各登记处数据质量。除将MV%、DCO%、M/I、发病和死亡水平是否在参考范围值内，以及其在连续年份的变动情况等作为衡量数据质量的重要依据外，还综合考虑登记处各个指标在本地区的合理范围，并新增标化发病率和标化死亡率的波动情况作为考核指标之一。登记处资料MV%、DCO%、M/I、发病和死亡水平远超参考值范围且无法解释原因，连续年份的发病率、死亡率、标化发病率或标化死亡率波动明显异常，均被认为数据质量较差，不能纳入该年度江苏省恶性肿瘤报告数据源。

三、肿瘤登记资料的统计分析

（一）肿瘤统计分类

为了便于肿瘤发病、死亡资料的统计分析，采用《国际疾病分类第十版》（ICD-10）将报告范围内的各种肿瘤归类，分为59个细分类或25个大分类，其中"脑、神经系统"包括脑和中枢神经系统的良性及良恶性未定肿瘤（表2-3，表2-4）。

表2-3 常用肿瘤ICD-10统计分类表（细分类）

部位	ICD-10 编码范围	部位	ICD-10 编码范围
唇	C00	舌	C01—C02
口	C03—C06	唾液腺	C07—C08
扁桃体	C09	其他口咽	C10
鼻咽	C11	下咽	C12—C13
咽，部位不明	C14	食管	C15
胃	C16	小肠	C17
结肠	C18	直肠	C19—C20
肛门	C21	肝脏	C22
胆囊及其他	C23—C24	胰腺	C25
鼻，鼻窦及其他	C30—C31	喉	C32
气管、支气管、肺	C33—C34	其他胸腔器官	C37—C38
骨	C40—C41	皮肤黑色素瘤	C43
皮肤其他	C44	间皮瘤	C45
卡波西肉瘤	C46	周围神经、其他结缔组织、软组织	C47, C49
乳房	C50	外阴	C51
阴道	C52	子宫颈	C53
子宫体	C54	子宫，部位不明	C55
卵巢	C56	其他女性生殖器	C57
胎盘	C58	阴茎	C60
前列腺	C61	睾丸	C62
其他男性生殖器	C63	肾	C64
肾盂	C65	输尿管	C66
膀胱	C67	其他泌尿器官	C68
眼	C69	脑、神经系统	C70—C72, D32—D33, D42—D43
甲状腺	C73	肾上腺	C74
其他内分泌腺	C75	霍奇金淋巴瘤	C81
非霍奇金淋巴瘤	C82—C86, C96	免疫增生性疾病	C88
多发性骨髓瘤	C90	淋巴样白血病	C91
髓样白血病	C92—C94, D45—D47	白血病，未特指	C95
其他或未指明部位	O&U	所有部位除外C44	ALL exc. C44
		所有部位合计	ALL

表 2-4　常用肿瘤 ICD-10 统计分类表（大分类）

部位	部位缩写	ICD-10 编码范围
口腔和咽喉（除外鼻咽）	口腔	C00—C10, C12—C14
鼻咽	鼻咽	C11
食管	食管	C15
胃	胃	C16
结直肠肛门	结直肠	C18—C21
肝脏	肝	C22
胆囊及其他	胆囊	C23—C24
胰腺	胰腺	C25
喉	喉	C32
气管、支气管、肺	肺	C33—C34
其他胸腔器官	其他胸腔器官	C37—C38
骨	骨	C40—C41
皮肤黑色素瘤	皮肤黑色素瘤	C43
乳房	乳房	C50
子宫颈	子宫颈	C53
子宫体及子宫部位不明	子宫体	C54—C55
卵巢	卵巢	C56
前列腺	前列腺	C61
睾丸	睾丸	C62
肾及泌尿系统不明	肾	C64—C66, C68
膀胱	膀胱	C67
脑、神经系统	脑	C70—C72, D32—D33, D42—D43
甲状腺	甲状腺	C73
淋巴瘤	淋巴瘤	C81—C86, C88, C90, C96
白血病	白血病	C91—C95, D45—D47
不明及其他	其他	O&U
所有部位合计	合计	ALL

（二）地区分类

根据国家标准《中华人民共和国行政区划代码》（GB/T 2260—2020），将江苏省各登记地区进行城乡分类：地级以上城市（区）归为城市地区，县及县级市归为农村地区。

（三）常用统计分析指标

1. 年平均人口数

年平均人口数是计算发病（死亡）率等恶性肿瘤的年度发病（死亡）频率（强度）指标的分母，准确来说是指登记处覆盖区域内某年度可能发生恶性肿瘤的人口数，已发生了恶性肿瘤的个体通常不应包括在分母中。但在实际工作中，人群中有发生恶性肿瘤可能的精确人口数往往很难获取，因此一般用年平均人口数，即该年年初（或上年末）、年末人口数之和除以 2，或 7 月 1 日零时的人口数（年中人口数）作为分母。

$$年平均人口数（人）=\frac{年初（上年末）人口数+年末人口数}{2}$$

2. 发病（死亡）率

发病（死亡）率即粗发病（死亡）率，指某年该地登记的每 10 万人口中恶性肿瘤新发（死亡）病例数，是反映人口发病（死亡）情况最基本的指标。

$$发病（死亡）率（1/10 万）=\frac{某年该地恶性肿瘤新发（死亡）病例数}{某年该地年平均人口数}\times 100\,000$$

3. 分类构成比

恶性肿瘤发病（死亡）分类构成比可以反映各类恶性肿瘤对居民健康的危害情况。恶性肿瘤发病（死亡）分类构成比计算公式如下：

$$某恶性肿瘤发病（死亡）构成比（\%）=\frac{某恶性肿瘤发病（死亡）人数}{全部恶性肿瘤发病（死亡）人数}\times 100$$

4. 年龄组发病（死亡）率［年龄别发病（死亡）率］

年龄组发病（死亡）率是反映人口发病（死亡）随年龄增长变动过程的重要指标，同时也是计算寿命表、标化率等指标所必需的数据。在对年龄进行分组时，除 0 岁（不满 1 岁）、1—4 岁和 85 岁及以上年龄组外，其他均以间隔 5 岁为 1 个年龄组，即 0 岁、1—4 岁、5—9 岁、10—14 岁……80—84 岁和 85 岁及以上 19 个年龄组。其计算公式为：

$$某年龄组发病（死亡）率（1/10 万）=\frac{某年龄组发病（死亡）人数}{同年龄组人口数}\times 100\,000$$

5. 年龄调整发病（死亡）率［标化发病（死亡）率］

人口年龄构成是影响恶性肿瘤发病（死亡）率的重要因素，在比较不同地区或同一地区不同时期恶性肿瘤的发病（死亡）率时，为了消除人口年龄构成的影响，要计算年龄调整发病（死亡）率，即采用某一标准人口年龄构成计算的发病（死亡）率。本报告分别采用 2000 年中国普查人口构成（简称"中标率"）和 Segi's 世界标准人口构成（简称"世标率"）进行年龄调整发病（死亡）率的计算（表 2-5）。

标化发病（死亡）率的计算（直接法）：

①计算年龄组发病（死亡）率；

②以各年龄组发病（死亡）率乘以相应年龄组的标准人口数，得到各年龄组相应的理论发病（死亡）数；

③各年龄组理论发病（死亡）数之和除以各年龄组标准人口数之和，即为年龄标化发病（死亡）率。

$$标化发病（死亡）率（1/10 万）= \frac{\sum [各年龄组发病（死亡）率 \times 相应年龄组标准人口数]}{\sum 各年龄组标准人口数} \times 100\,000$$

6. 累积发病（死亡）率

累积发病（死亡）率是指某病在某一年龄阶段内按年龄（岁）的发病（死亡）率进行累积的总指标。由于其消除了年龄构成不同的影响，可用于不同地区的直接比较。对于恶性肿瘤，一般计算 0—64 岁或者 0—74 岁的累积发病（死亡）率。

$$累积发病（死亡）率（\%）= \sum [年龄组发病（死亡）率 \times 年龄组距] \times 100$$

7. 截缩发病（死亡）率

不同年龄组人群恶性肿瘤的发病（死亡）水平存在差异，35 岁前相对较低，之后随年龄增长逐步升高，但 65 岁后其他疾病多发，对恶性肿瘤的发病（死亡）水平存在干扰。为客观描述恶性肿瘤发病（死亡）情况，常计算 35—64 岁这一高发年龄段人群的标化发病（死亡）率，即截缩发病（死亡）率来确切反映整个人群的发病（死亡）强度，也便于不同人群的直接比较。标准人口采用 Segi's 世界标准人口。

$$截缩发病（死亡）率（1/10 万）= \frac{\sum [截缩段各年龄组发病（死亡）率 \times 截缩段各年龄组标准人口数]}{\sum 截缩段各年龄组标准人口数} \times 100\,000$$

表 2-5　2000 年中国普查人口构成和 Segi's 世界标准人口构成

年龄组 / 岁	2000 年中国普查人口构成		Segi's 世界标准人口构成	
	人口数 / 人	构成比 /%	人口数 / 人	构成比 /%
0	13 793 799	1.11	2 400	2.40
1—4	55 184 575	4.44	9 600	9.60
5—9	90 152 587	7.26	10 000	10.00
10—14	125 396 633	10.09	9 000	9.00
15—19	103 031 165	8.29	9 000	9.00
20—24	94 573 174	7.61	8 000	8.00
25—29	117 602 265	9.46	8 000	8.00
30—34	127 314 298	10.25	6 000	6.00
35—39	109 147 295	8.78	6 000	6.00
40—44	81 242 945	6.54	6 000	6.00
45—49	85 521 045	6.88	6 000	6.00
50—54	63 304 200	5.09	5 000	5.00
55—59	46 370 375	3.73	4 000	4.00
60—64	41 703 848	3.36	4 000	4.00
65—69	34 780 460	2.80	3 000	3.00
70—74	25 574 149	2.06	2 000	2.00
75—79	15 928 330	1.28	1 000	1.00
80—84	7 989 158	0.64	500	0.50
≥85	4 001 925	0.32	500	0.50
合计	1 242 612 226	100.00	100 000	100.00

第三章　肿瘤登记资料质量评价

一、资料来源

截至 2021 年 8 月 30 日，江苏省 56 个肿瘤登记处向江苏省疾控中心提交了 2018 年肿瘤登记资料。2021 年底，江苏省疾控中心对该数据库重新进行了清洗、整理和质控，并对部分登记处人口构成资料进行了核对、反馈和修订，以确定《江苏省恶性肿瘤报告（2021）》数据来源。

二、资料基本情况

各肿瘤登记处提交的肿瘤登记资料为当地户籍人口中 2018 年 1 月 1 日—12 月 31 日期间的肿瘤发病、死亡及人口资料。其中肿瘤包括《国际疾病分类第十版》（ICD-10）所规定的全部恶性肿瘤（ICD-10：C00—C97）、脑和中枢神经系统良性肿瘤（D32—D33）和良恶未定肿瘤（D42—D43）、真性红细胞增多症（D45）、骨髓增生异常综合征（D46），以及淋巴造血和有关组织动态未定肿瘤（D47）。人口资料是各地按男女性别和年龄组（0 岁，1—4 岁，5—9 岁，10—14 岁……80—84 岁和 85 岁及以上）分组的户籍人口数据，为各肿瘤登记处从当地统计或公安部门获取的 2018 年的年中户籍人口数据或年平均户籍人口数据，或根据"内插法"或"外推法"推算的 2018 年人口构成资料。

江苏省 2018 年 56 个肿瘤登记处覆盖户籍人口 58 329 347 人，约占江苏省同期户籍人口总数（78 228 207 人）的 74.56%；56 个肿瘤登记处中城市地区 24 个，农村地区 32 个，覆盖人口分别为 26 357 687 人和 31 971 660 人，分占全部覆盖人口的 45.19% 和 54.81%（表 3-1）。

表 3-1　2018 年江苏省肿瘤登记资料提交地区基本情况

登记处	区划代码	登记处所在单位	城乡（城市点 =1，农村点 =2）	登记处建立年	2018 年覆盖人口 / 人
南京市溧水区	320117	南京市溧水区疾病预防控制中心	1	2016	441 061
南京市高淳区	320118	南京市高淳区疾病预防控制中心	1	2016	447 689
无锡市区	320201	无锡市疾病预防控制中心	1	1986	2 614 225
江阴市	320281	江阴市疾病预防控制中心	2	2013	1 257 612
宜兴市	320282	宜兴市疾病预防控制中心	2	2016	1 081 560
徐州市区	320301	徐州市疾病预防控制中心	1	2010	2 095 190
邳州市	320382	邳州市疾病预防控制中心	2	2008	1 945 275
常州市区	320401	常州市疾病预防控制中心	1	2010	2 487 026
溧阳市	320481	溧阳市疾病预防控制中心	2	2011	790 545
常州市金坛区	320482	常州市金坛区疾病预防控制中心	1	1998	548 678
苏州市区	320501	苏州市疾病预防控制中心	1	2004	3 601 920
常熟市	320581	常熟市疾病预防控制中心	2	2005	1 068 524
张家港市	320582	张家港市疾病预防控制中心	2	2005	929 223
昆山市	320583	昆山市疾病预防控制中心	2	2005	882 974
太仓市	320585	太仓市疾病预防控制中心	2	2005	490 445
南通市区	320601	南通市疾病预防控制中心	1	2011	2 148 595
海安市	320621	海安市疾病预防控制中心	2	1999	926 661
如东县	320623	如东县疾病预防控制中心	2	2012	1 023 787
启东市	320681	启东肝癌防治研究所	2	1972	1 113 112
如皋市	320682	如皋市疾病预防控制中心	2	2011	1 422 236
南通市海门区	320684	南通市海门区疾病预防控制中心	1	1999	997 130
连云港市区	320701	连云港市疾病预防控制中心	1	2004	1 040 878
连云港市赣榆区	320721	连云港市赣榆区疾病预防控制中心	1	2000	1 201 480
东海县	320722	东海县疾病预防控制中心	2	2004	1 246 530
灌云县	320723	灌云县疾病预防控制中心	2	2004	1 037 435
灌南县	320724	灌南县疾病预防控制中心	2	2006	820 441
淮安市淮安区	320803	淮安市淮安区疾病预防控制中心	1	1988	1 151 449
淮安市淮阴区	320804	淮安市淮阴区疾病预防控制中心	1	2006	917 956
淮安市清江浦区	320811	淮安市清江浦区疾病预防控制中心	1	2008	572 702
淮安市开发区	320812	淮安市开发区疾病预防控制中心	1	2012	174 525
涟水县	320826	涟水县疾病预防控制中心	2	2007	1 139 671
淮安市洪泽区	320829	淮安市洪泽区疾病预防控制中心	1	2010	368 717
盱眙县	320830	盱眙县疾病预防控制中心	2	2005	798 211
金湖县	320831	金湖县疾病预防控制中心	2	2005	344 378
盐城市亭湖区	320902	盐城市亭湖区疾病预防控制中心	1	2010	695 150
盐城市盐都区	320903	盐城市盐都区疾病预防控制中心	1	2010	711 588
响水县	320921	响水县疾病预防控制中心	2	2017	623 260
滨海县	320922	滨海县疾病预防控制中心	2	2009	1 225 771
阜宁县	320923	阜宁县疾病预防控制中心	2	2009	1 122 771
射阳县	320924	射阳县疾病预防控制中心	2	2008	953 461

登记处	区划代码	登记处所在单位	城乡（城市点 =1，农村点 =2 ）	登记处建立年	2018 年覆盖人口 / 人
建湖县	320925	建湖县疾病预防控制中心	2	1998	783 485
东台市	320981	东台市疾病预防控制中心	2	2009	1 097 723
盐城市大丰区	320982	盐城市大丰区疾病预防控制中心	1	1999	710 929
扬州市广陵区	321002	扬州市广陵区疾病预防控制中心	1	2016	493 513
扬州市邗江区	321003	扬州市邗江区疾病预防控制中心	1	2016	515 367
宝应县	321023	宝应县疾病预防控制中心	2	2011	886 216
仪征市	321081	仪征市疾病预防控制中心	2	2016	559 804
扬州市江都区	321088	扬州市江都区疾病预防控制中心	1	2016	1 027 815
丹阳市	321181	丹阳市疾病预防控制中心	2	2012	804 788
扬中市	321182	扬中市肿瘤防治研究所	2	1985	282 324
泰兴市	321283	泰兴市疾病预防控制中心	2	1998	1 177 976
宿迁市宿城区	321302	宿迁市宿城区疾病预防控制中心	1	2017	738 809
宿迁市宿豫区	321311	宿迁市宿豫区疾病预防控制中心	1	2017	655 295
沭阳县	321322	沭阳县疾病预防控制中心	2	2017	1 985 017
泗阳县	321323	泗阳县疾病预防控制中心	2	2017	1 054 649
泗洪县	321324	泗洪县疾病预防控制中心	2	2017	1 095 795
全省合计					58 329 347

三、资料质量评价及汇总分析数据源选取

根据江苏省肿瘤登记资料的质量评价流程及纳入标准，江苏省疾控中心坚持真实、稳定和均衡的数据审核原则，从完整性、有效性和可比性等方面对登记资料的质量进行综合评价，发现提交 2018 年资料的 56 个登记处中，除 8 个登记处存在 M/I、MV% 和 DCO% 超出参考范围且无合理解释，提示数据质量可能存在完整性和有效性问题外，其他 48 个登记处资料的主要质控指标均在可接受范围内，且连续年份的恶性肿瘤发病率、死亡率及其标化率的变化趋势均较合理，可收录至《江苏省恶性肿瘤报告（2021）》，作为全省肿瘤登记的样本数据，汇总分析江苏省恶性肿瘤的发病和死亡情况（表 3-2）。

表 3-2 2018 年江苏省各肿瘤登记处覆盖人口、发病数、死亡数、主要质控指标及收录情况

登记处	人口数/人	发病数/例	死亡数/例	M/I	MV%	DCO%	中标发病率变化/%	收录
南京市溧水区	441 061	1 399	978	0.70	71.41%	0.00%	—	是
南京市高淳区	447 689	1 460	888	0.61	74.04%	0.27%	—	是
无锡市区	2 614 225	10 832	5 944	0.55	74.44%	0.26%	5.88	是
江阴市	1 257 612	5 053	2 856	0.57	79.12%	0.10%	2.22	是
宜兴市	1 081 560	3 667	2 761	0.75	74.31%	0.41%	1.32	是
徐州市区	2 095 190	7 128	3 573	0.50	66.53%	2.86%	11.41	是
邳州市	1 945 275	5 019	2 891	0.58	66.33%	0.44%	—	是
常州市区	2 487 026	10 542	5 770	0.55	78.99%	0.18%	4.00	是
溧阳市	790 545	2 853	1 700	0.60	77.57%	0.07%	11.72	是
常州市金坛区	548 678	2 436	1 468	0.60	73.03%	0.08%	7.22	是
苏州市区	3 601 920	13 181	7 273	0.55	62.51%	3.82%	-8.00	是
常熟市	1 068 524	4 102	2 554	0.62	63.48%	0.49%	6.85	是
张家港市	929 223	4 508	2 415	0.54	71.34%	0.80%	0.87	是
昆山市	882 974	3 754	1 649	0.44	83.80%	0.16%	6.83	是
太仓市	490 445	2 036	1 127	0.55	66.70%	0.10%	1.47	是
南通市区	2 148 595	8 044	5 445	0.68	65.58%	3.58%	8.40	是
海安市	926 661	3 761	2 646	0.70	67.08%	0.19%	-9.83	是
如东县	1 023 787	4 336	2 829	0.65	71.40%	0.05%	12.59	是
启东市	1 113 112	5 773	3 418	0.59	62.31%	0.02%	2.69	是
如皋市	1 422 236	5 604	3 871	0.69	65.72%	0.11%	0.61	是
南通市海门区	997 130	4 441	2 845	0.64	67.73%	0.05%	-0.35	是
连云港市区	1 040 878	2 832	1 768	0.62	68.68%	0.71%	12.10	是
连云港市赣榆区	1 201 480	2 892	1 835	0.63	60.68%	0.76%	2.98	是
东海县	1 246 530	2 691	1 917	0.71	69.97%	1.56%	-1.15	是
灌云县	1 037 435	2 385	1 778	0.75	66.67%	0.21%	5.51	是
灌南县	820 441	1 962	1 206	0.61	62.59%	2.24%	-3.05	是
淮安市淮安区	1 151 449	3 702	2 637	0.71	67.18%	0.08%	-1.63	是
淮安市淮阴区	917 956	2 392	1 754	0.73	68.98%	1.17%	-3.95	是
淮安市清江浦区	572 702	1 222	762	0.62	68.99%	3.03%	-3.39	是
淮安市开发区	174 525	51	220	4.31	94.12%	3.92%	—	否
涟水县	1 139 671	2 728	1 999	0.73	66.75%	0.18%	2.52	是
淮安市洪泽区	368 717	1 010	785	0.78	68.32%	0.20%	-12.68	是
盱眙县	798 211	2 034	1 254	0.62	81.27%	0.29%	-2.28	是
金湖县	344 378	1 049	725	0.69	75.12%	2.48%	-12.92	是
盐城市亭湖区	695 150	2 328	1 517	0.65	65.03%	3.87%	-17.62	是
盐城市盐都区	711 588	2 851	1 826	0.64	74.96%	0.00%	-24.35	是
响水县	623 260	1 669	1 181	0.71	75.61%	0.18%	-1.59	是
滨海县	1 225 771	3 027	2 094	0.69	66.34%	0.03%	-1.09	是
阜宁县	1 122 771	3 399	2 627	0.77	69.70%	0.12%	5.31	是
射阳县	953 461	3 389	2 269	0.67	65.80%	0.00%	2.44	是
建湖县	783 485	2 612	1 814	0.69	58.88%	0.00%	-4.12	是
东台市	1 097 723	4 146	2 841	0.69	73.90%	0.07%	3.49	是
盐城市大丰区	710 929	3 262	2 037	0.62	65.14%	0.18%	3.84	是
扬州市广陵区	493 513	1 858	1 276	0.69	51.51%	0.27%	—	否
扬州市邗江区	515 367	1 843	1 330	0.72	38.63%	7.43%	—	否
宝应县	886 216	2 222	1 755	0.79	75.61%	2.16%	-4.77	是
仪征市	559 804	2 064	1 612	0.78	43.51%	0.15%	—	否
扬州市江都区	1 027 815	4 546	2 894	0.64	26.55%	13.35%	—	否
丹阳市	804 788	3 647	2 569	0.70	71.65%	0.44%	-7.69	是
扬中市	282 324	1 077	858	0.80	77.07%	0.09%	0.14	是
泰兴市	1 177 976	3 898	2 924	0.75	78.22%	0.00%	-23.51	是
宿迁市宿城区	738 809	1 727	1 131	0.65	57.56%	1.16%	13.60	是
宿迁市宿豫区	655 295	1 288	604	0.47	44.10%	4.89%	1.22	否
沭阳县	1 985 017	4 800	1 377	0.29	67.02%	0.00%	—	否
泗阳县	1 054 649	3 152	2 205	0.70	73.95%	1.40%	4.66	是
泗洪县	1 095 795	2 280	1 252	0.55	97.81%	0.00%	—	否

四、2018 年江苏省肿瘤登记数据综合质量评价

2018 年江苏省 48 个肿瘤登记处全部恶性肿瘤合计的死亡发病比（M/I）为 0.63，病理组织学诊断比例（MV%）为 69.79%，只有死亡医学证书比例（DCO%）为 0.92%；其中城市地区 M/I、MV% 和 DCO% 分别为 0.60、68.90% 和 1.53%，农村地区分别为 0.66、70.56% 和 0.39%（表 3-3）。

表 3-3　2018 年江苏省肿瘤登记数据合并质量评价

部位缩写	ICD-10 编码范围	全省			城市			农村		
		M/I	MV%	DCO%	M/I	MV%	DCO%	M/I	MV%	DCO%
口腔	C00—C10, C12—C14	0.49	74.04%	0.64%	0.44	74.53%	1.05%	0.53	73.55%	0.21%
鼻咽	C11	0.69	74.06%	0.68%	0.64	72.90%	1.27%	0.73	75.11%	0.14%
食管	C15	0.86	79.28%	0.81%	0.86	77.25%	1.48%	0.86	80.49%	0.41%
胃	C16	0.74	81.26%	0.90%	0.73	79.08%	1.47%	0.75	83.05%	0.42%
结直肠	C18—C21	0.48	82.14%	0.84%	0.48	79.54%	1.41%	0.48	84.73%	0.26%
肝	C22	0.90	36.31%	1.45%	0.90	33.39%	2.25%	0.90	38.51%	0.86%
胆囊	C23—C24	0.79	48.63%	1.50%	0.80	44.77%	2.65%	0.79	52.00%	0.49%
胰腺	C25	0.95	36.99%	1.58%	0.96	35.96%	2.70%	0.94	37.86%	0.64%
喉	C32	0.49	77.02%	0.96%	0.42	75.41%	1.87%	0.57	78.71%	0.00%
肺	C33—C34	0.77	55.68%	1.24%	0.74	55.82%	2.16%	0.79	55.55%	0.45%
其他胸腔器官	C37—C38	0.51	58.40%	1.40%	0.54	63.46%	2.31%	0.48	52.92%	0.42%
骨	C40—C41	0.90	42.33%	1.27%	0.86	35.52%	1.76%	0.93	47.26%	0.91%
皮肤黑色素瘤	C43	0.65	94.10%	0.98%	0.69	91.21%	1.10%	0.62	96.44%	0.89%
乳房	C50	0.23	86.73%	0.39%	0.21	86.93%	0.67%	0.24	86.53%	0.11%
子宫颈	C53	0.31	87.92%	0.41%	0.27	87.30%	0.79%	0.33	88.42%	0.11%
子宫体	C54—C55	0.24	83.69%	0.57%	0.23	81.93%	1.01%	0.25	85.36%	0.16%
卵巢	C56	0.51	74.91%	0.78%	0.49	74.82%	1.33%	0.53	75.00%	0.21%
前列腺	C61	0.40	74.56%	0.43%	0.39	75.92%	0.70%	0.41	73.11%	0.13%
睾丸	C62	0.21	78.35%	1.03%	0.19	75.86%	1.72%	0.23	82.05%	0.00%
肾	C64—C66, C68	0.36	73.41%	0.42%	0.35	74.13%	0.65%	0.38	72.60%	0.16%
膀胱	C67	0.43	78.55%	0.74%	0.44	78.62%	1.35%	0.42	78.48%	0.17%
脑	C70—C72, D32—D33, D42—D43	0.62	46.65%	1.16%	0.56	47.23%	1.59%	0.68	46.11%	0.76%
甲状腺	C73	0.04	89.60%	0.07%	0.04	88.61%	0.11%	0.05	90.70%	0.03%
淋巴瘤	C81—C86, C88, C90, C96	0.64	93.59%	0.50%	0.58	91.18%	0.75%	0.70	95.90%	0.27%
白血病	C91—C95, D45—D47	0.64	92.78%	0.72%	0.60	90.03%	1.30%	0.68	95.49%	0.15%
其他	O&U	0.49	67.70%	1.08%	0.49	63.85%	1.77%	0.49	71.77%	0.34%
合计	ALL	0.63	69.79%	0.92%	0.60	68.90%	1.53%	0.66	70.56%	0.39%

第四章　江苏省肿瘤登记地区恶性肿瘤发病和死亡情况

一、2018 年江苏省肿瘤登记地区覆盖人口

2018 年江苏省 48 个肿瘤登记地区中，城市登记地区 19 个，农村地区 29 个，分布在 13 个设区市，覆盖人口 51 822 216 人，约占同期江苏省户籍总人口数（78 228 207）的 66.24%。登记地区覆盖人口中男性 26 123 333 人，女性 25 698 883 人，性别比为 1.017。城市地区覆盖人口 23 491 172 人（男性 11 745 198 人，女性 11 745 974 人），约占全部覆盖人口的 45.33%；农村地区覆盖人口 28 331 044 人（男性 14 378 135 人，女性 13 952 909 人），约占全部覆盖人口的 54.67%（表 4-1，图 4-1 至图 4-3）。

二、2018 年江苏省肿瘤登记地区全部恶性肿瘤发病和死亡情况

（一）全部恶性肿瘤发病情况

2018 年江苏省登记地区新发恶性肿瘤病例 179 234 例（男性 101 072 例，女性 78 162 例），其中城市地区 83 681 例，占全部新发病例数的 46.69%，农村地区 95 553 例，占全部新发病例数的 53.31%。全省恶性肿瘤发病率为 345.86/10 万（男性 386.90/10 万，女性 304.15/10 万），中标发病率为 184.15/10 万，世标发病率为 179.54/10 万，累积发病率（0—74 岁）为 20.78%。城市地区恶性肿瘤发病率为 356.22/10 万（男性 396.12/10 万，女性 316.33/10 万），中标发病率为 193.94/10 万，世标发病率为 189.08/10 万，累积发病率

表 4-1 2018 年江苏省肿瘤登记地区覆盖人口

单位：人

年龄组 / 岁	全省			城市			农村		
	合计	男性	女性	合计	男性	女性	合计	男性	女性
0	381 549	198 302	183 247	193 480	100 502	92 978	188 069	97 800	90 269
1—4	2 110 695	1 111 638	999 057	1 009 302	530 516	478 786	1 101 393	581 122	520 271
5—9	2 701 215	1 442 583	1 258 632	1 207 554	643 227	564 327	1 493 661	799 356	694 305
10—14	2 442 035	1 319 707	1 122 328	1 027 809	549 678	478 131	1 414 226	770 029	644 197
15—19	2 027 683	1 083 960	943 723	914 830	484 843	429 987	1 112 853	599 117	513 736
20—24	2 521 105	1 328 675	1 192 430	1 166 767	608 767	558 000	1 354 338	719 908	634 430
25—29	3 870 342	1 982 605	1 887 737	1 739 739	871 747	867 992	2 130 603	1 110 858	1 019 745
30—34	3 769 996	1 874 060	1 895 936	1 760 292	853 261	907 031	2 009 704	1 020 799	988 905
35—39	3 479 598	1 736 317	1 743 281	1 689 635	827 641	861 994	1 789 963	908 676	881 287
40—44	3 570 100	1 774 463	1 795 637	1 686 127	828 348	857 779	1 883 973	946 115	937 858
45—49	4 655 634	2 319 739	2 335 895	2 113 050	1 046 386	1 066 664	2 542 584	1 273 353	1 269 231
50—54	4 853 163	2 425 803	2 427 360	2 109 757	1 052 408	1 057 349	2 743 406	1 373 395	1 370 011
55—59	3 404 615	1 717 186	1 687 429	1 508 584	760 116	748 468	1 896 031	957 070	938 961
60—64	3 700 643	1 874 317	1 826 326	1 667 372	839 334	828 038	2 033 271	1 034 983	998 288
65—69	2 987 683	1 484 760	1 502 923	1 329 039	660 272	668 767	1 658 644	824 488	834 156
70—74	2 100 395	1 030 688	1 069 707	921 234	453 355	467 879	1 179 161	577 333	601 828
75—79	1 456 096	690 997	765 099	650 891	309 775	341 116	805 205	381 222	423 983
80—84	1 009 769	442 542	567 227	453 555	198 724	254 831	556 214	243 818	312 396
≥85	779 900	284 991	494 909	342 155	126 298	215 857	437 745	158 693	279 052
合计	51 822 216	26 123 333	25 698 883	23 491 172	11 745 198	11 745 974	28 331 044	14 378 135	13 952 909

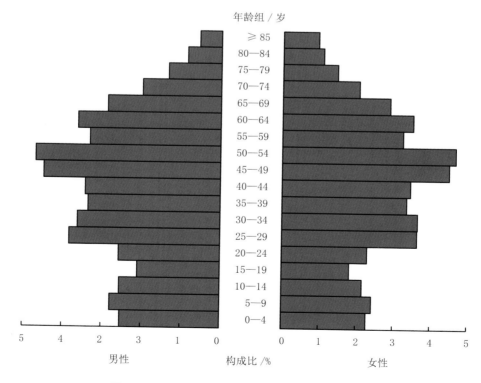

图 4-1 2018 年江苏省肿瘤登记地区人口构成金字塔

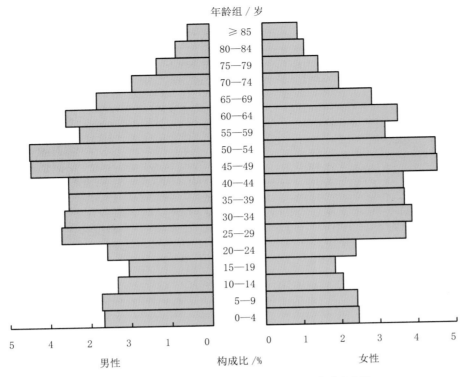

图 4-2　2018 年江苏省城市肿瘤登记地区人口构成金字塔

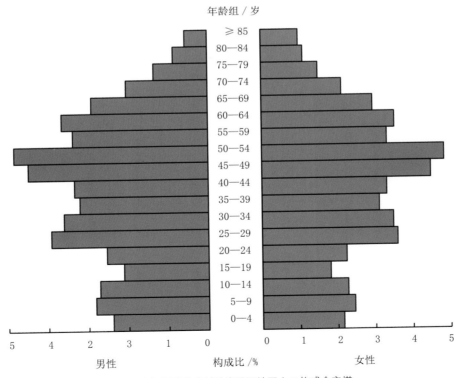

图 4-3　2018 年江苏省农村肿瘤登记地区人口构成金字塔

表 4-2　2018 年江苏省肿瘤登记地区恶性肿瘤发病主要指标

地区	性别	发病数 / 例	发病率 / （1/10 万）	中标率 / （1/10 万）	世标率 / （1/10 万）	0—74 岁 累积率 /%
全省	合计	179 234	345.86	184.15	179.54	20.78
	男性	101 072	386.90	202.94	200.78	23.85
	女性	78 162	304.15	167.75	160.77	17.77
城市	合计	83 681	356.22	193.94	189.08	21.80
	男性	46 525	396.12	210.29	208.35	24.67
	女性	37 156	316.33	179.64	172.07	18.97
农村	合计	95 553	337.27	176.10	171.74	19.95
	男性	54 547	379.37	197.03	194.69	23.19
	女性	41 006	293.89	157.77	151.37	16.79

（0—74 岁）为 21.80%。农村地区恶性肿瘤发病率为 337.27/10 万（男性 379.37/10 万，女性 293.89/10 万），中标发病率为 176.10/10 万，世标发病率为 171.74/10 万，累积发病率（0—74 岁）为 19.95%。城乡相比，无论男女，恶性肿瘤的发病率、中标发病率、世标发病率和累积发病率（0—74 岁）均为城市高于农村（表 4-2）。

（二）全部恶性肿瘤年龄别发病率

2018 年江苏省登记地区恶性肿瘤年龄别发病率在 0—39 岁年龄段相对较低，40 岁开始随年龄增长快速上升，无论城乡地区、不同性别，均于 80—84 岁年龄组达发病高峰，之后有所降低。全省不同性别 40 岁及以上年龄组发病率比较，除 40—54 岁年龄组发病率为女性高于男性外，55 岁及以上各年龄组均为男性高于女性。城乡 40 岁及以上年龄组发病率比较，除 80—84 岁年龄组为农村女性高于城市女性外，其他各年龄组均为城市男性高于农村男性、城市女性高于农村女性（表 4-3，图 4-4a 至图 4-4d）。

表 4-3　2018 年江苏省肿瘤登记地区恶性肿瘤年龄别发病率

单位：1/10 万

年龄组/岁	全省			城市			农村		
	合计	男性	女性	合计	男性	女性	合计	男性	女性
0	12.84	15.13	10.37	12.92	15.92	9.68	12.76	14.31	11.08
1—4	10.75	11.69	9.71	13.38	14.33	12.32	8.35	9.29	7.30
5—9	7.44	7.76	7.07	9.11	10.11	7.97	6.09	5.88	6.34
10—14	7.08	7.65	6.42	8.46	9.10	7.74	9.61	11.52	7.40
15—19	10.41	11.90	8.69	11.37	12.38	10.23	13.00	10.56	15.76
20—24	15.59	11.67	19.96	18.60	12.98	24.73	13.00	10.56	15.76
25—29	33.28	23.40	43.65	38.40	26.61	50.23	29.10	20.88	38.05
30—34	52.25	35.96	68.36	60.22	40.90	78.39	45.28	31.84	59.16
35—39	85.53	56.96	113.98	92.86	59.69	124.71	78.60	54.47	103.49
40—44	142.60	95.13	189.51	149.75	93.44	204.13	136.20	96.61	176.15
45—49	220.81	164.89	276.34	232.08	168.58	294.38	211.44	161.86	261.18
50—54	321.05	285.64	356.44	340.70	295.13	386.06	305.93	278.36	333.57
55—59	448.42	476.48	419.87	486.88	508.34	465.08	417.82	451.17	383.83
60—64	677.45	816.30	534.95	699.84	843.41	554.32	659.09	794.31	518.89
65—69	912.95	1 156.95	671.89	948.20	1 192.08	707.42	884.70	1 128.82	643.40
70—74	1 209.68	1 606.89	826.96	1 250.17	1 646.61	866.04	1 442.61	1 940.60	994.85
75—79	1 475.52	1 974.97	1 024.44	1 516.23	2 017.27	1 061.22	1 442.61	1 940.60	994.85
80—84	1 612.35	2 203.63	1 151.04	1 622.96	2 237.27	1 143.90	1 603.70	2 176.21	1 156.87
≥85	1 283.11	1 833.39	966.24	1 381.25	1 968.36	1 037.72	1 206.41	1 725.97	910.94

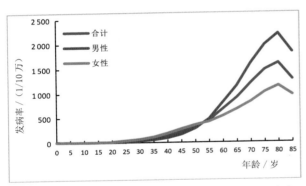

图 4-4a　2018 年江苏省肿瘤登记地区恶性肿瘤年龄别发病率

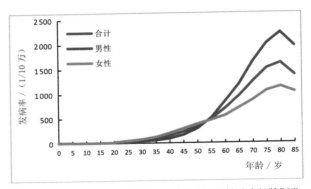

图 4-4b　2018 年江苏省城市肿瘤登记地区恶性肿瘤年龄别发病率

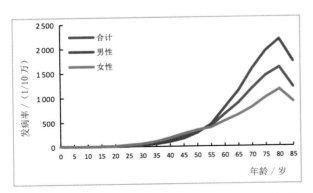

图 4-4c　2018 年江苏省农村肿瘤登记地区恶性肿瘤年龄别发病率

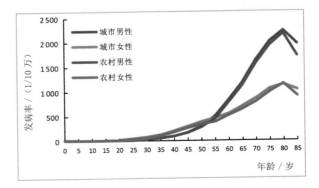

图 4-4d　2018 年江苏省城乡肿瘤登记地区恶性肿瘤年龄别发病率

（三）全部恶性肿瘤死亡情况

2018 年全省登记地区报告恶性肿瘤死亡病例 112 969 例（男性 72 023 例，女性 40 946 例），其中城市地区死亡 50 236 例，占全省恶性肿瘤死亡的 44.47%；农村地区死亡 62 733 例，占 55.53%。全省恶性肿瘤死亡率为 217.99/10 万（男性 275.70/10 万，女性 159.33/10 万），中标死亡率为 102.11/10 万，世标死亡率为 100.61/10 万，累积死亡率（0—74 岁）为 11.20%。城市地区恶性肿瘤死亡率为 213.85/10 万（男性 272.59/10 万，女性 155.12/10 万），中标死亡率为 101.35/10 万，世标死亡率为 100.14/10 万，累积死亡率（0—74 岁）为 11.10%。农村地区恶性肿瘤死亡率为 221.43/10 万（男性 278.25/10 万，女性 162.88/10 万），中标死亡率为 102.77/10 万，世标死亡率为 101.04/10 万，累积死亡率（0—74 岁）为 11.28%。无论男女，恶性肿瘤死亡率、中标死亡率、世标死亡率和累积死亡率（0—74 岁）均为农村高于城市（表 4-4）。

表 4-4　2018 年江苏省肿瘤登记地区恶性肿瘤死亡主要指标

地区	性别	死亡数 / 例	死亡率 /（1/10 万）	中标率 /（1/10 万）	世标率 /（1/10 万）	0—74 岁 累积率 /%
全省	合计	112 969	217.99	102.11	100.61	11.20
	男性	72 023	275.70	135.84	134.39	15.04
	女性	40 946	159.33	70.88	69.48	7.40
城市	合计	50 236	213.85	101.35	100.14	11.10
	男性	32 016	272.59	134.89	133.95	14.94
	女性	18 220	155.12	70.36	69.07	7.30
农村	合计	62 733	221.43	102.77	101.04	11.28
	男性	40 007	278.25	136.65	134.79	15.12
	女性	22 726	162.88	71.33	69.84	7.47

（四）全部恶性肿瘤年龄别死亡率

2018 年江苏省肿瘤登记地区的恶性肿瘤年龄别死亡率在 0—44 岁年龄组均相对较低，45 岁开始随年龄增长快速上升，无论男女性，均于 80—84 岁年龄组达死亡高峰，之后有所降低。城乡地区、不同性别的恶性肿瘤年龄别死亡率变化趋势与全省基本一致，仅城市地区死亡率高峰延后至 85 岁及以上年龄组。45 岁及以上年龄组，全省男性各年龄组恶性肿瘤死亡率均高于女性。城乡 45 岁以上人群恶性肿瘤死亡率比较，除 50—59 岁和 85 岁及以上年龄组为城市男性较高外，其他年龄组均为农村男性高于城市男性；除 45—49 岁和 85 岁及以上年龄组城市女性较高外，其他年龄组死亡率均为农村女性高于城市女性（表 4-5，图 4-5a 至图 4-5d）。

表 4-5　2018 年江苏省肿瘤登记地区恶性肿瘤年龄别死亡率

单位: 1/10 万

年龄组／岁	全省			城市			农村		
	合计	男性	女性	合计	男性	女性	合计	男性	女性
0	3.93	3.03	4.91	3.10	2.99	3.23	4.79	3.07	6.65
1—4	3.17	3.69	2.60	2.97	3.58	2.30	3.36	3.79	2.88
5—9	2.52	3.26	1.67	2.40	2.95	1.77	2.61	3.50	1.58
10—14	2.42	2.58	2.23	2.34	2.55	2.09	4.31	5.01	3.50
15—19	4.24	5.17	3.18	4.15	5.36	2.79	3.99	4.58	3.31
20—24	3.81	4.21	3.35	3.60	3.78	3.41	3.99	4.58	3.31
25—29	7.29	8.42	6.09	6.96	7.80	6.11	7.56	8.91	6.08
30—34	10.08	10.03	10.13	9.83	9.96	9.70	10.30	10.09	10.52
35—39	21.12	21.77	20.48	20.06	19.82	20.30	22.12	23.55	20.65
40—44	39.75	42.60	36.92	37.66	39.48	35.91	41.61	91.33	62.16
45—49	74.40	85.44	63.44	71.56	78.27	64.97	76.77	91.33	62.16
50—54	123.24	149.11	97.39	122.67	151.18	94.29	123.68	147.52	99.78
55—59	197.06	254.14	138.97	198.99	258.51	138.55	195.51	250.66	139.30
60—64	356.80	481.99	228.33	353.67	481.45	224.14	359.37	482.42	231.80
65—69	545.97	756.89	337.61	540.99	747.42	337.19	549.97	764.47	337.95
70—74	847.13	1 179.41	526.97	841.91	1 177.00	517.23	851.20	1 181.29	534.54
75—79	1 241.75	1 705.65	822.77	1 228.93	1 680.90	818.49	1 252.10	1 725.77	826.21
80—84	1 623.64	2 239.79	1 142.93	1 607.74	2 221.67	1 128.98	1 636.60	2 254.55	1 154.30
≥85	1 515.96	2 177.26	1 135.16	1 625.87	2 342.87	1 206.35	1 430.06	2 045.46	1 080.09

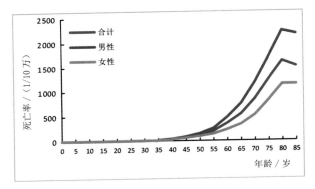

图 4-5a　2018 年江苏省肿瘤登记地区恶性肿瘤年龄别死亡率

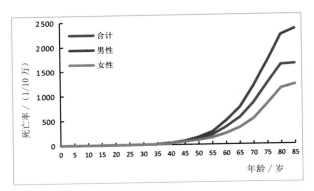

图 4-5b　2018 年江苏省城市肿瘤登记地区恶性肿瘤年龄别死亡率

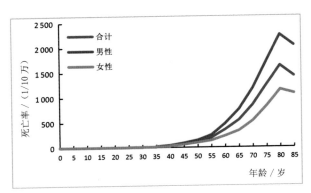

图 4-5c　2018 年江苏省农村肿瘤登记地区恶性肿瘤年龄别死亡率

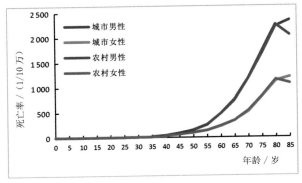

图 4-5d　2018 年江苏省城乡肿瘤登记地区恶性肿瘤年龄别死亡率

三、2018 年江苏省肿瘤登记地区前 10 位恶性肿瘤发病和死亡情况

（一）江苏省肿瘤登记地区前 10 位恶性肿瘤发病情况

按新发病例数排序，2018 年江苏省肿瘤登记地区发病第 1 位的恶性肿瘤是肺癌，发病率为 70.16/10 万，其后依次为女性乳腺癌、胃癌、结直肠癌和食管癌，前 10 位恶性肿瘤新发病例数占全部恶性肿瘤新发病例数的 78.86%。全省男性发病第 1 位的恶性肿瘤是肺癌，发病率为 91.41/10 万，其后依次为胃癌、食管癌、结直肠癌和肝癌，男性前 10 位恶性肿瘤新发病例数占全部恶性肿瘤新发病例数的 86.15%；女性发病第 1 位的恶性肿瘤是肺癌，发病率为 48.55/10 万，其后依次为乳腺癌、结直肠癌、胃癌和甲状腺癌，女性前 10 位恶性肿瘤新发病例数占全部恶性肿瘤新发病例数的 79.78%（表 4-6，图 4-6a 至图 4-6f）。

表 4-6　2018 年江苏省肿瘤登记地区前 10 位恶性肿瘤发病情况

单位：1/10 万

顺位 *	合计				男性				女性			
	部位缩写	发病率	中标率	世标率	部位缩写	发病率	中标率	世标率	部位缩写	发病率	中标率	世标率
1	肺	70.16	34.19	33.92	肺	91.41	45.46	45.28	肺	48.55	23.68	23.34
2	乳房	43.75	28.38	26.44	胃	58.88	29.37	29.19	乳房	43.75	28.38	26.44
3	胃	42.41	20.57	20.29	食管	44.73	21.55	21.72	结直肠	27.79	13.39	13.14
4	结直肠	33.70	16.95	16.71	结直肠	39.52	20.66	20.44	胃	25.66	12.21	11.82
5	食管	32.96	14.91	14.90	肝	38.71	21.68	21.34	甲状腺	21.21	17.23	14.96
6	肝	27.59	14.60	14.41	前列腺	17.88	8.22	8.02	食管	21.00	8.56	8.38
7	子宫颈	18.81	12.32	11.43	胰腺	13.08	6.53	6.51	子宫颈	18.81	12.32	11.43
8	前列腺	17.88	8.22	8.02	膀胱	10.73	5.30	5.25	肝	16.29	7.65	7.62
9	甲状腺	13.90	11.50	9.93	淋巴瘤	9.61	5.42	5.33	胰腺	10.08	4.39	4.34
10	胰腺	11.59	5.44	5.40	白血病	8.78	6.13	6.35	子宫体	9.49	5.65	5.45

* 新发病例数在全部恶性肿瘤新发病例数中的位次。

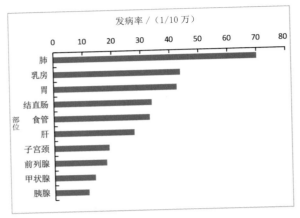

图 4-6a　2018 年江苏省肿瘤登记地区前 10 位恶性肿瘤发病率

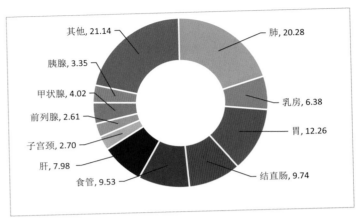

图 4-6b　2018 年江苏省肿瘤登记地区发病前 10 位恶性肿瘤构成（%）

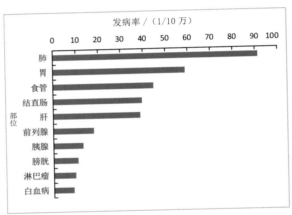

图 4-6c　2018 年江苏省肿瘤登记地区男性前 10 位恶性肿瘤发病率

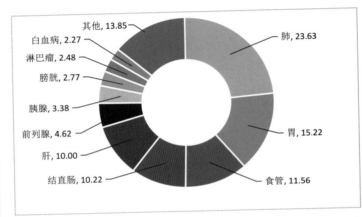

图 4-6d　2018 年江苏省肿瘤登记地区男性发病前 10 位恶性肿瘤构成（%）

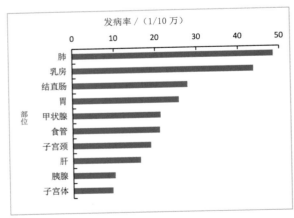

图 4-6e　2018 年江苏省肿瘤登记地区女性前 10 位恶性肿瘤发病率

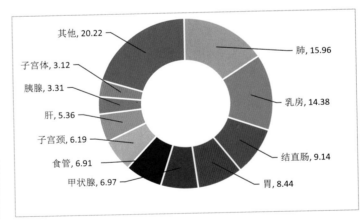

图 4-6f　2018 年江苏省肿瘤登记地区女性发病前 10 位恶性肿瘤构成（%）

（二）江苏省肿瘤登记地区前10位恶性肿瘤死亡情况

按死亡病例数排序，2018年江苏省肿瘤登记地区死亡第1位的恶性肿瘤是肺癌，死亡率为54.02/10万，其后依次为胃癌、食管癌、肝癌和结直肠癌，前10位恶性肿瘤死亡病例数占全部恶性肿瘤死亡病例数的83.82%。全省男性死亡第1位的恶性肿瘤是肺癌，死亡率为75.84/10万，其后依次为胃癌、食管癌、肝癌和结直肠癌，男性前10位恶性肿瘤死亡病例数占全部恶性肿瘤死亡病例数的90.20%；女性死亡第1位的恶性肿瘤是肺癌，死亡率为31.84/10万，其后依次为胃癌、食管癌、肝癌和结直肠癌，女性前10位恶性肿瘤死亡病例数占全部恶性肿瘤死亡病例数的82.64%（表4-7，图4-7a至图4-7f）。

表4-7　2018年江苏省肿瘤登记地区前10位恶性肿瘤死亡情况

单位：1/10万

顺位*	合计				男性				女性			
	部位缩写	死亡率	中标率	世标率	部位缩写	死亡率	中标率	世标率	部位缩写	死亡率	中标率	世标率
1	肺	54.02	24.57	24.29	肺	75.84	36.37	36.00	肺	31.84	13.61	13.44
2	胃	31.52	14.17	13.79	胃	43.75	20.81	20.37	胃	19.08	8.08	7.77
3	食管	28.30	12.20	12.04	食管	38.21	17.89	17.80	食管	18.21	6.87	6.64
4	肝	24.95	12.80	12.64	肝	34.92	19.07	18.81	肝	14.83	6.68	6.63
5	结直肠	16.07	7.27	7.15	结直肠	18.57	9.05	8.91	结直肠	13.53	5.64	5.54
6	胰腺	11.01	5.03	4.99	胰腺	12.59	6.14	6.13	乳房	9.77	5.17	5.02
7	乳房	9.77	5.17	5.02	前列腺	7.13	2.98	2.97	胰腺	9.41	3.98	3.92
8	前列腺	7.13	2.98	2.97	淋巴瘤	6.38	3.36	3.31	子宫颈	5.74	3.16	3.02
9	子宫颈	5.74	3.16	3.02	白血病	5.65	3.38	3.35	脑	4.69	2.54	2.55
10	淋巴瘤	5.43	2.73	2.67	脑	5.63	3.47	3.40	胆囊	4.57	1.91	1.88

* 死亡病例数在全部恶性肿瘤死亡病例数中的位次。

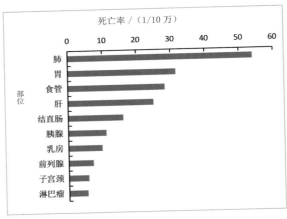

图 4-7a　2018 年江苏省肿瘤登记地区前 10 位恶性肿瘤
死亡率

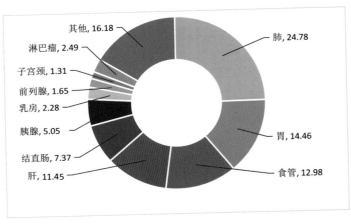

图 4-7b　2018 年江苏省肿瘤登记地区死亡前 10 位恶性肿瘤构成（％）

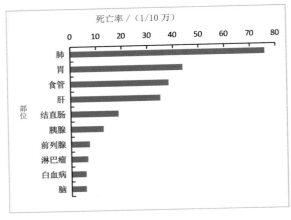

图 4-7c　2018 年江苏省肿瘤登记地区男性前 10 位恶性肿
瘤死亡率

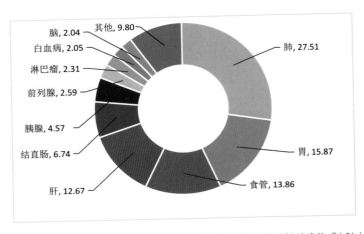

图 4-7d　2018 年江苏省肿瘤登记地区男性死亡前 10 位恶性肿瘤构成（％）

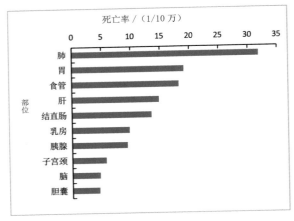

图 4-7e　2018 年江苏省肿瘤登记地区女性前 10 位恶性肿瘤
死亡率

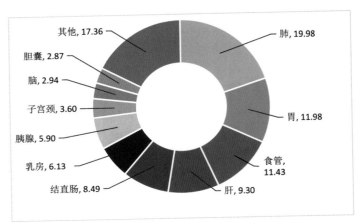

图 4-7f　2018 年江苏省肿瘤登记地区女性死亡前 10 位恶性肿瘤构成（％）

（三）江苏省城市肿瘤登记地区前 10 位恶性肿瘤发病情况

按新发病例数排序，2018 年江苏省城市肿瘤登记地区发病第 1 位的恶性肿瘤是肺癌，发病率为 71.73/10 万，其后依次为女性乳腺癌、胃癌、结直肠癌和食管癌，前 10 位恶性肿瘤新发病例数占全部恶性肿瘤新发病例数的 77.63%。城市男性发病第 1 位的恶性肿瘤是肺癌，发病率为 92.88/10 万，其后依次为胃癌、结直肠癌、食管癌和肝癌，男性前 10 位恶性肿瘤新发病例数占全部恶性肿瘤新发病例数的 85.08%；城市女性发病第 1 位的恶性肿瘤是肺癌，发病率为 50.59/10 万，其后依次为乳腺癌、结直肠癌、胃癌和甲状腺癌，女性前 10 位恶性肿瘤新发病例数占全部恶性肿瘤新发病例数的 78.91%（表 4-8，图 4-8a 至图 4-8f）。

表 4-8　2018 年江苏省城市肿瘤登记地区前 10 位恶性肿瘤发病情况

单位：1/10 万

顺位*	合计				男性				女性			
	部位缩写	发病率	中标率	世标率	部位缩写	发病率	中标率	世标率	部位缩写	发病率	中标率	世标率
1	肺	71.73	35.58	35.38	肺	92.88	46.57	46.51	肺	50.59	25.35	25.03
2	乳房	49.36	32.21	30.03	胃	59.34	29.91	29.79	乳房	49.36	32.21	30.03
3	胃	42.31	20.96	20.70	结直肠	44.39	23.29	23.11	结直肠	29.93	14.58	14.35
4	结直肠	37.16	18.84	18.63	食管	38.01	18.57	18.76	胃	25.29	12.50	12.09
5	食管	27.05	12.53	12.57	肝	36.77	20.49	20.30	甲状腺	24.33	19.86	17.19
6	肝	26.15	13.83	13.72	前列腺	20.54	9.52	9.28	子宫颈	18.23	12.22	11.27
7	前列腺	20.54	9.52	9.28	胰腺	13.24	6.63	6.63	食管	16.10	6.75	6.64
8	子宫颈	18.23	12.22	11.27	膀胱	11.60	5.77	5.75	肝	15.52	7.33	7.29
9	甲状腺	16.11	13.44	11.53	淋巴瘤	10.45	6.02	5.94	子宫体	10.13	6.22	5.99
10	胰腺	11.69	5.55	5.52	白血病	9.79	6.92	7.23	胰腺	10.13	4.52	4.48

* 新发病例数在全部恶性肿瘤新发病例数中的位次。

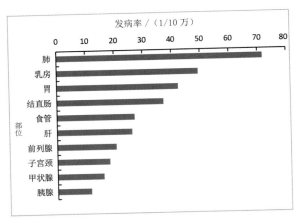

图 4-8a　2018 年江苏省城市肿瘤登记地区前 10 位恶性肿瘤发病率

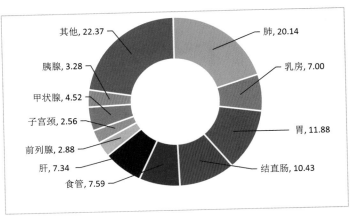

图 4-8b　2018 年江苏省城市肿瘤登记地区发病前 10 位恶性肿瘤构成（%）

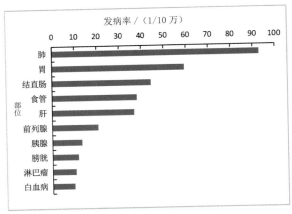

图 4-8c　2018 年江苏省城市肿瘤登记地区男性前 10 位恶性肿瘤发病率

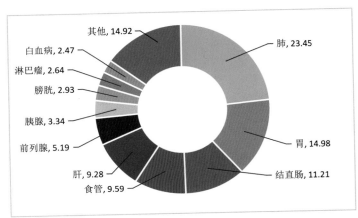

图 4-8d　2018 年江苏省城市肿瘤登记地区男性发病前 10 位恶性肿瘤构成（%）

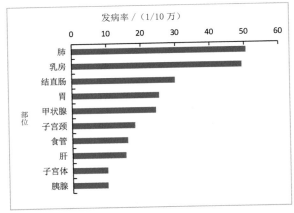

图 4-8e　2018 年江苏省城市肿瘤登记地区女性前 10 位恶性肿瘤发病率

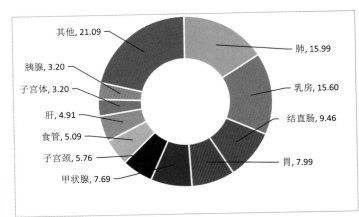

图 4-8f　2018 年江苏省城市肿瘤登记地区女性发病前 10 位恶性肿瘤构成（%）

（四）江苏省城市肿瘤登记地区前10位恶性肿瘤死亡情况

按死亡病例数排序，2018年江苏省城市肿瘤登记地区死亡第1位的恶性肿瘤是肺癌，死亡率为53.21/10万，其后依次为胃癌、肝癌、食管癌和结直肠癌，前10位恶性肿瘤死亡病例数占全部恶性肿瘤死亡病例数的84.07%。城市男性死亡第1位的恶性肿瘤是肺癌，死亡率为74.91/10万，其后依次为胃癌、肝癌、食管癌和结直肠癌，男性前10位恶性肿瘤死亡病例数占全部恶性肿瘤死亡病例数的89.40%；城市女性死亡第1位的恶性肿瘤是肺癌，死亡率为31.51/10万，其后依次为胃癌、结直肠癌、肝癌和食管癌，女性前10位恶性肿瘤死亡病例数占全部恶性肿瘤死亡病例数的81.64%（表4-9，图4-9a至图4-9f）。

表4-9　2018年江苏省城市肿瘤登记地区前10位恶性肿瘤死亡情况

单位：1/10万

顺位 *	合计				男性				女性			
	部位缩写	死亡率	中标率	世标率	部位缩写	死亡率	中标率	世标率	部位缩写	死亡率	中标率	世标率
1	肺	53.21	24.57	24.35	肺	74.91	36.18	35.93	肺	31.51	13.80	13.65
2	胃	31.00	14.17	13.82	胃	43.59	20.88	20.50	胃	18.41	8.02	7.72
3	肝	23.64	12.10	12.00	肝	33.02	17.91	17.79	结直肠	14.66	6.23	6.13
4	食管	23.32	10.27	10.19	食管	32.63	15.47	15.46	肝	14.27	6.45	6.38
5	结直肠	17.68	8.06	7.97	结直肠	20.70	10.07	10.02	食管	14.01	5.37	5.21
6	胰腺	11.22	5.16	5.15	胰腺	13.04	6.38	6.41	乳房	10.28	5.42	5.30
7	乳房	10.28	5.42	5.30	前列腺	8.07	3.40	3.40	胰腺	9.40	4.03	4.00
8	前列腺	8.07	3.40	3.40	淋巴瘤	6.45	3.39	3.34	子宫颈	5.00	2.89	2.74
9	淋巴瘤	5.29	2.66	2.59	白血病	5.78	3.39	3.35	胆囊	4.64	1.95	1.93
10	白血病	5.12	2.91	2.86	脑	5.52	3.50	3.42	白血病	4.45	2.45	2.40

* 死亡病例数在全部恶性肿瘤死亡病例数中的位次。

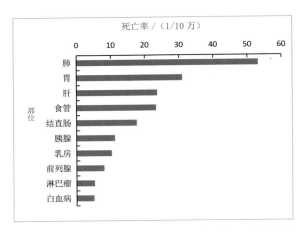

图 4-9a　2018 年江苏省城市肿瘤登记地区前 10 位恶性肿瘤死亡率

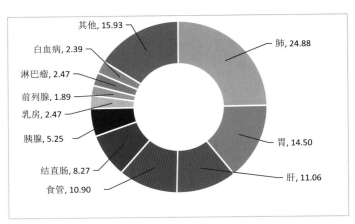

图 4-9b　2018 年江苏省城市肿瘤登记地区死亡前 10 位恶性肿瘤构成（%）

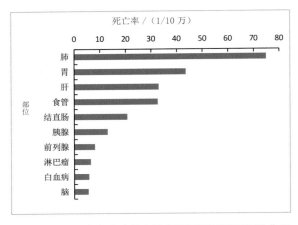

图 4-9c　2018 年江苏省城市肿瘤登记地区男性前 10 位恶性肿瘤死亡率

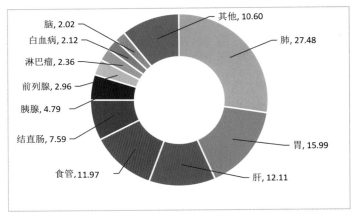

图 4-9d　2018 年江苏省城市肿瘤登记地区男性死亡前 10 位恶性肿瘤构成（%）

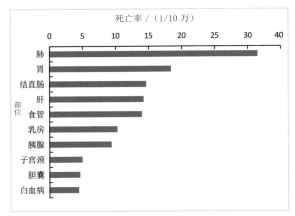

图 4-9e　2018 年江苏省城市肿瘤登记地区女性前 10 位恶性肿瘤死亡率

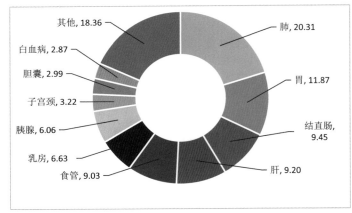

图 4-9f　2018 年江苏省城市肿瘤登记地区女性死亡前 10 位恶性肿瘤构成（%）

（五）江苏省农村肿瘤登记地区前10位恶性肿瘤发病情况

按新发病例数排序，2018年江苏省农村肿瘤登记地区发病第1位的恶性肿瘤是肺癌，发病率为68.85/10万，其后依次为胃癌、女性乳腺癌、食管癌和结直肠癌，前10位恶性肿瘤新发病例数占全部恶性肿瘤新发病例数的79.93%。农村男性发病第1位的恶性肿瘤是肺癌，发病率为90.21/10万，其后依次为胃癌、食管癌、肝癌和结直肠癌，男性前10位恶性肿瘤新发病例数占全部恶性肿瘤新发病例数的87.07%；农村女性发病第1位的恶性肿瘤是肺癌，发病率为46.84/10万，其后依次分别为乳腺癌、结直肠癌、胃癌和食管癌，女性前10位恶性肿瘤新发病例数占全部恶性肿瘤新发病例数的80.57%（表4-10，图4-10a至图4-10f）。

表4-10 2018年江苏省农村肿瘤登记地区前10位恶性肿瘤发病情况

单位：1/10万

顺位*	合计				男性				女性			
	部位缩写	发病率	中标率	世标率	部位缩写	发病率	中标率	世标率	部位缩写	发病率	中标率	世标率
1	肺	68.85	33.07	32.76	肺	90.21	44.59	44.30	肺	46.84	22.32	21.98
2	胃	42.49	20.24	19.95	胃	58.51	28.94	28.72	乳房	39.02	25.17	23.47
3	乳房	39.02	25.17	23.47	食管	50.22	23.93	24.10	结直肠	25.99	12.45	12.19
4	食管	37.87	16.82	16.78	肝	40.29	22.67	22.20	胃	25.98	11.96	11.58
5	结直肠	30.84	15.43	15.18	结直肠	35.55	18.54	18.29	食管	25.13	10.00	9.77
6	肝	28.79	15.25	15.00	前列腺	15.70	7.18	7.01	子宫颈	19.31	12.41	11.55
7	子宫颈	19.31	12.41	11.55	胰腺	12.95	6.46	6.43	甲状腺	18.58	14.92	13.03
8	前列腺	15.70	7.18	7.01	膀胱	10.03	4.93	4.84	肝	16.94	7.93	7.90
9	甲状腺	12.07	9.83	8.56	淋巴瘤	8.92	4.94	4.84	胰腺	10.03	4.28	4.23
10	胰腺	11.51	5.35	5.31	白血病	7.96	5.49	5.64	子宫体	8.96	5.18	5.00

* 新发病例数在全部恶性肿瘤新发病例数中的位次。

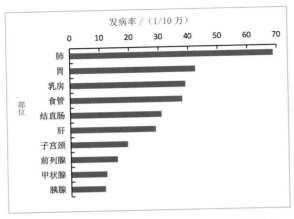

图 4-10a　2018 年江苏省农村肿瘤登记地区前 10 位恶性肿瘤发病率

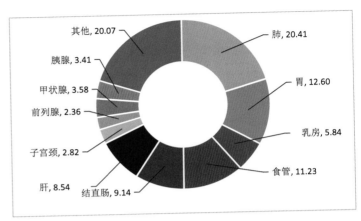

图 4-10b　2018 年江苏省农村肿瘤登记地区发病前 10 位恶性肿瘤构成（%）

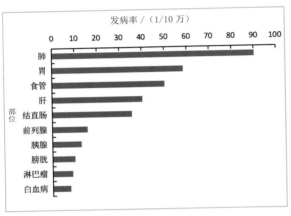

图 4-10c　2018 年江苏省农村肿瘤登记地区男性前 10 位恶性肿瘤发病率

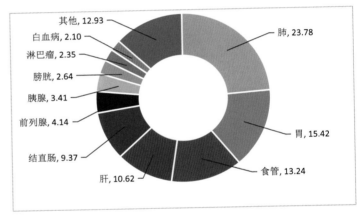

图 4-10d　2018 年江苏省农村肿瘤登记地区男性发病前 10 位恶性肿瘤构成（%）

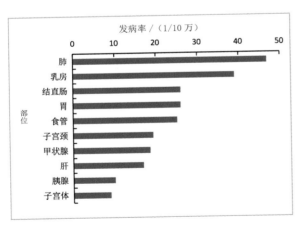

图 4-10e　2018 年江苏省农村肿瘤登记地区女性前 10 位恶性肿瘤发病率

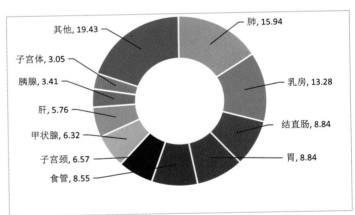

图 4-10f　2018 年江苏省农村肿瘤登记地区女性发病前 10 位恶性肿瘤构成（%）

（六）江苏省农村肿瘤登记地区前 10 位恶性肿瘤死亡情况

按死亡病例数排序，2018 年江苏省农村肿瘤登记地区死亡第 1 位的恶性肿瘤是肺癌，死亡率为 54.70/10 万，其后依次为食管癌、胃癌、肝癌和结直肠癌，前 10 位恶性肿瘤死亡病例数占全部恶性肿瘤死亡病例数的 84.59%。农村男性死亡第 1 位的恶性肿瘤是肺癌，死亡率为 76.61/10 万，其后依次为胃癌、食管癌、肝癌和结直肠癌，男性前 10 位恶性肿瘤死亡病例数占全部恶性肿瘤死亡病例数的 90.84%；农村女性死亡第 1 位的恶性肿瘤是肺癌，死亡率为 32.12/10 万，其后依次为食管癌、胃癌、肝癌和结直肠癌，女性前 10 位恶性肿瘤死亡病例数占全部恶性肿瘤死亡病例数的 83.65%（表 4-11，图 4-11a 至图 4-11f）。

表 4-11　2018 年江苏省农村肿瘤登记地区前 10 位恶性肿瘤死亡情况

单位：1/10 万

顺位 *	合计				男性				女性			
	部位缩写	死亡率	中标率	世标率	部位缩写	死亡率	中标率	世标率	部位缩写	死亡率	中标率	世标率
1	肺	54.70	24.57	24.24	肺	76.61	36.53	36.07	肺	32.12	13.47	13.27
2	食管	32.42	13.75	13.53	胃	43.87	20.76	20.27	食管	21.75	8.06	7.78
3	胃	31.94	14.17	13.77	食管	42.78	19.83	19.68	胃	19.65	8.11	7.80
4	肝	26.04	13.39	13.18	肝	36.47	20.02	19.66	肝	15.29	6.88	6.84
5	结直肠	14.74	6.65	6.49	结直肠	16.84	8.24	8.02	结直肠	12.58	5.17	5.08
6	胰腺	10.84	4.93	4.87	胰腺	12.23	5.95	5.91	胰腺	9.41	3.94	3.87
7	乳房	9.35	4.97	4.80	前列腺	6.36	2.64	2.62	乳房	9.35	4.97	4.80
8	子宫颈	6.37	3.36	3.23	淋巴瘤	6.32	3.34	3.29	子宫颈	6.37	3.36	3.23
9	前列腺	6.36	2.64	2.62	脑	5.73	3.44	3.40	脑	5.00	2.71	2.72
10	淋巴瘤	5.54	2.79	2.73	白血病	5.54	3.38	3.35	淋巴瘤	4.74	2.27	2.20

* 死亡病例数在全部恶性肿瘤死亡病例数中的位次。

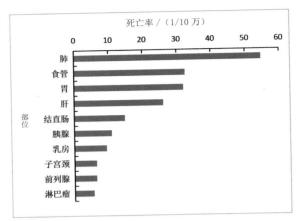

图 4-11a 2018 年江苏省农村肿瘤登记地区前 10 位恶性肿瘤死亡率

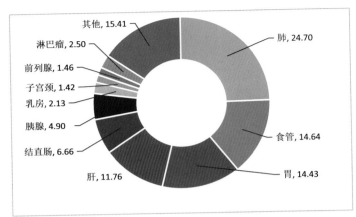

图 4-11b 2018 年江苏省农村肿瘤登记地区死亡前 10 位恶性肿瘤构成（%）

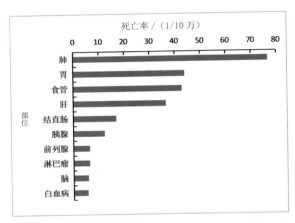

图 4-11c 2018 年江苏省农村肿瘤登记地区男性前 10 位恶性肿瘤死亡率

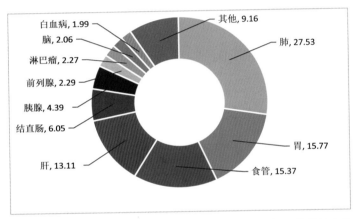

图 4-11d 2018 年江苏省农村肿瘤登记地区男性死亡前 10 位恶性肿瘤构成（%）

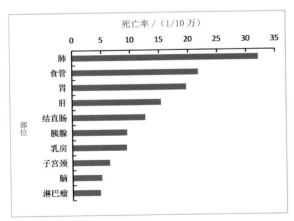

图 4-11e 2018 年江苏省农村肿瘤登记地区女性前 10 位恶性肿瘤死亡率

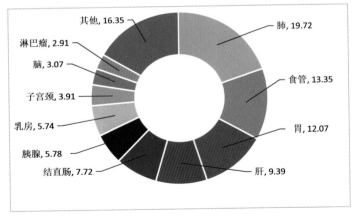

图 4-11f 2018 年江苏省农村肿瘤登记地区女性死亡前 10 位恶性肿瘤构成（%）

第五章　各部位恶性肿瘤的发病和死亡情况

一、口腔和咽喉（除外鼻咽）（C00—C10，C12—C14）

2018 年江苏省肿瘤登记地区口腔和咽喉（除外鼻咽）恶性肿瘤（以下简称"口腔癌和咽癌"）新发病例数为 1 884 例，占全部癌症新发病例数的 1.05%，位居癌症发病谱第 19 位；其中男性 1 204 例，女性 680 例，城市地区 950 例，农村地区 934 例。全省肿瘤登记地区口腔癌和咽癌发病率为 3.64/10 万，中标发病率为 1.94/10 万，世标发病率为 1.92/10 万，0—74 岁累积发病率为 0.23%。全省男性口腔癌和咽癌中标发病率为女性的 1.79 倍，城市口腔癌和咽癌中标发病率为农村的 1.29 倍（表 5-1）。

同期全省肿瘤登记地区报告口腔癌和咽癌死亡病例 920 例，占全部癌症死亡病例数的 0.81%，位居癌症死亡谱第 18 位；其中男性 636 例，女性 284 例，城市地区 421 例，农村地区 499 例。全省肿瘤登记地区口腔癌和咽癌死亡率为 1.78/10 万，中标死亡率为 0.82/10 万，世标死亡率为 0.81/10 万，0—74 岁累积死亡率为 0.09%。全省男性口腔癌和咽癌中标死亡率为女性的 2.67 倍，城市口腔癌和咽癌中标死亡率为农村的 1.05 倍（表 5-1）。

表 5-1 2018 年江苏省肿瘤登记地区口腔癌和咽癌发病和死亡情况

指标	地区	性别	例数	粗率 /(1/10 万)	构成比 /%	中标率 /(1/10 万)	世标率 /(1/10 万)	0—74 岁累积率 /%	顺位
发病	全省	合计	1 884	3.64	1.05	1.94	1.92	0.23	19
		男性	1 204	4.61	1.19	2.50	2.50	0.30	15
		女性	680	2.65	0.87	1.40	1.35	0.16	18
	城市	合计	950	4.04	1.14	2.22	2.19	0.26	19
		男性	596	5.07	1.28	2.78	2.77	0.34	14
		女性	354	3.01	0.95	1.67	1.62	0.18	17
	农村	合计	934	3.30	0.98	1.72	1.71	0.21	19
		男性	608	4.23	1.11	2.27	2.28	0.28	15
		女性	326	2.34	0.80	1.18	1.14	0.14	18
死亡	全省	合计	920	1.78	0.81	0.82	0.81	0.09	18
		男性	636	2.43	0.88	1.20	1.20	0.13	14
		女性	284	1.11	0.69	0.45	0.45	0.05	18
	城市	合计	421	1.79	0.84	0.84	0.84	0.10	18
		男性	301	2.56	0.94	1.28	1.28	0.14	15
		女性	120	1.02	0.66	0.41	0.43	0.05	18
	农村	合计	499	1.76	0.80	0.80	0.79	0.09	19
		男性	335	2.33	0.84	1.14	1.15	0.12	14
		女性	164	1.18	0.72	0.49	0.47	0.05	16

　　口腔癌和咽癌年龄别发病率在 40 岁以前处于较低水平，40 岁以后快速上升，在 80—84 岁年龄组达到高峰。口腔癌和咽癌年龄别死亡率在 50 岁以后快速上升，在 85 岁及以上年龄组达到高峰。40 岁及以上各年龄组男性口腔癌和咽癌发病率和死亡率均高于女性。城市和农村地区口腔癌和咽癌年龄别发病率和死亡率虽然有一定的差异，但总体趋势类同（图 5-1a 至图 5-1f）。

　　在 19 个城市肿瘤登记地区中，男性口腔癌和咽癌中标发病率最高的是常州市区（4.65/10 万），其后依次为南京市溧水区和南京市高淳；女性口腔癌和咽癌中标发病率最高的是宿迁市宿城区（4.14/10 万），其后依次为南京市高淳区和南京市溧水区。城市肿瘤登记地区男性口腔癌和咽癌中标死亡率最高的是盐城市大丰区（2.14/10 万），其后依次为连云港市赣榆区和常州市金坛区；女性口腔癌和咽癌中标死亡率最高的是淮安市洪泽区（1.04/10 万），其后依次为淮安市淮安区和连云港市区（图 5-1g）。

　　在 29 个农村肿瘤登记地区中，男性口腔癌和咽癌中标发病率最高的是张家港市（3.85/10 万），其后依次为启东市和江阴市；女性口腔癌和咽癌中标发病率最高的是启东市（2.32/10 万），其后依次为射阳县和海安市。农村肿瘤登记地区中男性口腔癌和咽癌中标死亡率最高的是扬中市（2.62/10 万），其后依次为邳州市和涟水县；女性口腔癌和咽癌中标死亡率最高的是建湖县（1.26/10 万），其后依次为涟水县和金湖县（图 5-1g）。

　　2018 年口腔癌和咽癌新发病例中，有明确亚部位信息的占 94.96%。其中口腔是最常见的发病部位，占 29.35%；其次是舌、唾液腺、下咽、唇和扁桃体，分别占全部口腔癌发病的 19.80%、17.99%、9.98%、8.17% 和 4.67%（图 5-1h）。

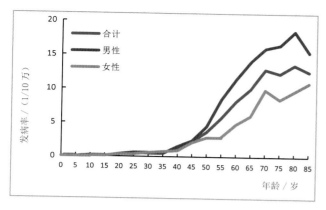

图 5-1a 全省肿瘤登记地区口腔癌和咽癌年龄别发病率

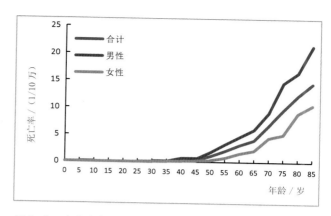

图 5-1b 全省肿瘤登记地区口腔癌和咽癌年龄别死亡率

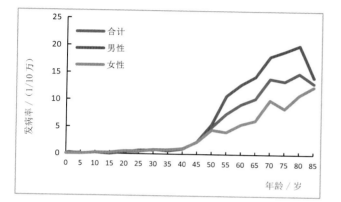

图 5-1c 城市肿瘤登记地区口腔癌和咽癌年龄别发病率

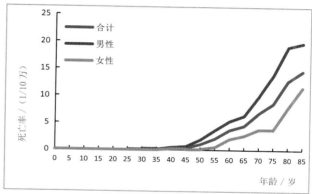

图 5-1d 城市肿瘤登记地区口腔癌和咽癌年龄别死亡率

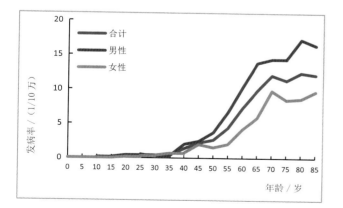

图 5-1e 农村肿瘤登记地区口腔癌和咽癌年龄别发病率

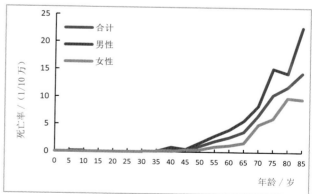

图 5-1f 农村肿瘤登记地区口腔癌和咽癌年龄别死亡率

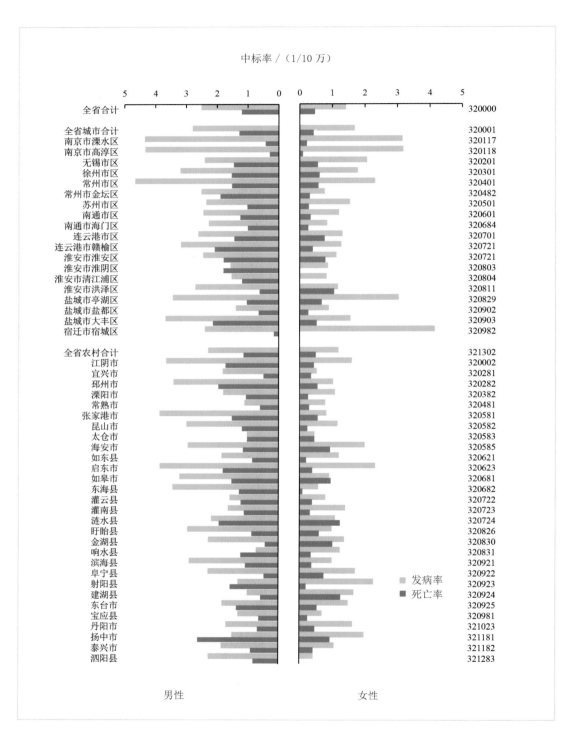

图 5-1g   2018 年江苏省肿瘤登记地区口腔癌和咽癌发病率和死亡率

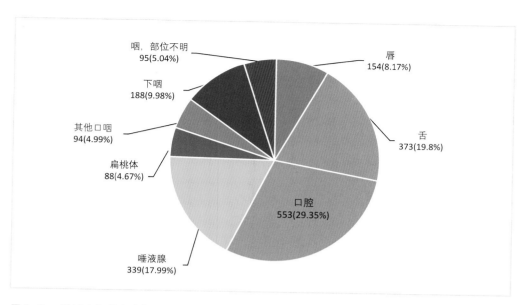

图 5-1h　2018 年江苏省肿瘤登记地区口腔癌和咽癌亚部位分布情况

二、鼻咽（C11）

2018 年江苏省肿瘤登记地区新发鼻咽癌病例 1 330 例，占全部癌症新发病例数的 0.74%，位居癌症发病谱第 20 位；其中男性 925 例，女性 405 例，城市地区 631 例，农村地区 699 例。全省肿瘤登记地区鼻咽癌发病率为 2.57/10 万，中标发病率为 1.58/10 万，世标发病率为 1.51/10 万，0—74 岁累积发病率为 0.17%。全省男性鼻咽癌中标发病率为女性的 2.24 倍，城市鼻咽癌中标发病率为农村的 1.18 倍（表 5-2）。

同期全省肿瘤登记地区报告鼻咽癌死亡病例 912 例，占全部癌症死亡病例数的 0.81%，位居癌症死亡谱第 19 位；其中男性 664 例，女性 248 例，城市地区 405 例，农村地区 507 例。全省肿瘤登记地区鼻咽癌死亡率为 1.76/10 万，中标死亡率为 0.93/10 万，世标死亡率为 0.92/10 万，0—74 岁累积死亡率为 0.11%。全省男性鼻咽癌中标死亡率为女性的 2.84 倍，城市和农村鼻咽癌中标死亡率相近（表 5-2）。

表 5-2　2018 年江苏省肿瘤登记地区鼻咽癌发病和死亡情况

指标	地区	性别	例数	粗率 / (1/10 万)	构成比 / %	中标率 / (1/10 万)	世标率 / (1/10 万)	0—74 岁累积率 /%	顺位
发病	全省	合计	1 330	2.57	0.74	1.58	1.51	0.17	20
		男性	925	3.54	0.92	2.20	2.11	0.24	16
		女性	405	1.58	0.52	0.98	0.92	0.10	19
	城市	合计	631	2.69	0.75	1.73	1.63	0.19	20
		男性	434	3.70	0.93	2.38	2.28	0.27	16
		女性	197	1.68	0.53	1.09	1.00	0.11	19
	农村	合计	699	2.47	0.73	1.46	1.41	0.16	20
		男性	491	3.41	0.90	2.05	1.97	0.22	16
		女性	208	1.49	0.51	0.88	0.85	0.10	20
死亡	全省	合计	912	1.76	0.81	0.93	0.92	0.11	19
		男性	664	2.54	0.92	1.39	1.36	0.16	13
		女性	248	0.97	0.61	0.49	0.48	0.05	19
	城市	合计	405	1.72	0.81	0.94	0.92	0.11	19
		男性	301	2.56	0.94	1.44	1.40	0.17	14
		女性	104	0.89	0.57	0.46	0.44	0.05	19
	农村	合计	507	1.79	0.81	0.93	0.91	0.10	18
		男性	363	2.52	0.91	1.35	1.33	0.16	13
		女性	144	1.03	0.63	0.52	0.51	0.05	19

鼻咽癌年龄别发病率和死亡率分别在 35 岁和 45 岁之前处于较低水平，于 35 岁和 45 岁以后快速上升，发病率和死亡率分别在 70—74 岁年龄组和 80—84 岁年龄组达到高峰。35 岁及以上各年龄组中，男性鼻咽癌发病率和死亡率均高于女性。城市和农村地区鼻咽癌年龄别发病率和死亡率虽然有一定的差异，但总体趋势类同（图 5-2a 至图 5-2f）。

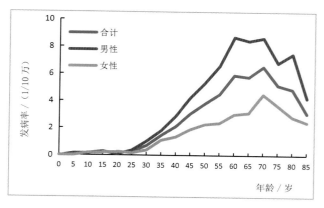

图 5-2a　全省肿瘤登记地区鼻咽癌年龄别发病率

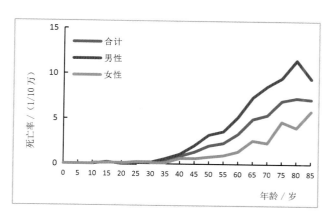

图 5-2b　全省肿瘤登记地区鼻咽癌年龄别死亡率

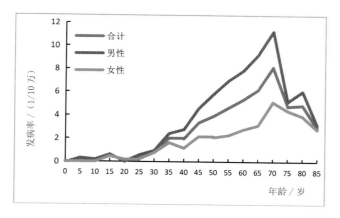

图 5-2c　城市肿瘤登记地区鼻咽癌年龄别发病率

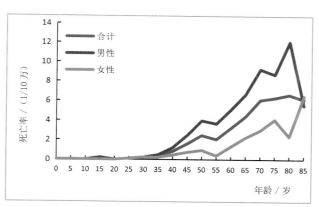

图 5-2d　城市肿瘤登记地区鼻咽癌年龄别死亡率

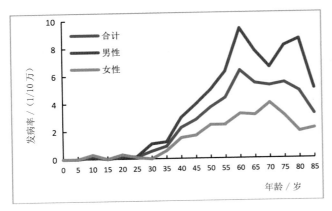

图 5-2e　农村肿瘤登记地区鼻咽癌年龄别发病率

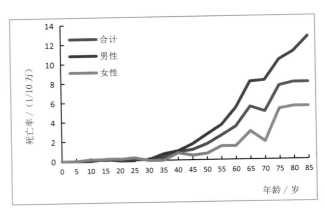

图 5-2f　农村肿瘤登记地区鼻咽癌年龄别死亡率

在 19 个城市肿瘤登记地区中，男性鼻咽癌中标发病率最高的是苏州市区（4.20/10 万），其后依次为盐城市盐都区和盐城市大丰区；女性鼻咽癌中标发病率最高的是南京市高淳区（1.93/10 万），其后依次为无锡市区和盐城市盐都区。城市肿瘤登记地区男性鼻咽癌中标死亡率最高的是盐城市盐都区（2.66/10 万），其后依次为常州市金坛区和常州市区；女性鼻咽癌中标死亡率最高的是盐城市大丰区（1.18/10 万），其后依次为盐城市盐都区和南通市海门区（图 5-2g）。

在 29 个农村肿瘤登记地区中，男性鼻咽癌中标发病率最高的是张家港市（4.82/10 万），其后依次为常熟市和昆山市；女性鼻咽癌中标发病率最高的是盱眙县（1.76/10 万），其后依次为宝应县和常熟市。农村肿瘤登记地区中男性鼻咽癌中标死亡率最高的是江阴市（3.04/10 万），其后依次为常熟市和昆山市；女性鼻咽癌中标死亡率最高的是太仓市（2.06/10 万），其后依次为响水县和昆山市（图 5-2g）。

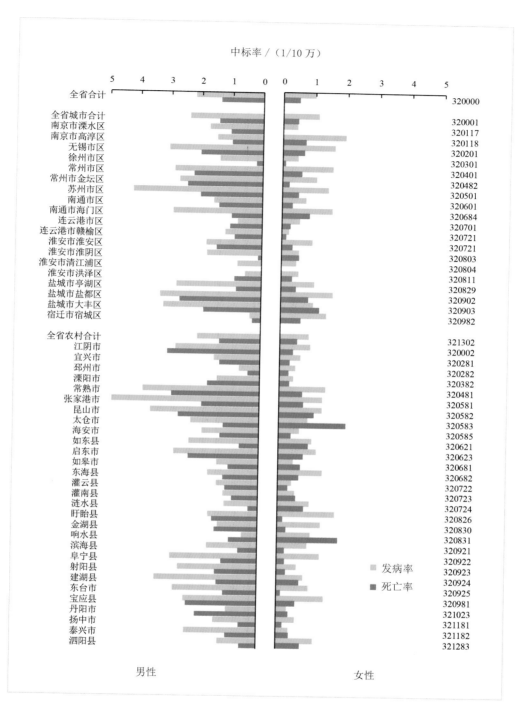

图 5-2g 2018 年江苏省肿瘤登记地区鼻咽癌发病率和死亡率

三、食管（C15）

2018 年江苏省肿瘤登记地区新发食管癌病例 17 083 例，占全部癌症新发病例数的 9.53%，位居癌症发病谱第 5 位；其中男性 11 685 例，女性 5 398 例，城市地区 6 355 例，农村地区 10 728 例。全省肿瘤登记地区食管癌发病率为 32.96/10 万，中标发病率为 14.91/10 万，世标发病率为 14.90/10 万，0—74 岁累积发病率为 1.85%。全省男性食管癌中标发病率为女性的 2.52 倍，农村食管癌中标发病率为城市的 1.34 倍（表 5-3）。

同期全省肿瘤登记地区报告食管癌死亡病例 14 664 例，占全部癌症死亡病例数的 12.98%，位居癌症死亡谱第 3 位；其中男性 9 983 例，女性 4 681 例，城市地区 5 478 例，农村地区 9 186 例。全省肿瘤登记地区食管癌死亡率为 28.30/10 万，中标死亡率为 12.20/10 万，世标死亡率为 12.04/10 万，0—74 岁累积死亡率为 1.36%。全省男性食管癌中标死亡率为女性的 2.60 倍，农村食管癌中标死亡率为城市的 1.34 倍（表 5-3）。

表 5-3　2018 年江苏省肿瘤登记地区食管癌发病和死亡情况

指标	地区	性别	例数	粗率 /(1/10 万)	构成比 /%	中标率 /(1/10 万)	世标率 /(1/10 万)	0—74 岁累积率 /%	顺位
发病	全省	合计	17 083	32.96	9.53	14.91	14.90	1.85	5
		男性	11 685	44.73	11.56	21.55	21.72	2.72	3
		女性	5 398	21.00	6.91	8.56	8.38	0.98	6
	城市	合计	6 355	27.05	7.59	12.53	12.57	1.57	5
		男性	4 464	38.01	9.59	18.57	18.76	2.36	4
		女性	1 891	16.10	5.09	6.75	6.64	0.79	7
	农村	合计	10 728	37.87	11.23	16.82	16.78	2.07	4
		男性	7 221	50.22	13.24	23.93	24.10	3.02	3
		女性	3 507	25.13	8.55	10.00	9.77	1.13	5
死亡	全省	合计	14 664	28.30	12.98	12.20	12.04	1.36	3
		男性	9 983	38.21	13.86	17.89	17.80	2.08	3
		女性	4 681	18.21	11.43	6.87	6.64	0.65	3
	城市	合计	5 478	23.32	10.90	10.27	10.19	1.16	4
		男性	3 832	32.63	11.97	15.47	15.46	1.83	4
		女性	1 646	14.01	9.03	5.37	5.21	0.50	5
	农村	合计	9 186	32.42	14.64	13.75	13.53	1.52	2
		男性	6 151	42.78	15.37	19.83	19.68	2.28	3
		女性	3 035	21.75	13.35	8.06	7.78	0.78	2

食管癌年龄别发病率和死亡率分别在 45 岁和 50 岁之前处于较低水平，之后随年龄增长快速上升，发病率和死亡率均在 80—84 岁年龄组达到高峰。45 岁及以上各年龄组中，男性食管癌发病率和死亡率均高于女性。城市和农村地区食管癌年龄别发病率和死亡率虽然有一定的差异，但总体趋势类同（图 5-3a 至图 5-3f）。

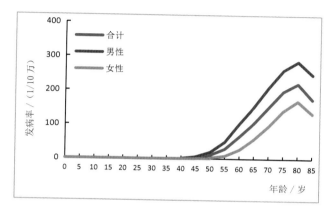

图 5-3a　全省肿瘤登记地区食管癌年龄别发病率

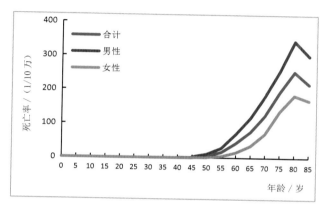

图 5-3b　全省肿瘤登记地区食管癌年龄别死亡率

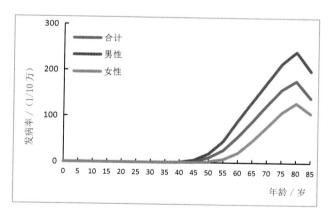

图 5-3c　城市肿瘤登记地区食管癌年龄别发病率

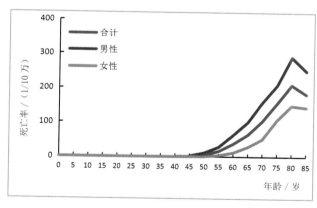

图 5-3d　城市肿瘤登记地区食管癌年龄别死亡率

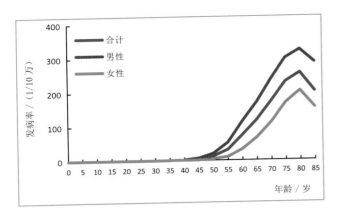

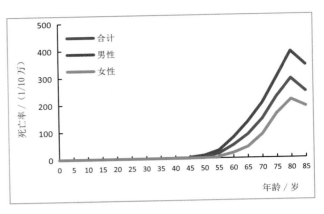

图 5-3e　农村肿瘤登记地区食管癌年龄别发病率

图 5-3f　农村肿瘤登记地区食管癌年龄别死亡率

在 19 个城市肿瘤登记地区中，男性和女性食管癌中标发病率最高的均是淮安市淮安区，中标发病率分别为 50.74/10 万和 32.10/10 万，其后男性依次为常州市金坛区和淮安市洪泽区，女性依次为淮安市洪泽区和盐城市盐都区。城市肿瘤登记地区男性和女性食管癌中标死亡率最高的均是淮安市淮安区，中标死亡率分别为 40.46/10 万和 24.56/10 万，其后男性依次为常州市金坛区和淮安市洪泽区，女性依次为淮安市淮阴区和淮安市洪泽区（图 5-3g）。

在 29 个农村肿瘤登记地区中，男性和女性食管癌中标发病率最高的均是涟水县，中标发病率分别为 48.09/10 万和 26.50/10 万，其后男性依次为泗阳县和如皋市，女性依次为泗阳县和阜宁县。农村肿瘤登记地区男性和女性食管癌中标死亡率最高的均是涟水县，中标死亡率分别为 37.41/10 万和 18.47/10 万，其后男性依次为阜宁县和扬中市，女性依次为泗阳县和阜宁县（图 5-3g）。

2018 年食管癌新发病例中，有明确亚部位信息的占 24.24%。其中 50.81% 的病例发生在食管中段（中三分之一）；其次是食管上段（上三分之一），占 19.51%；之后依次为食管下段（下三分之一）和交搭跨越，分别占 19.03% 和 10.65%（图 5-3h）。

全部食管癌新发病例中，有明确组织学类型的病例占 70.99%。其中鳞状细胞癌是最常见的组织学类型，占 85.50%；其次是腺癌，占 12.59%；腺鳞癌占 0.86%（图 5-3i）。

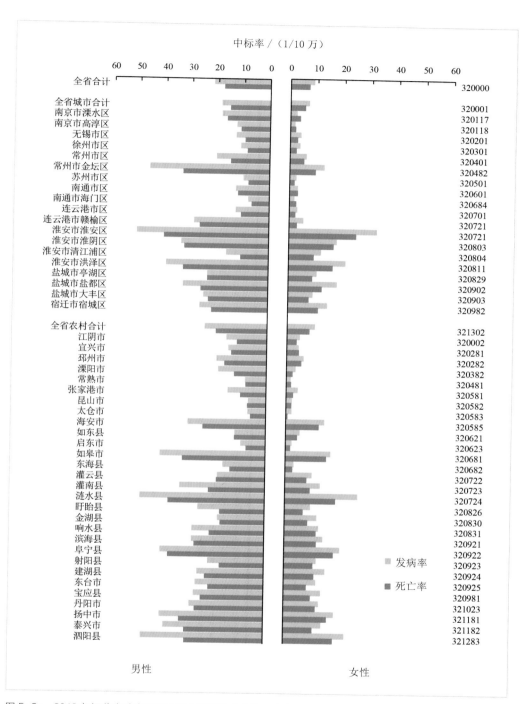

中标率／（1/10 万）

全省合计 320000
全省城市合计 320001
南京市溧水区 320117
南京市高淳区 320118
无锡市区 320201
徐州市区 320301
常州市区 320401
常州市金坛区 320482
苏州市区 320501
南通市区 320601
南通市海门区 320684
连云港市区 320701
连云港市赣榆区 320721
淮安市淮安区 320721
淮安市淮阴区 320803
淮安市清江浦区 320804
淮安市洪泽区 320811
盐城市亭湖区 320829
盐城市盐都区 320902
盐城市大丰区 320903
宿迁市宿城区 320982

全省农村合计 321302
江阴市 320002
宜兴市 320281
邳州市 320282
溧阳市 320382
常熟市 320481
张家港市 320581
昆山市 320582
太仓市 320583
海安市 320585
如东县 320621
启东市 320623
如皋市 320681
东海县 320682
灌云县 320722
灌南县 320723
涟水县 320724
盱眙县 320826
金湖县 320830
响水县 320831
滨海县 320921
阜宁县 320922
射阳县 320923
建湖县 320924
东台市 320925
宝应县 320981
丹阳市 321023
扬中市 321181
泰兴市 321182
泗阳县 321283

发病率
死亡率

男性　　　　　　　　　　女性

图 5-3g　2018 年江苏省肿瘤登记地区食管癌发病率和死亡率

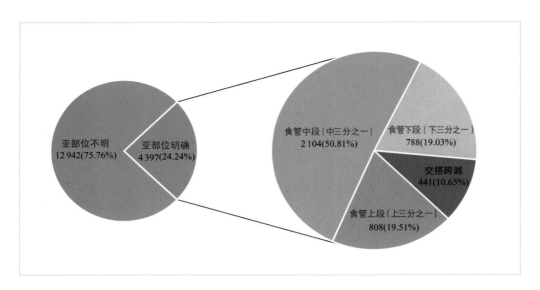

图 5-3h　2018 年江苏省肿瘤登记地区食管癌亚部位分布情况

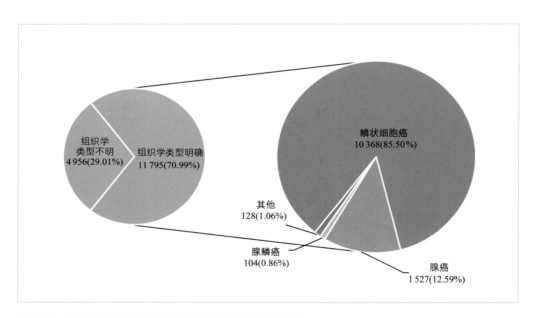

图 5-3i　2018 年江苏省肿瘤登记地区食管癌组织学分型情况

四、胃（C16）

2018 年江苏省肿瘤登记地区新发胃癌病例 21 977 例，占全部癌症新发病例数的 12.26%，位居癌症发病谱第 3 位；其中男性 15 382 例，女性 6 595 例，城市地区 9 940 例，农村地区 12 037 例。全省肿瘤登记地区胃癌发病率为 42.41/10 万，中标发病率为 20.57/10 万，世标发病率为 20.29/10 万，0—74 岁累积发病率为 2.51%。全省男性胃癌中标发病率为女性的 2.41 倍，城市胃癌中标发病率为农村的 1.04 倍（表 5-4）。

2018 年江苏省肿瘤登记地区报告胃癌死亡病例 16 332 例，占全部癌症死亡病例数的 14.46%，位居癌症死亡谱第 2 位；其中男性 11 428 例，女性 4 904 例，城市地区 7 282 例，农村地区 9 050 例。全省肿瘤登记地区胃癌死亡率为 31.52/10 万，中标死亡率为 14.17/10 万，世标死亡率为 13.79/10 万，0—74 岁累积死亡率为 1.54%。全省男性胃癌中标死亡率为女性的 2.58 倍，农村和城市胃癌中标死亡率一致（表 5-4）。

表 5-4　2018 年江苏省肿瘤登记地区胃癌发病和死亡情况

指标	地区	性别	例数	粗率 / (1/10 万)	构成比 / %	中标率 / (1/10 万)	世标率 / (1/10 万)	0—74 岁 累积率 /%	顺位
发病	全省	合计	21 977	42.41	12.26	20.57	20.29	2.51	3
		男性	15 382	58.88	15.22	29.37	29.19	3.66	2
		女性	6 595	25.66	8.44	12.21	11.82	1.38	4
	城市	合计	9 940	42.31	11.88	20.96	20.70	2.56	3
		男性	6 970	59.34	14.98	29.91	29.79	3.73	2
		女性	2 970	25.29	7.99	12.50	12.09	1.41	4
	农村	合计	12 037	42.49	12.60	20.24	19.95	2.47	2
		男性	8 412	58.51	15.42	28.94	28.72	3.61	2
		女性	3 625	25.98	8.84	11.96	11.58	1.35	4
死亡	全省	合计	16 332	31.52	14.46	14.17	13.79	1.54	2
		男性	11 428	43.75	15.87	20.81	20.37	2.29	2
		女性	4 904	19.08	11.98	8.08	7.77	0.79	2
	城市	合计	7 282	31.00	14.50	14.17	13.82	1.53	2
		男性	5 120	43.59	15.99	20.88	20.50	2.29	2
		女性	2 162	18.41	11.87	8.02	7.72	0.78	2
	农村	合计	9 050	31.94	14.43	14.17	13.77	1.54	3
		男性	6 308	43.87	15.77	20.76	20.27	2.29	2
		女性	2 742	19.65	12.07	8.11	7.80	0.80	3

胃癌年龄别发病率和死亡率分别在 40 岁和 50 岁之前处于较低水平，之后随年龄增长快速上升，发病率和死亡率均在 80—84 岁年龄组达到高峰。40 岁及以上各年龄组中，男性胃癌发病率和死亡率均高于女性。城市和农村地区胃癌年龄别发病率和死亡率虽然有一定的差异，但总体趋势类同（图 5-4a 至图 5-4f）。

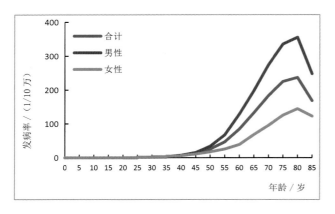

图 5-4a　全省肿瘤登记地区胃癌年龄别发病率

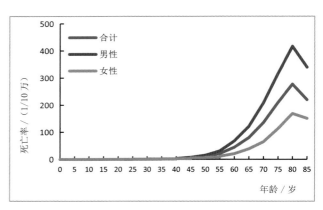

图 5-4b　全省肿瘤登记地区胃癌年龄别死亡率

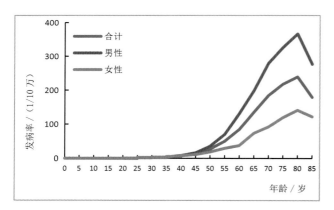

图 5-4c　城市肿瘤登记地区胃癌年龄别发病率

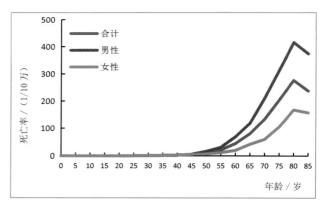

图 5-4d　城市肿瘤登记地区胃癌年龄别死亡率

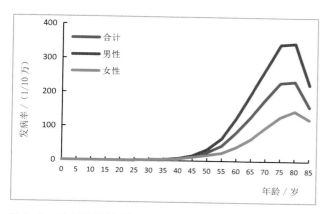

图 5-4e 农村肿瘤登记地区胃癌年龄别发病率

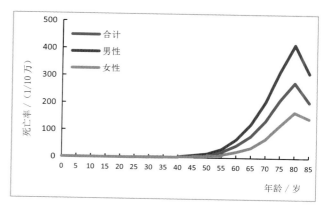

图 5-4f 农村肿瘤登记地区胃癌年龄别死亡率

在 19 个城市肿瘤登记地区中，男性和女性胃癌中标发病率最高的均是常州市金坛区，中标发病率分别为 64.99/10 万和 22.32/10 万，其后男性依次为常州市区和南京市溧水区，女性依次是盐城市盐都区和常州市区。城市肿瘤登记地区男性和女性胃癌中标死亡率最高的均是常州市金坛区，中标死亡率分别为 44.50/10 万和 14.90/10 万，其后男性依次为常州市区和南京市溧水区，女性依次为盐城市盐都区和常州市区（图 5-4g）。

在 29 个农村肿瘤登记地区中，男性胃癌中标发病率最高的是扬中市（68.72/10 万），其后依次为丹阳市和建湖县；女性胃癌中标发病率最高的是丹阳市（26.56/10 万），其后依次为扬中市和建湖县。农村肿瘤登记地区男性和女性胃癌中标死亡率最高的均是丹阳市，中标死亡率分别为 45.14/10 万和 18.61/10 万，其后均依次为扬中市和建湖县（图 5-4g）。

2018 年胃癌新发病例中，有明确亚部位信息的占 42.82%。其中 54.80% 的病例发生在贲门；其次是幽门窦，占 14.61；之后依次为胃体、胃小弯和胃底，分别占 13.24%、7.81% 和 4.51%（图 5-4h）。

全部胃癌新发病例中，有明确组织学类型的病例占 72.10%。其中腺癌是最常见的组织学类型，占 93.09；其次是鳞状细胞癌，占 4.20%；类癌占 0.33%；腺鳞癌占 0.09%（图 5-4i）。

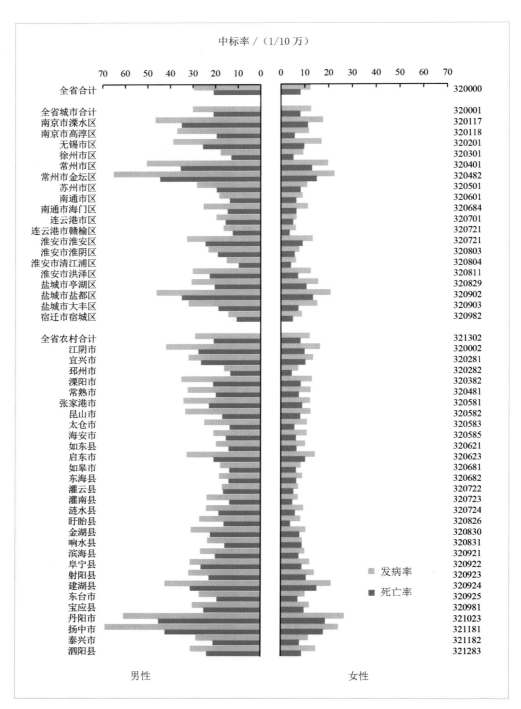

图 5-4g 2018 年江苏省肿瘤登记地区胃癌发病率和死亡率

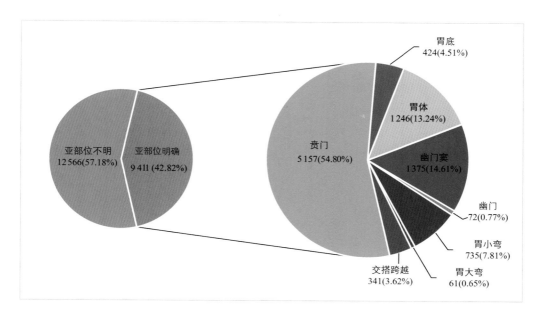

图 5-4h　2018 年江苏省肿瘤登记地区胃癌亚部位分布情况

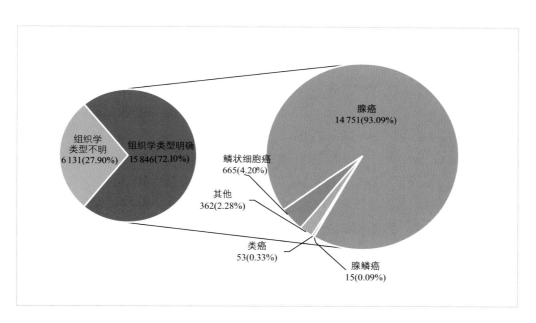

图 5-4i　2018 年江苏省肿瘤登记地区胃癌组织学分型情况

五、结直肠肛门（C18—C21）

2018 年江苏省肿瘤登记地区新发结直肠肛门恶性肿瘤（以下简称"结直肠癌"）病例 17 466 例，占全部癌症新发病例数的 9.74%，位居癌症发病谱第 4 位；其中男性 10 325 例，女性 7 141 例，城市地区 8 729 例，农村地区 8 737 例。全省肿瘤登记地区结直肠癌发病率为 33.70/10 万，中标发病率为 16.95/10 万，世标发病率为 16.71/10 万，0—74 岁累积发病率为 2.00%。全省男性结直肠癌中标发病率为女性的 1.54 倍，城市结直肠癌中标发病率为农村的 1.22 倍（表 5-5）。

同期全省肿瘤登记地区报告结直肠癌死亡病例 8 329 例，占全部癌症死亡病例数的 7.37%，位居癌症死亡谱第 5 位；其中男性 4 852 例，女性 3 477 例，城市地区 4 153 例，农村地区 4 176 例。全省肿瘤登记地区结直肠癌死亡率为 16.07/10 万，中标死亡率为 7.27/10 万，世标死亡率为 7.15/10 万，0—74 岁累积死亡率为 0.74%。全省男性结直肠癌中标死亡率为女性的 1.60 倍，城市结直肠癌中标死亡率为农村的 1.21 倍（表 5-5）。

表 5-5　2018 年江苏省肿瘤登记地区结直肠癌发病和死亡情况

指标	地区	性别	例数	粗率 / (1/10 万)	构成比 / %	中标率 / (1/10 万)	世标率 / (1/10 万)	0—74 岁 累积率 /%	顺位
发病	全省	合计	17 466	33.70	9.74	16.95	16.71	2.00	4
		男性	10 325	39.52	10.22	20.66	20.44	2.48	4
		女性	7 141	27.79	9.14	13.39	13.14	1.53	3
	城市	合计	8 729	37.16	10.43	18.84	18.63	2.24	4
		男性	5 214	44.39	11.21	23.29	23.11	2.81	3
		女性	3 515	29.93	9.46	14.58	14.35	1.68	3
	农村	合计	8 737	30.84	9.14	15.43	15.18	1.81	5
		男性	5 111	35.55	9.37	18.54	18.29	2.21	5
		女性	3 626	25.99	8.84	12.45	12.19	1.41	3
死亡	全省	合计	8 329	16.07	7.37	7.27	7.15	0.74	5
		男性	4 852	18.57	6.74	9.05	8.91	0.91	5
		女性	3 477	13.53	8.49	5.64	5.54	0.56	5
	城市	合计	4 153	17.68	8.27	8.06	7.97	0.83	5
		男性	2 431	20.70	7.59	10.07	10.02	1.04	5
		女性	1 722	14.66	9.45	6.23	6.13	0.62	3
	农村	合计	4 176	14.74	6.66	6.65	6.49	0.66	5
		男性	2 421	16.84	6.05	8.24	8.02	0.81	5
		女性	1 755	12.58	7.72	5.17	5.08	0.52	5

结直肠癌年龄别发病率和死亡率分别在 40 岁和 50 岁之前处于较低水平，之后随年龄增长快速上升。发病率和死亡率分别在 80—84 岁和 85 岁及以上年龄组达到高峰。40 岁及以上各年龄组中，男性结直肠癌发病率和死亡率均高于女性。城市和农村地区结直肠癌年龄别发病率和死亡率虽然有一定的差异，但总体趋势类同（图 5-5a 至图 5-5f）。

在 19 个城市肿瘤登记地区中，男性结直肠癌中标发病率最高的是常州市区（35.48/10 万），其后依次为无锡市区和盐城市大丰区；女性结直肠癌中标发病率最高的是无锡市区（20.74/10 万），其后依次为常州市区和苏州市区。城市肿瘤登记地区男性结直肠癌中标死亡率最高的是常州市区（15.18/10 万），其后依次为盐城市大丰区和苏州市区；女性结直肠癌中标死亡率最高的是苏州市区（8.38/10 万），其后依次为常州市区和无锡市区（图 5-5g）。

在 29 个农村肿瘤登记地区中，男性结直肠癌中标发病率最高的是启东市（32.76/10 万），其后依次为张家港市和江阴市；女性结直肠癌中标发病率最高的是昆山市（22.35/10 万），其后依次为启东市和江阴市。农村肿瘤登记地区男性和女性结直肠癌中标死亡率最高的均是启东市，中标死亡率分别为 14.71/10 万和 9.96/10 万，其后男性依次为丹阳市和江阴市，女性依次为丹阳市和宜兴市（图 5-5g）。

2018 年结肠癌新发病例中，有明确亚部位信息的占 51.89%。其中 43.49% 的病例发生在乙状结肠；其次是升结肠，占 24.40%；之后依次为降结肠、横结肠、盲肠和结肠肝曲，分别占 8.88%、8.24%、6.64% 和 4.38%（图 5-5h）。

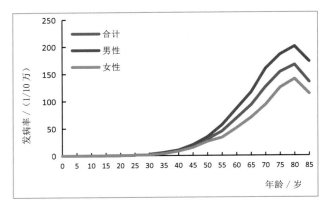

图 5-5a　全省肿瘤登记地区结直肠癌年龄别发病率

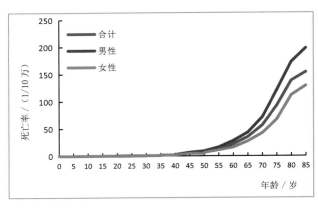

图 5-5b　全省肿瘤登记地区结直肠癌年龄别死亡率

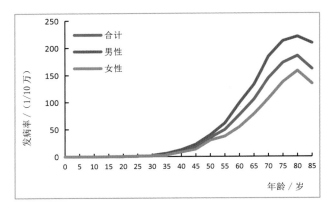

图 5-5c　城市肿瘤登记地区结直肠癌年龄别发病率

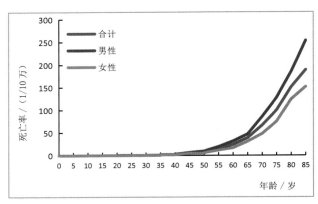

图 5-5d　城市肿瘤登记地区结直肠癌年龄别死亡率

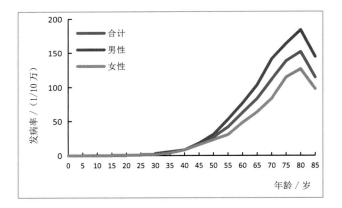

图 5-5e　农村肿瘤登记地区结直肠癌年龄别发病率

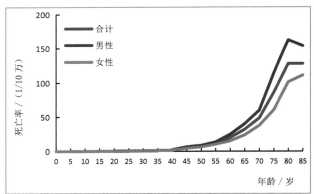

图 5-5f　农村肿瘤登记地区结直肠癌年龄别死亡率

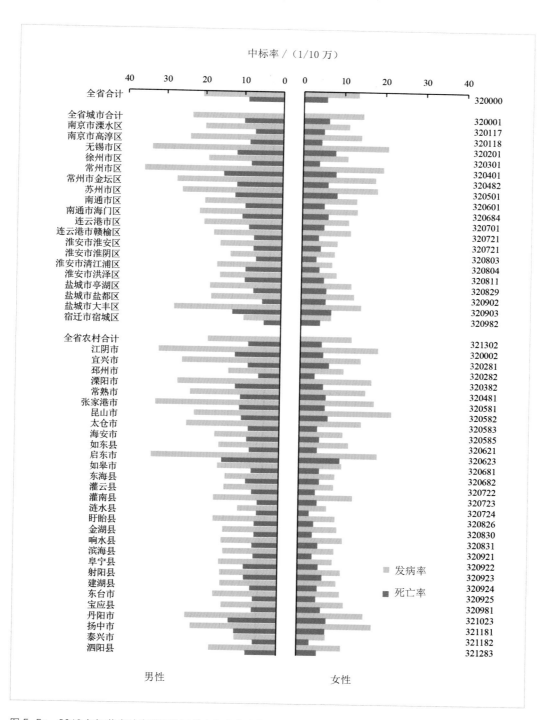

中标率／（1/10 万）

全省合计	320000
全省城市合计	320001
南京市溧水区	320117
南京市高淳区	320118
无锡市区	320201
徐州市区	320301
常州市区	320401
常州市金坛区	320482
苏州市区	320501
南通市区	320601
南通市海门区	320684
连云港市区	320701
连云港市赣榆区	320721
淮安市淮安区	320721
淮安市淮阴区	320803
淮安市清江浦区	320804
淮安市洪泽区	320811
盐城市亭湖区	320829
盐城市盐都区	320902
盐城市大丰区	320903
宿迁市宿城区	320982
全省农村合计	321302
江阴市	320002
宜兴市	320281
邳州市	320282
溧阳市	320382
常熟市	320481
张家港市	320581
昆山市	320582
太仓市	320583
海安市	320585
如东县	320621
启东市	320623
如皋市	320681
东海县	320682
灌云县	320722
灌南县	320723
涟水县	320724
盱眙县	320826
金湖县	320830
响水县	320831
滨海县	320921
阜宁县	320922
射阳县	320923
建湖县	320924
东台市	320925
宝应县	320981
丹阳市	321023
扬中市	321181
泰兴市	321182
泗阳县	321283

发病率
死亡率

男性　　　　　　　女性

图 5-5g　2018 年江苏省肿瘤登记地区结直肠癌发病率和死亡率

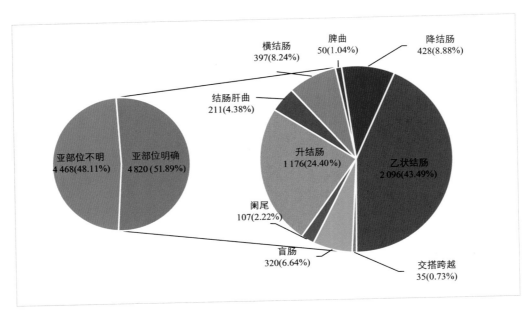

图 5-5h　2018 年江苏省肿瘤登记地区结肠癌亚部位分布情况

六、肝脏（C22）

2018 年江苏省肿瘤登记地区新发肝脏恶性肿瘤（以下简称"肝癌"）病例 14 298 例，占全部癌症新发病例数的 7.98%，位居癌症发病谱第 6 位；其中男性 10 112 例，女性 4 186 例，城市地区 6 142 例，农村地区 8 156 例。全省肿瘤登记地区肝癌发病率为 27.59/10 万，中标发病率为 14.60/10 万，世标发病率为 14.41/10 万，0—74 岁累积发病率为 1.66%。全省男性肝癌中标发病率为女性的 2.83 倍，农村肝癌中标发病率为城市的 1.10 倍（表 5-6）。

同期全省肿瘤登记地区报告肝癌死亡病例 12 932 例，占全部癌症死亡病例数的 11.45%，位居癌症死亡谱第 4 位；其中男性 9 122 例，女性 3 810 例，城市地区 5 554 例，农村地区 7 378 例。全省肿瘤登记地区肝癌死亡率为 24.95/10 万，中标死亡率为 12.80/10 万，世标死亡率为 12.64/10 万，0—74 岁累积死亡率为 1.44%。全省男性肝癌中标死亡率为女性的 2.85 倍，农村肝癌中标死亡率为城市的 1.11 倍（表 5-6）。

表 5-6　2018 年江苏省肿瘤登记地区肝癌发病和死亡情况

指标	地区	性别	例数	粗率 / (1/10 万)	构成比 / %	中标率 / (1/10 万)	世标率 / (1/10 万)	0—74 岁 累积率 /%	顺位
发病	全省	合计	14 298	27.59	7.98	14.60	14.41	1.66	6
		男性	10 112	38.71	10.00	21.68	21.34	2.45	5
		女性	4 186	16.29	5.36	7.65	7.62	0.88	8
	城市	合计	6 142	26.15	7.34	13.83	13.72	1.60	6
		男性	4 319	36.77	9.28	20.49	20.30	2.36	5
		女性	1 823	15.52	4.91	7.33	7.29	0.84	8
	农村	合计	8 156	28.79	8.54	15.25	15.00	1.72	6
		男性	5 793	40.29	10.62	22.67	22.20	2.52	4
		女性	2 363	16.94	5.76	7.93	7.90	0.91	8
死亡	全省	合计	12 932	24.95	11.45	12.80	12.64	1.44	4
		男性	9 122	34.92	12.67	19.07	18.81	2.14	4
		女性	3 810	14.83	9.30	6.68	6.63	0.74	4
	城市	合计	5 554	23.64	11.06	12.10	12.00	1.38	3
		男性	3 878	33.02	12.11	17.91	17.79	2.06	3
		女性	1 676	14.27	9.20	6.45	6.38	0.70	4
	农村	合计	7 378	26.04	11.76	13.39	13.18	1.49	4
		男性	5 244	36.47	13.11	20.02	19.66	2.20	4
		女性	2 134	15.29	9.39	6.88	6.84	0.77	4

肝癌年龄别发病率和死亡率在 35 岁之前处于较低水平，之后随年龄增长快速上升，发病率在 80—84 岁年龄组达到高峰，死亡率在 85 岁及以上年龄组达到高峰。35 岁及以上各年龄组中，男性肝癌发病率和死亡率均高于女性。城市和农村地区肝癌年龄别发病率和死亡率虽然有一定的差异，但总体趋势类同（图 5-6a 至图 5-6f）。

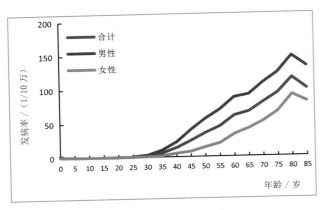

图 5-6a　全省肿瘤登记地区肝癌年龄别发病率

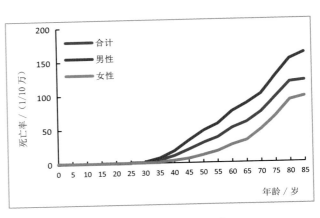

图 5-6b　全省肿瘤登记地区肝癌年龄别死亡率

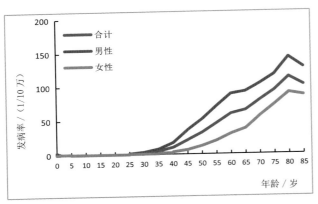

图 5-6c　城市肿瘤登记地区肝癌年龄别发病率

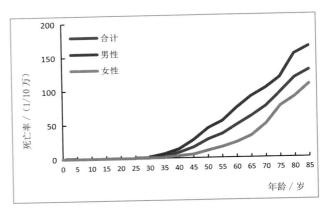

图 5-6d　城市肿瘤登记地区肝癌年龄别死亡率

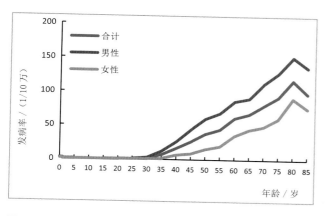

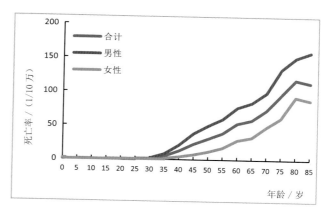

图 5-6e　农村肿瘤登记地区肝癌年龄别发病率

图 5-6f　农村肿瘤登记地区肝癌年龄别死亡率

　　在 19 个城市肿瘤登记地区中，男性肝癌中标发病率最高的是徐州市区（30.90/10 万），其后依次为南通市海门区和常州市金坛区；女性肝癌中标发病率最高的是盐城市大丰区（12.16/10 万），其后依次为淮安市淮阴区和宿迁市宿城区。城市肿瘤登记地区男性肝癌中标死亡率最高的是徐州市区（24.50/10 万），其后依次为盐城市大丰区和南通市海门区；女性肝癌中标死亡率最高的是宿迁市宿城区（9.66/10 万），其后依次为南京市高淳区和盐城市大丰区（图 5-6g）。

　　在 29 个农村肿瘤登记地区中，男性和女性肝癌中标发病率最高的均是启东市，分别为 47.77/10 万和 19.51/10 万，其后男性依次为泗阳县和泰兴市，女性依次为邳州市和射阳县。农村肿瘤登记地区男性肝癌中标死亡率最高的是启东市（37.70/10 万），其后依次为泰兴市和泗阳县；女性肝癌中标死亡率最高的是响水县（13.36/10 万），其后依次为启东市和泗阳县（图 5-6g）。

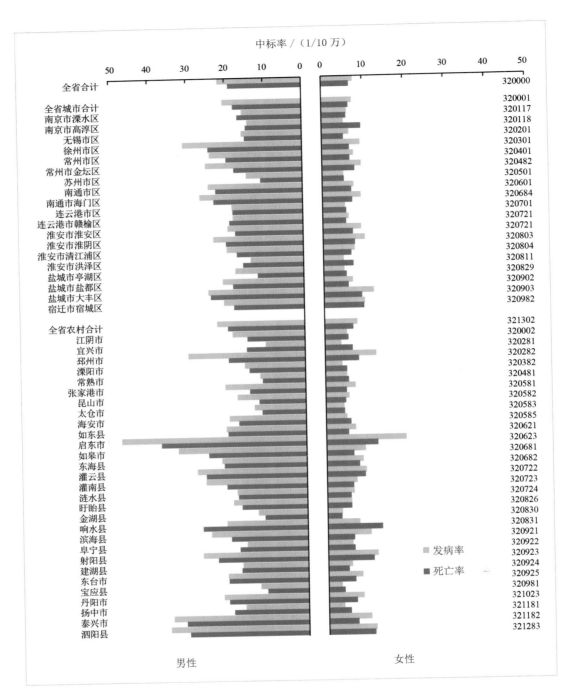

图 5-6g　2018 年江苏省肿瘤登记地区肝癌发病率和死亡率

七、胆囊及其他（C23—C24）

2018年江苏省肿瘤登记地区新发胆囊及其他恶性肿瘤（以下简称"胆囊癌"）病例 2 669 例，占全部癌症新发病例数的 1.49%，位居癌症发病谱第 17 位；其中男性 1 208 例，女性 1 461 例，城市地区 1 244 例，农村地区 1 425 例。全省肿瘤登记地区胆囊癌发病率为 5.15/10 万，中标发病率为 2.37/10 万，世标发病率为 2.36/10 万，0—74 岁累积发病率为 0.28%。全省女性胆囊癌中标发病率为男性的 1.11 倍，城市胆囊癌中标发病率为农村的 1.09 倍（表 5-7）。

同期全省肿瘤登记地区报告胆囊癌死亡病例 2 117 例，占全部癌症死亡病例数的 1.87%，位居癌症死亡谱第 13 位；其中男性 943 例，女性 1 174 例，城市地区 994 例，农村地区 1 123 例。全省肿瘤登记地区胆囊癌死亡率为 4.09/10 万，中标死亡率为 1.80/10 万，世标死亡率为 1.79/10 万，0—74 岁累积死亡率为 0.20%。全省女性胆囊癌中标死亡率为男性的 1.12 倍，城市胆囊癌中标死亡率为农村的 1.09 倍（表 5-7）。

表 5-7　2018 年江苏省肿瘤登记地区胆囊癌发病和死亡情况

指标	地区	性别	例数	粗率 / (1/10 万)	构成比 / %	中标率 / (1/10 万)	世标率 / (1/10 万)	0—74 岁 累积率 /%	顺位
发病	全省	合计	2 669	5.15	1.49	2.37	2.36	0.28	17
		男性	1 208	4.62	1.20	2.25	2.26	0.27	14
		女性	1 461	5.69	1.87	2.49	2.45	0.28	15
	城市	合计	1 244	5.30	1.49	2.48	2.46	0.28	18
		男性	549	4.67	1.18	2.31	2.31	0.28	15
		女性	695	5.92	1.87	2.63	2.59	0.28	15
	农村	合计	1 425	5.03	1.49	2.28	2.27	0.27	17
		男性	659	4.58	1.21	2.20	2.21	0.26	14
		女性	766	5.49	1.87	2.37	2.34	0.28	15
死亡	全省	合计	2 117	4.09	1.87	1.80	1.79	0.20	13
		男性	943	3.61	1.31	1.70	1.70	0.19	12
		女性	1 174	4.57	2.87	1.91	1.88	0.20	10
	城市	合计	994	4.23	1.98	1.89	1.88	0.20	13
		男性	449	3.82	1.40	1.83	1.81	0.20	12
		女性	545	4.64	2.99	1.95	1.93	0.21	9
	农村	合计	1 123	3.96	1.79	1.73	1.72	0.19	13
		男性	494	3.44	1.23	1.60	1.61	0.18	12
		女性	629	4.51	2.77	1.87	1.84	0.20	11

胆囊癌年龄别发病率和死亡率在 50 岁之前处于较低水平，自 50 岁以后快速上升。发病率在 80—84 岁年龄组达到高峰，死亡率在 85 岁及以上年龄组达到高峰。50 岁及以上各年龄组中，男性胆囊癌发病率除了在 60—69 岁年龄组高于女性，在其他年龄组均低于女性；而男性胆囊癌死亡率除了在 85 岁及以上年龄组高于女性，在其他年龄组均低于女性。城市和农村地区胆囊癌年龄别发病率和死亡率虽然有一定的差异，但总体趋势类同（图 5-7a 至图 5-7f）。

在 19 个城市肿瘤登记地区中，男性胆囊癌中标发病率最高的是南通市海门区（3.81/10 万），其后依次为徐州市区和连云港市区；女性胆囊癌中标发病率最高的是常州市金坛区（4.42/10 万），其后依次为南京市溧水区和南通市海门区。城市肿瘤登记地区男性胆囊癌中标死亡率最高的是徐州市区（2.94/10 万），其后依次为连云港市区和常州市金坛区；女性胆囊癌中标死亡率最高的是常州市金坛区（3.29/10 万），其后依次为南通市海门区和苏州市区（图 5-7g）。

在 29 个农村肿瘤登记地区中，男性胆囊癌中标发病率最高的是邳州市（3.89/10 万），其后依次为启东市和灌南县；女性胆囊癌中标发病率最高的是昆山市（4.34/10 万），其后依次为太仓市和启东市。农村肿瘤登记地区男性和女性胆囊癌中标死亡率最高的均是昆山市，分别为 3.34/10 万和 3.49/10 万，其后男性依次为启东市和东海县，女性依次为太仓市和启东市（图 5-7g）。

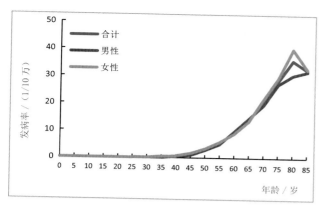

图 5-7a　全省肿瘤登记地区胆囊癌年龄别发病率

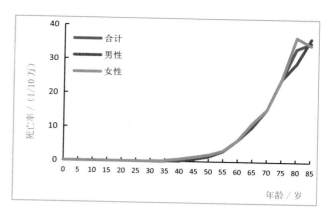

图 5-7b　全省肿瘤登记地区胆囊癌年龄别死亡率

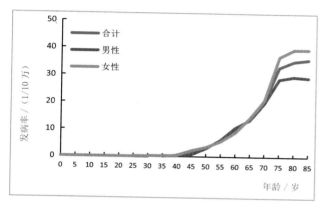

图 5-7c　城市肿瘤登记地区胆囊癌年龄别发病率

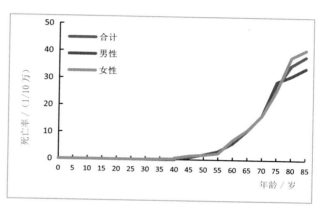

图 5-7d　城市肿瘤登记地区胆囊癌年龄别死亡率

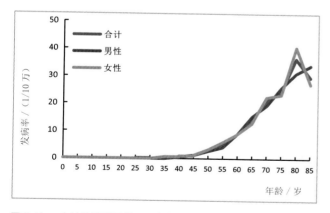

图 5-7e　农村肿瘤登记地区胆囊癌年龄别发病率

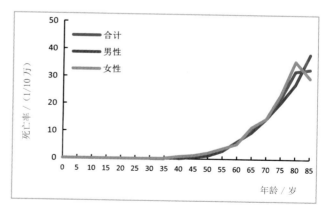

图 5-7f　农村肿瘤登记地区胆囊癌年龄别死亡率

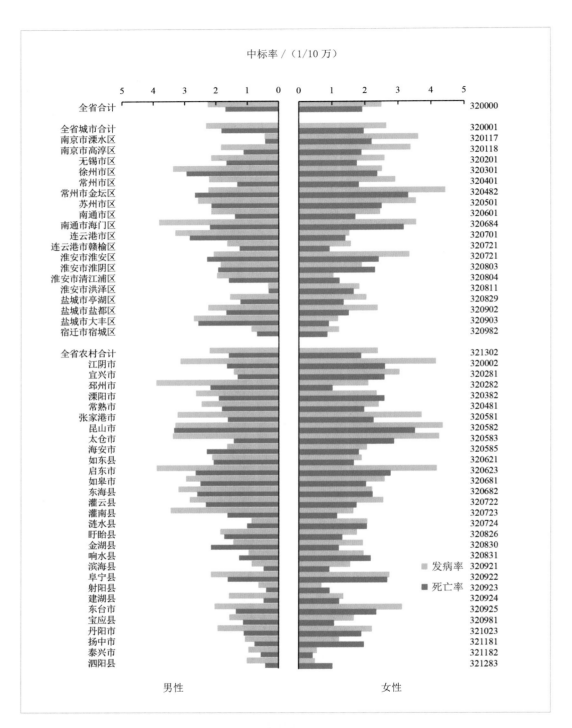

中标率 /（1/10 万）

	编号
全省合计	320000
全省城市合计	320001
南京市溧水区	320117
南京市高淳区	320118
无锡市区	320201
徐州市区	320301
常州市区	320401
常州市金坛区	320482
苏州市区	320501
南通市区	320601
南通市海门区	320684
连云港市区	320701
连云港市赣榆区	320721
淮安市淮安区	320721
淮安市淮阴区	320803
淮安市清江浦区	320804
淮安市洪泽区	320811
盐城市亭湖区	320829
盐城市盐都区	320902
盐城市大丰区	320903
宿迁市宿城区	320982
全省农村合计	321302
江阴市	320002
宜兴市	320281
邳州市	320282
溧阳市	320382
常熟市	320481
张家港市	320581
昆山市	320582
太仓市	320583
海安市	320585
如东县	320621
启东市	320623
如皋市	320681
东海县	320682
灌云县	320722
灌南县	320723
涟水县	320724
盱眙县	320826
金湖县	320830
响水县	320831
滨海县	320921
阜宁县	320922
射阳县	320923
建湖县	320924
东台市	320925
宝应县	320981
丹阳市	321023
扬中市	321181
泰兴市	321182
泗阳县	321283

发病率
死亡率

男性　　　　女性

图 5-7g　2018 年江苏省肿瘤登记地区胆囊癌发病率和死亡率

八、胰腺（C25）

2018年江苏省肿瘤登记地区新发胰腺癌病例6 007例，占全部癌症新发病例数的3.35%，位居癌症发病谱第10位；其中男性3 417例，女性2 590例，城市地区2 745例，农村地区3 262例。全省肿瘤登记地区胰腺癌发病率为11.59/10万，中标发病率为5.44/10万，世标发病率为5.40/10万，0—74岁累积发病率为0.63%。全省男性胰腺癌中标发病率为女性的1.49倍，城市胰腺癌中标发病率为农村的1.04倍（表5-8）。

同期全省肿瘤登记地区报告胰腺癌死亡病例5 707例，占全部癌症死亡病例数的5.05%，位居癌症死亡谱第6位；其中男性3 290例，女性2 417例，城市地区2 636例，农村地区3 071例。全省肿瘤登记地区胰腺癌死亡率为11.01/10万，中标死亡率为5.03/10万，世标死亡率为4.99/10万，0—74岁累积死亡率为0.57%。全省男性胰腺癌中标死亡率为女性的1.54倍，城市胰腺癌中标死亡率为农村的1.05倍（表5-8）。

表 5-8　2018 年江苏省肿瘤登记地区胰腺癌发病和死亡情况

指标	地区	性别	例数	粗率 /（1/10 万）	构成比 /%	中标率 /（1/10 万）	世标率 /（1/10 万）	0—74 岁累积率 /%	顺位
发病	全省	合计	6 007	11.59	3.35	5.44	5.40	0.63	10
		男性	3 417	13.08	3.38	6.53	6.51	0.76	7
		女性	2 590	10.08	3.31	4.39	4.34	0.49	9
	城市	合计	2 745	11.69	3.28	5.55	5.52	0.64	10
		男性	1 555	13.24	3.34	6.63	6.63	0.77	7
		女性	1 190	10.13	3.20	4.52	4.48	0.52	10
	农村	合计	3 262	11.51	3.41	5.35	5.31	0.62	10
		男性	1 862	12.95	3.41	6.46	6.43	0.76	7
		女性	1 400	10.03	3.41	4.28	4.23	0.48	9
死亡	全省	合计	5 707	11.01	5.05	5.03	4.99	0.57	6
		男性	3 290	12.59	4.57	6.14	6.13	0.70	6
		女性	2 417	9.41	5.90	3.98	3.92	0.44	7
	城市	合计	2 636	11.22	5.25	5.16	5.15	0.58	6
		男性	1 532	13.04	4.79	6.38	6.41	0.71	6
		女性	1 104	9.40	6.06	4.03	4.00	0.44	7
	农村	合计	3 071	10.84	4.90	4.93	4.87	0.57	6
		男性	1 758	12.23	4.39	5.95	5.91	0.70	6
		女性	1 313	9.41	5.78	3.94	3.87	0.43	6

胰腺癌年龄别发病率和死亡率在 45 岁前较低，45 岁开始随年龄增长快速升高。发病率和死亡率均在 85 岁及以上年龄组达到高峰。45 岁及以上各年龄组中，男性胰腺癌发病率和死亡率均高于女性。城市和农村地区胰腺癌年龄别发病率和死亡率虽然有一定的差异，但总体趋势类同（图 5-8a 至图 5-8f）。

在 19 个城市肿瘤登记地区中，男性和女性胰腺癌中标发病率最高的均是常州市金坛区，中标发病率分别为 8.77/10 万和 7.10/10 万，其后男性依次为南京市溧水区和苏州市区，女性依次为常州市区和苏州市区。城市肿瘤登记地区男性胰腺癌中标死亡率最高的是南京市溧水区（8.37/10 万），其后依次为常州市金坛区和常州市区；女性胰腺癌中标死亡率最高的是常州市金坛区（8.07/10 万），其后依次为苏州市区和常州市区（图 5-8g）。

在 29 个农村肿瘤登记地区中，男性和女性胰腺癌中标发病率最高的均是启东市，中标发病率分别为 13.55/10 万和 7.24/10 万，其后男性依次为昆山市和常熟市，女性依次为昆山市和如东县。农村肿瘤登记地区男性胰腺癌中标死亡率最高的是启东市（11.55/10 万），其后依次为昆山市和常熟市；女性胰腺癌中标死亡率最高的是昆山市（6.48/10 万），其后依次为启东市和宜兴市（图 5-8g）。

2018 年胰腺癌新发病例中，有明确亚部位信息的占 24.39%。其中 54.06% 的病例发生在胰头；其次是胰岛（朗格汉斯岛），占 22.73%；之后为胰体和胰尾，各占 9.08%（图 5-8h）。

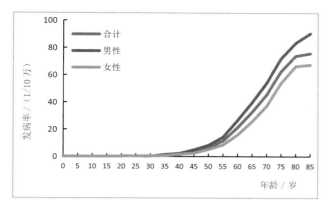

图 5-8a　全省肿瘤登记地区胰腺癌年龄别发病率

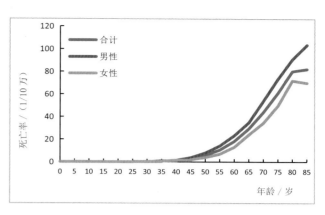

图 5-8b　全省肿瘤登记地区胰腺癌年龄别死亡率

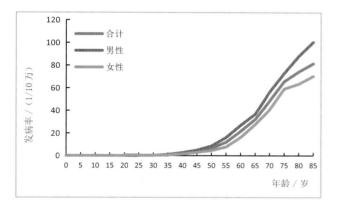

图 5-8c　城市肿瘤登记地区胰腺癌年龄别发病率

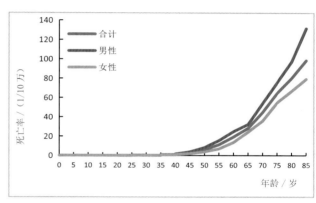

图 5-8d　城市肿瘤登记地区胰腺癌年龄别死亡率

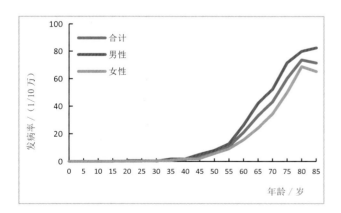

图 5-8e　农村肿瘤登记地区胰腺癌年龄别发病率

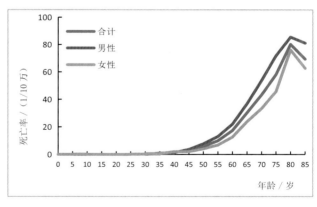

图 5-8f　农村肿瘤登记地区胰腺癌年龄别死亡率

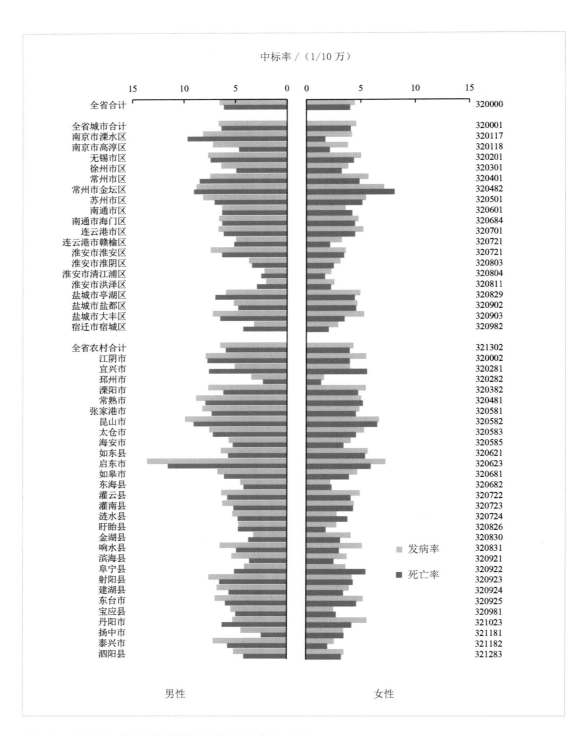

中标率／（1/10 万）

全省合计		320000
全省城市合计		320001
南京市溧水区		320117
南京市高淳区		320118
无锡市区		320201
徐州市区		320301
常州市区		320401
常州市金坛区		320482
苏州市区		320501
南通市区		320601
南通市海门区		320684
连云港市区		320701
连云港市赣榆区		320721
淮安市淮安区		320721
淮安市淮阴区		320803
淮安市清江浦区		320804
淮安市洪泽区		320811
盐城市亭湖区		320829
盐城市盐都区		320902
盐城市大丰区		320903
宿迁市宿城区		320982
全省农村合计		321302
江阴市		320002
宜兴市		320281
邳州市		320282
溧阳市		320382
常熟市		320481
张家港市		320581
昆山市		320582
太仓市		320583
海安市		320585
如东县		320621
启东市		320623
如皋市		320681
东海县		320682
灌云县		320722
灌南县		320723
涟水县		320724
盱眙县		320826
金湖县		320830
响水县		320831
滨海县		320921
阜宁县		320922
射阳县		320923
建湖县		320924
东台市		320925
宝应县		320981
丹阳市		321023
扬中市		321181
泰兴市		321182
泗阳县		321283

发病率
死亡率

男性　　　　　　　　女性

图 5-8g　2018 年江苏省肿瘤登记地区胰腺癌发病率和死亡率

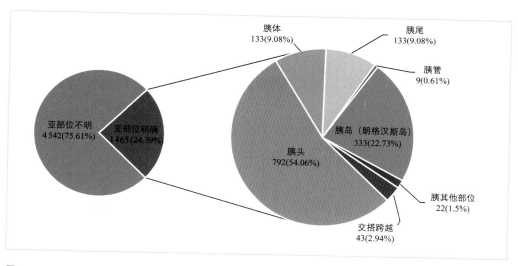

图 5-8h　2018 年江苏省肿瘤登记地区胰腺癌亚部位分布情况

九、喉（C32）

2018 年江苏省肿瘤登记地区新发喉癌病例 831 例，占全部癌症新发病例数的 0.46%，位居癌症发病谱第 22 位；其中男性 761 例，女性 70 例，城市地区 427 例，农村地区 404 例。全省肿瘤登记地区喉癌发病率为 1.60/10 万，中标发病率为 0.79/10 万，世标发病率为 0.80/10 万，0—74 岁累积发病率为 0.10%。全省男性喉癌中标发病率为女性的 10.50 倍，城市喉癌中标发病率为农村的 1.30 倍（表 5-9）。

同期全省肿瘤登记地区报告喉癌死亡病例 409 例，占全部癌症死亡病例数的 0.36%，位居癌症死亡谱第 21 位；其中男性 367 例，女性 42 例，城市地区 179 例，农村地区 230 例。全省肿瘤登记地区喉癌死亡率为 0.79/10 万，中标死亡率为 0.36/10 万，世标死亡率为 0.36/10 万，0—74 岁累积死亡率为 0.04%。全省男性喉癌中标死亡率为女性的 9.57 倍，农村喉癌中标死亡率为城市的 1.06 倍（表 5-9）。

表 5-9　2018 年江苏省肿瘤登记地区喉癌发病和死亡情况

指标	地区	性别	例数	粗率 /(1/10 万)	构成比 /%	中标率 /(1/10 万)	世标率 /(1/10 万)	0—74 岁累积率 /%	顺位
发病	全省	合计	831	1.60	0.46	0.79	0.80	0.10	22
		男性	761	2.91	0.75	1.47	1.49	0.19	17
		女性	70	0.27	0.09	0.14	0.13	0.02	23
	城市	合计	427	1.82	0.51	0.91	0.92	0.12	21
		男性	389	3.31	0.84	1.69	1.71	0.22	17
		女性	38	0.32	0.10	0.17	0.17	0.02	23
	农村	合计	404	1.43	0.42	0.70	0.70	0.09	22
		男性	372	2.59	0.68	1.30	1.31	0.17	17
		女性	32	0.23	0.08	0.11	0.11	0.01	23
死亡	全省	合计	409	0.79	0.36	0.36	0.36	0.04	21
		男性	367	1.40	0.51	0.67	0.67	0.08	17
		女性	42	0.16	0.10	0.07	0.06	0.01	23
	城市	合计	179	0.76	0.36	0.35	0.35	0.04	21
		男性	158	1.35	0.49	0.65	0.65	0.08	17
		女性	21	0.18	0.12	0.07	0.07	0.01	23
	农村	合计	230	0.81	0.37	0.37	0.36	0.04	21
		男性	209	1.45	0.52	0.69	0.69	0.08	17
		女性	21	0.15	0.09	0.06	0.06	0.01	23

喉癌年龄别发病率和死亡率分别在 40 岁和 50 岁之前较低，之后随年龄增长快速上升，发病率和死亡率均在 80—84 岁年龄组达到高峰。40 岁及以上各年龄组中，男性喉癌发病率和死亡率均高于女性。城市和农村地区喉癌年龄别发病率和死亡率虽然有一定的差异，但总体趋势类同（图 5-9a 至图 5-9f）。

在 19 个城市肿瘤登记地区中，男性喉癌中标发病率最高的是常州市区（2.83/10 万），其后依次为徐州市区和盐城市亭湖区；女性喉癌中标发病率最高的是南通市海门区（0.68/10 万），其后依次为徐州市区和常州市金坛区。城市肿瘤登记地区男性喉癌中标死亡率最高的是常州市金坛区（1.48/10 万），其后依次为淮安市清江浦区和南通市海门区；女性喉癌中标死亡率最高的是淮安市洪泽区（0.29/10 万），其后依次为淮安市淮安区和盐城市盐都区（图 5-9g）。

在 29 个农村肿瘤登记地区中，男性喉癌中标发病率最高的是江阴市（2.22/10 万），其后依次为张家港市和东海县；女性喉癌中标发病率最高的是响水县（0.59/10 万），其后依次为启东市和涟水县。农村肿瘤登记地区男性喉癌中标死亡率最高的是东海县（1.52/10 万），其后依次为启东市和昆山市；女性喉癌中标死亡率最高的是灌云县（0.28/10 万），其后依次为泰兴市和东海县（图 5-9g）。

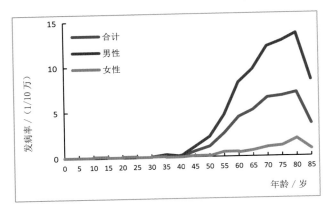

图 5-9a　全省肿瘤登记地区喉癌年龄别发病率

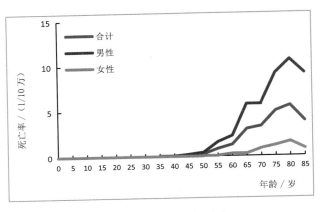

图 5-9b　全省肿瘤登记地区喉癌年龄别死亡率

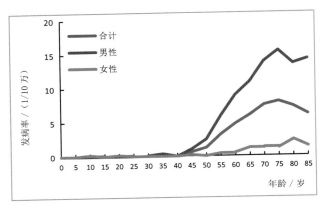

图 5-9c　城市肿瘤登记地区喉癌年龄别发病率

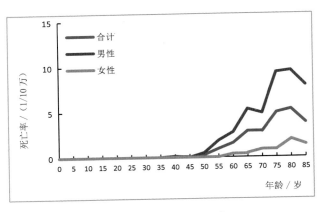

图 5-9d　城市肿瘤登记地区喉癌年龄别死亡率

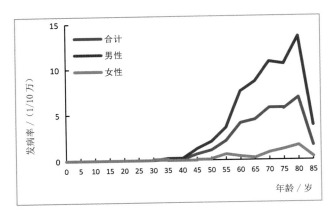

图 5-9e　农村肿瘤登记地区喉癌年龄别发病率

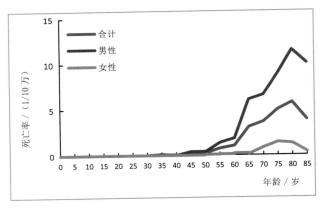

图 5-9f　农村肿瘤登记地区喉癌年龄别死亡率

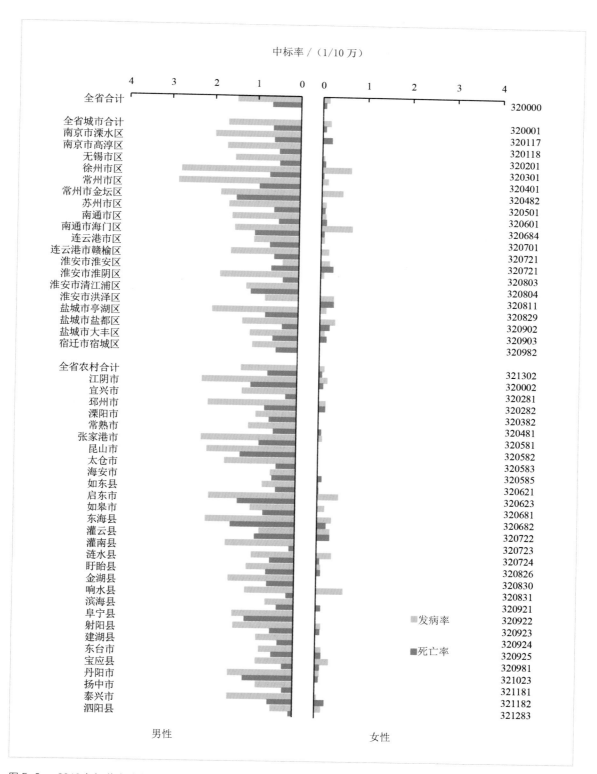

中标率／（1/10万）

全省合计 320000
全省城市合计 320001
南京市溧水区 320117
南京市高淳区 320118
无锡市区 320201
徐州市区 320301
常州市区 320401
常州市金坛区 320482
苏州市区 320501
南通市区 320601
南通市海门区 320684
连云港市区 320701
连云港市赣榆区 320721
淮安市淮安区 320721
淮安市淮阴区 320803
淮安市清江浦区 320804
淮安市洪泽区 320811
盐城市亭湖区 320829
盐城市盐都区 320902
盐城市大丰区 320903
宿迁市宿城区 320982

全省农村合计
江阴市 321302
宜兴市 320002
邳州市 320281
溧阳市 320282
常熟市 320382
张家港市 320481
昆山市 320581
太仓市 320582
海安市 320583
如东县 320585
启东市 320621
如皋市 320623
东海县 320681
灌云县 320682
灌南县 320722
涟水县 320723
盱眙县 320724
金湖县 320826
响水县 320830
滨海县 320831
阜宁县 320921
射阳县 320922
建湖县 320923
东台市 320924
宝应县 320925
丹阳市 320981
扬中市 321023
泰兴市 321181
泗阳县 321182
321283

发病率
死亡率

男性　　　　　　　　女性

图 5-9g　2018 年江苏省肿瘤登记地区喉癌发病率和死亡率

十、气管、支气管、肺（C33—C34）

2018 年江苏省肿瘤登记地区新发气管、支气管、肺恶性肿瘤（以下简称"肺癌"）病例 36 356 例，占全部癌症新发病例数的 20.28%，位居癌症发病谱第 1 位；其中男性 23 879 例，女性 12 477 例，城市地区 16 851 例，农村地区 19 505 例。全省登记地区肺癌发病率为 70.16/10 万，中标发病率为 34.19/10 万，世标发病率为 33.92/10 万，0—74 岁累积发病率为 4.19%。全省男性肺癌中标发病率为女性的 1.92 倍，城市肺癌中标发病率为农村的 1.08 倍（表 5-10）。

同期全省肿瘤登记地区报告肺癌死亡病例 27 995 例，占全部癌症死亡病例数的 24.78%，位居癌症死亡谱第 1 位；其中男性 19 813 例，女性 8 182 例，城市地区 12 499 例，农村地区 15 496 例。全省登记地区肺癌死亡率为 54.02/10 万，中标死亡率为 24.57/10 万，世标死亡率为 24.29/10 万，0—74 岁累积死亡率为 2.87%。全省男性肺癌中标死亡率为女性的 2.67 倍，城市和农村肺癌中标死亡率相当（表 5-10）。

表 5-10　2018 年江苏省肿瘤登记地区肺癌发病和死亡情况

指标	地区	性别	例数	粗率 / (1/10 万)	构成比 / %	中标率 / (1/10 万)	世标率 / (1/10 万)	0—74 岁 累积率 /%	顺位
发病	全省	合计	36 356	70.16	20.28	34.19	33.92	4.19	1
		男性	23 879	91.41	23.63	45.46	45.28	5.63	1
		女性	12 477	48.55	15.96	23.68	23.34	2.77	1
	城市	合计	16 851	71.73	20.14	35.58	35.38	4.37	1
		男性	10 909	92.88	23.45	46.57	46.51	5.78	1
		女性	5 942	50.59	15.99	25.35	25.03	2.99	1
	农村	合计	19 505	68.85	20.41	33.07	32.76	4.04	1
		男性	12 970	90.21	23.78	44.59	44.30	5.50	1
		女性	6 535	46.84	15.94	22.32	21.98	2.60	1
死亡	全省	合计	27 995	54.02	24.78	24.57	24.29	2.87	1
		男性	19 813	75.84	27.51	36.37	36.00	4.27	1
		女性	8 182	31.84	19.98	13.61	13.44	1.48	1
	城市	合计	12 499	53.21	24.88	24.57	24.35	2.86	1
		男性	8 798	74.91	27.48	36.18	35.93	4.23	1
		女性	3 701	31.51	20.31	13.80	13.65	1.50	1
	农村	合计	15 496	54.70	24.70	24.57	24.24	2.87	1
		男性	11 015	76.61	27.53	36.53	36.07	4.30	1
		女性	4 481	32.12	19.72	13.47	13.27	1.47	1

肺癌年龄别发病率和死亡率分别在 40 岁和 45 岁之前处于较低水平，之后随年龄增长快速上升，发病率和死亡率均在 80—84 岁年龄组达到高峰。40 岁及以上各年龄组中，男性肺癌发病率除了在 40—49 岁年龄组低于女性，在其他年龄组均高于女性；而男性肺癌死亡率除了在 40—44 岁年龄组低于女性，在其他年龄组均高于女性。城市和农村地区肺癌年龄别发病率和死亡率虽然有一定的差异，但总体趋势类同（图 5-10a 至图 5-10f）。

在 19 个城市肿瘤登记地区中，男性肺癌中标发病率最高的是常州市金坛区（54.49/10 万），其后依次为徐州市区和常州市区；女性肺癌中标发病率最高的是无锡市区（33.78/10 万），其后依次为南通市海门区和常州市区。城市肿瘤登记地区男性肺癌中标死亡率最高的是宿迁市宿城区（50.41/10 万），其后依次为常州市金坛区和常州市区；女性肺癌中标死亡率最高的是连云港市赣榆区（18.55/10 万），其后依次为淮安市淮安区和宿迁市宿城区（图 5-10g）。

在 29 个农村肿瘤登记地区中，男性肺癌中标发病率最高的是启东市（70.60/10 万），其后依次为泗阳县和邳州市；女性肺癌中标发病率最高的是昆山市（47.42/10 万），其后依次为启东市和张家港市。农村肿瘤登记地区男性肺癌中标死亡率最高的是启东市（54.47/10 万），其后依次为泗阳县和响水县；女性肺癌中标死亡率最高的是响水县（19.01/10 万），其后依次为泗阳县和灌云县（图 5-10g）。

2018 年肺癌新发病例中，有明确亚部位信息的占 24.37%。其中 49.90% 的病例发生在肺上叶；其次是肺下叶，占 36.88%；之后依次为肺中叶、主支气管和交搭跨越，分别占 9.18%、2.65% 和 1.08%（图 5-10h）。

全部肺癌新发病例中，有明确组织学类型的病例占 49.64%。其中腺癌是最常见的组织学类型，占 67.26%；其次是鳞状细胞癌和小细胞癌，分占 21.30% 和 8.32%（图 5-10i）。

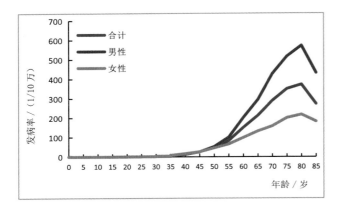

图 5-10a　全省肿瘤登记地区肺癌年龄别发病率

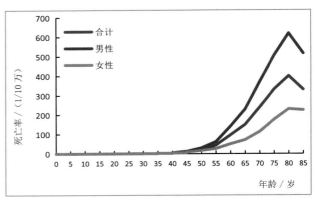

图 5-10b　全省肿瘤登记地区肺癌年龄别死亡率

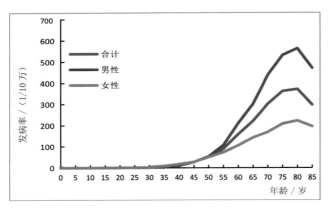

图 5-10c　城市肿瘤登记地区肺癌年龄别发病率

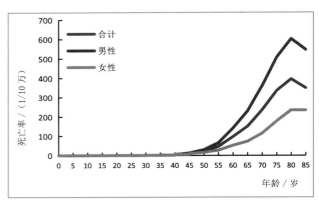

图 5-10d　城市肿瘤登记地区肺癌年龄别死亡率

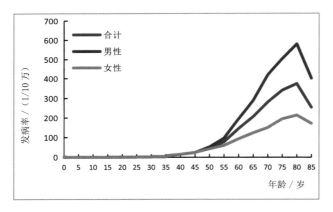

图 5-10e　农村肿瘤登记地区肺癌年龄别发病率

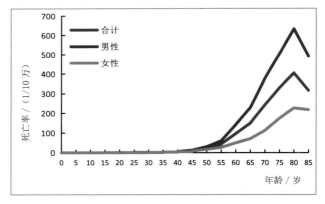

图 5-10f　农村肿瘤登记地区肺癌年龄别死亡率

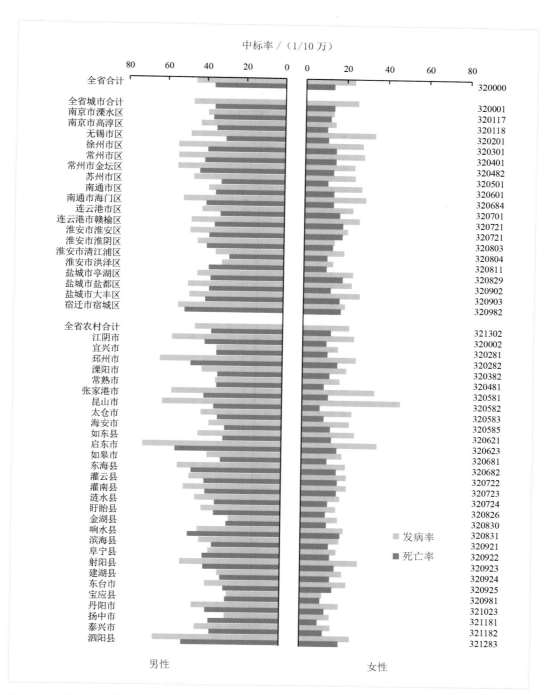

中标率 /（1/10 万）

	男性				女性	
全省合计						320000
全省城市合计						320001
南京市溧水区						320117
南京市高淳区						320118
无锡市区						320201
徐州市区						320301
常州市区						320401
常州市金坛区						320482
苏州市区						320501
南通市区						320601
南通市海门区						320684
连云港市区						320701
连云港市赣榆区						320721
淮安市淮安区						320721
淮安市淮阴区						320803
淮安市清江浦区						320804
淮安市洪泽区						320811
盐城市亭湖区						320829
盐城市盐都区						320902
盐城市大丰区						320903
宿迁市宿城区						320982
全省农村合计						321302
江阴市						320002
宜兴市						320281
邳州市						320282
溧阳市						320382
常熟市						320481
张家港市						320581
昆山市						320582
太仓市						320583
海安市						320585
如东县						320621
启东市						320623
如皋市						320681
东海县						320682
灌云县						320722
灌南县						320723
涟水县						320724
盱眙县						320826
金湖县						320830
响水县						320831
滨海县						320921
阜宁县						320922
射阳县						320923
建湖县						320924
东台市						320925
宝应县						320981
丹阳市						321023
扬中市						321181
泰兴市						321182
泗阳县						321283

■ 发病率
■ 死亡率

图 5-10g　2018 年江苏省肿瘤登记地区肺癌发病率和死亡率

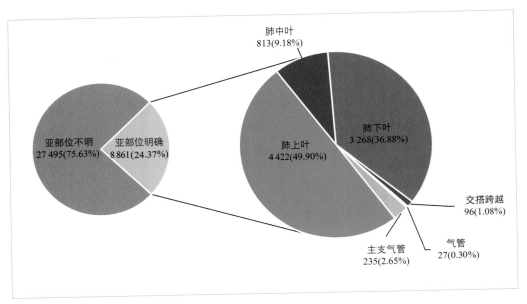

图 5-10h　2018 年江苏省肿瘤登记地区肺癌亚部位分布情况

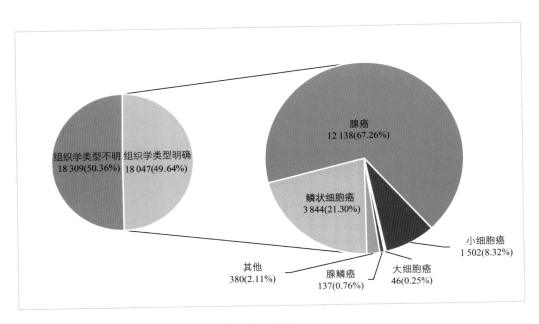

图 5-10i　2018 年江苏省肿瘤登记地区肺癌组织学分型情况

十一、骨（C40—C41）

2018 年江苏省肿瘤登记地区新发骨和关节软骨恶性肿瘤（以下简称"骨癌"）病例 945 例，占全部癌症新发病例数的 0.53%，位居癌症发病谱第 21 位；其中男性 546 例，女性 399 例，城市地区 397 例，农村地区 548 例。全省肿瘤登记地区骨癌发病率为 1.82/10 万，中标发病率为 1.13/10 万，世标发病率为 1.09/10 万，0—74 岁累积发病率为 0.11%。全省男性骨癌中标发病率为女性的 1.51 倍，农村骨癌中标发病率为城市的 1.12 倍（表 5-11）。

同期全省肿瘤登记地区报告骨癌死亡病例 854 例，占全部癌症死亡病例数的 0.76%，位居癌症死亡谱第 20 位；其中男性 507 例，女性 347 例，城市地区 342 例，农村地区 512 例。全省肿瘤登记地区骨癌死亡率为 1.65/10 万，中标死亡率 0.90/10 万，世标死亡率 0.87/10 万，0—74 岁累积死亡率为 0.09%。全省男性骨癌中标死亡率为女性的 1.61 倍，农村骨癌中标死亡率为城市的 1.30 倍（表 5-11）。

表 5-11　2018 年江苏省肿瘤登记地区骨癌发病和死亡情况

指标	地区	性别	例数	粗率 / （1/10 万）	构成比 / %	中标率 / （1/10 万）	世标率 / （1/10 万）	0—74 岁 累积率 /%	顺位
发病	全省	合计	945	1.82	0.53	1.13	1.09	0.11	21
		男性	546	2.09	0.54	1.36	1.30	0.13	18
		女性	399	1.55	0.51	0.90	0.88	0.09	20
	城市	合计	397	1.69	0.47	1.06	1.01	0.10	22
		男性	235	2.00	0.51	1.34	1.27	0.12	18
		女性	162	1.38	0.44	0.79	0.74	0.07	20
	农村	合计	548	1.93	0.57	1.19	1.16	0.12	21
		男性	311	2.16	0.57	1.39	1.33	0.13	18
		女性	237	1.70	0.58	0.99	1.00	0.11	19
死亡	全省	合计	854	1.65	0.76	0.90	0.87	0.09	20
		男性	507	1.94	0.70	1.11	1.07	0.11	16
		女性	347	1.35	0.85	0.69	0.68	0.07	15
	城市	合计	342	1.46	0.68	0.77	0.76	0.07	20
		男性	197	1.68	0.62	0.91	0.88	0.08	16
		女性	145	1.23	0.80	0.65	0.64	0.06	17
	农村	合计	512	1.81	0.82	1.00	0.97	0.10	17
		男性	310	2.16	0.77	1.27	1.23	0.12	15
		女性	202	1.45	0.89	0.73	0.72	0.08	15

骨癌年龄别发病率和死亡率在 55 岁之前处于较低水平，之后随年龄增长快速上升。发病率和死亡率均在 80—84 岁年龄组达到高峰。55 岁及以上各年龄组中，男性骨癌发病率和死亡率均高于女性。城市和农村地区骨癌年龄别发病率和死亡率虽然有一定的差异，但总体趋势类同（图 5-11a 至图 5-11f）。

在 19 个城市肿瘤登记地区中，男性骨癌中标发病率最高的是盐城市盐都区（3.27/10 万），其后依次为连云港市赣榆区和淮安市淮安区；女性骨癌中标发病率最高的是南京市高淳区（2.97/10 万），其后依次为宿迁市宿城区和南京市溧水区。城市肿瘤登记地区男性骨癌中标死亡率最高的是盐城市盐都区（2.32/10 万），其后依次为南京市高淳区和常州市金坛区；女性骨癌中标死亡率最高的是盐城市大丰区（2.26/10 万），其后依次为盐城市盐都区和盐城市亭湖区（图 5-11g）。

在 29 个农村肿瘤登记地区中，男性骨癌中标发病率最高的是启东市（2.91/10 万），其后依次为扬中市和滨海县；女性骨癌中标发病率最高的是太仓市（2.72/10 万），其后依次为射阳县和建湖县。农村肿瘤登记地区男性骨癌中标死亡率最高的是邳州市（2.39/10 万），其后依次为射阳县和阜宁县；女性骨癌中标死亡率最高的是建湖县（1.57/10 万），其后依次为滨海县和泗阳县（图 5-11g）。

2018 年骨癌新发病例中，发生在四肢的骨和关节软骨的占 33.76%，发生在其他和未特指部位的骨和关节软骨的占 66.24%（图 5-11h）。

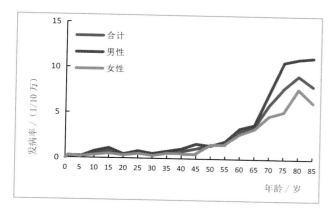

图 5-11a 全省肿瘤登记地区骨癌年龄别发病率

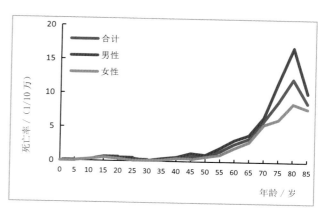

图 5-11b 全省肿瘤登记地区骨癌年龄别死亡率

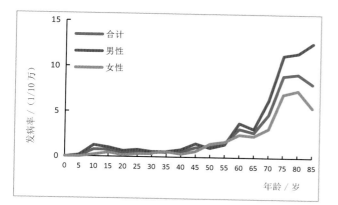

图 5-11c 城市肿瘤登记地区骨癌年龄别发病率

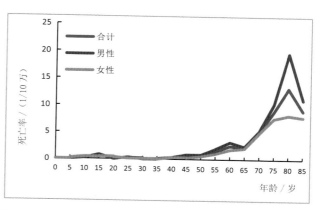

图 5-11d 城市肿瘤登记地区骨癌年龄别死亡率

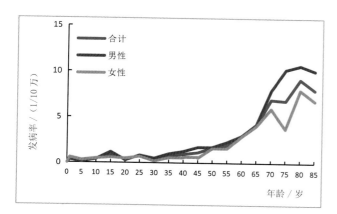

图 5-11e 农村肿瘤登记地区骨癌年龄别发病率

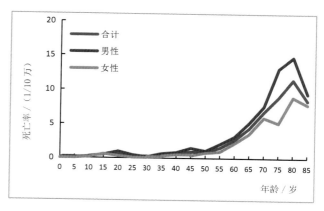

图 5-11f 农村肿瘤登记地区骨癌年龄别死亡率

中标率 / （1/10 万）

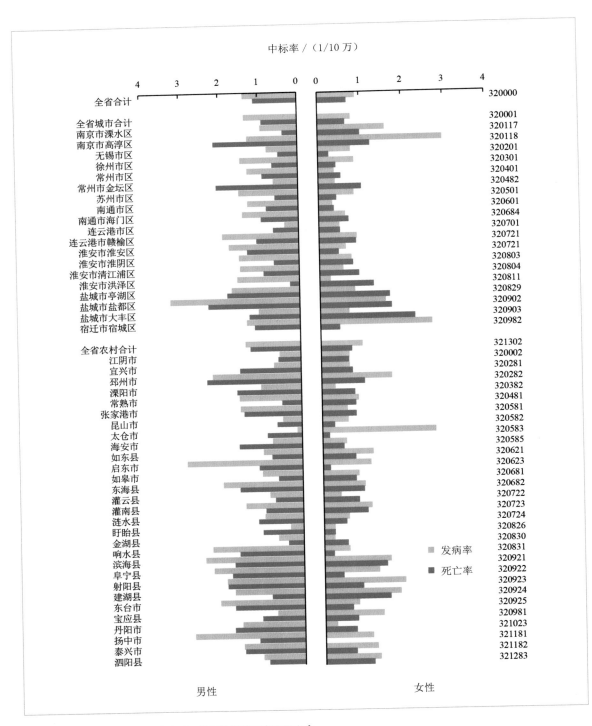

图 5-11g　2018 年江苏省肿瘤登记地区骨癌发病率和死亡率

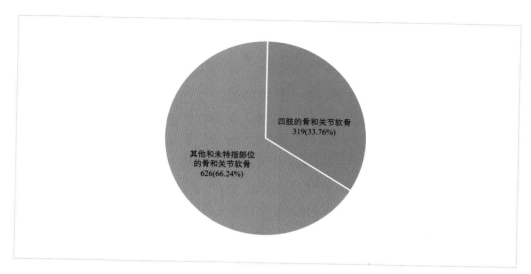

图 5-11h　2018 年江苏省肿瘤登记地区骨癌亚部位分布情况

十二、女性乳腺（C50）

2018 年江苏省肿瘤登记地区新发女性乳房恶性肿瘤（以下简称"女性乳腺癌"）病例 11 243 例，占女性全部癌症新发病例数的 14.38%，位居女性癌症发病谱第 2 位；其中城市地区 5 798 例，农村地区 5 445 例。全省肿瘤登记地区女性乳腺癌发病率为 43.75/10 万，中标发病率为 28.38/10 万，世标发病率为 26.44/10 万，0—74 岁累积发病率为 2.83%。城市女性乳腺癌中标发病率为农村的 1.28 倍（表 5-12）。

同期全省肿瘤登记地区报告女性乳腺癌死亡病例 2 512 例，占女性全部癌症死亡病例数的 6.13%，位居女性癌症死亡谱第 6 位；其中城市地区 1 208 例，农村地区 1 304 例。全省肿瘤登记地区女性乳腺癌死亡率为 9.77/10 万，中标死亡率为 5.17/10 万，世标死亡率为 5.02/10 万，0—74 岁累积死亡率为 0.55%。城市女性乳腺癌中标死亡率为农村的 1.09 倍（表 5-12）。

表 5-12　2018 年江苏省肿瘤登记地区女性乳腺癌发病和死亡情况

指标	地区	例数	粗率 / （1/10 万）	女性癌症 构成比 /%	中标率 / （1/10 万）	世标率 / （1/10 万）	0—74 岁 累积率 /%	女性癌症 顺位
发病	全省	11 243	43.75	14.38	28.38	26.44	2.83	2
	城市	5 798	49.36	15.60	32.21	30.03	3.22	2
	农村	5 445	39.02	13.28	25.17	23.47	2.51	2
死亡	全省	2 512	9.77	6.13	5.17	5.02	0.55	6
	城市	1 208	10.28	6.63	5.42	5.30	0.58	6
	农村	1 304	9.35	5.74	4.97	4.80	0.53	7

女性乳腺癌年龄别发病率在 25 岁前较低，之后随年龄增长快速上升，于 45—49 岁和 60—64 岁年龄组出现两个发病高峰，65 岁后发病率快速下降；年龄别死亡率在 40 岁前较低，之后随年龄增长快速上升，于 85 岁及以上年龄组达到死亡高峰。城市和农村地区女性乳腺癌年龄别发病率和死亡率虽然有一定的差异，但总体趋势类同（图 5-12a，图 5-12b）。

在 19 个城市肿瘤登记地区中，女性乳腺癌中标发病率最高的是常州市区（44.63/10 万），其后依次为徐州市区和连云港市区；女性乳腺癌中标死亡率最高的是淮安市清江浦区（10.22/10 万），其后依次为连云港市赣榆区和南通市区（图 5-12c）。

在 29 个农村肿瘤登记地区中，女性乳腺癌中标发病率最高的是昆山市（38.34/10 万），其后依次为响水县和张家港市；女性乳腺癌中标死亡率最高的是灌云县（10.42/10 万），其后依次为启东市和扬中市（图 5-12c）。

2018 年女性乳腺癌新发病例中，有明确亚部位信息的占 14.04%。其中上外象限是最主要的亚部位，占 41.44%；其次是上内象限，占 17.05%；交搭跨越占 13.88%；中央部占 8.75%；下外象限占 7.60%；下内象限占 6.15%；乳头和乳晕占 4.82%；腋尾部占 0.32%（图 5-12d）。

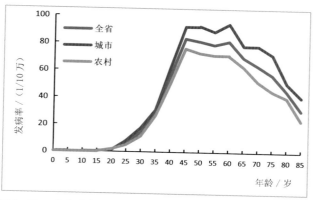

图 5-12a　全省肿瘤登记地区女性乳腺癌年龄别发病率

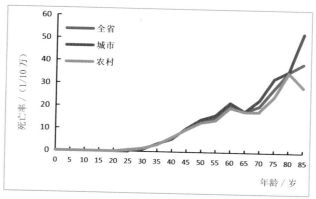

图 5-12b　全省肿瘤登记地区女性乳腺癌年龄别死亡率

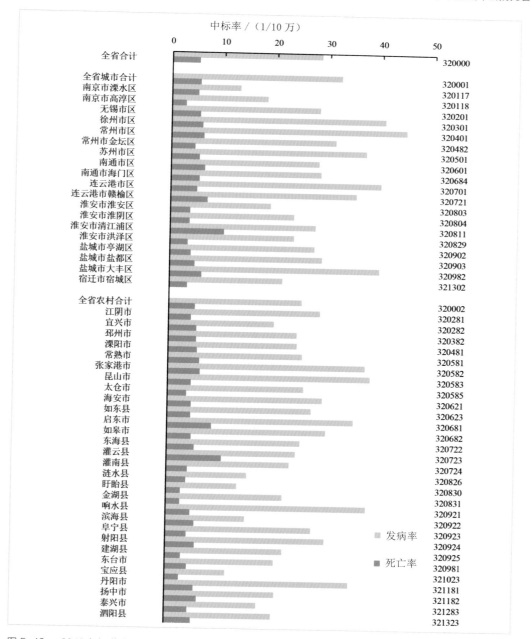

图 5-12c　2018 年江苏省肿瘤登记地区女性乳腺癌发病率和死亡率

全部女性乳腺癌新发病例中，有明确组织学类型的病例占 78.97%。其中导管癌是最常见的组织学类型，占 76.98%；其次是佩吉特病，占 3.87%；小叶癌占 3.03%；髓样癌占 0.12%（图 5-12e）。

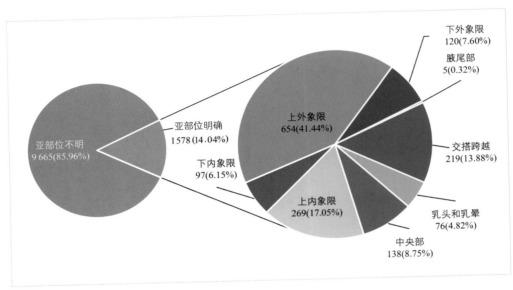

图 5-12d 2018 年江苏省肿瘤登记地区女性乳腺癌亚部位分布情况

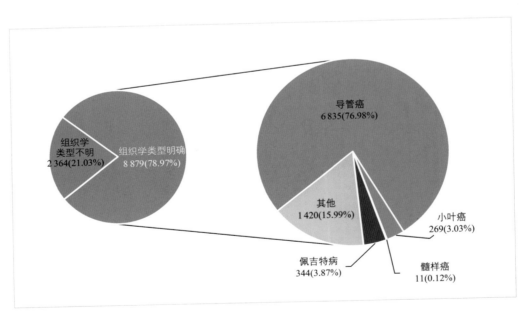

图 5-12e 2018 年江苏省肿瘤登记地区女性乳腺癌组织学分型情况

十三、子宫颈（C53）

2018 年江苏省肿瘤登记地区新发子宫癌病例 4 835 例，占女性全部癌症新发病例数的 6.19%，位居女性癌症发病谱第 7 位；其中城市地区 2 141 例，农村地区 2 694 例。全省肿瘤登记地区子宫颈癌发病率为 18.81/10 万，中标发病率为 12.32/10 万，世标发病率为 11.43/10 万，0—74 岁累积发病率为 1.21%，农村子宫颈癌中标发病率为城市的 1.02 倍（表 5-13）。

同期全省肿瘤登记地区报告子宫颈癌死亡病例 1 476 例，占女性全部癌症死亡病例数的 3.60%，位居女性癌症死亡谱第 8 位；其中城市地区 587 例，农村地区 889 例。全省登记地区子宫颈癌死亡率为 5.74/10 万，中标死亡率为 3.16/10 万，世标死亡率为 3.02/10 万，0—74 岁累积死亡率为 0.32%，农村子宫颈癌中标死亡率为城市的 1.16 倍（表 5-13）。

表 5-13　2018 年江苏省肿瘤登记地区子宫颈癌发病和死亡情况

指标	地区	例数	粗率 /（1/10 万）	女性癌症构成比 /%	中标率 /（1/10 万）	世标率 /（1/10 万）	0—74 岁累积率 /%	女性癌症顺位
发病	全省	4 835	18.81	6.19	12.32	11.43	1.21	7
	城市	2 141	18.23	5.76	12.22	11.27	1.19	6
	农村	2 694	19.31	6.57	12.41	11.55	1.22	6
死亡	全省	1 476	5.74	3.60	3.16	3.02	0.32	8
	城市	587	5.00	3.22	2.89	2.74	0.29	8
	农村	889	6.37	3.91	3.36	3.23	0.35	8

子宫颈癌年龄别发病率在 25 岁前较低，之后随年龄增长快速上升，于 50—54 岁年龄组达到发病高峰，随后逐渐下降；年龄别死亡率在 35 岁前较低，之后随年龄增长快速上升，于 80—84 岁年龄组达到死亡高峰。城市和农村地区子宫颈癌年龄别发病率和死亡率虽然有一定的差异，但总体趋势类同（图 5-13a，图 5-13b）。

在 19 个城市肿瘤登记地区中，子宫颈癌中标发病率最高的是盐城市盐都区（24.95/10 万），其后依次为盐城市亭湖区和常州市金坛区；子宫颈癌中标死亡率最高的是盐城市大丰区（4.83/10 万），其后依次为连云港市赣榆区和盐城市亭湖区（图 5-13c）。

在 29 个农村肿瘤登记地区中，子宫颈癌中标发病率最高的是响水县（36.00/10 万），其后依次为建湖县和张家港市；子宫颈癌中标死亡率最高的是射阳县（6.18/10 万），其后依次为滨海县和响水县（图 5-13c）。

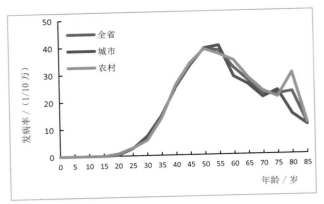

图 5-13a 全省肿瘤登记地区子宫颈癌年龄别发病率

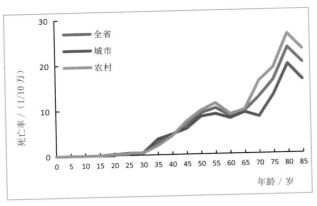

图 5-13b 全省肿瘤登记地区子宫颈癌年龄别死亡率

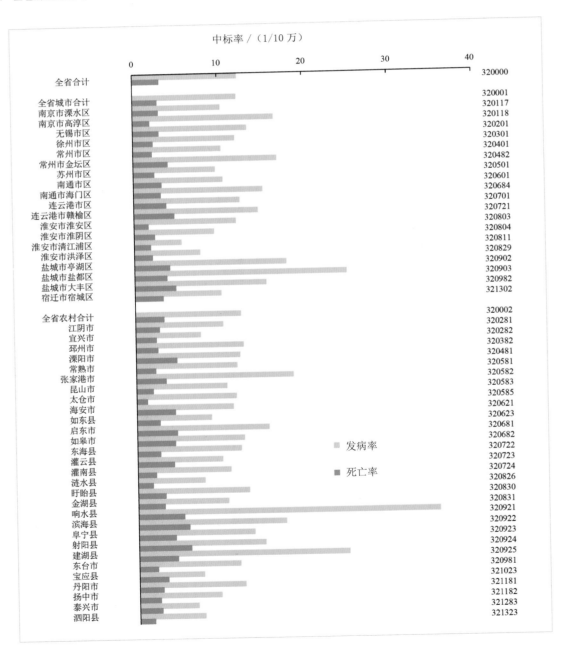

图 5-13c 2018 年江苏省肿瘤登记地区子宫颈癌发病率和死亡率

　　2018 年子宫颈癌新发病例中，有明确亚部位信息的占 5.69%。其中 58.18% 的病例发生在外宫颈；其次是宫颈内膜，占 37.45%；之后为交搭跨越，占 4.36%（图 5-13d）。

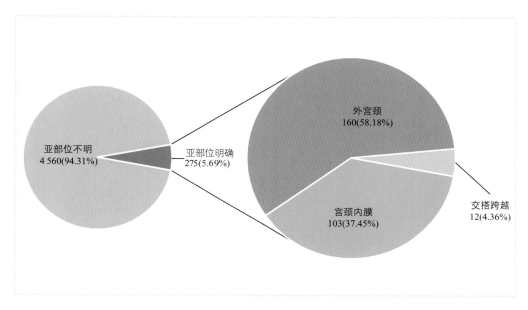

图 5-13d　2018 年江苏省肿瘤登记地区子宫颈癌亚部位分布情况

十四、子宫体及子宫部位不明（C54—C55）

2018 年江苏省肿瘤登记地区新发子宫体癌病例 2 440 例，占女性全部癌症新发病例数的 3.12%，位居女性癌症发病谱第 10 位；其中城市地区 1 190 例，农村地区 1 250 例。全省肿瘤登记地区子宫体癌发病率为 9.49/10 万，中标发病率为 5.65/10 万，世标发病率为 5.45/10 万，0—74 岁累积发病率为 0.62%。城市子宫体癌中标发病率为农村的 1.20 倍（表 5-14）。

同期全省肿瘤登记地区报告子宫体癌死亡病例 579 例，占女性全部癌症死亡病例数的 1.41%，位居女性癌症死亡谱第 14 位；其中城市地区 270 例，农村地区 309 例。全省肿瘤登记地区子宫体癌死亡率为 2.25/10 万，中标死亡率为 1.06/10 万，世标死亡率为 1.05/10 万，0—74 岁累积死亡率为 0.12%。城市子宫体癌中标死亡率为农村的 1.09 倍（表 5-14）。

表 5-14　2018 年江苏省肿瘤登记地区子宫体癌发病和死亡情况

指标	地区	例数	粗率 / （1/10 万）	女性癌症 构成比 /%	中标率 / （1/10 万）	世标率 / （1/10 万）	0—74 岁 累积率 /%	女性癌症 顺位
发病	全省	2440	9.49	3.12	5.65	5.45	0.62	10
	城市	1190	10.13	3.20	6.22	5.99	0.68	9
	农村	1250	8.96	3.05	5.18	5.00	0.56	10
死亡	全省	579	2.25	1.41	1.06	1.05	0.12	14
	城市	270	2.30	1.48	1.12	1.10	0.13	14
	农村	309	2.21	1.36	1.03	1.01	0.11	14

子宫体癌年龄别发病率在 30 岁前较低，之后随年龄增长快速上升，于 55—59 岁年龄组达到发病高峰，随后逐渐下降；年龄别死亡率在 45 岁前较低，之后随年龄增长快速上升，于 80—84 岁年龄组达到死亡高峰。城市和农村地区子宫体癌年龄别发病率和死亡率虽然有一定的差异，但总体趋势类同（图 5-14a，图 5-14b）。

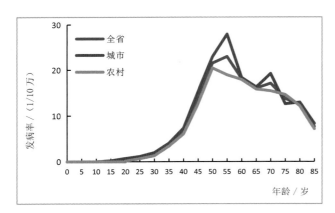

图 5-14a　全省肿瘤登记地区子宫体癌年龄别发病率

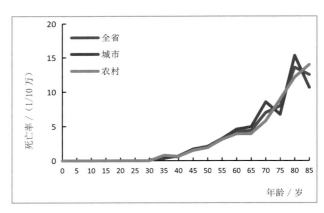

图 5-14b　全省肿瘤登记地区子宫体癌年龄别死亡率

在 19 个城市肿瘤登记地区中，子宫体癌中标发病率最高的是宿迁市宿城区（23.21/10 万），其后依次为南通市海门区和常州市区；子宫体癌中标死亡率最高的是南京市高淳区（2.12/10 万），其后依次为宿迁市宿城区和南通市区（图 5-14c）。

在 29 个农村肿瘤登记地区中，子宫体癌中标发病率最高的是盱眙县（8.27/10 万），其后依次为启东市和张家港市；子宫体癌中标死亡率最高的是灌云县（2.23/10 万），其后依次为东台市和泗阳县（图 5-14c）。

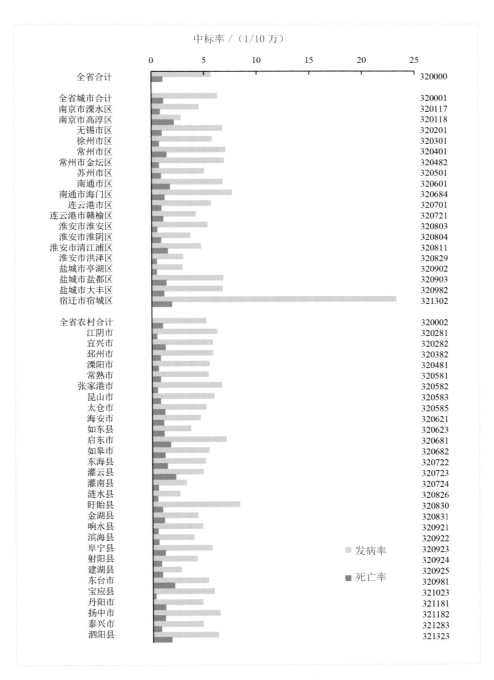

图 5-14c　2018 年江苏省肿瘤登记地区子宫体癌发病率和死亡率

十五、卵巢（C56）

2018 年江苏省肿瘤登记地区新发卵巢癌病例 1 929 例，占女性全部癌症新发病例数的 2.47%，位居女性癌症发病谱第 12 位；新发病例中城市地区 977 例，农村地区 952 例。全省肿瘤登记地区卵巢癌发病率为 7.51/10 万，中标发病率为 4.64/10 万，世标发病率为 4.45/10 万，0—74 岁累积发病率为 0.49%；城市卵巢癌中标发病率为农村的 1.28 倍（表 5-15）。

同期全省肿瘤登记地区报告卵巢癌死亡病例为 985 例，占女性全部癌症死亡病例数的 2.41%，位居女性癌症死亡谱第 13 位；死亡病例中城市地区 479 例，农村地区 506 例。全省肿瘤登记地区卵巢癌死亡率为 3.83/10 万，中标死亡率为 2.02/10 万，世标死亡率为 1.99/10 万，0—74 岁累积死亡率为 0.24%；城市卵巢癌中标死亡率为农村的 1.22 倍（表 5-15）。

表 5-15　2018 年江苏省肿瘤登记地区卵巢癌发病和死亡情况

指标	地区	例数	粗率 /（1/10 万）	女性癌症构成比 /%	中标率 /（1/10 万）	世标率 /（1/10 万）	0—74 岁累积率 /%	女性癌症顺位
发病	全省	1929	7.51	2.47	4.64	4.45	0.49	12
	城市	977	8.32	2.63	5.27	5.06	0.56	12
	农村	952	6.82	2.32	4.11	3.93	0.43	13
死亡	全省	985	3.83	2.41	2.02	1.99	0.24	13
	城市	479	4.08	2.63	2.24	2.17	0.26	13
	农村	506	3.63	2.23	1.84	1.83	0.22	13

卵巢癌年龄别发病率和死亡率在 35 岁前较低，之后随年龄增长快速上升，发病率于 65—69 岁达到高峰，死亡率于 70—74 岁达到高峰。城市和农村地区卵巢癌年龄别发病率和死亡率虽然有一定的差异，但总体趋势类同（图 5-15a，图 5-15b）。

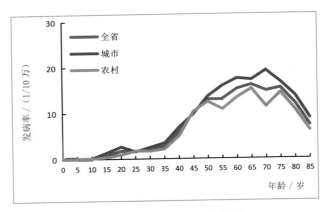

图 5-15a　全省肿瘤登记地区卵巢癌年龄别发病率

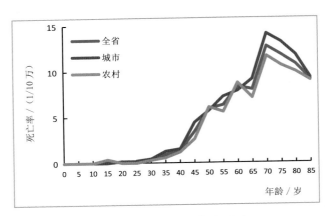

图 5-15b　全省肿瘤登记地区卵巢癌年龄别死亡率

在 19 个城市肿瘤登记地区中，卵巢癌中标发病率最高的是徐州市区（7.26/10 万），其后依次为常州市金坛区和常州市区；卵巢癌中标死亡率最高的是常州市金坛区（3.00/10 万），其后依次为淮安市淮阴区和无锡市区（图 5-15c）。

在 29 个农村肿瘤登记地区中，卵巢癌中标发病率最高的是启东市（6.11/10 万），其后依次为昆山市和响水市；卵巢癌中标死亡率最高的是金湖县（3.86/10 万），其后依次为响水县和丹阳市（图 5-15c）。

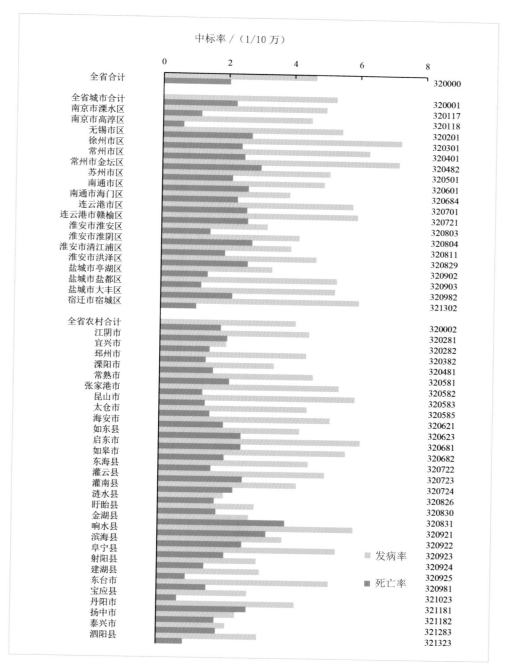

图 5-15c　2018 年江苏省肿瘤登记地区卵巢癌发病率和死亡率

十六、前列腺（C61）

  2018 年江苏省肿瘤登记地区新发前列腺癌病例 4 670 例，占男性全部癌症新发病例数的 4.62%，位居男性癌症发病谱第 6 位。新发病例中城市地区 2 413 例，农村地区 2 257 例。全省肿瘤登记地区前列腺癌发病率为 17.88/10 万，中标发病率为 8.22/10 万，世标发病率为 8.02/10 万，0—74 岁累积发病率为 0.91%。城市前列腺癌中标发病率为农村的 1.33 倍（表 5-16）。

  同期全省肿瘤登记地区报告前列腺癌死亡病例 1 863 例，占男性全部癌症死亡病例数的 2.59%，位居男性癌症死亡谱第 7 位。死亡病例中城市地区 948 例，农村地区 915 例。全省肿瘤登记地区前列腺癌死亡率为 7.13/10 万，中标死亡率为 2.98/10 万，世标死亡率为 2.97/10 万，0—74 岁累积死亡率为 0.20%。城市前列腺癌中标死亡率为农村的 1.29 倍（表 5-16）。

表 5-16　2018 年江苏省肿瘤登记地区前列腺癌发病和死亡情况

指标	地区	例数	粗率 /（1/10 万）	男性癌症构成比 /%	中标率 /（1/10 万）	世标率 /（1/10 万）	0—74 岁累积率 /%	男性癌症顺位
发病	全省	4 670	17.88	4.62	8.22	8.02	0.91	6
	城市	2 413	20.54	5.19	9.52	9.28	1.04	6
	农村	2 257	15.70	4.14	7.18	7.01	0.80	6
死亡	全省	1 863	7.13	2.59	2.98	2.97	0.20	7
	城市	948	8.07	2.96	3.40	3.40	0.23	7
	农村	915	6.36	2.29	2.64	2.62	0.17	7

  前列腺癌年龄别发病率在 55 岁前较低，之后随年龄增长快速上升，于 80—84 岁年龄组达到发病高峰；年龄别死亡率在 60 岁前较低，之后随年龄增长快速上升，于 85 岁及以上年龄组达到死亡高峰。城市和农村地区前列腺癌年龄别发病率和死亡率虽然有一定的差异，但总体趋势类同（图 5-16a，图 5-16b）。

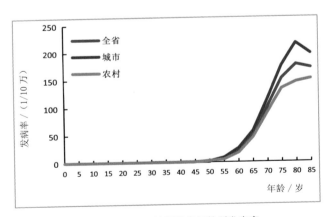

图 5-16a　全省肿瘤登记地区前列腺癌年龄别发病率

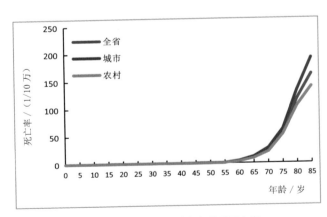

图 5-16b　全省肿瘤登记地区前列腺癌年龄别死亡率

在 19 个城市肿瘤登记地区中，前列腺癌中标发病率最高的是常州市区（15.77/10 万），其后依次为无锡市区和常州市金坛区；前列腺癌中标死亡率最高的是常州市金坛区（6.43/10万），其后依次为盐城市亭湖区和常州市区（图 5-16c）。

在 29 个农村肿瘤登记地区中，前列腺癌中标发病率最高的是昆山市（20.37/10 万），其后依次为启东市和太仓市；前列腺癌中标死亡率最高的是启东市（7.20/10 万），其后依次为张家港市和昆山市（图 5-16c）。

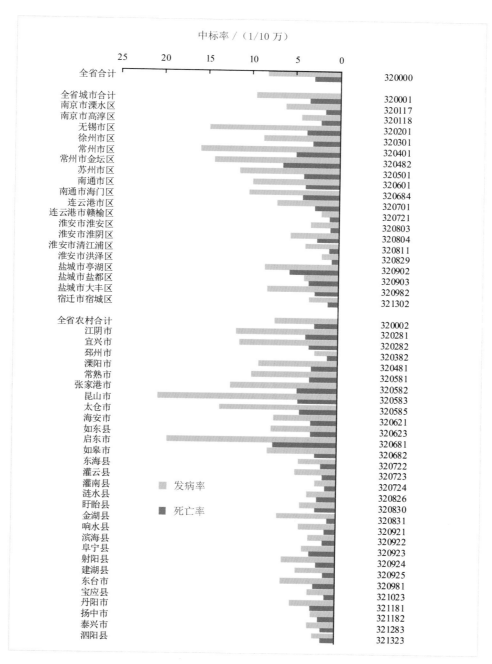

图 5-16c　2018 年江苏省肿瘤登记地区前列腺癌发病率和死亡率

十七、肾及泌尿系统不明（C64—C66，C68）

2018 年江苏省肿瘤登记地区新发肾及泌尿系统不明恶性肿瘤（以下简称"肾癌"）病例 2 595 例，占全部癌症新发病例数的 1.45%，位居癌症发病谱第 18 位；其中男性 1 689 例，女性 906 例，城市地区 1 376 例，农村地区 1 219 例。全省肿瘤登记地区肾癌发病率为 5.01/10 万，中标发病率为 2.76/10 万，世标发病率为 2.71/10 万，0—74 岁累积发病率为 0.32%。全省男性肾癌中标发病率为女性的 1.99 倍，城市肾癌中标发病率为农村的 1.40 倍（表 5-17）。

同期全省肿瘤登记地区报告肾癌死亡病例 942 例，占全部癌症死亡病例数的 0.83%，位居癌症死亡谱第 17 位；其中男性 622 例，女性 320 例，城市地区 482 例，农村地区 460 例。全省肿瘤登记地区肾癌死亡率为 1.82/10 万，中标死亡率为 0.85/10 万，世标死亡率为 0.85/10 万，0—74 岁累积死亡率为 0.09%。全省男性肾癌中标死亡率为女性的 2.13 倍，城市肾癌中标死亡率为农村的 1.26 倍（表 5-17）。

表 5-17　2018 年江苏省肿瘤登记地区肾癌发病和死亡情况

指标	地区	性别	例数	粗率 /（1/10 万）	构成比 /%	中标率 /（1/10 万）	世标率 /（1/10 万）	0—74 岁累积率 /%	顺位
发病	全省	合计	2 595	5.01	1.45	2.76	2.71	0.32	18
		男性	1 689	6.47	1.67	3.69	3.60	0.43	13
		女性	906	3.53	1.16	1.85	1.84	0.22	16
	城市	合计	1 376	5.86	1.64	3.27	3.21	0.38	17
		男性	927	7.89	1.99	4.55	4.43	0.53	12
		女性	449	3.82	1.21	2.02	2.01	0.23	16
	农村	合计	1 219	4.30	1.28	2.34	2.30	0.28	18
		男性	762	5.30	1.40	2.98	2.92	0.35	13
		女性	457	3.28	1.11	1.71	1.71	0.20	16
死亡	全省	合计	942	1.82	0.83	0.85	0.85	0.09	17
		男性	622	2.38	0.86	1.17	1.18	0.13	15
		女性	320	1.25	0.78	0.55	0.54	0.05	17
	城市	合计	482	2.05	0.96	0.96	0.96	0.10	17
		男性	322	2.74	1.01	1.36	1.37	0.14	13
		女性	160	1.36	0.88	0.58	0.58	0.05	16
	农村	合计	460	1.62	0.73	0.76	0.76	0.08	20
		男性	300	2.09	0.75	1.02	1.03	0.12	16
		女性	160	1.15	0.70	0.52	0.51	0.05	18

肾癌年龄别发病率在 40 岁前较低，之后随年龄增长快速上升，于 75—79 岁年龄组达到发病高峰；年龄别死亡率在 60 岁前较低，之后随年龄增长快速上升，于 85 岁及以上年龄组达到死亡高峰。40 岁及以上各年龄组中，男性肾癌发病率和死亡率均高于女性。城市和农村地区肾癌年龄别发病率和死亡率虽然有一定的差异，但总体趋势类同（图 5-17a 至图 5-17f）。

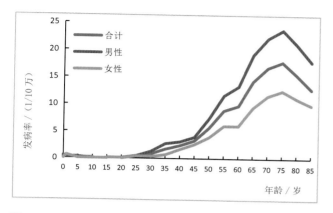

图 5-17a　全省肿瘤登记地区肾癌年龄别发病率

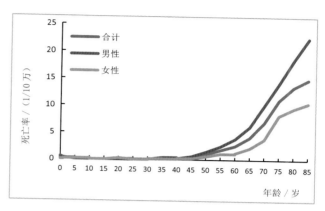

图 5-17b　全省肿瘤登记地区肾癌年龄别死亡率

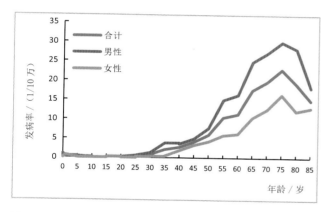

图 5-17c　城市肿瘤登记地区肾癌年龄别发病率

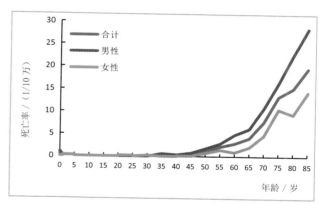

图 5-17d　城市肿瘤登记地区肾癌年龄别死亡率

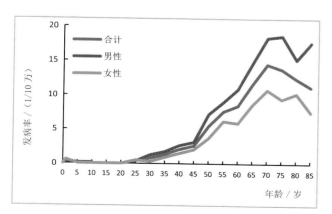

图 5-17e　农村肿瘤登记地区肾癌年龄别发病率

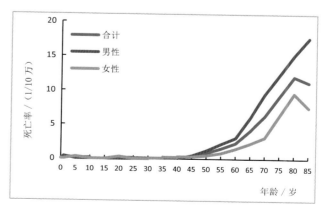

图 5-17f　农村肿瘤登记地区肾癌年龄别死亡率

在 19 个城市肿瘤登记地区中，男性和女性肾癌中标发病率最高的均是无锡市区，中标发病率分别为 7.62/10 万和 3.33/10 万，其后男性依次为徐州市区和常州市区，女性依次为常州市区和徐州市区。城市肿瘤登记地区男性肾癌中标死亡率最高的是连云港市区（2.57/10 万），其后依次为南京市高淳区和常州市区；女性肾癌中标死亡率最高的是盐城市大丰区（1.08/10万），其后依次为连云港市区和常州市区（图 5-17g）。

在 29 个农村肿瘤登记地区中，男性肾癌中标发病率最高的是昆山市（6.76/10 万），其

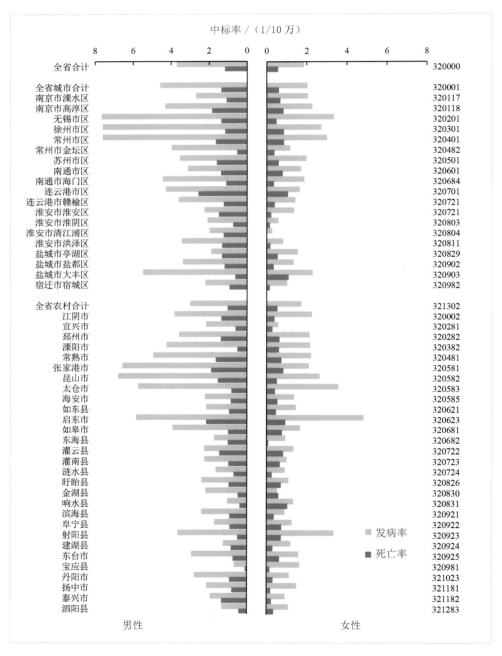

图 5-17g　2018 年江苏省肿瘤登记地区肾癌发病率和死亡率

后依次为张家港市和启东市；女性肾癌中标发病率最高的是启东市（4.82/10 万），其后依次为太仓市和射阳县。农村肿瘤登记地区男性肾癌中标死亡率最高的是启东市（2.15/10 万），其后依次为张家港市和常熟市；女性肾癌中标死亡率最高的是响水县（1.04/10 万），其后依次为启东市和张家港市（图 5-17g）。

2018 年肾癌新发病例中，肾（除外肾盂）是最常见的亚部位，占全部病例的 79.61%；其次为输尿管，占 9.71%；肾盂占 8.05%；其他泌尿器官占 2.62%（图 5-17h）。

全部肾癌新发病例中，有明确组织学类型的病例占 65.90%。其中透明细胞腺癌是最常见的组织学类型，占 54.39%；其次是其他类型癌，占 33.10%；乳头状腺癌占 9.42%；嫌色细胞癌占 2.81%；集合管癌占 0.29%（图 5-17i）。

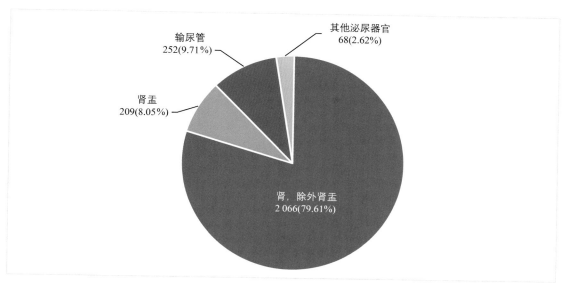

图 5-17h　2018 年江苏省肿瘤登记地区肾癌亚部位分布情况

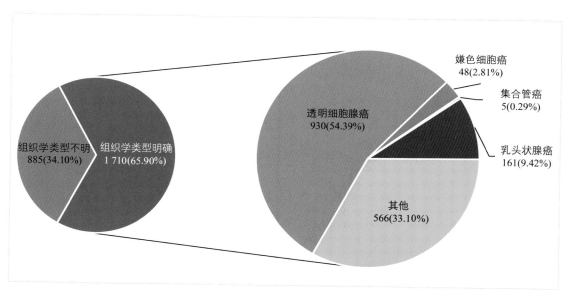

图 5-17i　2018 年江苏省肿瘤登记地区肾癌组织学分型情况

十八、膀胱（C67）

2018 年江苏省肿瘤登记地区新发膀胱癌病例 3 506 例，占全部癌症新发病例数的 1.96%，位居癌症发病谱第 16 位；其中男性 2 804 例，女性 702 例，城市地区 1 698 例，农村地区 1 808 例。全省肿瘤登记地区膀胱癌发病率为 6.77/10 万，中标发病率为 3.20/10 万，世标发病率为 3.16/10 万，0—74 岁累积发病率为 0.37%。男性膀胱癌中标发病率为女性的 4.21 倍，城市膀胱癌中标发病率为农村的 1.16 倍（表 5-18）。

同期全省肿瘤登记地区报告膀胱癌死亡病例 1 505 例，占全部癌症死亡病例数的 1.33%，位居癌症死亡谱第 15 位；其中男性 1 177 例，女性 328 例，城市地区 748 例，农村地区 757 例。全省登记地区膀胱癌死亡率为 2.90/10 万，中标死亡率为 1.12/10 万，世标死亡率为 1.13/10 万，0—74 岁累积死亡率为 0.09%。男性膀胱癌中标死亡率为女性的 4.27 倍，城市膀胱癌中标死亡率为农村的 1.20 倍（表 5-18）。

表 5-18　2018 年江苏省肿瘤登记地区膀胱癌发病和死亡情况

指标	地区	性别	例数	粗率 /（1/10 万）	构成比 /%	中标率 /（1/10 万）	世标率 /（1/10 万）	0—74 岁累积率 /%	顺位
发病	全省	合计	3 506	6.77	1.96	3.20	3.16	0.37	16
		男性	2 804	10.73	2.77	5.30	5.25	0.59	8
		女性	702	2.73	0.90	1.26	1.24	0.15	17
	城市	合计	1 698	7.23	2.03	3.46	3.44	0.40	16
		男性	1 362	11.60	2.93	5.77	5.75	0.65	8
		女性	336	2.86	0.90	1.33	1.32	0.15	18
	农村	合计	1 808	6.38	1.89	2.99	2.93	0.35	16
		男性	1 442	10.03	2.64	4.93	4.84	0.55	8
		女性	366	2.62	0.89	1.20	1.17	0.14	17
死亡	全省	合计	1 505	2.90	1.33	1.12	1.13	0.09	15
		男性	1 177	4.51	1.63	1.92	1.97	0.15	11
		女性	328	1.28	0.80	0.45	0.45	0.04	16
	城市	合计	748	3.18	1.49	1.24	1.26	0.10	15
		男性	583	4.96	1.82	2.13	2.19	0.16	11
		女性	165	1.40	0.91	0.49	0.49	0.04	15
	农村	合计	757	2.67	1.21	1.03	1.03	0.09	15
		男性	594	4.13	1.48	1.75	1.79	0.14	11
		女性	163	1.17	0.72	0.42	0.41	0.04	17

膀胱癌年龄别发病率在 45 岁前较低，之后随年龄增长快速上升，于 80-84 岁年龄组达到发病高峰。年龄别死亡率在 60 岁前较低，之后随年龄增长快速上升，于 85 岁及以上年龄组达到死亡高峰。45 岁后，男性各年龄别发病率和死亡率均高于女性。城乡地区间年龄别发病率和死亡率水平虽然有一定的差异，但总体趋势类同（图 5-18a 至图 5-18f）。

在 19 个城市肿瘤登记地区中，男性和女性膀胱癌中标发病率最高的均是盐城市大丰区，中标发病率分别为 7.91/10 万和 2.87/10 万，其后男性依次为常州市区和徐州市区，女性依次为宿迁市宿城区和徐州市区。城市肿瘤登记地区男性膀胱癌中标死亡率最高的是盐城市大丰区（3.83/10 万），其后依次为南通市海门区和淮安市清江浦区；女性膀胱癌中标死亡率最高是南通市海门区（0.79/10 万），其后依次为常州市区和常州市金坛区（图 5-18g）。

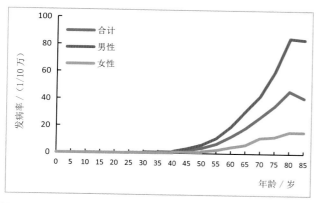

图 5-18a　全省肿瘤登记地区膀胱癌年龄别发病率

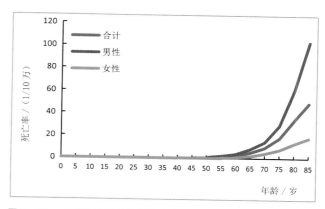

图 5-18b　全省肿瘤登记地区膀胱癌年龄别死亡率

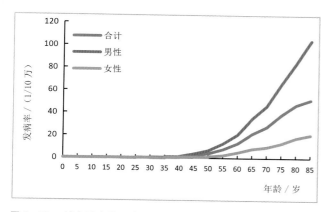

图 5-18c　城市肿瘤登记地区膀胱癌年龄别发病率

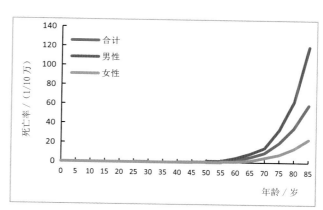

图 5-18d　城市肿瘤登记地区膀胱癌年龄别死亡率

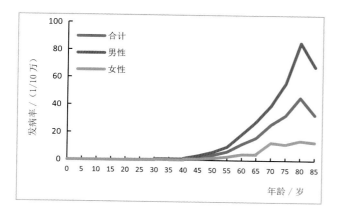

图 5-18e　农村肿瘤登记地区膀胱癌年龄别发病率

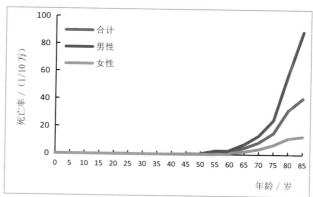

图 5-18f　农村肿瘤登记地区膀胱癌年龄别死亡率

在 29 个农村肿瘤登记地区中，男性和女性膀胱癌中标发病率最高的均是启东市，中标发病率分别为 9.89/10 万和 2.22/10 万，其后男性依次为张家港市和昆山市，女性依次为张家港市和常熟市。农村肿瘤登记地区男性膀胱癌中标死亡率最高是启东市（5.19/10 万），其后依次为灌云县和邳州市；女性膀胱癌中标死亡率最高是如东县（0.93/10 万），其后依次为灌云县和启东市（图 5-18g）。

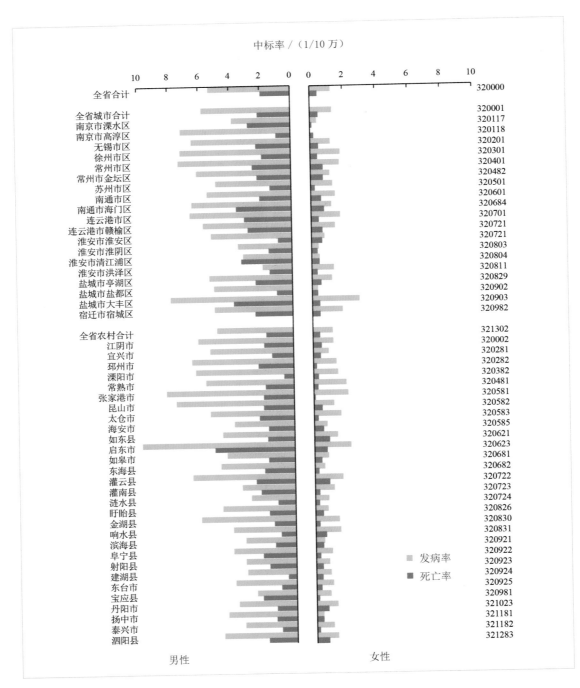

图 5-18g 2018 年江苏省肿瘤登记地区膀胱癌发病率和死亡率

2018年膀胱癌新发病例中，有明确亚部位信息的占12.12%。其中39.53%的病例发生在膀胱侧壁；其次是膀胱三角区，占22.82%；之后依次为膀胱后壁、膀胱颈、膀胱顶、膀胱前壁、输尿管口、交搭跨越和脐尿管，分占9.88%、7.06%、5.88%、5.41%、5.18%、3.06%和1.18%（图5-18h）。

全部膀胱癌新发病例中，有明确组织学类型的病例占70.82%。其中移行细胞癌是最常见的组织学类型，占86.31%；其后依次是鳞状细胞癌占5.76%，腺癌占5.72%（图5-18i）。

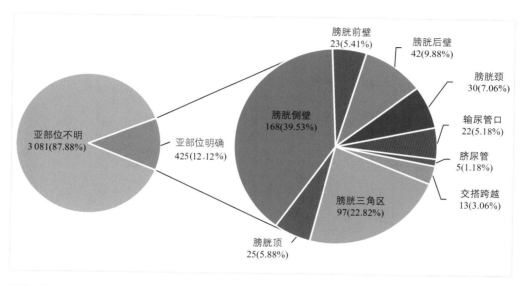

图5-18h　2018年江苏省肿瘤登记地区膀胱癌亚部位分布情况

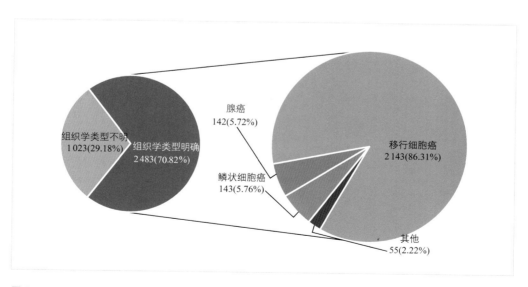

图5-18i　2018年江苏省肿瘤登记地区膀胱癌组织学分型情况

十九、脑、神经系统（C70—C72，D32—D33，D42—D43）

2018 年江苏省肿瘤登记地区新发脑、神经系统肿瘤（以下简称"脑瘤"）病例 4 304 例，占全部癌症新发病例数的 2.40%，位居癌症发病谱第 13 位；其中男性 1 937 例，女性 2 367 例，城市地区 2 079 例，农村地区 2 225 例。全省肿瘤登记地区脑瘤发病率为 8.31/10 万，中标发病率为 5.12/10 万，世标发病率为 5.05/10 万，0—74 岁累积发病率为 0.54%。女性脑瘤中标发病率为男性的 1.13 倍，城市脑瘤中标发病率为农村地区的 1.15 倍（表 5-19）。

同期全省肿瘤登记地区报告脑瘤死亡病例 2 676 例，占全部癌症死亡病例数的 2.37%，位居癌症死亡谱第 11 位；其中男性 1 472 例，女性 1 204 例，城市地区 1 155 例，农村地区 1 521 例。全省肿瘤登记地区脑瘤死亡率为 5.16/10 万，中标死亡率为 3.00/10 万，世标率为 2.98/10 万，0—74 岁累积死亡率为 0.31%。男性脑瘤中标死亡率为女性的 1.37 倍，农村脑瘤中标死亡率为城市的 1.05 倍（表 5-19）。

表 5-19　2018 年江苏省肿瘤登记地区脑瘤发病和死亡情况

指标	地区	性别	例数	粗率 /（1/10 万）	构成比 /%	中标率 /（1/10 万）	世标率 /（1/10 万）	0—74 岁累积率 /%	顺位
发病	全省	合计	4 304	8.31	2.40	5.12	5.05	0.54	13
		男性	1 937	7.41	1.92	4.81	4.70	0.50	11
		女性	2 367	9.21	3.03	5.43	5.38	0.59	11
	城市	合计	2 079	8.85	2.48	5.53	5.44	0.59	13
		男性	892	7.59	1.92	5.01	4.88	0.53	13
		女性	1 187	10.11	3.19	6.03	5.97	0.66	11
	农村	合计	2 225	7.85	2.33	4.79	4.73	0.50	13
		男性	1 045	7.27	1.92	4.64	4.56	0.47	11
		女性	1 180	8.46	2.88	4.94	4.90	0.53	11
死亡	全省	合计	2 676	5.16	2.37	3.00	2.98	0.31	11
		男性	1 472	5.63	2.04	3.47	3.40	0.35	10
		女性	1 204	4.69	2.94	2.54	2.55	0.26	9
	城市	合计	1 155	4.92	2.30	2.93	2.89	0.30	12
		男性	648	5.52	2.02	3.50	3.42	0.35	10
		女性	507	4.32	2.78	2.35	2.35	0.25	11
	农村	合计	1 521	5.37	2.42	3.07	3.06	0.31	11
		男性	824	5.73	2.06	3.44	3.40	0.35	9
		女性	697	5.00	3.07	2.71	2.72	0.27	9

脑瘤年龄别发病率在 35 岁前较低，之后随年龄增长快速上升，于 75—79 岁年龄组达到发病高峰；年龄别死亡率在 40 岁前较低，之后随年龄增长快速上升，于 80—84 岁年龄组达到死亡高峰。35 岁及以上各年龄组中，除 85 岁及以上年龄组外，女性脑瘤发病率均高于男性。40 岁及以上各年龄组中，男性脑瘤死亡率均高于女性。城市和农村地区脑瘤年龄别发病率和死亡率虽然有一定的差异，但总体趋势类同（图 5-19a 至图 5-19f）。

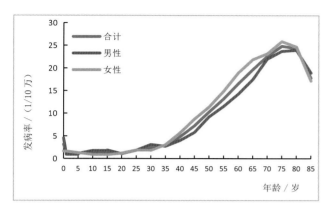

图 5-19a　全省肿瘤登记地区脑瘤年龄别发病率

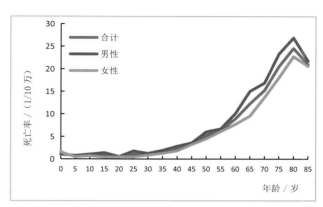

图 5-19b　全省肿瘤登记地区脑瘤年龄别死亡率

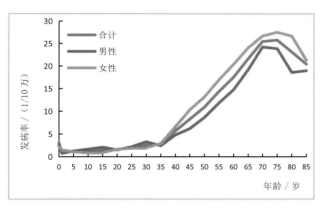

图 5-19c　城市肿瘤登记地区脑瘤年龄别发病率

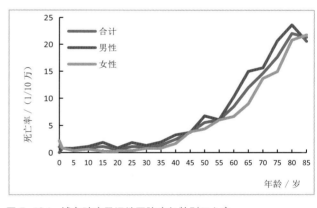

图 5-19d　城市肿瘤登记地区脑瘤年龄别死亡率

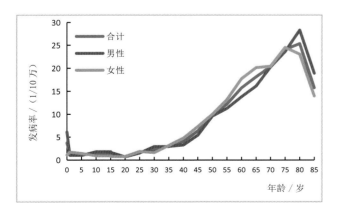

图 5-19e　农村肿瘤登记地区脑瘤年龄别发病率

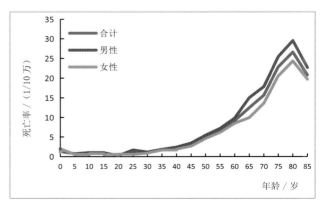

图 5-19f　农村肿瘤登记地区脑瘤年龄别死亡率

在 19 个城市肿瘤登记地区中，男性脑瘤中标发病率最高的是盐城市大丰区（8.96/10 万），其后依次为徐州市区和盐城市盐都区；女性脑瘤中标发病率最高的是徐州市区（9.09/10 万），其后依次为连云港市赣榆区和南通市海门区。城市肿瘤登记地区男性脑瘤中标死亡率最高的是淮安市洪泽区（6.05/10 万），其后依次为盐城市大丰区和南京市高淳区；女性脑瘤中标死亡率最高的是南通市海门区（4.55/10 万），其后依次为淮安市洪泽区和盐城市盐都区（图 5-19g）。

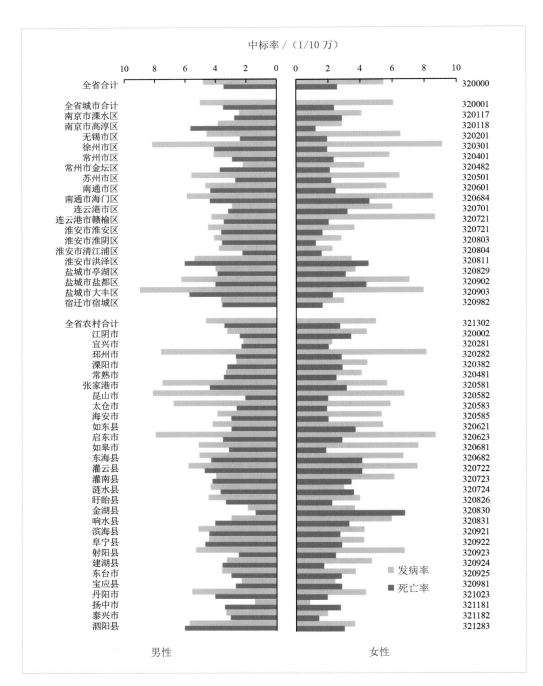

图 5-19g　2018 年江苏省肿瘤登记地区脑瘤发病率和死亡率

在 29 个农村肿瘤登记地区中，男性脑瘤中标发病率最高的是昆山市（8.12/10 万），其后依次为启东市和邳州市；女性脑瘤中标发病率最高的是启东市（8.65/10 万），其后依次为邳州市和如皋市。农村肿瘤登记地区男性脑瘤中标死亡率最高的是泗阳县（6.05/10 万），其后依次为灌云县和阜宁县；女性脑瘤中标死亡率最高的是金湖县（6.75/10 万），其后依次为东海县和灌云县（图 5-19g）。

脑瘤按照 ICD-10 编码可分为脑（脊）膜肿瘤（C70）、脑肿瘤（C71，不包括球后组织和颅神经和脊髓）、颅神经和其他部位的中枢神经系统肿瘤（C72）三类。2018 年江苏省脑肿瘤（C71）新发病例中，有明确亚部位的占 28.21%。其中大脑（除外脑叶和脑室）是最常见的发病部位，占 31.43%；其后依次为额叶、颞叶、小脑、脑干和脑室，分别占 16.33%、12.11%、11.97%、7.76% 和 7.07%（图 5-19h）。

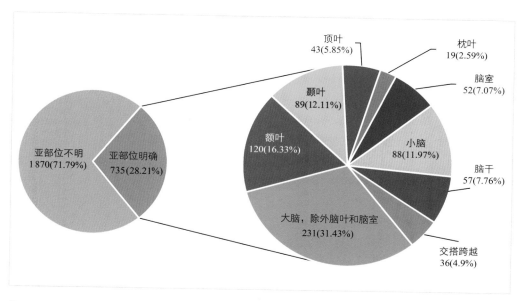

图 5-19h 2018 年江苏省肿瘤登记地区脑肿瘤（C71）亚部位分布情况

二十、甲状腺（C73）

2018 年江苏省肿瘤登记地区新发甲状腺癌病例 7 205 例，占全部癌症新发病例数的 4.02%，位居癌症发病谱第 9 位；其中男性 1 755 例，女性 5 450 例，城市地区 3 785 例，农村地区 3 420 例。全省肿瘤登记地区甲状腺癌发病率为 13.90/10 万，中标发病率为 11.50/10 万，世标发病率为 9.93/10 万，0—74 岁累积发病率为 0.94%。女性甲状腺癌中标发病率为男性的 2.97 倍，城市甲状腺癌中标发病率为农村的 1.37 倍（表 5-20）。

2018 年江苏省肿瘤登记地区报告甲状腺癌死亡病例 314 例，占全部癌症死亡病例数的 0.28%，位居癌症死亡谱第 22 位；其中男性 123 例，女性 191 例，城市地区 144 例，农村地区 170 例。全省肿瘤登记地区甲状腺癌死亡率为 0.61/10 万，中标死亡率和世标死亡率均为 0.28/10 万，0—74 岁累积死亡率为 0.03%。女性甲状腺癌中标死亡率为男性的 1.50 倍，城市和农村甲状腺癌中标死亡率一致（表 5-20）。

表 5-20　2018 年江苏省肿瘤登记地区甲状腺癌发病和死亡情况

指标	地区	性别	例数	粗率 /（1/10 万）	构成比 /%	中标率 /（1/10 万）	世标率 /（1/10 万）	0—74 岁累积率 /%	顺位
发病	全省	合计	7 205	13.90	4.02	11.50	9.93	0.94	9
		男性	1 755	6.72	1.74	5.80	4.93	0.47	12
		女性	5 450	21.21	6.97	17.23	14.96	1.42	5
	城市	合计	3 785	16.11	4.52	13.44	11.53	1.09	9
		男性	927	7.89	1.99	6.91	5.80	0.55	11
		女性	2 858	24.33	7.69	19.86	17.19	1.63	5
	农村	合计	3 420	12.07	3.58	9.83	8.56	0.82	9
		男性	828	5.76	1.52	4.87	4.20	0.40	12
		女性	2 592	18.58	6.32	14.92	13.03	1.24	7
死亡	全省	合计	314	0.61	0.28	0.28	0.28	0.03	22
		男性	123	0.47	0.17	0.22	0.23	0.03	20
		女性	191	0.74	0.47	0.33	0.32	0.03	20
	城市	合计	144	0.61	0.29	0.28	0.28	0.03	22
		男性	58	0.49	0.18	0.24	0.23	0.02	20
		女性	86	0.73	0.47	0.33	0.32	0.03	20
	农村	合计	170	0.60	0.27	0.28	0.27	0.03	22
		男性	65	0.45	0.16	0.21	0.22	0.03	20
		女性	105	0.75	0.46	0.34	0.33	0.04	20

甲状腺癌年龄别发病率呈明显的性别差异。女性从 15—19 岁年龄组开始快速上升，至 55—59 岁组达到高峰；而男性从 20—24 岁年龄组开始呈缓慢上升趋势。20 岁及以上各年龄组中，男性甲状腺癌发病率均低于女性。无论男女，甲状腺癌的年龄别死亡率从 60—64 岁年龄组开始上升。城市和农村地区甲状腺癌年龄别发病率和死亡率虽然有一定的差异，但总体趋势类同（图 5-20a 至图 5-20f）。

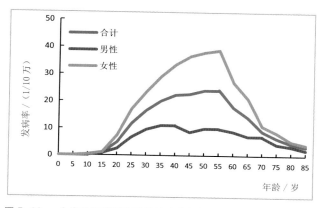

图 5-20a　全省肿瘤登记地区甲状腺癌年龄别发病率

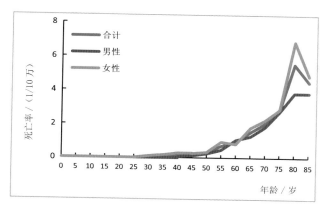

图 5-20b　全省肿瘤登记地区甲状腺癌年龄别死亡率

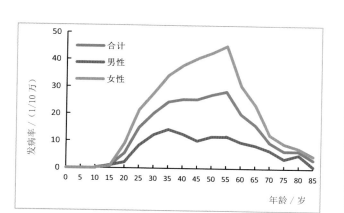

图 5-20c　城市肿瘤登记地区甲状腺癌年龄别发病率

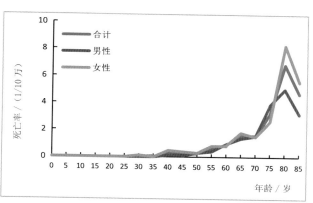

图 5-20d　城市肿瘤登记地区甲状腺癌年龄别死亡率

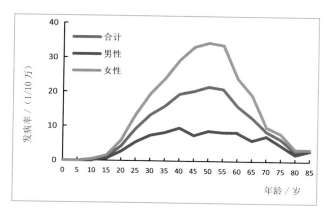

图 5-20e　农村肿瘤登记地区甲状腺癌年龄别发病率

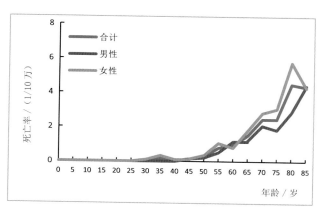

图 5-20f　农村肿瘤登记地区甲状腺癌年龄别死亡率

在 19 个城市肿瘤登记地区中，男性和女性甲状腺癌中标发病率最高的均是徐州市区，中标发病率分别为 15.01/10 万和 37.65/10 万，其后男性依次为常州市区和南京市溧水区，女性依次为常州市区和常州市金坛区。城市肿瘤登记地区男性和女性甲状腺癌中标死亡率最高的均是淮安市清江浦区，中标死亡率分别为 0.89/10 万和 2.31/10 万，其后男性依次为连云港市区和南京市溧水区，女性依次为南通市海门区和连云港市区（图 5-20g）。

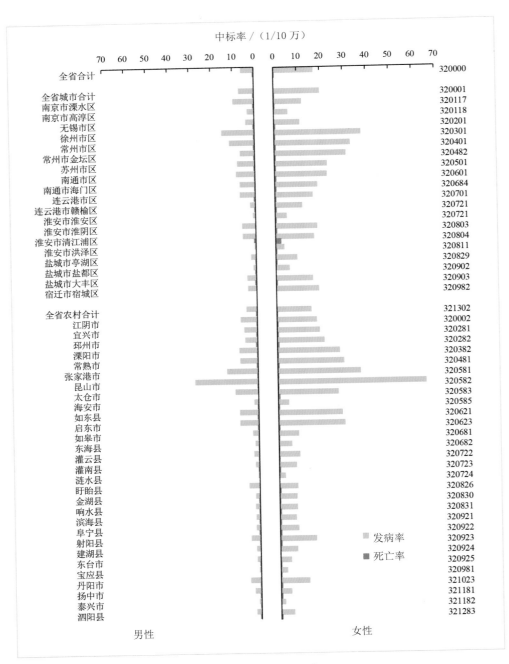

图 5-20g 2018 年江苏省肿瘤登记地区甲状腺癌发病率和死亡率

在 29 个农村肿瘤登记地区中，男性和女性甲状腺癌中标发病率最高的均是昆山市，中标发病率分别为 28.85/10 万和 64.58/10 万，其后男性依次为张家港市和太仓市，女性依次为张家港市和启东市。农村肿瘤登记地区男性甲状腺癌中标死亡率最高的是邳州市（0.83/10 万），其后依次为扬中市和金湖县；女性甲状腺癌中标死亡率最高的是太仓市（0.76/10 万），其后依次为邳州市和射阳县（图 5-20g）。

2018 年甲状腺癌新发病例中，有明确组织学类型的占 85.62%。其中乳头状腺癌是最常见的病理类型，占 89.04%；其后依次是滤泡性腺癌占 1.69%，髓样癌占 0.24%（图 5-20h）。

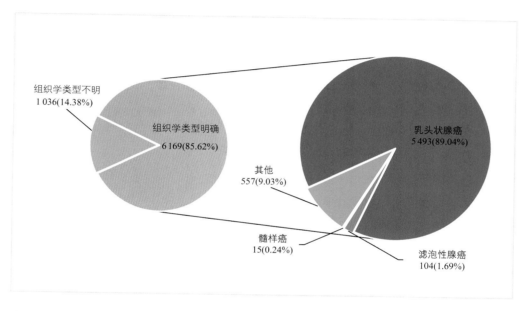

图 5-20h　2018 年江苏省肿瘤登记地区甲状腺癌组织学分型情况

二十一、淋巴瘤（C81—C86，C88，C90，C96）

2018 年江苏省肿瘤登记地区新发淋巴瘤病例 4 385 例，占全部癌症新发病例数的 2.45%，位居癌症发病谱第 12 位；其中男性 2 510 例，女性 1 875 例，城市地区 2 143 例，农村地区 2 242 例。全省肿瘤登记地区淋巴瘤发病率为 8.46/10 万，中标发病率为 4.68/10 万，世标发病率为 4.58/10 万，0—74 岁累积发病率为 0.54%。全省男性淋巴瘤中标发病率为女性的 1.37 倍，城市淋巴瘤中标发病率为农村的 1.21 倍（表 5-21）。

同期全省肿瘤登记地区报告淋巴瘤死亡病例 2 813 例，占全部癌症死亡病例数的 2.49%，位居癌症死亡谱第 10 位；其中男性 1 666 例，女性 1 147 例，城市地区 1 243 例，农村地区 1 570 例。全省肿瘤登记地区淋巴瘤死亡率为 5.43/10 万，中标死亡率为 2.73/10 万，世标死亡率为 2.67/10 万，0—74 岁累积死亡率为 0.30%。全省男性淋巴瘤中标死亡率为女性的 1.58 倍，农村淋巴瘤中标死亡率为城市的 1.05 倍（表 5-21）。

表 5-21 2018 年江苏省肿瘤登记地区淋巴瘤发病和死亡情况

指标	地区	性别	例数	粗率 /（1/10 万）	构成比 /%	中标率 /（1/10 万）	世标率 /（1/10 万）	0—74 岁累积率 /%	顺位
发病	全省	合计	4 385	8.46	2.45	4.68	4.58	0.54	12
		男性	2 510	9.61	2.48	5.42	5.33	0.62	9
		女性	1 875	7.30	2.40	3.96	3.85	0.45	13
	城市	合计	2 143	9.12	2.56	5.17	5.08	0.59	12
		男性	1 227	10.45	2.64	6.02	5.94	0.69	9
		女性	916	7.80	2.47	4.34	4.24	0.49	13
	农村	合计	2 242	7.91	2.35	4.28	4.17	0.49	12
		男性	1 283	8.92	2.35	4.94	4.84	0.57	9
		女性	959	6.87	2.34	3.65	3.53	0.42	12
死亡	全省	合计	2 813	5.43	2.49	2.73	2.67	0.30	10
		男性	1 666	6.38	2.31	3.36	3.31	0.37	8
		女性	1 147	4.46	2.80	2.13	2.06	0.24	11
	城市	合计	1 243	5.29	2.47	2.66	2.59	0.29	9
		男性	757	6.45	2.36	3.39	3.34	0.38	8
		女性	486	4.14	2.67	1.96	1.89	0.21	12
	农村	合计	1 570	5.54	2.50	2.79	2.73	0.31	10
		男性	909	6.32	2.27	3.34	3.29	0.37	8
		女性	661	4.74	2.91	2.27	2.20	0.26	10

淋巴瘤年龄别发病率和死亡率在 40 岁之前处于较低水平，之后随年龄增长快速上升。发病率在 75—79 岁年龄组达到高峰，而死亡率在 80—84 岁年龄组达到高峰。40 岁及以上各年龄组中，男性淋巴瘤发病率和死亡率均高于女性。城市和农村地区淋巴瘤年龄别发病率和死亡率虽然有一定的差异，但总体趋势类同（图 5-21a 至图 5-21f）。

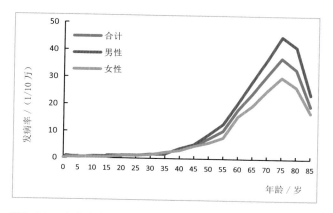

图 5-21a　全省肿瘤登记地区淋巴瘤年龄别发病率

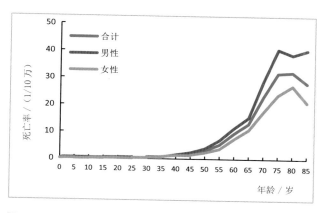

图 5-21b　全省肿瘤登记地区淋巴瘤年龄别死亡率

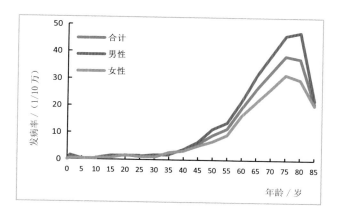

图 5-21c　城市肿瘤登记地区淋巴瘤年龄别发病率

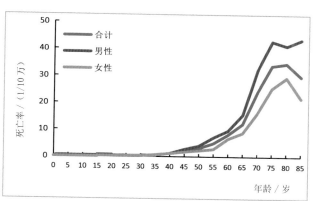

图 5-21d　城市肿瘤登记地区淋巴瘤年龄别死亡率

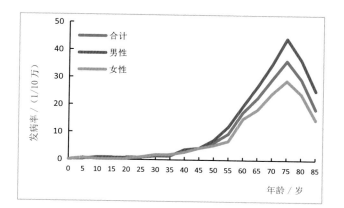

图 5-21e　农村肿瘤登记地区淋巴瘤年龄别发病率

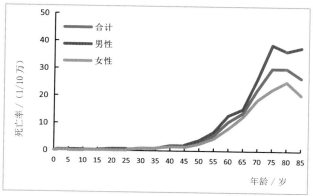

图 5-21f　农村肿瘤登记地区淋巴瘤年龄别死亡率

在 19 个城市肿瘤登记地区中，男性淋巴瘤中标发病率最高的是盐城市大丰区（8.32/10万），其后依次为苏州市区和无锡市区；女性淋巴瘤中标发病率最高的是常州市区（6.69/10万），其后依次为南通市海门区和苏州市区。城市肿瘤登记地区男性淋巴瘤中标死亡率最高的是盐城市大丰区（5.02/10万），其后依次为无锡市区和常州市区；女性淋巴瘤中标死亡率最高的是南通市海门区（3.52/10万），其后依次为常州市区和无锡市区（图 5-21g）。

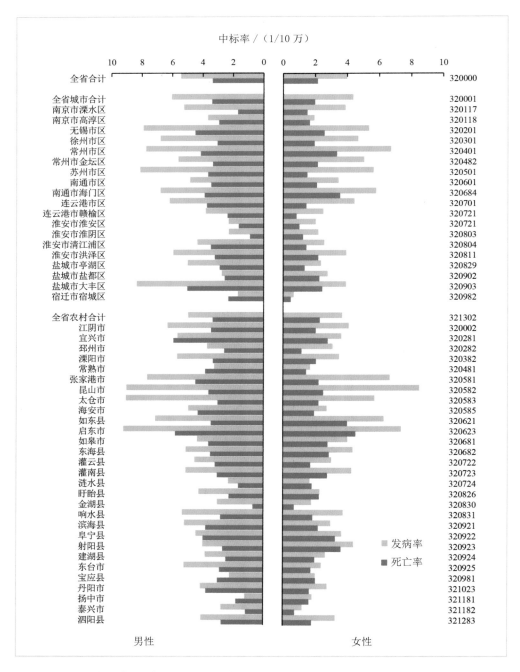

图 5-21g　2018 年江苏省肿瘤登记地区淋巴瘤发病率和死亡率

在 29 个农村肿瘤登记地区中，男性淋巴瘤中标发病率最高的是启东市（9.18/10 万），其后依次为太仓市和昆山市；女性淋巴瘤中标发病率最高的是昆山市（8.47/10 万），其后依次为启东市和张家港市。农村肿瘤登记地区男性淋巴瘤中标死亡率最高的是宜兴市（5.92/10 万），其后依次为启东市和张家港市；女性淋巴瘤中标死亡率最高的是启东市（4.52/10 万），其后依次为如东县和射阳县（图 5-21g）。

2018 年淋巴瘤新发病例中，非霍奇金淋巴瘤的其他和未特指类型是最常见的组织学类型，占 44.81%；其后依次是多发性骨髓瘤和恶性浆细胞肿瘤，非滤泡性淋巴瘤 / 弥漫性非霍奇金淋巴瘤，成熟 T/NK 细胞淋巴瘤、周围和皮肤的 T 细胞淋巴瘤，霍奇金淋巴瘤，滤泡性非霍奇金淋巴瘤，恶性免疫增生性疾病和 T/NK 细胞淋巴瘤的其他类型，分占 24.17%、17.51%、3.81%、3.47%、2.69%、1.53% 和 0.87%（图 5-21h）。

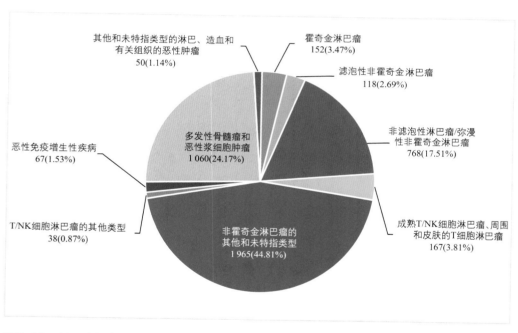

图 5-21h　2018 年江苏省肿瘤登记地区淋巴瘤组织学分型情况

二十二、白血病（C91—C95，D45—D47）

2018年江苏省肿瘤登记地区新发白血病病例4 046例，占全部癌症新发病例数的2.26%；位居癌症发病谱第14位；其中男性2 294例，女性1 752例，城市地区2 007例，农村地区2 039例。全省肿瘤登记地区白血病发病率为7.81/10万，中标发病率为5.40/10万，世标发病率为5.61/10万，0—74岁累积发病率为0.52%。男性白血病中标发病率为女性的1.31倍，城市白血病中标发病率为农村的1.24倍（表5-22）。

同期全省肿瘤登记地区报告白血病死亡病例2 587例，占全部癌症死亡病例数的2.29%，位居癌症死亡谱第12位；其中男性1 476例，女性1 111例，城市地区1 202例，农村地区1 385例。全省肿瘤登记地区白血病死亡率为4.99/10万，中标死亡率为2.88/10万，世标死亡率为2.85/10万，0—74岁累积死亡率为0.30%。男性白血病中标死亡率为女性的1.40倍，城市白血病中标死亡率为农村的1.01倍（表5-22）。

表5-22　2018年江苏省肿瘤登记地区白血病发病和死亡情况

指标	地区	性别	例数	粗率 / （1/10万）	构成比 / %	中标率 / （1/10万）	世标率 / （1/10万）	0—74岁 累积率 /%	顺位
发病	全省	合计	4 046	7.81	2.26	5.40	5.61	0.52	14
		男性	2 294	8.78	2.27	6.13	6.35	0.59	10
		女性	1 752	6.82	2.24	4.68	4.87	0.45	14
	城市	合计	2 007	8.54	2.40	6.04	6.31	0.57	14
		男性	1 150	9.79	2.47	6.92	7.23	0.66	10
		女性	857	7.30	2.31	5.17	5.40	0.49	14
	农村	合计	2 039	7.20	2.13	4.89	5.04	0.48	14
		男性	1 144	7.96	2.10	5.49	5.64	0.54	10
		女性	895	6.41	2.18	4.30	4.45	0.41	14
死亡	全省	合计	2 587	4.99	2.29	2.88	2.85	0.30	12
		男性	1 476	5.65	2.05	3.38	3.35	0.35	9
		女性	1 111	4.32	2.71	2.41	2.38	0.25	12
	城市	合计	1 202	5.12	2.39	2.91	2.86	0.30	10
		男性	679	5.78	2.12	3.39	3.35	0.35	9
		女性	523	4.45	2.87	2.45	2.40	0.25	10
	农村	合计	1 385	4.89	2.21	2.87	2.86	0.30	12
		男性	797	5.54	1.99	3.38	3.35	0.34	10
		女性	588	4.21	2.59	2.39	2.38	0.25	12

白血病年龄别发病率在 0—4 岁年龄组出现一个小高峰，5 岁后趋于平缓，50 岁开始随年龄增长快速升高，于 80—84 岁年龄组达到发病高峰；年龄别死亡率在 45 岁前处于较低水平，45 岁后快速上升，于 80—84 岁年龄组达到死亡高峰。45 岁及以上各年龄组中，男性白血病发病率和死亡率均高于女性。城市和农村地区白血病年龄别发病率和死亡率虽有一定差异，但总体趋势类同（图 5-22a 至图 5-22f）。

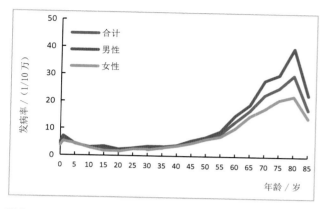

图 5-22a　全省肿瘤登记地区白血病年龄别发病率

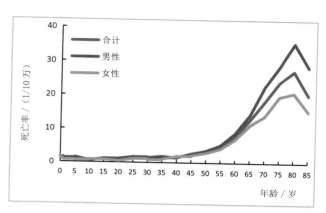

图 5-22b　全省肿瘤登记地区白血病年龄别死亡率

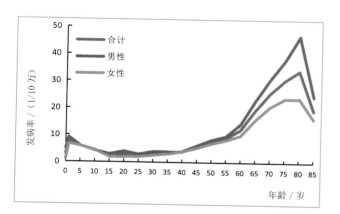

图 5-22c　城市肿瘤登记地区白血病年龄别发病率

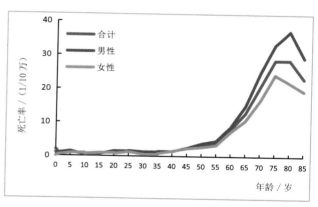

图 5-22d　城市肿瘤登记地区白血病年龄别死亡率

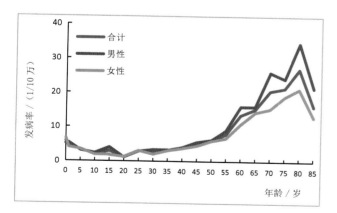

图 5-22e　农村肿瘤登记地区白血病年龄别发病率

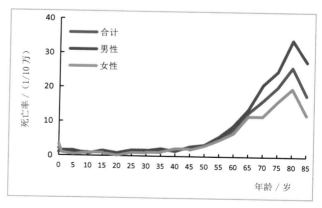

图 5-22f　农村肿瘤登记地区白血病年龄别死亡率

在 19 个城市肿瘤登记地区中，男性和女性白血病中标发病率最高均是苏州市区，中标发病率分别为 13.94/10 万和 10.01/10 万，其后男性依次为连云港市区和徐州市区，女性依次为徐州市区和南京市溧水区。农村肿瘤登记地区男性白血病中标死亡率最高的是常州市金坛区（4.94/10 万），其后依次为常州市区和连云港市区；女性白血病中标死亡率最高的是盐城市大丰区（4.03/10 万），其后依次为常州市金坛区和南京市溧水区（图 5-22g）。

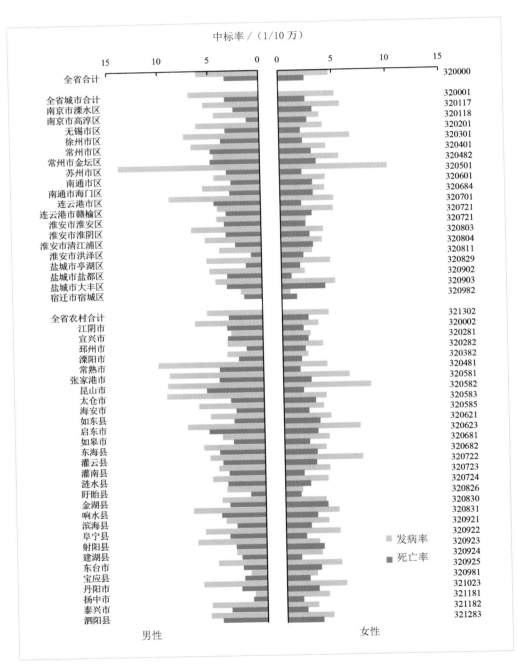

图 5-22g 2018 年江苏省肿瘤登记地区白血病发病率和死亡率

在 29 个农村肿瘤登记地区中，男性白血病中标发病率最高是常熟市（10.38/10 万），其后依次为太仓市和昆山市；女性白血病中标发病率最高是昆山市（8.12/10 万），其后依次为灌云县和启东市。农村肿瘤登记地区男性白血病中标死亡率最高的是昆山市（5.67/10 万），其后依次为启东市和东海县；女性白血病中标死亡率最高的是金湖县（3.93/10 万），其后依次为射阳县和泗阳县（图 5-22g）。

2018 年白血病新发病例中，髓样白血病是最常见的组织学类型，占 29.30%；其后依次是未特指细胞类型的白血病占 25.17%，淋巴样白血病占 24.35%，特指细胞类型的其他白血病占 18.69%，单核细胞白血病占 2.50%（图 5-22h）。

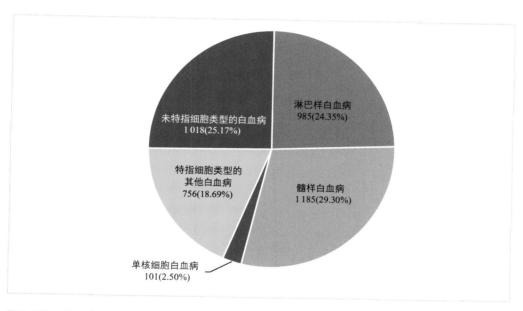

图 5-22h　2018 年江苏省肿瘤登记地区白血病组织学分型情况

附录

附录一　江苏省肿瘤登记地区 2018 年恶性肿瘤发病情况

附表 1-1　江苏省肿瘤登记地区 2018 年男女合计恶性肿瘤发病主要指标

部位	病例数	构成比/%	年龄组发病率/（1/10万）											
			0岁	1—4岁	5—9岁	10—14岁	15—19岁	20—24岁	25—29岁	30—34岁	35—39岁	40—44岁	45—49岁	50—54岁
唇	154	0.09	0.00	0.00	0.00	0.00	0.00	0.00	0.03	0.03	0.03	0.11	0.13	0.19
舌	373	0.21	0.00	0.00	0.00	0.04	0.00	0.04	0.08	0.08	0.14	0.17	0.45	0.84
口	553	0.31	0.00	0.00	0.00	0.00	0.05	0.04	0.05	0.19	0.03	0.20	0.47	0.84
唾液腺	339	0.19	0.00	0.00	0.00	0.08	0.05	0.20	0.31	0.00	0.09	0.20	0.11	0.23
扁桃体	88	0.05	0.00	0.00	0.00	0.00	0.04	0.00	0.03	0.03	0.03	0.00	0.09	0.08
其他口咽	94	0.05	0.00	0.00	0.00	0.00	0.00	0.00	0.00	0.03	0.00	0.08	0.09	0.58
鼻咽	1 330	0.74	0.00	0.00	0.07	0.16	0.25	0.16	0.26	0.69	1.44	2.10	3.05	3.79
下咽	188	0.10	0.00	0.00	0.00	0.00	0.00	0.04	0.00	0.03	0.00	0.08	0.09	0.33
咽，部位不明	95	0.05	0.00	0.05	0.00	0.00	0.00	0.00	0.00	0.03	0.00	0.00	0.00	0.00
食管	17 083	9.53	0.00	0.00	0.04	0.00	0.00	0.04	0.00	0.16	0.49	1.04	3.78	11.66
胃	21 977	12.26	0.00	0.00	0.00	0.00	0.15	0.24	1.78	2.73	4.11	7.11	13.40	25.82
小肠	722	0.40	0.00	0.00	0.00	0.04	0.05	0.00	0.08	0.13	0.26	0.48	0.69	1.30
结肠	9 288	5.18	0.00	0.00	0.00	0.04	0.25	0.40	0.72	1.33	2.99	5.10	9.26	14.88
直肠	7 976	4.45	0.00	0.00	0.00	0.00	0.20	0.32	0.75	1.01	1.75	4.06	8.03	15.23
肛门	202	0.11	0.00	0.00	0.00	0.00	0.00	0.00	0.03	0.00	0.06	0.17	0.19	0.31
肝脏	14 298	7.98	1.57	0.43	0.15	0.08	0.10	0.32	0.90	1.96	5.92	13.39	23.73	34.93
胆囊及其他	2 669	1.49	0.00	0.00	0.00	0.00	0.00	0.00	0.08	0.11	0.29	0.64	1.35	3.11
胰腺	6 007	3.35	0.00	0.00	0.00	0.00	0.10	0.32	0.26	0.34	1.06	1.99	3.78	6.72
鼻、鼻窦及其他	219	0.12	0.00	0.05	0.00	0.04	0.10	0.00	0.05	0.00	0.14	0.06	0.64	1.15
喉	831	0.46	0.00	0.00	0.00	0.04	0.00	0.00	0.05	0.14	0.25	0.32	0.66	1.26
气管、支气管、肺	36 356	20.28	0.52	0.02	0.04	0.04	0.39	0.75	1.40	3.26	6.78	14.31	25.37	49.04
其他胸腔器官	500	0.28	0.52	0.05	0.04	0.04	0.00	0.12	0.21	0.40	0.46	0.48	0.75	1.50
骨	945	0.53	0.00	0.24	0.15	0.57	0.84	0.40	0.67	0.42	0.69	0.78	1.12	1.50
皮肤黑色素瘤	407	0.23	0.00	0.05	0.04	0.08	0.00	0.08	0.08	0.11	0.14	0.25	0.32	0.66
皮肤其他	1 630	0.91	0.00	0.19	0.04	0.12	0.15	0.16	0.26	0.40	0.40	0.84	1.12	1.48
间皮瘤	67	0.04	0.00	0.00	0.00	0.00	0.00	0.04	0.00	0.00	0.00	0.03	0.04	0.04
卡波西肉瘤	23	0.01	0.00	0.00	0.00	0.00	0.00	0.00	0.05	0.00	0.00	0.03	0.04	0.04
周围神经、其他结缔组织、软组织	392	0.22	0.79	0.28	0.22	0.04	0.49	0.16	0.34	0.32	0.37	0.34	0.56	0.84
乳房	11 442	6.38	0.00	0.00	0.00	0.04	0.15	0.75	3.18	7.29	14.60	28.46	42.49	41.29
外阴	104	0.06	0.00	0.00	0.00	0.00	0.05	0.00	0.03	0.00	0.03	0.08	0.19	0.16
阴道	92	0.05	0.00	0.00	0.00	0.00	0.00	0.03	0.00	0.03	0.08	0.08	0.26	0.12
子宫颈	4 835	2.70	0.00	0.00	0.00	0.00	0.05	0.28	1.34	3.21	7.10	12.77	16.71	19.49
子宫体	2 026	1.13	0.00	0.00	0.00	0.00	0.05	0.12	0.36	0.56	1.55	2.72	5.69	9.21
子宫，部位不明	414	0.23	0.00	0.00	0.00	0.00	0.00	0.08	0.08	0.27	0.32	0.64	1.25	1.55
卵巢	1 929	1.08	0.00	0.05	0.04	0.08	0.39	0.83	0.83	1.06	1.41	2.97	5.05	6.47
其他女性生殖器	180	0.10	0.00	0.00	0.00	0.00	0.00	0.00	0.10	0.05	0.06	0.17	0.52	0.80
胎盘	15	0.01	0.00	0.00	0.00	0.00	0.00	0.10	0.05	0.06	0.06	0.08	0.37	0.47
阴茎	254	0.14	0.00	0.00	0.00	0.00	0.00	0.00	0.05	0.03	0.17	0.21	0.47	1.13
前列腺	4 670	2.61	0.00	0.00	0.00	0.00	0.00	0.12	0.26	0.24	0.29	0.17	0.15	0.16
睾丸	97	0.05	0.00	0.00	0.00	0.09	0.00	0.04	0.00	0.00	0.00	0.00	0.00	0.04
其他男性生殖器	42	0.02	0.00	0.00	0.00	0.00	0.00	0.04	0.00	0.00	0.00	0.00	0.00	0.04
肾	2 066	1.15	0.26	0.43	0.07	0.00	0.10	0.04	0.41	0.77	1.72	2.30	3.03	5.25
肾盂	209	0.12	0.00	0.00	0.00	0.00	0.00	0.00	0.00	0.00	0.00	0.03	0.09	0.23
输尿管	252	0.14	0.00	0.00	0.00	0.00	0.00	0.00	0.00	0.00	0.00	0.00	0.15	0.16
膀胱	3 506	1.96	0.00	0.00	0.00	0.04	0.10	0.08	0.23	0.48	0.66	1.15	2.15	3.85
其他泌尿器官	68	0.04	0.00	0.00	0.00	0.04	0.00	0.00	0.00	0.03	0.00	0.06	0.02	0.04
眼	59	0.03	0.79	0.14	0.00	0.00	0.00	0.00	0.00	0.03	0.05	0.06	0.06	0.08
脑、神经系统	4 304	2.40	3.15	1.23	1.18	1.35	1.38	1.11	1.83	2.44	2.87	4.85	7.24	10.28
甲状腺	7 205	4.02	0.00	0.00	0.09	0.25	0.99	4.80	11.81	16.58	20.09	22.30	22.66	24.00
肾上腺	157	0.09	0.00	0.26	0.24	0.07	0.00	0.05	0.00	0.00	0.05	0.14	0.30	0.31
其他内分泌腺	114	0.06	0.00	0.05	0.04	0.07	0.16	0.15	0.04	0.08	0.05	0.34	0.17	0.29
霍奇金淋巴瘤	152	0.08	0.00	0.00	0.00	0.04	0.00	0.05	0.36	0.21	0.13	0.20	0.17	0.29
非霍奇金淋巴瘤	3 106	1.73	0.00	0.52	0.33	0.49	0.69	0.71	0.78	1.11	1.67	2.77	3.76	5.25
免疫增生性疾病	67	0.04	0.00	0.00	0.00	0.00	0.00	0.00	0.00	0.05	0.00	0.06	0.04	0.04
多发性骨髓瘤	1 060	0.59	0.00	0.05	0.00	0.00	0.00	0.00	0.05	0.21	0.11	0.36	1.01	1.88
淋巴样白血病	985	0.55	2.36	4.45	2.78	1.80	1.08	0.63	0.75	1.34	1.49	1.81	2.13	3.05
髓样白血病	2 043	1.14	1.57	0.90	0.96	0.78	0.99	0.63	0.72	0.80	0.95	0.81	1.27	1.42
白血病，未特指	1 018	0.57	0.52	0.90	0.30	0.45	0.20	0.28	0.39	0.58	0.89	1.01	1.83	3.83
其他或未指明部位	1 957	1.09	0.52	0.52	0.30	0.12	0.20	0.20	0.28	0.39	0.58	0.89	1.34	3.44
所有部位合计	17 9234	100.00	12.84	10.75	7.44	7.08	10.41	15.59	33.28	52.25	85.53	142.60	220.81	321.05
所有部位除外 C44	17 7604	99.09	12.84	10.57	7.40	6.96	10.26	15.43	33.02	51.86	85.12	141.76	219.69	319.56

年龄组发病率 /（1/10万）							粗率 /(1/10万)	中标率 /(1/10万)	世标率 /(1/10万)	累积率 /%		35—64岁截缩率 /(1/10万)	ICD-10
55—59岁	60—64岁	65—69岁	70—74岁	75—79岁	80—84岁	≥85岁				0—64岁	0—74岁		
0.62	0.46	0.67	0.90	1.17	1.88	2.44	0.30	0.14	0.14	0.01	0.02	0.22	C00
1.17	1.84	2.24	2.38	2.27	2.18	1.54	0.72	0.39	0.38	0.02	0.05	0.67	C01—C02
1.59	2.30	2.78	4.43	4.12	5.25	4.36	1.07	0.54	0.53	0.03	0.07	0.80	C03—C06
0.68	1.41	1.47	1.95	1.85	0.79	2.05	0.65	0.41	0.39	0.03	0.04	0.69	C07—C08
0.50	0.32	0.23	0.33	0.48	0.59	0.64	0.17	0.10	0.10	0.01	0.01	0.22	C09
0.29	0.54	0.70	0.62	0.69	0.59	0.38	0.18	0.09	0.09	0.01	0.01	0.14	C10
4.49	5.89	5.76	6.52	5.15	4.85	3.08	2.57	1.58	1.51	0.11	0.17	3.23	C11
0.65	1.16	1.47	1.19	1.03	1.19	0.26	0.36	0.18	0.19	0.01	0.03	0.32	C12—C13
0.26	0.16	0.47	1.10	0.69	1.09	0.90	0.18	0.09	0.09	0.00	0.01	0.11	C14
29.40	65.93	105.23	152.16	198.54	221.54	175.66	32.96	14.91	14.90	0.56	1.85	15.21	C15
46.76	84.44	132.81	183.39	225.05	236.98	168.61	42.41	20.57	20.29	0.93	2.51	25.86	C16
1.62	3.08	4.55	5.05	5.91	5.25	5.26	1.39	0.72	0.71	0.04	0.09	1.09	C17
23.70	36.70	48.83	68.65	82.89	88.93	74.75	17.92	9.02	8.88	0.48	1.06	13.55	C18
20.80	31.54	43.38	56.04	68.75	76.16	58.98	15.39	7.73	7.63	0.42	0.92	11.89	C19—C20
0.68	0.84	0.90	1.33	1.99	1.78	1.67	0.39	0.20	0.19	0.01	0.02	0.33	C21
44.56	60.23	65.87	79.51	92.85	115.27	99.24	27.59	14.60	14.41	0.93	1.66	27.49	C22
5.40	9.35	14.09	20.71	28.36	35.95	32.44	5.15	2.37	2.36	0.10	0.28	2.85	C23—C24
11.43	21.32	32.73	45.52	62.70	73.98	75.91	11.59	5.44	5.40	0.24	0.63	6.63	C25
0.53	0.70	1.10	1.00	1.85	1.58	2.31	0.42	0.23	0.23	0.01	0.02	0.36	C30—C31
2.58	4.35	5.12	6.47	6.66	7.03	3.59	1.60	0.79	0.80	0.05	0.10	1.24	C32
83.06	150.78	212.64	289.85	350.11	372.76	272.98	70.16	34.19	33.92	1.68	4.19	47.08	C33—C34
1.50	2.08	2.81	2.62	2.54	2.08	1.28	0.96	0.60	0.58	0.04	0.07	0.99	C37—C38
1.79	3.05	3.55	6.00	7.83	9.21	8.08	1.82	1.13	1.09	0.06	0.11	1.37	C40—C41
0.88	1.32	2.08	3.00	3.30	4.65	4.36	0.79	0.41	0.40	0.02	0.05	0.53	C43
2.85	3.92	6.69	10.62	15.18	23.87	37.83	3.15	1.47	1.46	0.06	0.15	1.57	C44
0.23	0.38	0.30	0.43	0.34	0.69	0.51	0.13	0.07	0.07	0.00	0.01	0.12	C45
0.00	0.08	0.13	0.05	0.21	0.10	0.51	0.04	0.02	0.02	0.00	0.00	0.03	C46
1.15	1.03	1.81	1.48	2.88	2.38	2.18	0.76	0.51	0.52	0.03	0.05	0.66	C47, C49
39.62	41.05	35.75	33.37	30.90	26.44	20.52	22.08	14.47	13.48	1.09	1.44	33.63	C50
0.26	0.41	0.30	0.57	0.96	0.99	1.41	0.20	0.10	0.10	0.01	0.01	0.18	C51
0.23	0.54	0.44	0.76	0.21	0.50	0.38	0.18	0.10	0.10	0.01	0.01	0.19	C52
19.00	15.73	13.62	11.33	11.61	12.87	7.05	9.33	6.18	5.73	0.48	0.60	14.71	C53
9.96	7.76	6.76	7.38	5.22	4.75	2.18	3.91	2.36	2.28	0.19	0.26	5.70	C54
1.41	1.19	1.31	1.33	1.99	2.28	2.69	0.80	0.48	0.45	0.03	0.05	1.01	C55
6.46	7.51	8.10	7.52	8.10	6.73	4.62	3.72	2.33	2.23	0.17	0.24	4.67	C56
0.70	0.92	0.67	0.57	0.27	0.69	0.38	0.35	0.20	0.20	0.02	0.02	0.48	C57
0.03	0.00	0.00	0.00	0.00	0.00	0.00	0.03	0.03	0.02	0.00	0.00	0.04	C58
0.62	0.86	1.24	2.14	1.51	2.77	2.77	0.49	0.24	0.24	0.01	0.03	0.37	C60
3.26	10.46	24.94	49.37	71.90	77.44	62.44	9.01	3.90	3.79	0.08	0.45	2.03	C61
0.15	0.22	0.30	0.29	0.48	0.59	0.13	0.08	0.04	0.04	0.01	0.01	0.19	C62
0.12	0.11	0.20	0.29	0.62	0.59	0.51	0.08	0.04	0.04	0.00	0.00	0.04	C63
7.43	7.84	10.91	12.43	11.68	9.80	8.85	3.99	2.28	2.23	0.15	0.26	4.18	C64
0.76	0.81	1.41	1.52	2.27	1.78	1.54	0.40	0.19	0.19	0.01	0.02	0.26	C65
0.62	0.86	1.57	2.43	3.09	2.48	2.05	0.49	0.23	0.23	0.01	0.03	0.25	C66
6.90	12.40	18.78	26.85	35.30	46.35	41.29	6.77	3.20	3.16	0.14	0.37	3.88	C67
0.06	0.24	0.40	0.43	0.82	1.39	0.38	0.13	0.06	0.06	0.00	0.01	0.06	C68
0.23	0.24	0.17	0.19	0.21	0.50	0.77	0.11	0.07	0.09	0.01	0.01	0.10	C69
13.19	16.56	19.71	22.61	24.86	24.36	17.82	8.31	5.12	5.05	0.33	0.54	8.39	C70—C72, D32—D33, D42—D43
24.23	17.81	14.12	9.05	6.46	4.46	3.33	13.90	11.50	9.93	0.83	0.94	21.89	C73
0.44	0.68	0.87	0.52	1.24	1.29	0.90	0.30	0.18	0.19	0.01	0.02	0.27	C74
0.35	0.22	0.47	0.38	0.34	0.30	0.26	0.22	0.18	0.17	0.01	0.02	0.28	C75
0.26	0.35	0.74	0.57	1.17	1.29	0.77	0.29	0.20	0.19	0.01	0.02	0.24	C81
7.55	12.75	16.43	20.38	25.96	23.37	15.51	5.99	3.37	3.30	0.19	0.38	5.05	C82—C86, C96
0.26	0.30	0.27	0.71	0.55	0.79	0.26	0.13	0.06	0.06	0.00	0.01	0.10	C88
2.32	4.81	6.79	9.14	9.61	7.63	3.08	2.05	1.04	1.03	0.05	0.13	1.51	C90
1.94	3.22	4.33	4.19	4.85	3.72	3.72	1.90	1.57	1.85	0.10	0.14	1.38	C91
4.64	6.54	9.71	12.43	13.67	14.46	12.43	3.94	2.54	2.48	0.15	0.26	3.41	C92—C94, D45—D47
1.73	3.05	4.28	6.05	7.55	10.79	5.64	1.46	1.29	1.28	0.07	0.12	1.43	C95
4.49	6.81	9.17	11.43	17.38	21.19	22.05	3.78	1.97	1.95	0.12	0.21	2.80	O&U
448.42	677.45	912.95	1 209.68	1 475.52	1 612.35	1 283.11	345.86	184.15	179.54	10.17	20.78	283.95	ALL
445.57	673.53	906.25	1 199.06	1 460.34	1 588.48	1 245.29	342.72	182.68	178.08	10.11	20.63	282.38	ALL exc. C44

附表 1-2　江苏省肿瘤登记地区 2018 年男性恶性肿瘤发病主要指标

部位	病例数	构成比/%	年龄组发病率/（1/10万）											
			0岁	1—4岁	5—9岁	10—14岁	15—19岁	20—24岁	25—29岁	30—34岁	35—39岁	40—44岁	45—49岁	50—54岁
唇	80	0.08	0.00	0.00	0.00	0.00	0.00	0.00	0.05	0.00	0.06	0.17	0.09	0.21
舌	215	0.21	0.00	0.00	0.00	0.08	0.00	0.08	0.15	0.05	0.12	0.23	0.43	1.03
口	320	0.32	0.00	0.00	0.00	0.00	0.09	0.00	0.05	0.11	0.06	0.28	0.34	1.36
唾液腺	202	0.20	0.00	0.00	0.00	0.08	0.00	0.15	0.30	0.21	0.12	0.23	0.17	0.29
扁桃体	62	0.06	0.00	0.00	0.00	0.00	0.00	0.08	0.00	0.05	0.00	0.00	0.09	0.16
其他口咽	75	0.07	0.00	0.00	0.00	0.00	0.00	0.00	0.05	0.05	0.00	0.11	0.26	0.49
鼻咽	925	0.92	0.00	0.00	0.14	0.15	0.28	0.08	0.35	1.01	1.79	2.87	4.22	5.32
下咽	174	0.17	0.00	0.00	0.00	0.00	0.00	0.00	0.00	0.05	0.00	0.11	0.13	0.25
咽，部位不明	76	0.08	0.00	0.09	0.00	0.00	0.00	0.00	0.00	0.05	0.00	0.11	0.13	0.25
食管	11 685	11.56	0.00	0.00	0.00	0.07	0.00	0.00	0.00	0.21	0.58	1.41	6.21	19.87
胃	15 382	15.22	0.00	0.00	0.00	0.00	0.18	0.00	1.56	2.08	3.40	7.55	15.56	34.05
小肠	421	0.42	0.00	0.00	0.00	0.08	0.09	0.00	0.05	0.05	0.23	0.39	0.78	1.61
结肠	5 367	5.31	0.00	0.00	0.07	0.08	0.09	0.30	0.66	1.60	3.74	5.35	10.65	16.86
直肠	4 838	4.79	0.00	0.00	0.00	0.00	0.18	0.38	0.86	1.23	2.07	4.85	9.14	17.48
肛门	120	0.12	0.00	0.00	0.00	0.00	0.00	0.00	0.00	0.00	0.06	0.11	0.34	0.33
肝脏	10 112	10.00	2.52	0.54	0.14	0.08	0.18	0.38	1.21	3.04	10.08	21.81	39.96	55.98
胆囊及其他	1 208	1.20	0.00	0.00	0.00	0.00	0.09	0.00	0.10	0.11	0.06	0.28	0.34	0.58
胰腺	3 417	3.38	0.00	0.00	0.00	0.08	0.18	0.30	0.30	0.21	1.44	2.31	5.04	8.24
鼻、鼻窦及其他	133	0.13	0.00	0.00	0.00	0.08	0.18	0.00	0.00	0.05	0.29	0.11	0.17	0.29
喉	761	0.75	0.00	0.00	0.00	0.00	0.00	0.00	0.00	0.00	0.00	0.11	1.16	2.23
气管、支气管、肺	23 879	23.63	0.50	0.00	0.07	0.08	0.65	0.90	1.31	2.51	5.36	12.74	25.13	52.31
其他胸腔器官	317	0.31	0.00	0.09	0.07	0.08	0.28	0.15	0.35	0.53	0.81	1.07	1.64	1.44
骨	546	0.54	0.00	0.18	0.14	0.76	1.11	0.45	0.81	0.53	0.11	0.17	0.28	0.54
皮肤黑色素瘤	210	0.21	0.00	0.00	0.07	0.00	0.00	0.15	0.05	0.11	0.17	0.28	0.26	0.54
皮肤其他	793	0.78	0.00	0.09	0.07	0.00	0.15	0.18	0.15	0.25	0.48	0.46	0.90	1.03
间皮瘤	39	0.04	0.00	0.00	0.00	0.00	0.00	0.00	0.00	0.00	0.00	0.00	0.04	0.08
卡波西肉瘤	18	0.02	0.00	0.00	0.00	0.00	0.00	0.00	0.05	0.00	0.00	0.00	0.09	0.08
周围神经、其他结缔组织、软组织	233	0.23	0.50	0.36	0.35	0.00	0.55	0.30	0.35	0.27	0.52	0.39	0.78	0.95
乳房	199	0.20	0.00	0.00	0.00	0.00	0.00	0.00	0.10	0.16	0.40	0.56	1.25	1.15
外阴	—		—	—	—	—	—	—	—	—	—	—	—	—
阴道	—		—	—	—	—	—	—	—	—	—	—	—	—
子宫颈	—		—	—	—	—	—	—	—	—	—	—	—	—
子宫体	—		—	—	—	—	—	—	—	—	—	—	—	—
子宫，部位不明	—		—	—	—	—	—	—	—	—	—	—	—	—
卵巢	—		—	—	—	—	—	—	—	—	—	—	—	—
其他女性生殖器	—		—	—	—	—	—	—	—	—	—	—	—	—
胎盘	—		—	—	—	—	—	—	—	—	—	—	—	—
阴茎	254	0.25	0.00	0.00	0.00	0.00	0.00	0.00	0.10	0.05	0.12	0.17	0.73	0.95
前列腺	4 670	4.62	0.00	0.00	0.00	0.00	0.00	0.00	0.00	0.11	0.06	0.34	0.43	2.27
睾丸	97	0.10	0.00	0.18	0.00	0.00	0.00	0.23	0.50	0.48	0.58	0.34	0.30	0.33
其他男性生殖器	42	0.04	0.00	0.00	0.00	0.00	0.08	0.00	0.00	0.00	0.00	0.00	0.00	0.08
肾	1 340	1.33	0.50	0.27	0.14	0.00	0.00	0.45	1.23	2.76	3.04	3.75	6.72	—
肾盂	146	0.14	0.50	0.27	0.14	0.00	0.00	0.00	0.00	0.00	0.00	0.00	0.09	0.41
输尿管	154	0.15	0.00	0.00	0.00	0.00	0.00	0.00	0.00	0.00	0.00	0.00	0.13	0.21
膀胱	2 804	2.77	0.00	0.00	0.00	0.08	0.00	0.08	0.30	0.75	0.98	1.41	3.49	6.27
其他泌尿器官	49	0.05	0.00	0.00	0.07	0.00	0.00	0.00	0.00	0.05	0.00	0.06	0.00	0.08
眼	36	0.04	1.01	0.27	0.00	0.00	0.00	0.00	0.00	0.00	0.00	0.06	0.06	0.08
脑、神经系统	1 937	1.92	4.54	0.90	1.11	1.74	1.85	1.05	1.82	3.09	2.71	4.00	5.78	9.19
甲状腺	1 755	1.74	0.00	0.00	0.00	0.15	0.83	2.48	6.76	9.66	11.12	10.99	8.66	10.02
肾上腺	87	0.09	0.00	0.27	0.14	0.00	0.00	0.08	0.05	0.05	0.11	0.12	0.06	0.30
其他内分泌腺	58	0.06	0.00	0.00	0.00	0.14	0.15	0.09	0.30	0.25	0.16	0.23	0.28	0.34
霍奇金淋巴瘤	103	0.10	0.00	0.00	0.00	0.07	0.00	0.09	0.30	0.17	0.11	0.21	0.22	0.45
非霍奇金淋巴瘤	1 745	1.73	0.00	0.81	0.21	0.61	0.92	0.83	0.76	1.17	1.27	3.21	3.66	6.43
免疫增生性疾病	48	0.05	0.00	0.00	0.00	0.00	0.00	0.00	0.05	0.00	0.00	0.00	0.04	0.04
多发性骨髓瘤	614	0.61	0.00	0.00	0.00	0.08	0.00	0.00	0.05	0.21	0.17	0.28	1.25	2.06
淋巴样白血病	554	0.55	2.02	4.95	2.91	1.67	1.48	0.60	0.76	0.64	0.46	1.13	0.86	1.53
髓样白血病	1 169	1.16	2.02	1.17	1.04	0.76	1.11	1.05	1.26	1.92	1.84	2.03	3.58	3.88
白血病，未特指	571	0.56	1.01	0.99	0.42	0.68	0.92	0.75	0.86	1.01	1.15	0.85	1.38	1.69
其他或未指明部位	1 032	1.02	0.50	0.45	0.35	0.08	0.00	0.18	0.40	0.48	0.63	1.24	1.85	3.30
所有部位合计	101 072	100.00	15.13	11.69	7.76	7.65	11.90	11.67	23.40	35.96	56.96	95.13	164.89	285.64
所有部位除外 C44	100 279	99.22	15.13	11.60	7.69	7.50	11.72	11.52	23.15	35.48	56.50	94.23	163.85	284.28

年龄组发病率 / (1/10万)							粗率 / (1/10万)	中标率 / (1/10万)	世标率 / (1/10万)	累积率 /%		35—64 岁 截缩率 / (1/10万)	ICD-10
55—59 岁	60—64 岁	65—69 岁	70—74 岁	75—79 岁	80—84 岁	≥85 岁				0—64 岁	0—74 岁		
0.70	0.37	1.01	1.07	1.74	1.13	2.11	0.31	0.16	0.16	0.01	0.02	0.23	C00
1.51	2.29	2.69	2.62	2.46	2.71	1.05	0.82	0.46	0.45	0.03	0.06	0.81	C01—C02
2.27	2.83	3.23	4.46	4.78	6.78	7.02	1.22	0.63	0.63	0.04	0.08	1.01	C03—C06
0.99	1.97	2.22	2.52	2.60	1.58	1.75	0.77	0.47	0.45	0.03	0.05	0.76	C07—C08
0.82	0.48	0.27	0.39	0.58	1.36	1.05	0.24	0.14	0.14	0.01	0.01	0.31	C09
0.52	1.01	1.21	0.68	1.16	0.90	0.70	0.29	0.15	0.15	0.01	0.02	0.24	C10
6.58	8.70	8.42	8.64	6.80	7.46	4.21	3.54	2.20	2.11	0.16	0.24	4.55	C11
1.22	2.19	2.69	2.33	1.88	2.71	0.70	0.67	0.34	0.35	0.02	0.05	0.59	C12—C13
0.47	0.32	0.74	1.94	1.30	1.36	1.05	0.29	0.16	0.16	0.02	0.02	0.19	C14
49.67	103.50	153.29	210.05	261.51	286.98	248.43	44.73	21.55	21.72	0.91	2.72	24.56	C15
67.32	128.58	197.94	274.48	335.31	355.22	248.08	58.88	29.37	29.19	1.30	3.66	35.90	C16
1.92	3.68	5.66	5.92	7.67	5.88	8.07	1.61	0.84	0.85	0.04	0.10	1.25	C17
29.06	43.96	59.27	88.00	95.66	103.94	94.74	20.54	10.77	10.63	0.56	1.30	15.96	C18
26.73	41.51	55.97	70.44	87.84	93.78	76.14	18.52	9.65	9.57	0.52	1.15	14.73	C19—C20
0.87	1.17	1.14	1.36	2.17	2.71	2.11	0.46	0.24	0.24	0.01	0.03	0.42	C21
69.12	87.02	90.99	108.28	122.87	147.33	132.28	38.71	21.68	21.34	1.45	2.45	43.08	C22
5.01	9.76	14.62	19.60	27.21	30.51	31.93	4.62	2.25	2.26	0.10	0.27	2.67	C23—C24
14.27	26.57	39.80	54.14	72.21	83.61	90.53	13.08	6.53	6.51	0.29	0.76	8.30	C25
0.76	0.80	1.75	1.16	2.46	2.03	2.11	0.51	0.30	0.29	0.02	0.03	0.43	C30—C31
4.60	8.16	9.63	12.13	12.74	13.56	8.42	2.91	1.47	1.49	0.08	0.19	2.31	C32
100.69	201.78	294.66	426.90	516.07	571.92	431.59	91.41	45.46	45.28	2.02	5.63	55.83	C33—C34
1.75	2.56	3.91	3.49	3.04	3.39	2.81	1.21	0.76	0.73	0.05	0.08	1.18	C37—C38
1.92	3.36	3.77	7.28	10.71	11.07	11.23	2.09	1.36	1.30	0.07	0.13	1.59	C40—C41
3.44	4.37	7.07	11.74	17.51	24.18	33.33	3.04	1.57	1.54	0.06	0.16	1.69	C43
0.23	0.59	0.20	0.68	0.43	1.58	0.35	0.15	0.07	0.07	0.00	0.01	0.13	C44
0.00	0.16	0.20	0.00	0.29	0.23	1.40	0.07	0.04	0.04	0.00	0.00	0.05	C45
0.87	1.33	2.49	2.13	3.04	3.84	2.46	0.89	0.61	0.62	0.04	0.06	0.76	C47, C49
0.99	1.55	1.41	2.13	2.03	2.49	2.11	0.76	0.46	0.44	0.03	0.05	0.94	C50
—	—	—	—	—	—	—	—	—	—	—	—	—	C51
—	—	—	—	—	—	—	—	—	—	—	—	—	C52
—	—	—	—	—	—	—	—	—	—	—	—	—	C53
—	—	—	—	—	—	—	—	—	—	—	—	—	C54
—	—	—	—	—	—	—	—	—	—	—	—	—	C55
—	—	—	—	—	—	—	—	—	—	—	—	—	C56
—	—	—	—	—	—	—	—	—	—	—	—	—	C57
—	—	—	—	—	—	—	—	—	—	—	—	—	C58
1.22	1.71	2.49	4.37	3.18	6.33	7.37	0.97	0.50	0.50	0.03	0.06	0.73	C60
6.46	20.65	50.18	100.61	151.52	176.71	170.88	17.88	8.22	8.02	0.15	0.91	4.02	C61
0.29	0.43	0.61	0.58	1.01	1.36	0.35	0.37	0.31	0.27	0.02	0.02	0.38	C62
0.23	0.21	0.40	0.58	1.30	1.36	1.40	0.16	0.08	0.08	0.00	0.01	0.07	C63
9.32	10.56	14.21	16.30	16.35	14.46	11.93	5.13	3.03	2.93	0.19	0.34	5.50	C64
1.40	1.23	2.22	2.13	2.60	1.81	2.11	0.56	0.28	0.29	0.02	0.04	0.42	C65
0.87	1.33	2.16	3.01	3.62	2.26	2.81	0.59	0.29	0.29	0.01	0.04	0.34	C66
11.18	19.90	31.32	42.69	60.64	85.19	84.21	10.73	5.30	5.25	0.22	0.59	6.16	C67
0.06	0.21	0.61	0.78	1.16	2.49	1.05	0.19	0.09	0.09	0.00	0.01	0.06	C68
0.41	0.32	0.07	0.19	0.29	0.90	0.70	0.14	0.09	0.11	0.01	0.01	0.15	C69
11.53	14.25	17.51	22.02	23.73	23.95	18.95	7.41	4.81	4.70	0.30	0.50	7.22	C70—C72, D32—D33, D42—D43
9.90	8.86	7.14	6.99	4.20	3.39	2.11	6.72	5.80	4.93	0.40	0.47	9.99	C73
0.41	0.75	0.61	0.58	2.03	0.90	1.05	0.33	0.20	0.21	0.01	0.02	0.27	C74
0.52	0.27	0.61	0.58	0.43	0.00	0.00	0.22	0.17	0.16	0.01	0.02	0.23	C75
0.29	0.48	1.01	1.07	1.45	1.58	1.40	0.39	0.27	0.26	0.01	0.03	0.34	C81
9.08	14.99	19.13	23.19	30.97	27.34	18.25	6.68	3.83	3.78	0.22	0.43	5.72	C82—C86, C96
0.35	0.43	0.34	1.36	0.72	1.58	0.35	0.18	0.09	0.09	0.00	0.02	0.27	C88
3.14	4.75	8.28	10.96	12.01	10.85	3.86	2.35	1.23	1.21	0.06	0.16	1.68	C90
2.50	4.05	2.90	5.24	5.07	6.10	5.97	2.12	1.72	2.03	0.11	0.16	1.57	C91
5.07	7.42	11.45	15.23	16.93	21.24	10.88	4.47	2.91	2.85	0.16	0.29	3.68	C92—C94, D45—D47
1.69	3.68	4.85	7.66	8.25	12.65	5.97	2.19	1.50	1.47	0.08	0.14	1.62	C95
5.07	7.68	9.63	13.39	20.41	25.08	27.72	3.95	2.11	2.11	0.11	0.22	2.90	O&U
476.48	816.30	1 156.95	1 606.89	1 974.97	2 203.63	1 833.39	386.90	202.94	200.78	10.03	23.85	274.23	ALL
473.04	811.92	1 149.88	1 595.15	1 957.46	2 179.45	1 800.06	383.87	201.37	199.24	9.97	23.69	272.54	ALL exc. C44

附表 1-3　江苏省肿瘤登记地区 2018 年女性恶性肿瘤发病主要指标

部位	病例数	构成比/%	年龄组发病率/（1/10 万）											
			0 岁	1—4 岁	5—9 岁	10—14 岁	15—19 岁	20—24 岁	25—29 岁	30—34 岁	35—39 岁	40—44 岁	45—49 岁	50—54 岁
唇	74	0.09	0.00	0.00	0.00	0.00	0.00	0.00	0.00	0.05	0.00	0.06	0.17	0.16
舌	158	0.20	0.00	0.00	0.00	0.00	0.00	0.00	0.00	0.11	0.17	0.11	0.47	0.66
口	233	0.30	0.00	0.00	0.00	0.00	0.00	0.08	0.05	0.26	0.00	0.11	0.60	0.70
唾液腺	137	0.18	0.00	0.00	0.00	0.09	0.11	0.25	0.32	0.16	0.46	0.39	0.68	0.99
扁桃体	26	0.03	0.00	0.00	0.00	0.00	0.00	0.00	0.00	0.00	0.06	0.17	0.04	0.16
其他口咽	19	0.02	0.00	0.00	0.00	0.00	0.00	0.00	0.00	0.00	0.06	0.00	0.09	0.00
鼻咽	405	0.52	0.00	0.00	0.00	0.18	0.21	0.25	0.16	0.37	1.09	1.34	1.88	2.27
下咽	14	0.02	0.00	0.00	0.00	0.00	0.00	0.00	0.00	0.00	0.00	0.06	0.04	0.00
咽，部位不明	19	0.02	0.00	0.00	0.00	0.00	0.00	0.08	0.00	0.11	0.40	0.67	1.37	3.46
食管	5 398	6.91	0.00	0.00	0.00	0.00	0.00	0.00	0.00	0.11	0.50	2.01	3.38	4.82	6.68	11.26	17.59
胃	6 595	8.44	0.00	0.00	0.00	0.00	0.11	0.50	2.01	3.38	4.82	6.68	11.26	17.59
小肠	301	0.39	0.00	0.00	0.00	0.00	0.00	0.00	0.11	0.21	0.29	0.56	0.60	0.99
结肠	3 921	5.02	0.00	0.00	0.00	0.00	0.42	0.50	0.79	1.05	2.24	4.85	7.88	12.89
直肠	3 138	4.01	0.00	0.00	0.00	0.00	0.21	0.25	0.64	0.79	1.43	3.29	6.94	12.98
肛门	82	0.10	0.00	0.00	0.00	0.00	0.00	0.00	0.05	0.00	0.06	0.22	0.04	0.29
肝脏	4 186	5.36	0.55	0.30	0.16	0.09	0.00	0.25	0.58	0.90	1.78	5.07	7.62	13.88
胆囊及其他	1 461	1.87	0.00	0.00	0.00	0.00	0.00	0.00	0.05	0.11	0.52	0.78	1.71	3.38
胰腺	2 590	3.31	0.00	0.00	0.00	0.00	0.11	0.34	0.21	0.47	0.69	1.67	2.53	5.19
鼻、鼻窦及其他	86	0.11	0.00	0.10	0.00	0.00	0.00	0.00	0.05	0.05	0.06	0.17	0.17	0.58
喉	70	0.09	0.00	0.00	0.00	0.09	0.00	0.08	0.00	0.05	0.00	0.00	0.13	0.08
气管、支气管、肺	12 477	15.96	0.55	0.00	0.00	0.00	0.11	0.59	1.48	4.01	8.20	15.87	25.60	45.77
其他胸腔器官	183	0.23	1.09	0.00	0.00	0.09	0.11	0.00	0.05	0.26	0.34	0.45	0.60	1.03
骨	399	0.51	0.00	0.30	0.16	0.36	0.53	0.34	0.53	0.32	0.57	0.50	0.60	1.57
皮肤黑色素瘤	197	0.25	0.00	0.00	0.00	0.18	0.00	0.11	0.17	0.26	0.11	0.11	0.22	0.39	0.78
皮肤其他	837	1.07	0.00	0.30	0.00	0.09	0.00	0.08	0.00	0.32	0.34	0.78	1.20	1.61
间皮瘤	28	0.04	0.00	0.00	0.08	0.00	0.00	0.00	0.00	0.00	0.00	0.11	0.13	0.04
卡波西肉瘤	5	0.01	0.00	0.00	0.00	0.00	0.00	0.00	0.05	0.00	0.00	0.06	0.00	0.00
周围神经、其他结缔组织、软组织	159	0.20	1.09	0.20	0.08	0.09	0.42	0.00	0.32	0.37	0.23	0.28	0.34	0.74
乳房	11 243	14.38	0.00	0.10	0.00	0.09	0.32	1.59	6.41	14.35	28.74	56.02	83.44	81.41
外阴	104	0.13	0.00	0.00	0.00	0.00	0.00	0.08	0.00	0.00	0.17	0.17	0.39	0.33
阴道	92	0.12	0.00	0.00	0.00	0.00	0.11	0.00	0.05	0.00	0.00	0.11	0.51	0.25
子宫颈	4 835	6.19	0.00	0.00	0.00	0.00	0.59	2.75	6.38	14.17	25.39	33.31	38.97
子宫体	2 026	2.59	0.00	0.00	0.00	0.00	0.11	0.25	0.74	1.11	3.10	5.40	11.34	18.42
子宫，部位不明	414	0.53	0.00	0.00	0.00	0.00	0.17	0.16	0.53	0.63	1.28	2.48	3.09
卵巢	1 929	2.47	0.00	0.10	0.08	0.18	0.85	1.76	1.70	2.11	2.81	5.90	10.06	12.94
其他女性生殖器	180	0.23	0.00	0.00	0.00	0.00	0.00	0.21	0.05	0.11	0.33	1.03	1.61
胎盘	15	0.02	0.00	0.00	0.00	0.00	0.00	0.21	0.11	0.11	0.11	0.00	0.16
阴茎	—	—	—	—	—	—	—	—	—	—	—	—	—	—
前列腺	—	—	—	—	—	—	—	—	—	—	—	—	—	—
睾丸	—	—	—	—	—	—	—	—	—	—	—	—	—	—
其他男性生殖器	—	—	—	—	—	—	—	—	—	—	—	—	—	—
肾	726	0.93	0.00	0.60	0.00	0.00	0.11	0.00	0.37	0.32	0.69	1.56	2.31	3.79
肾盂	63	0.08	0.00	0.00	0.00	0.00	0.00	0.00	0.00	0.00	0.00	0.06	0.09	0.04
输尿管	98	0.13	0.00	0.00	0.00	0.00	0.00	0.00	0.00	0.00	0.00	0.00	0.17	0.12
膀胱	702	0.90	0.00	0.00	0.00	0.00	0.11	0.08	0.16	0.21	0.34	0.89	0.81	1.44
其他泌尿器官	19	0.02	0.00	0.00	0.00	0.00	0.00	0.00	0.00	0.00	0.00	0.06	0.04	0.00
眼	23	0.03	0.55	0.00	0.00	0.00	0.00	0.00	0.05	0.11	0.06	0.00	0.00	0.08
脑、神经系统	2 367	3.03	1.64	1.60	1.27	0.89	0.85	1.17	1.85	1.79	3.04	5.68	8.69	11.37
甲状腺	5 450	6.97	0.00	0.00	0.00	0.36	1.17	7.38	17.11	23.42	29.03	33.47	36.56	37.98
肾上腺	70	0.09	0.55	0.20	0.00	0.00	0.11	0.00	0.00	0.05	0.00	0.17	0.39	0.45
其他内分泌腺	49	0.06	0.00	0.10	0.00	0.18	0.11	0.00	0.42	0.16	0.11	0.17	0.11	0.00	0.12
霍奇金淋巴瘤	49	0.06	0.00	0.10	0.00	0.18	0.11	0.00	0.42	0.16	0.11	0.17	0.11	0.00	0.12
非霍奇金淋巴瘤	1 361	1.74	0.00	0.20	0.48	0.36	0.42	0.59	0.79	1.05	2.07	2.34	3.85	4.08
免疫增生性疾病	19	0.02	0.00	0.00	0.00	0.00	0.00	0.00	0.00	0.00	0.00	0.11	0.04	0.04
多发性骨髓瘤	446	0.57	0.00	0.10	0.00	0.00	0.00	0.00	0.05	0.21	0.06	0.45	0.77	1.69
淋巴样白血病	431	0.55	2.73	3.90	2.62	1.96	0.64	0.67	0.53	0.63	0.52	0.78	1.16	1.40
髓样白血病	874	1.12	1.09	0.60	0.87	0.80	0.85	0.42	1.43	1.05	1.78	2.23	2.53	3.79
白血病，未特指	447	0.57	0.00	0.80	1.03	0.18	0.32	0.50	0.58	0.58	0.69	1.15	1.45	1.80	3.58
其他或未指明部位	925	1.18	0.55	0.20	0.24	0.18	0.21	0.42	0.37	0.69	1.15	1.45	1.80	3.58
所有部位合计	78 162	100.00	10.37	9.71	7.07	6.42	8.69	19.96	43.65	68.36	113.98	189.51	276.34	356.44
所有部位除外 C44	77 325	98.93	10.37	9.41	7.07	6.33	8.58	19.79	43.39	68.04	113.64	188.74	275.14	354.83

年龄组发病率 /（1/10万）							粗率 /（1/10万）	中标率 /（1/10万）	世标率 /（1/10万）	累积率 /%		35—64 岁 截缩率 /（1/10万）	ICD-10
55—59 岁	60—64 岁	65—69 岁	70—74 岁	75—79 岁	80—84 岁	≥85 岁				0—64 岁	0—74 岁		
0.53	0.55	0.33	0.75	0.65	2.47	2.63	0.29	0.12	0.13	0.01	0.01	0.21	C00
0.83	1.37	1.80	2.15	2.09	1.76	1.82	0.61	0.31	0.31	0.02	0.04	0.54	C01—C02
0.89	1.75	2.33	4.39	3.53	4.05	2.83	0.91	0.45	0.44	0.02	0.06	0.59	C03—C06
0.36	0.82	0.73	1.40	1.18	0.18	2.22	0.53	0.36	0.33	0.02	0.03	0.61	C07—C08
0.18	0.16	0.20	0.28	0.39	0.00	0.40	0.10	0.06	0.06	0.00	0.01	0.12	C09
0.06	0.05	0.20	0.56	0.26	0.35	0.20	0.07	0.04	0.04	0.00	0.01	0.04	C10
2.37	3.01	3.13	4.49	3.66	2.82	2.42	1.58	0.98	0.92	0.07	0.10	1.89	C11
0.06	0.11	0.27	0.09	0.26	0.00	0.00	0.05	0.03	0.03	0.00	0.00	0.05	C12—C13
0.06	0.00	0.20	0.28	0.13	0.88	0.81	0.07	0.03	0.03	0.00	0.00	0.03	C14
8.77	27.38	57.75	96.38	141.68	170.48	133.76	21.00	8.56	8.38	0.21	0.98	5.69	C15
25.84	39.15	68.47	95.63	125.47	144.74	122.85	25.66	12.21	11.82	0.56	1.38	15.63	C16
1.30	2.46	3.46	4.21	4.31	4.76	3.64	1.17	0.60	0.58	0.03	0.07	0.92	C17
18.25	29.24	38.52	50.01	71.36	77.22	63.24	15.26	7.35	7.22	0.39	0.83	11.10	C18
14.76	21.30	30.94	42.16	51.50	62.41	49.10	12.21	5.88	5.77	0.31	0.68	9.00	C19—C20
0.47	0.49	0.67	1.31	1.83	1.06	1.41	0.32	0.16	0.15	0.01	0.02	0.23	C21
19.56	32.74	41.05	51.79	65.74	90.26	80.22	16.29	7.65	7.62	0.41	0.88	11.79	C22
5.81	8.93	13.57	21.78	29.41	40.20	32.73	5.69	2.49	2.45	0.11	0.28	3.03	C23—C24
8.53	15.93	25.75	37.21	54.11	66.46	67.49	10.08	4.39	4.34	0.18	0.49	4.94	C25
0.30	0.60	0.47	0.84	1.31	1.23	2.42	0.33	0.17	0.17	0.01	0.02	0.29	C30—C31
0.53	0.44	0.67	1.03	1.18	1.94	0.81	0.27	0.14	0.13	0.01	0.02	0.16	C32
65.13	98.45	131.61	157.80	200.24	217.37	181.65	48.55	23.68	23.34	1.33	2.77	38.10	C33—C34
1.24	1.59	1.73	1.78	2.09	1.06	0.40	0.71	0.44	0.43	0.03	0.05	0.80	C37—C38
1.66	2.74	3.33	4.77	5.23	7.76	6.26	1.55	0.90	0.88	0.05	0.09	1.14	C40—C41
0.59	1.10	1.73	3.18	3.53	4.23	3.23	0.77	0.39	0.37	0.02	0.04	0.48	C43
2.25	3.45	6.32	9.54	13.07	23.62	40.41	3.26	1.37	1.38	0.05	0.13	1.44	C44
0.24	0.16	0.40	0.19	0.26	0.00	0.61	0.11	0.07	0.07	0.00	0.01	0.10	C45
0.00	0.00	0.07	0.09	0.13	0.00	0.00	0.02	0.01	0.01	0.00	0.00	0.01	C46
1.42	0.71	1.13	0.84	2.74	1.23	2.02	0.62	0.41	0.42	0.03	0.04	0.56	C47, C49
78.94	81.58	69.66	63.48	56.99	45.13	31.12	43.75	28.38	26.44	2.16	2.83	66.40	C50
0.53	0.82	0.60	1.12	1.83	1.76	2.22	0.40	0.20	0.20	0.01	0.02	0.37	C51
0.47	1.10	0.86	1.50	0.39	0.88	0.61	0.36	0.20	0.20	0.01	0.03	0.39	C52
38.34	31.87	27.08	22.25	22.09	22.92	11.11	18.81	12.32	11.43	0.96	1.21	29.45	C53
20.09	15.71	13.44	14.49	9.93	8.46	3.43	7.88	4.70	4.55	0.38	0.52	11.43	C54
2.84	2.41	2.59	2.62	3.79	4.05	4.24	1.61	0.95	0.90	0.07	0.09	2.03	C55
13.04	15.22	16.10	14.77	15.42	11.99	7.27	7.51	4.64	4.45	0.33	0.49	9.37	C56
1.42	1.86	1.33	1.12	0.52	1.23	0.61	0.70	0.40	0.40	0.03	0.05	0.97	C57
0.06	0.00	0.00	0.00	0.00	0.00	0.00	0.06	0.06	0.05	0.00	0.00	0.08	C58
—	—	—	—	—	—	—	—	—	—	—	—	—	C60
—	—	—	—	—	—	—	—	—	—	—	—	—	C61
—	—	—	—	—	—	—	—	—	—	—	—	—	C62
—	—	—	—	—	—	—	—	—	—	—	—	—	C63
5.51	5.04	7.65	8.69	7.45	6.17	7.07	2.83	1.54	1.55	0.10	0.18	2.85	C64
0.12	0.38	0.60	0.93	1.96	1.76	1.21	0.25	0.11	0.10	0.00	0.01	0.10	C65
0.36	0.38	1.00	1.87	2.61	2.64	1.62	0.38	0.17	0.16	0.01	0.02	0.15	C66
2.55	4.71	6.39	11.59	12.42	16.04	16.57	2.73	1.26	1.24	0.06	0.15	1.57	C67
0.06	0.27	0.20	0.09	0.52	0.53	0.00	0.07	0.04	0.03	0.00	0.00	0.06	C68
0.06	0.16	0.27	0.19	0.13	0.18	0.40	0.06	0.06	0.06	0.00	0.01	0.06	C69
14.87	18.95	21.89	23.18	25.88	24.68	17.17	9.21	5.43	5.38	0.36	0.59	9.57	C70—C72, D32—D33, D42—D43
38.82	26.99	21.03	11.03	8.50	5.29	4.04	21.21	17.23	14.96	1.26	1.42	33.79	C73
0.47	0.60	0.60	0.47	0.52	1.59	0.81	0.27	0.16	0.17	0.01	0.02	0.26	C74
0.18	0.16	0.33	0.19	0.26	0.00	0.40	0.22	0.18	0.17	0.01	0.01	0.32	C75
0.24	0.22	0.47	0.09	0.91	1.06	0.40	0.19	0.14	0.13	0.01	0.01	0.13	C81
5.99	10.46	13.77	17.67	21.44	20.27	13.94	5.30	2.92	2.82	0.16	0.32	4.38	C82—C86, C96
0.18	0.16	0.20	0.09	0.39	0.18	0.20	0.07	0.04	0.04	0.00	0.00	0.08	C88
1.48	4.87	5.32	7.39	7.45	5.11	2.63	1.74	0.86	0.86	0.05	0.11	1.34	C90
1.36	2.35	3.26	3.46	3.40	3.88	2.42	1.68	1.43	1.67	0.09	0.13	1.18	C91
4.21	5.64	7.98	9.72	10.72	14.66	6.47	3.40	2.18	2.13	0.13	0.22	3.15	C92—C94, D45—D47
1.78	2.41	3.73	4.49	6.93	9.34	5.46	1.74	1.07	1.08	0.06	0.10	1.25	C95
3.91	5.91	8.72	9.54	14.64	18.16	18.79	3.60	1.86	1.81	0.10	0.19	2.70	O&U
419.87	534.95	671.89	826.96	1 024.44	1 151.04	966.24	304.15	167.75	160.77	10.28	17.77	292.92	ALL
417.62	531.50	665.57	817.42	1 011.37	1 127.41	925.83	300.89	166.38	159.39	10.22	17.64	291.47	ALL exc. C44

附录二　江苏省城市肿瘤登记地区 2018 年恶性肿瘤发病情况

附表 2-1　江苏省城市肿瘤登记地区 2018 年男女合计恶性肿瘤发病主要指标

部位	病例数	构成比/%	0岁	1—4岁	5—9岁	10—14岁	15—19岁	20—24岁	25—29岁	30—34岁	35—39岁	40—44岁	45—49岁	50—54岁
唇	89	0.11	0.00	0.00	0.00	0.00	0.00	0.00	0.00	0.06	0.00	0.12	0.14	0.33
舌	193	0.23	0.00	0.00	0.00	0.00	0.00	0.11	0.11	0.18	0.18	0.38	1.14
口	254	0.30	0.00	0.00	0.00	0.00	0.00	0.09	0.00	0.28	0.00	0.12	0.47	1.23
唾液腺	166	0.20	0.00	0.00	0.00	0.19	0.11	0.26	0.40	0.23	0.36	0.30	0.71	1.23
扁桃体	49	0.06	0.00	0.00	0.00	0.00	0.00	0.00	0.00	0.00	0.12	0.18	0.14	0.24
其他口咽	54	0.06	0.00	0.00	0.00	0.00	0.00	0.00	0.06	0.06	0.06	0.00	0.09	0.19
鼻咽	631	0.75	0.00	0.00	0.17	0.10	0.55	0.09	0.40	0.85	2.01	1.96	3.36	3.93
下咽	97	0.12	0.00	0.00	0.00	0.00	0.00	0.09	0.00	0.00	0.00	0.06	0.24	0.43
咽，部位不明	48	0.06	0.00	0.00	0.10	0.00	0.00	0.00	0.00	0.06	0.00	0.06	0.09	0.24
食管	6 355	7.59	0.00	0.00	0.00	0.08	0.00	0.00	0.09	0.00	0.17	0.30	0.71	3.27	10.85
胃	9 940	11.88	0.00	0.00	0.00	0.00	0.11	0.34	2.30	3.01	4.32	8.01	13.68	26.73
小肠	378	0.45	0.00	0.00	0.00	0.00	0.22	0.26	0.17	0.17	0.30	0.47	0.62	1.71
结肠	4 981	5.95	0.00	0.00	0.00	0.00	0.22	0.26	0.52	1.31	3.02	6.17	9.70	18.30
直肠	3 636	4.35	0.00	0.00	0.00	0.00	0.11	0.34	0.75	0.97	1.72	3.97	8.14	16.31
肛门	112	0.13	0.00	0.00	0.00	0.00	0.00	0.00	0.00	0.00	0.12	0.30	0.19	0.33
肝脏	6 142	7.34	1.55	0.59	0.08	0.00	0.00	0.00	0.92	2.05	4.85	10.08	20.78	31.57
胆囊及其他	1 244	1.49	0.00	0.00	0.00	0.00	0.00	0.06	0.17	0.34	0.24	0.53	1.51	3.27
胰腺	2 745	3.28	0.00	0.00	0.00	0.00	0.00	0.26	0.06	0.17	0.83	2.14	3.93	6.59
鼻、鼻窦及其他	112	0.13	0.00	0.00	0.10	0.00	0.10	0.22	0.06	0.17	0.06	0.24	0.33	0.62
喉	427	0.51	0.00	0.00	0.00	0.00	0.10	0.00	0.09	0.00	0.06	0.18	0.00	0.62	1.23
气管、支气管、肺	16 851	20.14	0.52	0.00	0.00	0.10	0.44	0.94	1.32	3.29	7.04	13.82	26.93	51.33
其他胸腔器官	260	0.31	1.03	0.00	0.00	0.00	0.33	0.17	0.17	0.51	0.53	0.77	0.71	1.33
骨	397	0.47	0.00	0.00	0.08	0.78	0.77	0.43	0.57	0.51	0.59	0.59	1.09	1.28
皮肤黑色素瘤	182	0.22	0.00	0.00	0.08	0.19	0.00	0.09	0.00	0.06	0.18	0.42	0.28	0.57
皮肤其他	783	0.94	0.00	0.00	0.30	0.00	0.11	0.26	0.29	0.51	0.41	0.95	1.28	1.61
间皮瘤	43	0.05	0.00	0.00	0.08	0.00	0.09	0.00	0.00	0.00	0.00	0.12	0.09	0.05
卡波西肉瘤	15	0.02	0.00	0.00	0.00	0.00	0.00	0.06	0.00	0.00	0.00	0.06	0.05	0.09
周围神经、其他结缔组织、软组织	214	0.26	1.03	0.50	0.41	0.10	0.33	0.17	0.52	0.57	0.36	0.36	0.66	0.85
乳房	5 860	7.00	0.00	0.00	0.10	0.00	0.10	0.22	0.60	4.02	9.09	15.86	31.67	46.80	46.74
外阴	51	0.06	0.00	0.00	0.00	0.00	0.00	0.00	0.00	0.00	0.12	0.06	0.28	0.24
阴道	40	0.05	0.00	0.00	0.00	0.00	0.11	0.00	0.06	0.00	0.06	0.06	0.24	0.14
子宫颈	2 141	2.56	0.00	0.00	0.00	0.00	0.00	0.17	1.32	3.69	7.46	12.69	16.56	19.62
子宫体	1 045	1.25	0.00	0.00	0.00	0.00	0.11	0.17	0.52	0.74	1.83	3.26	6.67	10.33
子宫，部位不明	145	0.17	0.00	0.00	0.00	0.00	0.10	0.17	0.06	0.28	0.24	0.47	1.14	1.14
卵巢	977	1.17	0.00	0.00	0.10	0.00	0.10	0.66	1.29	0.80	1.31	1.78	3.50	4.92	6.83
其他女性生殖器	104	0.12	0.00	0.00	0.00	0.00	0.00	0.00	0.23	0.06	0.06	0.24	0.62	0.85
胎盘	5	0.01	0.00	0.00	0.00	0.00	0.00	0.00	0.06	0.06	0.00	0.12	0.00	0.05
阴茎	124	0.15	0.00	0.00	0.00	0.00	0.00	0.00	0.06	0.00	0.06	0.12	0.52	0.52
前列腺	2 413	2.88	0.00	0.00	0.00	0.00	0.00	0.00	0.00	0.11	0.00	0.06	0.28	0.95
睾丸	58	0.07	0.00	0.00	0.00	0.00	0.09	0.40	0.23	0.47	0.12	0.14	0.24
其他男性生殖器	28	0.03	0.00	0.00	0.00	0.00	0.00	0.00	0.00	0.00	0.00	0.00	0.00	0.05
肾	1 083	1.29	0.52	0.40	0.08	0.00	0.00	0.00	0.40	0.80	2.13	2.61	3.88	5.50
肾盂	117	0.14	0.00	0.00	0.00	0.00	0.00	0.00	0.00	0.00	0.00	0.06	0.09	0.24
输尿管	130	0.16	0.00	0.00	0.00	0.00	0.00	0.00	0.00	0.00	0.00	0.00	0.09	0.19
膀胱	1 698	2.03	0.00	0.00	0.00	0.10	0.22	0.09	0.29	0.28	0.77	1.19	2.27	4.03
其他泌尿器官	46	0.05	0.00	0.00	0.08	0.00	0.00	0.00	0.00	0.00	0.00	0.06	0.05	0.05
眼	21	0.03	1.03	0.20	0.00	0.00	0.00	0.00	0.06	0.06	0.12	0.00	0.00	0.09
脑、神经系统	2 079	2.48	2.58	1.09	1.16	1.26	1.53	1.54	2.01	2.61	2.66	5.75	8.28	10.90
甲状腺	3 785	4.52	0.00	0.00	0.00	0.19	0.87	5.40	14.89	20.22	24.44	25.44	25.46	27.16
肾上腺	90	0.11	0.52	0.40	0.17	0.00	0.11	0.00	0.00	0.11	0.06	0.18	0.24	0.24
其他内分泌腺	53	0.06	0.00	0.10	0.00	0.10	0.22	0.09	0.17	0.00	0.30	0.24	0.43	0.28
霍奇金淋巴瘤	78	0.09	0.00	0.00	0.00	0.00	0.11	0.60	0.17	0.11	0.24	0.24	0.28	0.38
非霍奇金淋巴瘤	1 493	1.78	0.00	0.00	0.89	0.33	0.58	0.98	0.94	0.98	1.14	1.89	2.79	4.26	5.97
免疫增生性疾病	27	0.03	0.00	0.00	0.00	0.00	0.00	0.00	0.00	0.00	0.06	0.00	0.00	0.09
多发性骨髓瘤	545	0.65	0.00	0.10	0.00	0.00	0.00	0.00	0.00	0.00	0.06	0.18	0.47	1.33	2.65
淋巴样白血病	496	0.59	1.55	5.75	4.31	3.31	1.09	1.03	0.57	0.62	0.30	0.83	1.09	1.47
髓样白血病	1 087	1.30	1.03	1.29	1.24	0.78	1.09	1.29	1.26	1.93	2.43	2.37	3.50	4.65
白血病，未特指	424	0.51	0.52	0.89	0.33	0.19	0.22	0.69	0.57	0.62	0.65	0.71	1.09	1.47
其他或未指明部位	1 040	1.24	1.03	0.50	0.33	0.00	0.33	0.34	0.63	0.51	1.01	1.72	2.18	4.08
所有部位合计	83 681	100.00	12.92	13.38	9.11	8.46	11.37	18.60	38.40	60.22	92.86	149.75	232.08	340.70
所有部位除外 C44	82 898	99.06	12.92	13.08	9.11	8.37	11.26	18.34	38.11	59.71	92.45	148.80	230.80	339.09

年龄组发病率/（1/10万）							粗率/(1/10万)	中标率/(1/10万)	世标率/(1/10万)	累积率/%		35—64岁截缩率/(1/10万)	ICD-10
55—59岁	60—64岁	65—69岁	70—74岁	75—79岁	80—84岁	≥85岁				0—64岁	0—74岁		
1.13	0.66	0.83	0.98	1.38	2.65	2.05	0.38	0.19	0.19	0.01	0.02	0.33	C00
1.33	2.22	2.41	2.50	3.07	2.87	1.75	0.82	0.44	0.43	0.03	0.05	0.78	C01—C02
1.99	2.28	2.63	4.67	4.15	5.07	4.09	1.08	0.56	0.55	0.03	0.07	0.86	C03—C06
0.66	1.62	0.90	2.39	2.00	5.07	2.63	0.71	0.47	0.44	0.03	0.05	0.76	C07—C08
0.73	0.48	0.45	0.43	0.31	0.44	0.88	0.21	0.12	0.12	0.01	0.01	0.28	C09
0.46	0.48	0.98	0.76	0.77	0.44	0.88	0.23	0.12	0.12	0.01	0.02	0.18	C10
4.64	5.34	6.17	8.14	4.76	4.85	2.92	2.69	1.73	1.63	0.12	0.19	3.34	C11
0.80	1.32	1.88	0.98	1.08	1.32	0.00	0.41	0.22	0.22	0.01	0.03	0.40	C12—C13
0.40	0.18	0.23	1.30	0.77	1.32	0.88	0.20	0.11	0.11	0.01	0.01	0.14	C14
27.11	56.44	89.61	125.48	159.78	179.25	141.75	27.05	12.53	12.57	0.50	1.57	13.36	C15
49.45	84.50	135.51	184.86	218.16	239.88	179.45	42.31	20.96	20.70	0.96	2.56	26.63	C16
2.05	3.18	5.72	5.10	7.07	6.17	8.48	1.61	0.83	0.82	0.04	0.10	1.22	C17
27.91	43.24	59.59	84.78	98.33	110.02	100.54	21.20	10.69	10.57	0.55	1.28	15.79	C18
20.62	32.45	44.47	58.51	71.90	73.42	60.21	15.48	7.90	7.81	0.43	0.94	12.15	C19—C20
0.93	1.08	1.20	1.41	2.92	2.20	1.17	0.48	0.25	0.24	0.01	0.03	0.43	C21
45.21	59.25	64.41	79.24	93.41	112.89	101.42	26.15	13.83	13.72	0.88	1.60	25.48	C22
5.90	9.84	14.00	20.41	33.03	35.28	35.95	5.30	2.48	2.46	0.11	0.28	3.00	C23—C24
12.00	21.65	32.20	48.52	65.76	74.30	81.54	11.69	5.55	5.52	0.24	0.64	6.74	C25
0.60	0.96	1.13	1.09	2.00	1.54	2.63	0.48	0.28	0.28	0.02	0.03	0.42	C30—C31
3.18	4.74	6.02	7.49	7.99	7.28	6.14	1.82	0.91	0.92	0.05	0.12	1.37	C32
89.29	158.09	221.06	300.90	361.81	371.51	296.94	71.73	35.58	35.38	1.76	4.37	49.45	C33—C34
1.92	2.52	3.16	3.69	2.77	1.32	1.46	1.11	0.70	0.69	0.05	0.08	1.18	C37—C38
1.59	3.18	2.78	4.78	9.06	9.26	8.18	1.69	1.06	1.01	0.06	0.10	1.26	C40—C41
0.93	0.96	2.41	2.50	3.84	4.41	5.55	0.77	0.41	0.40	0.02	0.04	0.50	C43
3.31	4.08	6.85	11.51	17.82	22.49	42.09	3.33	1.60	1.59	0.07	0.16	1.72	C44
0.46	0.48	0.53	0.54	0.46	0.88	0.58	0.18	0.10	0.11	0.01	0.01	0.17	C45
0.00	0.12	0.15	0.11	0.31	0.00	0.88	0.06	0.03	0.03	0.00	0.00	0.05	C46
1.33	1.02	2.26	1.63	3.69	3.09	3.80	0.91	0.62	0.63	0.04	0.06	0.71	C47, C49
44.21	47.38	40.18	40.49	38.87	29.10	27.18	24.95	16.43	15.30	1.23	1.64	37.62	C50
0.33	0.30	0.45	0.11	0.92	1.32	2.34	0.22	0.11	0.11	0.01	0.01	0.21	C51
0.20	0.60	0.53	0.43	0.00	0.44	0.58	0.17	0.10	0.10	0.01	0.01	0.19	C52
19.89	14.21	12.94	10.64	12.29	8.16	6.72	9.11	6.17	5.69	0.48	0.60	14.67	C53
12.46	8.28	7.37	8.68	5.53	5.73	2.63	4.45	2.75	2.65	0.22	0.30	6.62	C54
1.39	0.84	0.83	1.09	1.08	1.54	2.63	0.62	0.39	0.36	0.03	0.04	0.81	C55
7.89	8.70	8.65	9.77	8.76	7.72	5.55	4.16	2.66	2.55	0.19	0.28	5.21	C56
0.99	1.02	1.13	0.87	0.31	1.10	0.29	0.44	0.27	0.26	0.02	0.03	0.57	C57
0.00	0.00	0.00	0.00	0.00	0.00	0.00	0.02	0.02	0.02	0.00	0.00	0.03	C58
0.66	0.96	1.28	2.28	1.54	3.53	2.34	0.53	0.27	0.27	0.01	0.03	0.43	C60
4.24	12.71	28.14	56.23	82.96	94.37	72.48	10.27	4.52	4.39	0.09	0.51	2.41	C61
0.20	0.30	0.38	0.65	0.92	0.44	0.29	0.25	0.20	0.17	0.01	0.02	0.24	C62
0.13	0.12	0.38	0.43	0.92	0.88	1.17	0.12	0.05	0.05	0.00	0.01	0.04	C63
8.42	9.36	13.09	15.09	14.60	11.91	8.77	4.61	2.68	2.61	0.17	0.31	4.85	C64
1.13	0.60	1.81	1.95	3.53	2.43	1.75	0.50	0.24	0.24	0.01	0.03	0.29	C65
0.80	1.26	1.88	1.95	3.53	2.87	3.51	0.55	0.26	0.26	0.01	0.03	0.31	C66
7.69	13.07	21.59	27.79	38.41	47.18	51.73	7.23	3.46	3.44	0.15	0.40	4.15	C67
0.13	0.12	0.83	0.76	1.23	1.98	0.88	0.20	0.09	0.09	0.00	0.01	0.06	C68
0.00	0.24	0.15	0.22	0.15	0.22	0.29	0.09	0.07	0.09	0.00	0.01	0.07	C69
14.38	17.57	21.67	25.51	25.81	23.15	20.46	8.85	5.53	5.44	0.36	0.59	9.11	C70—C72, D32—D33, D42—D43
28.37	20.03	15.95	9.55	6.45	6.39	3.21	16.11	13.44	11.53	0.96	1.09	25.21	C73
0.27	0.96	1.50	0.33	1.54	1.76	1.46	0.38	0.23	0.26	0.01	0.02	0.29	C74
0.40	0.18	0.45	0.11	0.46	0.22	0.00	0.23	0.19	0.18	0.01	0.02	0.31	C75
0.20	0.30	0.68	0.87	1.08	2.20	0.29	0.33	0.24	0.22	0.01	0.02	0.27	C81
8.29	13.01	17.38	20.84	27.65	26.68	16.37	6.36	3.67	3.60	0.21	0.40	5.44	C82—C86, C96
0.33	0.30	0.15	0.76	0.31	0.66	0.00	0.11	0.06	0.06	0.00	0.01	0.11	C88
2.72	5.64	8.13	9.99	9.53	7.94	4.38	2.32	1.19	1.20	0.07	0.16	1.89	C90
1.72	3.06	3.76	4.02	4.85	4.85	3.51	2.11	1.90	2.27	0.12	0.16	1.28	C91
5.57	6.42	11.21	15.52	18.13	17.64	9.94	4.63	3.02	2.94	0.17	0.30	3.90	C92—C94, D45—D47
1.59	2.58	4.44	6.19	6.91	11.46	5.85	1.80	1.11	1.11	0.06	0.11	1.25	C95
6.36	7.38	11.74	12.37	19.05	24.03	29.81	4.43	2.34	2.35	0.13	0.25	3.38	O&U
486.88	699.84	948.20	1 250.17	1 516.23	1 622.96	1 381.25	356.22	193.94	189.08	10.81	21.80	299.95	ALL
483.57	695.77	941.36	1 238.66	1 498.41	1 600.47	1 339.16	352.89	192.34	187.49	10.74	21.64	298.23	ALL exc. C44

附表 2-2　江苏省城市肿瘤登记地区 2018 年男性恶性肿瘤发病主要指标

部位	病例数	构成比/%	年龄组发病率/（1/10 万）											
			0 岁	1—4 岁	5—9 岁	10—14 岁	15—19 岁	20—24 岁	25—29 岁	30—34 岁	35—39 岁	40—44 岁	45—49 岁	50—54 岁
唇	44	0.09	0.00	0.00	0.00	0.00	0.00	0.00	0.00	0.00	0.00	0.12	0.10	0.29
舌	111	0.24	0.00	0.00	0.00	0.00	0.00	0.00	0.23	0.12	0.24	0.24	0.29	1.43
口	140	0.30	0.00	0.00	0.00	0.00	0.00	0.16	0.34	0.35	0.12	0.12	0.76	1.33
唾液腺	92	0.20	0.00	0.00	0.00	0.18	0.00	0.00	0.00	0.00	0.24	0.12	0.19	0.76
扁桃体	34	0.07	0.00	0.00	0.00	0.00	0.00	0.00	0.11	0.12	0.00	0.00	0.00	0.19
其他口咽	42	0.09	0.00	0.00	0.00	0.00	0.00	0.00	0.00	0.00	0.00	0.00	0.00	0.38
鼻咽	434	0.93	0.00	0.00	0.00	0.31	0.18	0.62	0.57	0.94	2.42	2.78	4.59	5.80
下咽	92	0.20	0.00	0.00	0.00	0.00	0.00	0.00	0.16	0.00	0.00	0.12	0.48	0.67
咽，部位不明	41	0.09	0.00	0.19	0.00	0.00	0.00	0.00	0.00	0.12	0.00	0.12	0.19	0.48
食管	4 464	9.59	0.00	0.00	0.16	0.00	0.00	0.00	0.00	0.35	0.48	0.85	5.45	19.38
胃	6 970	14.98	0.00	0.00	0.00	0.00	0.21	0.00	1.95	2.46	3.14	8.21	16.06	34.87
小肠	217	0.47	0.00	0.00	0.00	0.00	0.00	0.00	0.11	0.00	0.36	0.67	2.00
结肠	2 923	6.28	0.00	0.00	0.00	0.00	0.00	0.16	0.23	1.52	3.62	6.88	12.14	20.52
直肠	2 223	4.78	0.00	0.00	0.00	0.00	0.21	0.33	0.92	0.94	2.42	5.43	10.13	18.72
肛门	68	0.15	0.00	0.00	0.00	0.00	0.00	0.00	0.00	0.00	0.12	0.24	0.29	0.57
肝脏	4 319	9.28	2.99	0.57	0.00	0.00	0.00	0.00	1.26	3.40	7.85	17.02	35.46	51.12
胆囊及其他	549	1.18	0.00	0.00	0.00	0.00	0.00	0.00	0.00	0.23	0.12	0.48	0.76	3.04
胰腺	1 555	3.34	0.00	0.00	0.00	0.00	0.00	0.00	0.23	0.23	1.09	2.78	4.97	8.65
鼻、鼻窦及其他	72	0.15	0.00	0.00	0.00	0.18	0.41	0.00	0.11	0.23	0.12	0.24	0.38	0.67
喉	389	0.84	0.00	0.00	0.00	0.00	0.00	0.00	0.00	0.12	0.36	1.05	2.47
气管、支气管、肺	10 909	23.45	1.00	0.00	0.00	0.18	0.62	0.99	1.03	2.46	5.07	10.50	26.66	52.83
其他胸腔器官	161	0.35	0.00	0.00	0.00	0.00	0.62	0.16	0.34	0.70	0.60	0.97	0.86	1.52
骨	235	0.51	0.00	0.00	0.16	1.27	1.03	0.66	0.80	0.59	0.60	0.85	1.53	1.05
皮肤黑色素瘤	88	0.19	0.00	0.00	0.16	0.00	0.00	0.16	0.00	0.00	0.24	0.48	0.19	0.48
皮肤其他	386	0.83	0.00	0.00	0.19	0.00	0.18	0.00	0.16	0.46	0.70	0.36	0.85	1.15	1.33
间皮瘤	24	0.05	0.00	0.00	0.00	0.00	0.00	0.00	0.00	0.00	0.00	0.00	0.10	0.10
卡波西肉瘤	13	0.03	0.00	0.00	0.00	0.00	0.00	0.00	0.11	0.00	0.00	0.00	0.10	0.19
周围神经、其他结缔组织、软组织	126	0.27	1.00	0.57	0.62	0.00	0.21	0.33	0.57	0.59	0.48	0.36	0.76	1.24
乳房	62	0.13	0.00	0.00	0.00	0.00	0.00	0.00	0.00	0.12	0.24	0.12	0.57	0.67
外阴	—	—	—	—	—	—	—	—	—	—	—	—	—	—
阴道	—	—	—	—	—	—	—	—	—	—	—	—	—	—
子宫颈	—	—	—	—	—	—	—	—	—	—	—	—	—	—
子宫体	—	—	—	—	—	—	—	—	—	—	—	—	—	—
子宫，部位不明	—	—	—	—	—	—	—	—	—	—	—	—	—	—
卵巢	—	—	—	—	—	—	—	—	—	—	—	—	—	—
其他女性生殖器	—	—	—	—	—	—	—	—	—	—	—	—	—	—
胎盘	—	—	—	—	—	—	—	—	—	—	—	—	—	—
阴茎	124	0.27	0.00	0.00	0.00	0.00	0.00	0.00	0.11	0.00	0.12	0.24	1.05	1.05
前列腺	2 413	5.19	0.00	0.00	0.00	0.00	0.00	0.00	0.00	0.23	0.00	0.12	0.57	1.90
睾丸	58	0.12	0.00	0.00	0.00	0.00	0.00	0.16	0.80	0.47	0.97	0.24	0.29	0.48
其他男性生殖器	28	0.06	0.00	0.00	0.00	0.00	0.00	0.00	0.00	0.00	0.00	0.00	0.00	0.10
肾	734	1.58	1.00	0.19	0.16	0.00	0.21	0.16	0.57	1.29	3.87	3.62	4.87	7.03
肾盂	78	0.17	0.00	0.00	0.00	0.00	0.00	0.00	0.00	0.00	0.00	0.00	0.10	0.38
输尿管	79	0.17	0.00	0.00	0.00	0.00	0.00	0.00	0.00	0.00	0.00	0.00	0.00	0.19
膀胱	1 362	2.93	0.00	0.00	0.00	0.18	0.21	0.00	0.34	0.59	1.09	1.45	3.73	6.75
其他泌尿器官	36	0.08	0.00	0.00	0.16	0.00	0.00	0.00	0.00	0.00	0.12	0.00	0.00	0.10
眼	8	0.02	1.00	0.38	0.00	0.00	0.00	0.00	0.00	0.00	0.00	0.00	0.00	0.00
脑、神经系统	892	1.92	2.99	0.75	1.24	1.64	2.06	1.48	2.18	3.28	2.42	4.83	6.21	8.65
甲状腺	927	1.99	0.00	0.00	0.00	0.18	1.03	2.14	8.37	12.31	14.26	12.56	10.13	11.69
肾上腺	47	0.10	0.00	0.00	0.31	0.00	0.00	0.00	0.23	0.12	0.12	0.29	0.29
其他内分泌腺	29	0.06	0.00	0.38	0.31	0.16	0.18	0.21	0.16	0.11	0.00	0.24	0.24	0.38	0.19
霍奇金淋巴瘤	56	0.12	0.00	0.00	0.00	0.00	0.21	0.49	0.23	0.12	0.36	0.36	0.57	0.67
非霍奇金淋巴瘤	837	1.80	0.00	1.51	0.31	0.55	1.24	0.99	1.03	1.52	1.33	3.26	4.20	7.41
免疫增生性疾病	20	0.04	0.00	0.00	0.00	0.00	0.00	0.00	0.00	0.00	0.00	0.00	0.00	0.10
多发性骨髓瘤	314	0.67	0.00	0.00	0.00	0.00	0.00	0.00	0.00	0.12	0.24	0.24	1.82	3.23
淋巴样白血病	280	0.60	1.99	6.22	4.20	3.09	1.44	1.31	0.69	0.59	0.36	1.09	0.96	1.71
髓样白血病	633	1.36	1.99	1.51	1.55	0.73	1.03	1.64	1.26	2.70	2.54	1.93	4.11	4.66
白血病，未特指	237	0.51	1.00	1.32	0.16	0.36	0.41	0.99	0.57	0.47	0.85	0.97	1.05	1.90
其他或未指明部位	550	1.18	1.00	0.57	0.47	0.00	0.41	0.16	0.57	0.47	0.60	1.81	2.20	3.90
所有部位合计	46 525	100.00	15.92	14.33	10.11	9.10	12.38	12.98	26.61	40.90	59.69	93.44	168.58	295.13
所有部位除外 C44	46 139	99.17	15.92	14.14	10.11	8.91	12.38	12.81	26.15	40.20	59.33	92.59	167.43	293.80

年龄组发病率 /(1/10万)							粗率 /(1/10万)	中标率 /(1/10万)	世标率 /(1/10万)	累积率 /%		35—64岁 截缩率 /(1/10万)	ICD-10
55—59岁	60—64岁	65—69岁	70—74岁	75—79岁	80—84岁	≥85岁				0—64岁	0—74岁		
1.05	0.36	1.21	1.54	2.26	2.01	1.58	0.37	0.19	0.19	0.01	0.02	0.27	C00
1.71	2.50	2.88	2.65	3.55	4.03	1.58	0.95	0.52	0.51	0.03	0.06	0.92	C01—C02
3.03	2.98	2.57	4.41	5.81	5.54	5.54	1.19	0.61	0.62	0.04	0.07	1.07	C03—C06
0.79	2.50	1.51	3.31	2.58	2.01	1.58	0.78	0.48	0.46	0.03	0.05	0.74	C07—C08
1.18	0.71	0.61	0.66	0.32	1.01	1.58	0.29	0.17	0.17	0.01	0.02	0.38	C09
0.79	0.83	1.67	0.88	1.29	1.01	1.58	0.36	0.19	0.19	0.01	0.02	0.27	C10
6.97	7.86	9.24	11.25	5.17	6.04	3.17	3.70	2.38	2.28	0.17	0.27	4.74	C11
1.58	2.62	3.48	1.99	1.94	3.02	0.00	0.78	0.42	0.43	0.03	0.06	0.77	C12—C13
0.66	0.36	0.45	2.65	1.29	1.51	0.79	0.35	0.20	0.20	0.01	0.03	0.27	C14
46.57	91.14	132.52	174.70	215.64	242.04	200.32	38.01	18.57	18.76	0.82	2.36	22.21	C15
69.59	131.29	198.55	280.35	326.37	366.34	277.12	59.34	29.91	29.79	1.34	3.73	36.85	C16
2.24	3.69	7.12	6.62	9.68	6.04	12.67	1.85	0.95	0.96	0.05	0.12	1.33	C17
34.34	53.02	72.70	110.07	118.47	130.83	130.64	24.89	12.98	12.88	0.66	1.58	18.96	C18
26.05	44.20	58.01	73.01	91.36	87.06	76.80	18.93	10.00	9.93	0.55	1.20	15.56	C19—C20
1.05	1.67	1.82	1.10	2.91	3.02	1.58	0.58	0.31	0.30	0.02	0.03	0.57	C21
70.38	88.40	91.93	103.45	116.54	142.41	127.48	36.77	20.49	20.30	1.38	2.36	40.41	C22
6.18	10.72	13.63	19.85	28.73	29.69	29.30	4.67	2.31	2.31	0.11	0.28	2.94	C23—C24
16.18	26.93	36.80	56.47	72.96	88.06	100.56	13.24	6.63	6.63	0.31	0.77	8.67	C25
0.92	1.19	2.12	1.32	2.91	2.52	0.79	0.61	0.39	0.37	0.02	0.04	0.52	C30—C31
5.92	8.94	9.24	15.50	13.59	14.25	3.31	1.69	1.71	0.09	0.22	2.59		C32
106.04	210.64	300.94	437.85	531.35	562.50	470.32	92.88	46.57	46.51	2.09	5.78	57.56	C33—C34
2.10	2.74	4.39	5.07	3.23	2.01	3.96	1.37	0.89	0.85	0.05	0.10	1.34	C37—C38
1.45	3.81	3.18	6.40	11.30	11.57	12.67	2.00	1.34	1.27	0.07	0.12	1.42	C40—C41
1.45	0.95	2.42	1.54	3.87	5.03	7.13	0.75	0.40	0.41	0.02	0.04	0.56	C43
4.21	4.17	7.88	12.79	21.63	23.15	37.21	3.29	1.72	1.68	0.07	0.17	1.75	C44
0.53	0.83	0.30	0.66	0.65	2.01	0.79	0.20	0.10	0.10	0.01	0.01	0.19	C45
0.00	0.24	0.30	0.00	0.65	0.00	2.38	0.11	0.06	0.06	0.00	0.00	0.08	C46
1.45	1.43	3.18	1.54	2.91	5.03	5.54	1.07	0.73	0.75	0.04	0.07	0.88	C47, C49
0.53	0.95	1.67	1.54	2.58	1.01	3.96	0.53	0.30	0.29	0.02	0.03	0.48	C50
—	—	—	—	—	—	—	—	—	—	—	—	—	C51
—	—	—	—	—	—	—	—	—	—	—	—	—	C52
—	—	—	—	—	—	—	—	—	—	—	—	—	C53
—	—	—	—	—	—	—	—	—	—	—	—	—	C54
—	—	—	—	—	—	—	—	—	—	—	—	—	C55
—	—	—	—	—	—	—	—	—	—	—	—	—	C56
—	—	—	—	—	—	—	—	—	—	—	—	—	C57
—	—	—	—	—	—	—	—	—	—	—	—	—	C58
1.32	1.91	2.57	4.63	3.23	8.05	6.33	1.06	0.56	0.55	0.03	0.07	0.86	C60
8.42	25.26	56.64	114.26	174.32	215.37	196.36	20.54	9.52	9.28	0.18	1.04	4.79	C61
0.39	0.60	0.76	1.32	1.94	1.01	0.79	0.49	0.40	0.34	0.02	0.04	0.49	C62
0.26	0.24	0.76	0.88	1.94	2.01	3.17	0.24	0.11	0.11	0.00	0.01	0.08	C63
11.58	13.46	17.87	20.51	20.98	18.12	10.29	6.25	3.74	3.61	0.24	0.43	6.76	C64
2.10	0.71	3.03	2.65	3.55	3.02	1.58	0.66	0.34	0.34	0.02	0.04	0.44	C65
1.18	1.91	2.57	2.43	3.87	3.52	3.96	0.67	0.32	0.34	0.02	0.04	0.43	C66
12.89	20.97	35.14	46.32	66.18	84.54	104.51	11.60	5.77	5.75	0.24	0.65	6.67	C67
0.13	0.24	1.36	1.54	1.61	3.52	2.38	0.31	0.15	0.15	0.00	0.02	0.06	C68
0.00	0.12	0.00	0.22	0.00	0.00	0.79	0.07	0.05	0.09	0.00	0.01	0.05	C69
11.84	14.77	19.23	24.26	23.89	18.62	19.00	7.59	5.01	4.88	0.31	0.53	7.43	C70—C72, D32—D33, D42—D43
11.84	9.65	8.48	6.62	3.55	5.03	7.89	6.91	5.80	0.47	0.55	11.81		C73
0.00	1.07	1.82	0.22	2.26	1.01	1.58	0.40	0.25	0.26	0.01	0.02	0.29	C74
0.53	0.24	0.61	0.22	0.65	0.50	0.00	0.25	0.20	0.20	0.01	0.02	0.30	C75
0.13	0.60	0.91	1.54	1.61	2.52	0.79	0.48	0.34	0.31	0.02	0.03	0.45	C81
10.00	14.89	20.29	23.60	33.25	32.71	15.84	7.13	4.19	4.14	0.24	0.46	6.11	C82—C86, C96
0.53	0.60	0.15	1.32	0.00	1.51	0.00	0.17	0.09	0.09	0.01	0.01	0.16	C88
3.16	5.84	9.84	12.13	11.30	10.57	5.54	2.67	1.41	1.40	0.07	0.18	2.13	C90
1.97	3.93	3.79	5.07	5.81	6.54	6.33	2.38	2.07	2.47	0.13	0.18	1.50	C91
6.18	7.39	14.09	18.53	25.18	26.17	11.88	5.39	3.53	3.43	0.19	0.35	4.16	C92—C94, D45—D47
1.45	2.86	5.15	7.28	6.78	14.09	6.33	2.02	1.32	1.33	0.07	0.13	1.42	C95
7.50	8.46	13.02	13.46	21.95	28.68	37.21	4.68	2.53	2.57	0.14	0.27	3.58	O&U
508.34	843.41	1 192.08	1 646.61	2 017.27	2 237.27	1 968.36	396.12	210.29	208.35	10.48	24.67	284.29	ALL
504.13	839.24	1 184.21	1 633.82	1 995.64	2 214.13	1 931.15	392.83	208.57	206.67	10.41	24.50	282.54	ALL exc. C44

附表 2-3 江苏省城市肿瘤登记地区 2018 年女性恶性肿瘤发病主要指标

部位	病例数	构成比/%	年龄组发病率/(1/10万)											
			0 岁	1—4 岁	5—9 岁	10—14 岁	15—19 岁	20—24 岁	25—29 岁	30—34 岁	35—39 岁	40—44 岁	45—49 岁	50—54 岁
唇	45	0.12	0.00	0.00	0.00	0.00	0.00	0.00	0.00	0.11	0.00	0.12	0.19	0.38
舌	82	0.22	0.00	0.00	0.00	0.00	0.00	0.00	0.00	0.11	0.12	0.12	0.47	0.85
口	114	0.31	0.00	0.00	0.00	0.00	0.00	0.18	0.00	0.44	0.00	0.12	0.66	1.13
唾液腺	74	0.20	0.00	0.00	0.00	0.21	0.23	0.36	0.46	0.11	0.58	0.23	0.09	0.28
扁桃体	15	0.04	0.00	0.00	0.00	0.00	0.00	0.00	0.00	0.00	0.00	0.23	0.09	0.28
其他口咽	12	0.03	0.00	0.00	0.00	0.00	0.00	0.00	0.00	0.00	0.12	0.00	0.19	0.00
鼻咽	197	0.53	0.00	0.00	0.00	0.00	0.47	0.18	0.23	0.77	1.62	1.17	2.16	2.08
下咽	5	0.01	0.00	0.00	0.00	0.00	0.00	0.00	0.00	0.00	0.00	0.00	0.00	0.19
咽，部位不明	7	0.02	0.00	0.00	0.00	0.00	0.00	0.00	0.00	0.00	0.12	0.58	1.13	2.36
食管	1 891	5.09	0.00	0.00	0.00	0.00	0.00	0.72	2.65	3.53	5.45	7.81	11.34	18.63
胃	2 970	7.99	0.00	0.00	0.00	0.00	0.00	0.00	0.23	0.33	0.35	0.58	0.56	1.42
小肠	161	0.43	0.00	0.00	0.00	0.00	0.00	0.00	0.00	0.00	0.00	0.23	0.47	0.66
结肠	2 058	5.54	0.00	0.00	0.00	0.00	0.47	0.36	0.81	1.10	2.44	5.48	7.31	16.08
直肠	1 413	3.80	0.00	0.00	0.00	0.00	0.00	0.36	0.58	0.99	1.04	2.56	6.19	13.90
肛门	44	0.12	0.00	0.00	0.00	0.00	0.00	0.00	0.00	0.12	0.00	0.12	0.35	0.09
肝脏	1 823	4.91	0.00	0.63	0.18	0.00	0.00	0.00	0.00	0.12	0.22	0.35	2.25	3.50
胆囊及其他	695	1.87	0.00	0.00	0.00	0.00	0.00	0.54	0.12	0.44	0.58	1.52	2.91	4.54
胰腺	1 190	3.20	0.00	0.00	0.00	0.00	0.00	0.00	0.00	0.11	0.00	0.23	0.28	0.57
鼻、鼻窦及其他	40	0.11	0.00	0.21	0.00	0.00	0.00	0.00	0.00	0.00	0.00	0.00	0.19	0.00
喉	38	0.10	0.00	0.00	0.00	0.21	0.00	0.18	0.00	0.00	0.00	0.00	0.19	0.00
气管、支气管、肺	5 942	15.99	0.00	0.00	0.00	0.00	0.23	0.90	1.61	4.08	8.93	17.02	27.19	49.84
其他胸腔器官	99	0.27	2.15	0.00	0.00	0.00	0.00	0.18	0.00	0.33	0.46	0.58	0.56	1.13
骨	162	0.44	0.00	0.00	0.00	0.21	0.47	0.18	0.35	0.44	0.58	0.35	0.66	1.51
皮肤黑色素瘤	94	0.25	0.00	0.00	0.00	0.42	0.00	0.00	0.00	0.11	0.12	0.35	0.38	0.66
皮肤其他	397	1.07	0.00	0.42	0.00	0.00	0.23	0.36	0.12	0.33	0.46	1.05	1.41	1.89
间皮瘤	19	0.05	0.00	0.00	0.00	0.18	0.00	0.00	0.00	0.00	0.00	0.23	0.19	0.00
卡波西肉瘤	2	0.01	0.00	0.00	0.00	0.00	0.00	0.00	0.00	0.00	0.00	0.12	0.00	0.00
周围神经、其他结缔组织、软组织	88	0.24	1.08	0.42	0.18	0.21	0.47	0.00	0.46	0.55	0.23	0.35	0.56	0.47
乳房	5 798	15.60	0.00	0.21	0.00	0.21	0.47	1.25	8.06	17.53	30.86	62.14	92.16	92.59
外阴	51	0.14	0.00	0.00	0.00	0.00	0.00	0.00	0.00	0.00	0.23	0.12	0.56	0.47
阴道	40	0.11	0.00	0.00	0.00	0.00	0.23	0.00	0.12	0.00	0.00	0.00	0.47	0.28
子宫颈	2 141	5.76	0.00	0.00	0.00	0.00	0.23	0.36	2.65	7.17	14.62	24.95	32.81	39.15
子宫体	1 045	2.81	0.00	0.00	0.00	0.00	0.23	0.36	1.04	1.43	3.60	6.41	13.22	20.62
子宫，部位不明	145	0.39	0.00	0.00	0.00	0.00	0.00	0.36	0.12	0.55	0.46	0.93	2.06	2.27
卵巢	977	2.63	0.00	0.00	0.21	0.00	0.21	1.40	2.69	1.61	2.54	3.48	6.88	13.62
其他女性生殖器	104	0.28	0.00	0.00	0.00	0.00	0.00	0.00	0.46	0.11	0.12	0.47	1.22	1.70
胎盘	5	0.01	0.00	0.00	0.00	0.00	0.00	0.12	0.11	0.00	0.23	0.00	0.00	0.09
阴茎	—	—	—	—	—	—	—	—	—	—	—	—	—	—
前列腺	—	—	—	—	—	—	—	—	—	—	—	—	—	—
睾丸	—	—	—	—	—	—	—	—	—	—	—	—	—	—
其他男性生殖器	—	—	—	—	—	—	—	—	—	—	—	—	—	—
肾	349	0.94	0.00	0.00	0.63	0.00	0.00	0.23	0.00	0.23	0.33	0.46	1.63	2.91
肾盂	39	0.10	0.00	0.00	0.00	0.00	0.00	0.00	0.00	0.00	0.00	0.00	0.19	0.19
输尿管	51	0.14	0.00	0.00	0.00	0.00	0.00	0.00	0.00	0.00	0.46	0.93	0.84	1.32
膀胱	336	0.90	0.00	0.00	0.00	0.00	0.00	0.23	0.18	0.23	0.00	0.12	0.09	0.00
其他泌尿器官	10	0.03	0.00	0.00	0.00	0.00	0.00	0.00	0.00	0.00	0.00	0.00	0.00	0.09
眼	13	0.03	1.08	0.00	0.00	0.00	0.00	0.00	0.12	0.11	0.12	0.00	0.00	0.09
脑、神经系统	1 187	3.19	2.15	1.46	1.06	0.84	0.93	1.61	1.84	1.98	2.90	6.65	10.31	13.15
甲状腺	2 858	7.69	0.00	0.00	0.00	0.21	0.70	8.96	21.43	27.67	34.22	37.89	40.50	42.56
肾上腺	43	0.12	1.08	0.42	0.00	0.00	0.23	0.00	0.00	0.00	0.35	0.23	0.47	0.38
其他内分泌腺	24	0.06	0.00	0.21	0.00	0.00	0.00	0.72	0.12	0.11	0.12	0.12	0.00	0.09
霍奇金淋巴瘤	22	0.06	0.00	0.00	0.00	0.00	0.00	0.00	0.00	0.00	0.00	0.12	0.00	0.09
非霍奇金淋巴瘤	656	1.77	0.00	0.21	0.35	0.63	0.70	0.90	0.92	0.77	2.44	2.33	4.31	4.54
免疫增生性疾病	7	0.02	0.00	0.00	0.21	0.00	0.00	0.00	0.00	0.00	0.00	0.12	0.00	0.09
多发性骨髓瘤	231	0.62	0.00	0.00	0.00	0.00	0.00	0.00	0.00	0.12	0.70	0.84	1.22	2.08
淋巴样白血病	216	0.58	1.08	5.22	4.43	3.56	0.70	0.72	0.46	0.66	0.23	0.58	1.22	1.23
髓样白血病	454	1.22	0.00	1.04	0.89	0.84	1.16	0.90	1.27	1.21	2.32	2.80	2.91	4.63
白血病，未特指	187	0.50	0.00	0.42	0.53	0.00	0.00	0.36	0.23	0.66	0.55	1.39	1.63	2.16
其他或未指明部位	490	1.32	1.08	0.42	0.18	0.00	0.23	0.54	0.69	0.55	1.39	1.63	2.16	4.26
所有部位合计	37 156	100.00	9.68	12.32	7.97	7.74	10.23	24.73	50.23	78.39	124.71	204.13	294.38	386.06
所有部位除外 C44	36 759	98.93	9.68	11.91	7.97	7.74	10.00	24.37	50.12	78.06	124.25	203.08	292.97	384.17

年龄组发病率 /(1/10万)							粗率 /(1/10万)	中标率 /(1/10万)	世标率 /(1/10万)	累积率 /%		35—64岁截缩率 /(1/10万)	ICD-10
55—59岁	60—64岁	65—69岁	70—74岁	75—79岁	80—84岁	≥85岁				0—64岁	0—74岁		
1.20	0.97	0.45	0.43	0.59	3.14	2.32	0.38	0.18	0.19	0.01	0.02	0.40	C00
0.94	1.93	1.94	2.35	2.64	1.96	1.85	0.70	0.36	0.36	0.02	0.04	0.64	C01—C02
0.94	1.57	2.69	4.92	2.64	4.71	3.24	0.97	0.51	0.49	0.03	0.06	0.66	C03—C06
0.53	0.72	0.30	1.50	1.47	0.00	3.24	0.63	0.45	0.42	0.03	0.04	0.77	C07—C08
0.13	0.12	0.30	0.64	0.29	0.00	0.46	0.13	0.07	0.07	0.01	0.01	0.17	C09
2.27	2.78	3.14	5.13	4.40	3.92	2.78	1.68	1.09	1.00	0.07	0.11	1.94	C10
0.00	0.00	0.30	0.00	0.29	0.00	0.00	0.04	0.02	0.02	0.00	0.00	0.03	C11
0.13	0.00	0.00	0.00	0.29	1.18	0.93	0.06	0.02	0.02	0.00	0.00	0.03	C12—C13
7.35	21.26	47.25	77.80	109.05	130.28	107.48	16.10	6.75	6.64	0.16	0.79	4.43	C14
28.99	37.08	73.27	92.33	119.90	141.27	122.30	25.29	12.50	12.09	0.58	1.41	16.29	C15
1.87	2.66	4.34	3.63	4.69	6.28	6.02	1.37	0.71	0.69	0.04	0.08	1.10	C17
21.38	33.33	46.65	60.27	80.03	93.79	82.93	17.52	8.51	8.40	0.44	0.98	12.60	C18
15.10	20.53	31.10	44.46	54.23	62.79	50.50	12.03	5.88	5.77	0.31	0.68	8.74	C19—C20
0.80	0.48	0.60	1.71	2.93	1.57	0.93	0.37	0.19	0.18	0.01	0.02	0.29	C21
19.64	29.71	37.23	55.78	72.41	89.86	86.17	15.52	7.33	7.29	0.38	0.84	10.59	C22
5.61	8.94	14.35	20.95	36.94	39.63	39.84	5.92	2.63	2.59	0.11	0.28	3.06	C23—C24
7.75	16.30	27.66	40.82	59.22	63.57	70.42	10.13	4.52	4.48	0.17	0.52	4.80	C25
0.27	0.72	0.15	0.85	1.17	0.78	3.71	0.34	0.17	0.18	0.01	0.02	0.32	C30—C31
0.40	0.48	1.20	1.28	1.17	2.35	1.39	0.32	0.17	0.17	0.01	0.02	0.15	C32
72.28	104.83	142.20	168.21	207.85	222.50	195.50	50.59	25.35	25.03	1.43	2.99	41.18	C33—C34
1.74	2.29	1.94	2.35	2.35	0.78	0.00	0.84	0.53	0.53	0.04	0.06	1.01	C37—C38
1.74	2.54	2.39	3.21	7.04	7.46	5.56	1.38	0.79	0.74	0.05	0.07	1.10	C40—C41
0.40	0.97	2.39	3.42	3.81	3.92	4.63	0.80	0.42	0.40	0.02	0.05	0.45	C43
2.40	3.99	5.83	10.26	14.36	21.98	44.94	3.38	1.48	1.50	0.06	0.14	1.69	C44
0.40	0.12	0.75	0.43	0.29	0.00	0.46	0.16	0.11	0.11	0.01	0.01	0.15	C45
0.00	0.00	0.00	0.21	0.00	0.00	0.00	0.02	0.01	0.01	0.00	0.00	0.02	C46
1.20	0.60	1.35	1.71	4.40	1.57	2.78	0.75	0.52	0.52	0.03	0.04	0.53	C47, C49
88.58	94.44	78.20	78.23	71.82	51.01	40.77	49.36	32.21	30.03	2.44	3.22	74.39	C50
0.67	0.60	0.90	0.21	1.76	2.35	3.71	0.43	0.22	0.21	0.01	0.02	0.42	C51
0.40	1.21	1.05	0.85	0.00	0.78	0.93	0.34	0.21	0.21	0.01	0.02	0.39	C52
40.08	28.62	25.72	20.95	23.45	14.52	10.66	18.23	12.22	11.27	0.95	1.19	29.19	C53
25.12	16.67	14.65	17.10	10.55	10.20	4.17	8.90	5.46	5.27	0.44	0.60	13.21	C54
2.81	1.69	1.64	2.14	2.05	2.75	4.17	1.23	0.76	0.72	0.06	0.08	1.62	C55
15.90	17.51	17.20	19.24	16.71	13.73	8.80	8.32	5.27	5.06	0.38	0.56	10.40	C56
2.00	2.05	2.24	1.71	0.59	1.96	0.46	0.89	0.53	0.52	0.04	0.06	1.15	C57
0.00	0.00	0.00	0.00	0.00	0.00	0.00	0.04	0.04	0.03	0.00	0.00	0.06	C58
—	—	—	—	—	—	—	—	—	—	—	—	—	C60
—	—	—	—	—	—	—	—	—	—	—	—	—	C61
—	—	—	—	—	—	—	—	—	—	—	—	—	C62
—	—	—	—	—	—	—	—	—	—	—	—	—	C63
5.21	5.19	8.37	9.83	8.79	7.06	7.88	2.97	1.64	1.64	0.10	0.19	2.95	C64
0.13	0.48	0.60	1.28	3.52	1.96	1.85	0.33	0.15	0.14	0.00	0.01	0.14	C65
0.40	0.60	1.20	1.50	3.22	2.35	3.24	0.43	0.19	0.19	0.01	0.02	0.20	C66
2.40	5.07	8.22	9.83	13.19	18.05	20.85	2.86	1.33	1.32	0.06	0.15	1.61	C67
0.13	0.00	0.30	0.00	0.88	0.78	0.00	0.09	0.04	0.04	0.00	0.00	0.06	C68
0.13	0.36	0.30	0.00	0.29	0.39	0.00	0.11	0.08	0.09	0.01	0.01	0.08	C69
16.97	20.41	24.07	26.72	27.56	26.68	21.31	10.11	6.03	5.97	0.40	0.66	10.79	C70—C72, D32—D33, D42—D43
45.16	30.55	23.33	12.40	9.09	7.46	4.63	24.33	19.86	17.19	1.45	1.63	38.43	C73
0.53	0.85	1.20	0.43	0.88	2.35	1.39	0.37	0.21	0.25	0.01	0.02	0.29	C74
0.27	0.12	0.30	0.00	0.29	2.35	0.00	0.19	0.15	0.17	0.01	0.01	0.31	C75
0.27	0.00	0.45	0.21	0.59	1.96	0.00	0.19	0.15	0.14	0.01	0.01	0.09	C81
6.55	11.11	14.50	18.17	22.57	21.98	16.68	5.58	3.17	3.06	0.18	0.34	4.77	C82—C86, C96
0.13	0.00	0.15	0.21	0.59	0.00	0.00	0.06	0.03	0.03	0.00	0.00	0.06	C88
2.27	5.43	6.43	7.91	7.92	5.89	3.71	1.97	0.99	1.01	0.06	0.13	1.65	C90
1.47	2.17	3.74	2.99	4.98	3.53	1.85	1.84	1.74	2.06	0.11	0.14	1.06	C91
4.94	5.43	8.37	12.61	11.73	10.99	8.80	3.87	2.54	2.46	0.15	0.26	3.64	C92—C94, D45—D47
1.74	2.29	3.74	5.13	9.42	5.56	5.56	1.59	0.90	0.88	0.05	0.09	1.09	C95
5.21	6.28	10.47	11.33	16.42	20.41	25.48	4.17	2.17	2.15	0.12	0.23	3.17	O&U
465.08	554.32	707.42	866.04	1 061.22	1 143.90	1 037.72	316.33	179.64	172.07	11.10	18.97	314.43	ALL
462.68	550.34	701.59	855.78	1 046.86	1 121.92	992.79	312.95	178.16	170.56	11.04	18.82	312.73	ALL exc. C44

附表 3-1　江苏省农村肿瘤登记地区 2018 年男女合计恶性肿瘤发病主要指标

部位	病例数	构成比/%	年龄组发病率 /（1/10 万）											
			0 岁	1—4 岁	5—9 岁	10—14 岁	15—19 岁	20—24 岁	25—29 岁	30—34 岁	35—39 岁	40—44 岁	45—49 岁	50—54 岁
唇	65	0.07	0.00	0.00	0.00	0.00	0.00	0.00	0.05	0.00	0.06	0.11	0.12	0.07
舌	180	0.19	0.00	0.00	0.00	0.07	0.00	0.07	0.05	0.05	0.11	0.16	0.51	0.62
口	299	0.31	0.00	0.00	0.00	0.00	0.09	0.00	0.09	0.10	0.06	0.27	0.47	0.87
唾液腺	173	0.18	0.00	0.00	0.00	0.00	0.00	0.15	0.23	0.15	0.22	0.48	0.83	0.55
扁桃体	39	0.04	0.00	0.00	0.00	0.00	0.00	0.07	0.00	0.00	0.06	0.21	0.08	0.22
其他口咽	40	0.04	0.00	0.00	0.00	0.00	0.00	0.00	0.00	0.00	0.00	0.00	0.08	0.00
鼻咽	699	0.73	0.00	0.00	0.00	0.21	0.00	0.22	0.14	0.55	0.89	2.23	2.79	3.68
下咽	91	0.10	0.00	0.00	0.00	0.00	0.00	0.00	0.00	0.00	0.00	0.05	0.04	0.26
咽，部位不明	47	0.05	0.00	0.00	0.00	0.00	0.00	0.00	0.00	0.00	0.00	0.11	0.08	0.04
食管	10 728	11.23	0.00	0.00	0.00	0.00	0.00	0.00	0.00	0.15	0.67	1.33	4.21	12.28
胃	12 037	12.60	0.00	0.00	0.00	0.00	0.18	0.15	1.36	2.49	3.91	6.32	13.18	25.11
小肠	344	0.36	0.00	0.00	0.00	0.00	0.07	0.09	0.00	0.10	0.22	0.48	0.75	0.98
结肠	4 307	4.51	0.00	0.00	0.00	0.07	0.07	0.27	0.52	0.89	1.34	2.96	4.14	8.89	12.25
直肠	4 340	4.54	0.00	0.00	0.00	0.00	0.00	0.27	0.30	0.75	1.04	1.79	4.14	7.94	14.40
肛门	90	0.09	0.00	0.00	0.00	0.00	0.00	0.00	0.05	0.00	0.00	0.05	0.20	0.29
肝脏	8 156	8.54	1.60	0.27	0.20	0.14	0.18	0.59	0.89	1.89	6.93	16.35	26.19	37.51
胆囊及其他	1 425	1.49	0.00	0.00	0.00	0.00	0.00	0.00	0.09	0.00	0.34	0.74	1.22	2.99
胰腺	3 262	3.41	0.00	0.00	0.00	0.00	0.18	0.37	0.33	0.35	1.28	1.86	3.66	6.82
鼻、鼻窦及其他	107	0.11	0.00	0.00	0.00	0.00	0.00	0.09	0.00	0.06	0.21	0.20	0.55
喉	404	0.42	0.00	0.00	0.00	0.00	0.00	0.00	0.05	0.11	0.11	0.67	1.09
气管、支气管、肺	19 505	20.41	0.53	0.00	0.07	0.00	0.36	0.59	1.45	3.23	6.54	14.76	24.07	47.28
其他胸腔器官	240	0.25	0.00	0.09	0.07	0.14	0.09	0.07	0.23	0.30	0.39	0.21	0.79	1.20
骨	548	0.57	0.00	0.45	0.20	0.42	0.90	0.37	0.75	0.35	0.78	0.96	1.14	1.68
皮肤黑色素瘤	225	0.24	0.00	0.09	0.00	0.00	0.00	0.07	0.14	0.15	0.11	0.11	0.35	0.73
皮肤其他	847	0.89	0.00	0.09	0.00	0.14	0.18	0.07	0.23	0.30	0.39	0.74	0.98	1.39
间皮瘤	24	0.03	0.00	0.00	0.00	0.00	0.00	0.00	0.00	0.00	0.00	0.00	0.08	0.07
卡波西肉瘤	8	0.01	0.00	0.00	0.00	0.00	0.00	0.05	0.00	0.00	0.00	0.00	0.04	0.00
周围神经、其他结缔组织、软组织	178	0.19	0.53	0.09	0.07	0.00	0.63	0.15	0.19	0.10	0.39	0.32	0.47	0.84
乳房	5 582	5.84	0.00	0.00	0.00	0.00	0.09	0.89	2.49	5.72	13.41	25.58	38.90	37.11
外阴	53	0.06	0.00	0.00	0.00	0.00	0.00	0.07	0.00	0.00	0.06	0.11	0.12	0.11
阴道	52	0.05	0.00	0.00	0.00	0.00	0.00	0.00	0.00	0.00	0.00	0.11	0.28	0.11
子宫颈	2 694	2.82	0.00	0.00	0.00	0.00	0.00	0.37	1.36	2.79	6.76	12.85	16.83	19.39
子宫体	981	1.03	0.00	0.00	0.00	0.00	0.00	0.07	0.23	0.40	1.28	2.23	4.88	8.35
子宫，部位不明	269	0.28	0.00	0.00	0.00	0.00	0.00	0.00	0.00	0.25	0.80	1.42	1.86
卵巢	952	1.00	0.00	0.00	0.07	0.07	0.18	0.44	0.84	0.85	1.06	2.49	5.15	6.20
其他女性生殖器	76	0.08	0.00	0.00	0.00	0.00	0.00	0.00	0.00	0.06	0.11	0.43	0.77
胎盘	10	0.01	0.00	0.00	0.00	0.00	0.00	0.14	0.05	0.11	0.00	0.00	0.11
阴茎	130	0.14	0.00	0.00	0.00	0.00	0.00	0.05	0.05	0.06	0.05	0.24	0.44
前列腺	2 257	2.36	0.00	0.00	0.00	0.00	0.00	0.00	0.00	0.00	0.06	0.27	0.16	1.28
睾丸	39	0.04	0.00	0.18	0.00	0.00	0.15	0.14	0.25	0.11	0.21	0.16	0.11
其他男性生殖器	14	0.01	0.00	0.00	0.00	0.00	0.07	0.00	0.00	0.00	0.00	0.00	0.04
肾	983	1.03	0.00	0.00	0.45	0.07	0.00	0.00	0.42	0.75	1.34	2.02	2.32	5.07
肾盂	92	0.10	0.00	0.00	0.00	0.00	0.00	0.00	0.00	0.00	0.00	0.00	0.08	0.22
输尿管	122	0.13	0.00	0.00	0.00	0.00	0.00	0.00	0.00	0.00	0.00	0.00	0.20	0.15
膀胱	1 808	1.89	0.00	0.00	0.00	0.00	0.07	0.19	0.65	0.56	1.11	2.05	3.72
其他泌尿器官	22	0.02	0.00	0.00	0.00	0.00	0.00	0.00	0.05	0.00	0.05	0.00	0.04
眼	38	0.04	0.53	0.09	0.00	0.00	0.00	0.00	0.00	0.05	0.00	0.05	0.12	0.07
脑、神经系统	2 225	2.33	3.72	1.36	1.21	1.41	1.26	0.74	1.69	2.29	3.07	4.03	6.37	9.81
甲状腺	3 420	3.58	0.00	0.00	0.00	0.28	1.08	4.28	9.29	13.39	15.98	19.48	20.33	21.58
肾上腺	67	0.07	0.00	0.09	0.00	0.00	0.00	0.00	0.05	0.06	0.05	0.39	0.15
其他内分泌腺	61	0.06	0.00	0.00	0.07	0.21	0.00	0.00	0.00	0.10	0.39	0.05	0.20	0.33
霍奇金淋巴瘤	74	0.08	0.00	0.00	0.07	0.00	0.00	0.00	0.23	0.15	0.17	0.16	0.08	0.22
非霍奇金淋巴瘤	1 613	1.69	0.00	0.18	0.33	0.42	0.45	0.52	0.61	1.09	1.45	2.76	3.34	4.70
免疫增生性疾病	40	0.04	0.00	0.00	0.00	0.00	0.07	0.00	0.00	0.00	0.00	0.05	0.08	0.00
多发性骨髓瘤	515	0.54	0.00	0.00	0.00	0.00	0.07	0.00	0.00	0.09	0.35	0.06	0.27	0.75	1.28
淋巴样白血病	489	0.51	3.19	3.27	1.54	0.71	1.08	0.30	0.70	0.65	0.67	1.06	0.94	1.46
髓样白血病	956	1.00	2.13	0.54	0.74	0.78	0.90	0.30	1.41	1.09	1.23	1.91	2.67	3.21
白血病，未特指	594	0.62	0.53	0.91	1.00	0.64	0.99	0.59	0.84	0.95	1.23	0.90	1.42	1.39
其他或未指明部位	917	0.96	0.00	0.18	0.27	0.21	0.09	0.22	0.19	0.65	0.78	1.01	1.53	2.95
所有部位合计	95 553	100.00	12.76	8.35	6.09	6.08	9.61	13.00	29.10	45.28	78.60	136.20	211.44	305.93
所有部位除外 C44	94 706	99.11	12.76	8.26	6.03	5.94	9.44	12.92	28.87	44.98	78.21	135.46	210.46	304.55

年龄组发病率 / (1/10 万)							粗率 / (1/10万)	中标率 / (1/10万)	世标率 / (1/10万)	累积率 /%		35—64 岁 截缩率 / (1/10 万)	ICD-10
55—59 岁	60—64 岁	65—69 岁	70—74 岁	75—79 岁	80—84 岁	≥ 85 岁				0—64 岁	0—74 岁		
0.21	0.30	0.54	0.85	0.99	1.26	2.74	0.23	0.11	0.11	0.00	0.01	0.13	C00
1.05	1.52	2.11	2.29	1.61	1.62	1.37	0.64	0.34	0.34	0.02	0.04	0.58	C01—C02
1.27	2.31	2.89	4.24	4.10	5.39	4.57	1.06	0.52	0.52	0.03	0.06	0.76	C03—C06
0.69	1.23	1.93	1.61	1.74	0.72	1.60	0.61	0.37	0.35	0.02	0.04	0.63	C07—C08
0.32	0.20	0.06	0.25	0.62	0.72	0.46	0.14	0.08	0.08	0.01	0.01	0.17	C09
0.16	0.59	0.48	0.51	0.62	0.72	0.00	0.14	0.07	0.07	0.00	0.01	0.11	C10
4.38	6.34	5.43	5.26	5.46	4.85	3.20	2.47	1.46	1.41	0.11	0.16	3.12	C11
0.53	1.03	1.15	1.36	0.99	1.08	0.46	0.32	0.15	0.16	0.01	0.02	0.26	C12—C13
0.16	0.15	0.66	0.93	0.62	0.90	0.91	0.17	0.08	0.08	0.00	0.01	0.08	C14
31.22	73.72	117.75	173.00	229.88	256.02	202.17	37.87	16.82	16.78	0.62	2.07	16.72	C15
44.62	84.40	130.65	182.25	230.62	234.62	160.14	42.49	20.24	19.95	0.91	2.47	25.23	C16
1.27	3.00	3.62	5.00	4.97	4.49	2.74	1.21	0.63	0.62	0.03	0.08	0.99	C17
20.36	31.33	40.21	56.06	70.42	71.73	54.60	15.20	7.69	7.53	0.42	0.90	11.74	C18
20.94	30.79	42.50	54.11	66.19	78.39	58.02	15.32	7.59	7.49	0.41	0.89	11.68	C19—C20
0.47	0.64	0.66	1.27	1.24	1.44	2.06	0.32	0.15	0.15	0.01	0.02	0.24	C21
44.04	61.03	67.04	79.72	92.40	117.22	97.55	28.79	15.25	15.00	0.98	1.72	29.18	C22
5.01	8.95	14.17	20.95	24.59	36.50	29.70	5.03	2.28	2.27	0.10	0.27	2.73	C23—C24
10.97	21.05	33.16	43.17	60.23	73.71	71.50	11.51	5.35	5.31	0.23	0.62	6.55	C25
0.47	0.49	1.09	0.93	1.74	1.62	2.06	0.38	0.19	0.19	0.01	0.02	0.30	C30—C31
2.11	4.03	4.40	5.68	5.59	6.83	1.60	1.43	0.70	0.70	0.04	0.09	1.14	C32
78.11	144.79	205.89	281.22	340.66	373.78	254.26	68.85	33.07	32.76	1.61	4.04	45.17	C33—C34
1.16	1.72	2.53	1.78	2.36	2.70	1.14	0.85	0.51	0.49	0.03	0.05	0.83	C37—C38
1.95	2.95	4.16	6.95	6.83	9.17	8.00	1.93	1.19	1.16	0.06	0.12	1.46	C40—C41
0.84	1.62	1.81	3.39	2.86	4.85	3.43	0.79	0.40	0.40	0.02	0.05	0.55	C43
2.48	3.79	6.57	9.92	13.04	24.99	34.49	2.99	1.36	1.36	0.05	0.14	1.44	C44
0.05	0.30	0.12	0.34	0.25	0.54	0.46	0.08	0.04	0.04	0.00	0.00	0.07	C45
0.00	0.05	0.12	0.00	0.12	0.18	0.23	0.03	0.02	0.01	0.00	0.00	0.01	C46
1.00	1.03	1.45	1.36	2.24	1.80	0.91	0.63	0.42	0.42	0.03	0.04	0.63	C47, C49
35.97	35.85	32.19	27.82	24.47	24.27	15.31	19.70	12.85	11.99	0.98	1.28	30.33	C50
0.21	0.49	0.18	0.93	0.99	0.72	0.69	0.19	0.10	0.10	0.01	0.01	0.16	C51
0.26	0.49	0.36	1.02	0.37	0.54	0.23	0.18	0.10	0.10	0.01	0.01	0.19	C52
18.30	16.97	14.17	11.87	11.05	16.72	7.31	9.51	6.19	5.77	0.48	0.61	14.73	C53
7.96	7.33	6.27	6.36	4.97	3.96	1.83	3.46	2.03	1.97	0.16	0.23	4.94	C54
1.42	1.48	1.69	1.53	2.73	2.88	2.74	0.95	0.56	0.52	0.04	0.05	1.18	C55
5.33	6.54	7.66	5.77	7.58	5.93	3.88	3.36	2.05	1.96	0.15	0.21	4.22	C56
0.47	0.84	0.30	0.34	0.25	0.36	0.46	0.27	0.15	0.15	0.01	0.02	0.41	C57
0.05	0.00	0.00	0.00	0.00	0.00	0.00	0.04	0.04	0.03	0.00	0.00	0.05	C58
0.58	0.79	1.21	2.04	1.49	2.16	2.97	0.46	0.22	0.22	0.01	0.04	0.31	C60
2.48	8.61	22.37	44.01	62.97	63.64	54.60	7.97	3.40	3.31	0.06	0.40	1.73	C61
0.11	0.15	0.24	0.00	0.12	0.72	0.00	0.14	0.12	0.11	0.01	0.01	0.14	C62
0.11	0.10	0.06	0.17	0.37	0.36	0.00	0.05	0.03	0.03	0.00	0.00	0.03	C63
6.65	6.59	9.16	10.35	9.31	8.09	8.91	3.47	1.95	1.91	0.13	0.23	3.62	C64
0.47	0.98	1.09	1.19	1.24	1.26	1.37	0.32	0.15	0.16	0.01	0.02	0.24	C65
0.47	0.44	1.33	2.80	2.73	2.16	0.91	0.43	0.20	0.20	0.01	0.03	0.19	C66
6.28	11.85	16.52	26.12	32.79	45.67	33.12	6.38	2.99	2.93	0.13	0.35	3.66	C67
0.00	0.34	0.06	0.17	0.50	0.90	0.00	0.08	0.04	0.04	0.00	0.00	0.06	C68
0.42	0.25	0.18	0.17	0.25	0.72	1.14	0.13	0.13	0.13	0.01	0.01	0.25	C69
12.24	15.74	18.15	20.35	24.09	25.35	15.76	7.85	4.79	4.73	0.31	0.50	7.80	C70—C72, D32—D33, D42—D43
20.94	15.98	12.66	8.65	6.46	2.88	3.43	12.07	9.83	8.56	0.71	0.82	19.04	C73
0.58	0.44	0.36	0.68	0.99	0.90	0.46	0.24	0.13	0.13	0.01	0.01	0.25	C74
0.32	0.25	0.48	0.59	0.25	0.36	0.46	0.22	0.16	0.15	0.01	0.02	0.25	C75
0.32	0.39	0.78	0.34	1.24	0.54	1.14	0.26	0.17	0.16	0.01	0.02	0.21	C81
6.96	12.54	15.68	20.01	24.59	20.68	14.85	5.69	3.13	3.05	0.18	0.36	4.74	C82—C86, C96
0.21	0.30	0.42	0.17	0.12	0.18	0.46	0.14	0.07	0.07	0.00	0.01	0.09	C88
2.00	4.13	5.79	8.48	9.69	7.37	2.06	1.82	0.92	0.92	0.04	0.12	1.20	C90
2.11	3.34	2.53	4.58	3.23	4.85	3.88	1.73	1.32	1.52	0.09	0.12	1.46	C91
3.90	6.64	8.50	10.01	10.06	11.87	6.62	3.37	2.14	2.11	0.13	0.22	3.00	C92—C94, D45—D47
1.85	3.44	4.16	5.94	8.07	10.25	5.48	2.10	1.43	1.41	0.08	0.13	1.59	C95
3.01	6.34	7.11	10.69	16.02	18.88	15.99	3.24	1.67	1.63	0.09	0.18	2.33	O&U
417.82	659.09	884.70	1 178.04	1 442.61	1 603.70	1 206.41	337.27	176.10	171.74	9.64	19.95	270.80	ALL
415.34	655.30	878.13	1 168.12	1 429.57	1 578.71	1 171.92	334.28	174.74	170.38	9.58	19.81	269.36	ALL exc. C44

附表 3-2　江苏省农村肿瘤登记地区 2018 年男性恶性肿瘤发病主要指标

部位	病例数	构成比/%	年龄组发病率/（1/10万）											
			0岁	1—4岁	5—9岁	10—14岁	15—19岁	20—24岁	25—29岁	30—34岁	35—39岁	40—44岁	45—49岁	50—54岁
唇	36	0.07	0.00	0.00	0.00	0.00	0.00	0.00	0.09	0.00	0.11	0.21	0.08	0.15
舌	104	0.19	0.00	0.00	0.00	0.13	0.00	0.14	0.09	0.00	0.00	0.21	0.55	0.73
口	180	0.33	0.00	0.00	0.00	0.00	0.17	0.00	0.09	0.10	0.11	0.63	0.94	0.66
唾液腺	110	0.20	0.00	0.00	0.00	0.00	0.00	0.14	0.27	0.10	0.11	0.32	0.16	0.36
扁桃体	28	0.05	0.00	0.00	0.00	0.00	0.00	0.14	0.00	0.00	0.00	0.00	0.16	0.00
其他口咽	33	0.06	0.00	0.00	0.00	0.00	0.00	0.00	0.00	0.00	0.11	0.42	0.39	1.38
鼻咽	491	0.90	0.00	0.00	0.00	0.13	0.00	0.14	0.18	1.08	1.21	2.96	3.93	4.95
下咽	82	0.15	0.00	0.00	0.00	0.00	0.00	0.00	0.00	0.00	0.00	0.11	0.08	0.36
咽，部位不明	35	0.06	0.00	0.00	0.00	0.00	0.00	0.00	0.00	0.00	0.00	0.11	0.08	0.07
食管	7 221	13.24	0.00	0.00	0.00	0.00	0.00	0.00	0.00	0.10	0.66	1.90	6.83	20.24
胃	8 412	15.42	0.00	0.00	0.00	0.00	0.17	0.00	1.26	1.76	3.63	6.98	15.16	33.42
小肠	204	0.37	0.00	0.00	0.00	0.13	0.17	0.00	0.00	0.10	0.22	0.42	0.86	1.31
结肠	2 444	4.48	0.00	0.00	0.13	0.13	0.17	0.42	0.99	1.67	3.85	4.02	9.42	14.05
直肠	2 615	4.79	0.00	0.00	0.00	0.00	0.17	0.42	0.81	1.47	1.76	4.33	8.32	16.53
肛门	52	0.10	0.00	0.00	0.00	0.00	0.00	0.00	0.00	0.00	0.00	0.00	0.39	0.15
肝脏	5 793	10.62	2.04	0.52	0.25	0.13	0.33	0.69	1.17	2.74	12.11	26.00	43.66	59.71
胆囊及其他	659	1.21	0.00	0.00	0.00	0.00	0.00	0.00	0.18	0.00	0.00	0.53	1.18	2.69
胰腺	1 862	3.41	0.00	0.00	0.00	0.00	0.17	0.56	0.36	0.20	1.76	1.90	5.10	7.94
鼻、鼻窦及其他	61	0.11	0.00	0.00	0.00	0.00	0.00	0.00	0.09	0.00	0.00	0.32	0.31	0.51
喉	372	0.68	0.00	0.00	0.00	0.00	0.00	0.00	0.00	0.00	0.22	0.21	1.26	2.04
气管、支气管、肺	12 970	23.78	0.00	0.00	0.13	0.00	0.67	0.83	1.53	2.55	5.61	14.69	23.87	51.92
其他胸腔器官	156	0.29	0.00	0.17	0.13	0.13	0.00	0.14	0.36	0.39	0.55	0.99	1.27	1.73
骨	311	0.57	0.00	0.34	0.13	0.39	1.17	0.28	0.81	0.49	0.99	0.11	0.31	0.58
皮肤黑色素瘤	122	0.22	0.00	0.00	0.17	0.13	0.13	0.33	0.14	0.09	0.20	0.11	0.11	1.38
皮肤其他	407	0.75	0.00	0.00	0.17	0.13	0.13	0.33	0.14	0.00	0.29	0.55	0.95	0.94
间皮瘤	15	0.03	0.00	0.00	0.00	0.00	0.00	0.00	0.00	0.00	0.00	0.00	0.08	0.07
卡波西肉瘤	5	0.01	0.00	0.00	0.00	0.00	0.00	0.00	0.00	0.00	0.00	0.00	0.08	0.00
周围神经、其他结缔组织、软组织	107	0.20	0.00	0.17	0.13	0.00	0.83	0.28	0.18	0.00	0.55	0.42	0.79	0.73
乳房	137	0.25	0.00	0.00	0.00	0.00	0.00	0.00	0.18	0.20	0.55	0.95	1.81	1.53
外阴	—	—	—	—	—	—	—	—	—	—	—	—	—	—
阴道	—	—	—	—	—	—	—	—	—	—	—	—	—	—
子宫颈	—	—	—	—	—	—	—	—	—	—	—	—	—	—
子宫体	—	—	—	—	—	—	—	—	—	—	—	—	—	—
子宫，部位不明	—	—	—	—	—	—	—	—	—	—	—	—	—	—
卵巢	—	—	—	—	—	—	—	—	—	—	—	—	—	—
其他女性生殖器	—	—	—	—	—	—	—	—	—	—	—	—	—	—
胎盘	—	—	—	—	—	—	—	—	—	—	—	—	—	—
阴茎	130	0.24	0.00	0.00	0.00	0.00	0.00	0.00	0.09	0.10	0.11	0.11	0.47	0.87
前列腺	2 257	4.14	0.00	0.00	0.00	0.00	0.00	0.00	0.00	0.00	0.11	0.53	0.31	2.55
睾丸	39	0.07	0.00	0.34	0.00	0.00	0.00	0.28	0.27	0.49	0.22	0.42	0.31	0.22
其他男性生殖器	14	0.03	0.00	0.00	0.00	0.00	0.00	0.14	0.00	0.00	0.00	0.00	0.00	0.07
肾	606	1.11	0.00	0.00	0.34	0.13	0.00	0.00	0.36	1.18	1.76	2.54	2.83	6.48
肾盂	68	0.12	0.00	0.00	0.00	0.00	0.00	0.00	0.00	0.00	0.00	0.00	0.08	0.44
输尿管	75	0.14	0.00	0.00	0.00	0.00	0.00	0.00	0.00	0.00	0.00	0.00	0.24	0.22
膀胱	1 442	2.64	0.00	0.00	0.00	0.00	0.00	0.14	0.27	0.88	0.88	1.37	3.30	5.90
其他泌尿器官	13	0.02	0.00	0.00	0.00	0.00	0.00	0.00	0.00	0.10	0.00	0.11	0.00	0.07
眼	28	0.05	1.02	0.17	0.00	0.00	0.00	0.00	0.00	0.00	0.00	0.11	0.24	0.00
脑、神经系统	1 045	1.92	6.13	1.03	1.00	1.82	1.67	0.69	1.53	2.94	2.97	3.28	5.42	9.61
甲状腺	828	1.52	0.00	0.00	0.00	0.13	0.67	2.78	5.49	7.45	8.25	9.62	7.46	8.74
肾上腺	40	0.07	0.00	0.17	0.00	0.13	0.00	0.00	0.00	0.10	0.11	0.00	0.31	0.15
其他内分泌腺	29	0.05	0.00	0.00	0.00	0.13	0.13	0.17	0.00	0.00	0.10	0.11	0.08	0.15
霍奇金淋巴瘤	47	0.09	0.00	0.00	0.00	0.13	0.00	0.14	0.27	0.20	0.11	0.21	0.16	0.29
非霍奇金淋巴瘤	908	1.66	0.00	0.17	0.13	0.65	0.67	0.69	0.54	0.88	1.21	3.17	3.22	5.68
免疫增生性疾病	28	0.05	0.00	0.00	0.00	0.00	0.00	0.00	0.00	0.00	0.00	0.00	0.08	0.00
多发性骨髓瘤	300	0.55	0.00	0.00	0.00	0.13	0.00	0.00	0.09	0.29	0.11	0.32	0.79	1.16
淋巴样白血病	274	0.50	2.04	3.79	1.88	0.65	1.50	0.00	0.81	0.69	0.55	1.16	0.79	1.38
髓样白血病	536	0.98	2.04	0.86	0.63	0.78	1.17	0.56	1.26	1.27	1.27	1.43	1.65	1.53
白血病，未特指	334	0.61	1.02	0.69	0.63	0.91	1.34	0.00	0.14	0.27	0.49	0.66	0.74	2.84
其他或未指明部位	482	0.88	0.00	0.00	0.34	0.00	0.13	0.00	0.09	0.29	0.11	0.32	0.79	1.16
所有部位合计	54 547	100.00	14.31	9.29	5.88	6.62	11.52	10.56	20.88	31.84	54.47	96.61	161.86	278.36
所有部位除外 C44	54 140	99.25	14.31	9.29	5.75	6.49	11.18	10.42	20.79	31.54	53.92	95.65	160.91	276.98

年龄组发病率 / (1/10万)							粗率 / (1/10万)	中标率 / (1/10万)	世标率 / (1/10万)	累积率 /%		35—64岁截缩率 / (1/10万)	ICD-10
55—59岁	60—64岁	65—69岁	70—74岁	75—79岁	80—84岁	≥85岁				0—64岁	0—74岁		
0.42	0.39	0.85	0.69	1.31	0.41	2.52	0.25	0.14	0.14	0.01	0.01	0.20	C00
1.36	2.13	2.55	2.60	1.57	1.64	0.63	0.72	0.40	0.41	0.03	0.05	0.71	C01—C02
1.67	2.71	3.76	4.50	3.93	7.79	8.19	1.25	0.65	0.65	0.04	0.08	0.97	C03—C06
1.15	1.55	2.79	1.91	2.62	1.23	1.89	0.77	0.46	0.44	0.03	0.05	0.78	C07—C08
0.52	0.29	0.00	0.17	0.79	1.64	0.63	0.19	0.12	0.11	0.01	0.01	0.26	C09
0.31	1.16	0.85	0.52	1.05	0.82	0.00	0.23	0.11	0.12	0.01	0.01	0.22	C10
6.27	9.37	7.76	6.58	8.13	8.61	5.04	3.41	2.05	1.97	0.15	0.22	4.38	C11
0.94	1.84	2.06	2.60	1.84	2.46	1.26	0.57	0.28	0.29	0.02	0.04	0.45	C12—C13
0.31	0.29	0.97	1.39	1.31	1.23	1.26	0.24	0.12	0.12	0.00	0.02	0.13	C14
52.14	113.53	169.92	237.82	298.78	323.60	286.72	50.22	23.93	24.10	0.98	3.02	26.46	C15
65.51	126.38	197.46	269.86	342.58	346.16	224.96	58.51	28.94	28.72	1.27	3.61	35.14	C16
1.67	3.67	4.49	5.37	6.03	5.74	4.41	1.42	0.76	0.76	0.04	0.09	1.19	C17
24.87	36.62	48.51	70.67	77.12	82.03	66.17	17.00	9.00	8.83	0.48	1.08	13.55	C18
27.27	39.32	54.34	68.42	84.99	99.25	75.62	18.19	9.36	9.28	0.50	1.12	14.05	C19—C20
0.73	0.77	0.61	1.56	1.57	2.46	2.52	0.36	0.18	0.18	0.01	0.02	0.29	C21
68.12	85.90	90.24	112.07	128.01	151.34	136.11	40.29	22.67	22.20	1.51	2.52	45.33	C22
4.07	8.99	15.40	19.40	25.97	31.17	34.03	4.58	2.20	2.21	0.09	0.26	2.45	C23—C24
12.75	26.28	42.21	52.31	71.61	79.98	82.55	12.95	6.46	6.43	0.29	0.76	8.01	C25
0.63	0.48	1.46	1.04	2.10	1.64	3.15	0.42	0.23	0.22	0.01	0.02	0.35	C30—C31
3.55	7.54	8.61	10.74	10.49	13.53	3.78	2.59	1.30	1.31	0.07	0.17	2.09	C32
96.44	194.59	289.63	418.30	503.64	579.53	400.77	90.21	44.59	44.30	1.96	5.50	54.48	C33—C34
1.46	2.42	3.52	2.25	2.89	4.51	1.89	1.08	0.66	0.64	0.04	0.07	1.04	C37—C38
2.30	3.00	4.25	7.97	10.66	10.08	10.08	2.16	1.39	1.33	0.07	0.13	1.74	C40—C41
0.94	2.03	2.43	3.81	2.36	5.33	5.67	0.85	0.45	0.45	0.02	0.05	0.58	C43
2.82	4.54	6.43	10.91	14.16	25.02	30.25	2.83	1.45	1.43	0.06	0.15	1.65	C44
0.00	0.39	0.12	0.69	0.26	1.23	0.00	0.10	0.05	0.05	0.00	0.01	0.00	C45
0.00	0.10	0.12	0.00	0.00	0.41	0.63	0.03	0.02	0.02	0.00	0.00	0.03	C46
0.42	1.26	1.94	2.60	3.15	2.87	0.00	0.74	0.52	0.51	0.03	0.05	0.67	C47, C49
1.36	2.03	1.21	2.60	1.57	3.69	0.63	0.95	0.60	0.56	0.04	0.06	1.32	C50
—	—	—	—	—	—	—	—	—	—	—	—	—	C51
—	—	—	—	—	—	—	—	—	—	—	—	—	C52
—	—	—	—	—	—	—	—	—	—	—	—	—	C53
—	—	—	—	—	—	—	—	—	—	—	—	—	C54
—	—	—	—	—	—	—	—	—	—	—	—	—	C55
—	—	—	—	—	—	—	—	—	—	—	—	—	C56
—	—	—	—	—	—	—	—	—	—	—	—	—	C57
—	—	—	—	—	—	—	—	—	—	—	—	—	C58
1.15	1.55	2.43	4.16	3.15	4.92	8.19	0.90	0.46	0.46	0.02	0.06	0.62	C60
4.91	16.91	45.00	89.90	132.99	145.19	150.61	15.70	7.18	7.01	0.13	0.80	3.41	C61
0.21	0.29	0.49	0.00	0.26	1.64	0.00	0.27	0.24	0.22	0.01	0.02	0.28	C62
0.21	0.19	0.12	0.35	0.79	0.82	0.00	0.10	0.05	0.05	0.00	0.01	0.06	C63
7.52	8.21	11.28	12.99	12.59	11.48	13.23	4.21	2.44	2.37	0.16	0.28	4.45	C64
0.84	1.64	1.58	1.73	1.84	0.82	2.52	0.47	0.23	0.24	0.01	0.03	0.41	C65
0.63	0.87	1.82	3.46	3.41	1.23	1.89	0.52	0.26	0.26	0.01	0.04	0.27	C66
9.82	19.03	28.26	39.84	56.14	85.72	68.06	10.03	4.93	4.84	0.21	0.55	5.75	C67
0.00	0.19	0.00	0.17	0.79	1.64	0.00	0.09	0.05	0.04	0.00	0.00	0.06	C68
0.73	0.48	0.12	0.17	0.52	1.64	0.63	0.19	0.12	0.14	0.01	0.01	0.23	C69
11.28	13.82	16.13	20.27	23.61	28.30	18.90	7.27	4.64	4.56	0.29	0.47	7.05	C70—C72, D32—D33, D42—D43
8.36	8.21	6.06	7.27	4.72	2.05	3.15	5.76	4.87	4.20	0.34	0.40	8.45	C73
0.73	0.48	0.61	0.87	1.84	0.82	0.63	0.28	0.16	0.16	0.01	0.02	0.26	C74
0.52	0.29	0.61	0.87	0.26	0.82	0.00	0.33	0.22	0.21	0.01	0.02	0.16	C75
0.42	0.39	1.09	0.69	1.31	0.82	1.89	0.33	0.22	0.21	0.01	0.02	0.24	C81
8.36	15.07	18.19	22.86	29.12	22.97	20.16	6.32	3.54	3.49	0.20	0.41	5.41	C82—C86, C96
0.21	0.29	0.49	1.39	1.31	1.64	0.63	0.19	0.09	0.09	0.00	0.01	0.08	C88
3.13	3.86	7.03	10.05	12.59	11.07	2.52	2.09	1.09	1.05	0.05	0.13	1.33	C90
2.93	4.15	2.18	5.37	4.46	5.74	5.67	1.91	1.45	1.68	0.10	0.14	1.62	C91
4.18	7.44	9.34	12.64	10.23	17.23	10.08	3.73	2.40	2.38	0.14	0.25	3.28	C92—C94, D45—D47
1.88	4.35	4.61	7.97	9.44	11.48	5.67	2.32	1.64	1.58	0.09	0.15	1.79	C95
3.13	7.05	6.91	13.34	19.15	20.16	20.16	3.35	1.77	1.74	0.09	0.19	2.35	O&U
451.17	794.31	1 128.82	1 575.69	1 940.60	2 176.21	1 725.97	379.37	197.03	194.69	9.67	23.19	266.17	ALL
448.35	789.77	1 122.39	1 564.78	1 926.44	2 151.19	1 695.73	376.54	195.58	193.26	9.61	23.05	264.53	ALL exc. C44

部位	病例数	构成比/%	年龄组发病率/（1/10 万）											
			0 岁	1—4 岁	5—9 岁	10—14 岁	15—19 岁	20—24 岁	25—29 岁	30—34 岁	35—39 岁	40—44 岁	45—49 岁	50—54 岁
唇	29	0.07	0.00	0.00	0.00	0.00	0.00	0.00	0.00	0.00	0.00	0.00	0.16	0.00
舌	76	0.19	0.00	0.00	0.00	0.00	0.00	0.00	0.00	0.10	0.23	0.11	0.47	0.51
口	119	0.29	0.00	0.00	0.00	0.00	0.00	0.00	0.10	0.10	0.11	0.55	0.36
唾液腺	63	0.15	0.00	0.00	0.00	0.00	0.00	0.16	0.20	0.20	0.34	0.32	0.71	0.44
扁桃体	11	0.03	0.00	0.00	0.00	0.00	0.00	0.00	0.00	0.00	0.11	0.11	0.00	0.07
其他口咽	7	0.02	0.00	0.00	0.00	0.00	0.00	0.00	0.00	0.00	0.00	0.00	0.00	0.00
鼻咽	208	0.51	0.00	0.00	0.00	0.31	0.00	0.32	0.10	0.00	0.57	1.49	1.65	2.41
下咽	9	0.02	0.00	0.00	0.00	0.00	0.00	0.00	0.00	0.00	0.00	0.00	0.00	0.15
咽，部位不明	12	0.03	0.00	0.00	0.00	0.00	0.00	0.00	0.00	0.00	0.00	0.11	0.08	0.00
食管	3 507	8.55	0.00	0.00	0.00	0.00	0.00	0.00	0.00	0.20	0.68	0.75	1.58	4.31
胃	3 625	8.84	0.00	0.00	0.00	0.00	0.19	0.32	1.47	3.24	4.20	5.65	11.19	16.79
小肠	140	0.34	0.00	0.00	0.00	0.00	0.00	0.00	0.00	0.10	0.23	0.53	0.63	0.66
结肠	1 863	4.54	0.00	0.00	0.00	0.00	0.39	0.63	0.78	1.01	2.04	4.27	8.35	10.44
直肠	1 725	4.21	0.00	0.00	0.00	0.00	0.39	0.16	0.69	0.61	1.82	3.95	7.56	12.26
肛门	38	0.09	0.00	0.00	0.00	0.00	0.00	0.10	0.00	0.00	0.00	0.11	0.00	0.44
肝脏	2 363	5.76	1.11	0.00	0.14	0.16	0.00	0.47	0.59	1.01	1.59	6.61	8.67	15.26
胆囊及其他	766	1.87	0.00	0.00	0.00	0.00	0.00	0.00	0.00	0.00	0.68	0.96	1.26	3.28
胰腺	1 400	3.41	0.00	0.00	0.00	0.00	0.19	0.16	0.29	0.51	0.79	1.81	2.21	5.69
鼻、鼻窦及其他	46	0.11	0.00	0.00	0.00	0.00	0.00	0.00	0.10	0.00	0.11	0.11	0.08	0.58
喉	32	0.08	0.00	0.00	0.00	0.00	0.00	0.00	0.10	0.00	0.00	0.00	0.08	0.15
气管、支气管、肺	6 535	15.94	1.11	0.00	0.00	0.00	0.00	0.32	1.37	3.94	7.49	14.82	24.27	42.63
其他胸腔器官	84	0.20	0.00	0.00	0.00	0.16	0.19	0.00	0.10	0.20	0.23	0.32	0.63	0.95
骨	237	0.58	0.00	0.58	0.29	0.47	0.58	0.47	0.69	0.20	0.57	0.64	0.55	1.61
皮肤黑色素瘤	103	0.25	0.00	0.00	0.00	0.00	0.00	0.20	0.10	0.11	0.11	0.39	0.88
皮肤其他	440	1.07	0.00	0.00	0.19	0.00	0.16	0.00	0.39	0.30	0.23	0.53	1.02	1.39
间皮瘤	9	0.02	0.00	0.00	0.00	0.00	0.00	0.00	0.00	0.00	0.00	0.00	0.08	0.07
卡波西肉瘤	3	0.01	0.00	0.00	0.00	0.00	0.00	0.00	0.10	0.00	0.00	0.00	0.00	0.00
周围神经、其他结缔组织、软组织	71	0.17	1.11	0.00	0.00	0.00	0.39	0.00	0.00	0.00	0.00	0.21	0.16	0.95
乳房	5 445	13.28	0.00	0.00	0.00	0.00	0.19	1.89	5.00	11.43	26.67	50.43	76.11	72.77
外阴	53	0.13	0.00	0.00	0.00	0.00	0.00	0.16	0.00	0.00	0.11	0.00	0.24	0.22
阴道	52	0.13	0.00	0.00	0.00	0.00	0.00	0.00	0.00	0.00	0.00	0.21	0.55	0.22
子宫颈	2 694	6.57	0.00	0.00	0.00	0.00	0.00	0.79	2.84	5.66	13.73	25.80	33.72	38.83
子宫体	981	2.39	0.00	0.00	0.00	0.00	0.00	0.16	0.49	0.81	2.61	4.48	9.77	16.72
子宫，部位不明	269	0.66	0.00	0.00	0.00	0.00	0.00	0.00	0.20	0.51	0.79	1.60	2.84	3.72
卵巢	952	2.32	0.00	0.00	0.14	0.16	0.39	0.95	1.77	1.72	2.16	5.01	10.32	12.41
其他女性生殖器	76	0.19	0.00	0.00	0.00	0.00	0.00	0.00	0.00	0.00	0.11	0.21	0.87	1.53
胎盘	10	0.02	0.00	0.00	0.00	0.00	0.00	0.00	0.29	0.10	0.23	0.00	0.00	0.22
阴茎	—	—	—	—	—	—	—	—	—	—	—	—	—	—
前列腺	—	—	—	—	—	—	—	—	—	—	—	—	—	—
睾丸	—	—	—	—	—	—	—	—	—	—	—	—	—	—
其他男性生殖器	—	—	—	—	—	—	—	—	—	—	—	—	—	—
肾	377	0.92	0.00	0.58	0.00	0.00	0.00	0.00	0.49	0.30	0.91	1.49	1.81	3.65
肾盂	24	0.06	0.00	0.00	0.00	0.00	0.00	0.00	0.00	0.00	0.00	0.00	0.08	0.00
输尿管	47	0.11	0.00	0.00	0.00	0.00	0.00	0.00	0.00	0.00	0.00	0.00	0.16	0.07
膀胱	366	0.89	0.00	0.00	0.00	0.00	0.00	0.00	0.10	0.40	0.23	0.85	0.79	1.53
其他泌尿器官	9	0.02	0.00	0.00	0.00	0.00	0.00	0.00	0.00	0.10	0.00	0.00	0.00	0.00
眼	10	0.02	0.00	0.00	0.00	0.00	0.00	0.00	0.00	0.10	0.00	0.00	0.00	0.07
脑、神经系统	1 180	2.88	1.11	1.73	1.44	0.93	0.78	0.79	1.86	1.62	3.18	4.80	7.33	10.00
甲状腺	2 592	6.32	0.00	0.00	0.00	0.47	1.56	5.99	13.43	19.52	23.94	29.43	33.25	34.45
肾上腺	27	0.07	0.00	0.00	0.00	0.00	0.00	0.00	0.00	0.10	0.00	0.11	0.47	0.15
其他内分泌腺	32	0.08	0.00	0.00	0.00	0.31	0.00	0.00	0.00	0.10	0.68	0.11	0.32	0.51
霍奇金淋巴瘤	27	0.07	0.00	0.00	0.00	0.00	0.00	0.16	0.20	0.10	0.23	0.11	0.00	0.15
非霍奇金淋巴瘤	705	1.72	0.00	0.19	0.58	0.16	0.19	0.32	0.69	1.31	1.70	2.35	3.47	3.72
免疫增生性疾病	12	0.03	0.00	0.00	0.00	0.00	0.00	0.00	0.00	0.00	0.00	0.11	0.08	0.00
多发性骨髓瘤	215	0.52	0.00	0.00	0.00	0.00	0.00	0.00	0.00	0.40	0.00	0.21	0.71	1.39
淋巴样白血病	215	0.52	4.43	2.69	1.15	0.78	0.58	0.63	0.59	0.61	0.79	0.96	1.10	1.53
髓样白血病	420	1.02	2.22	0.19	0.86	0.78	0.58	0.00	1.57	0.91	1.25	1.71	2.21	3.14
白血病，未特指	260	0.63	0.00	1.15	1.44	0.31	0.58	0.63	0.88	0.51	1.02	1.07	1.18	1.24
其他或未指明部位	435	1.06	0.00	0.00	0.29	0.31	0.19	0.32	0.10	0.81	0.91	1.28	1.50	3.07
所有部位合计	41 006	100.00	11.08	7.30	6.34	5.43	7.40	15.76	38.05	59.16	103.49	176.15	261.18	333.57
所有部位除外 C44	40 566	98.93	11.08	7.11	6.34	5.28	7.40	15.76	37.66	58.85	103.26	175.61	260.16	332.19

年龄组发病率 /（1/10 万）							粗率 /（1/10 万）	中标率 /（1/10 万）	世标率 /（1/10 万）	累积率 /%		35—64 岁截缩率 /（1/10 万）	ICD-10
55—59 岁	60—64 岁	65—69 岁	70—74 岁	75—79 岁	80—84 岁	≥85 岁				0—64 岁	0—74 岁		
0.00	0.20	0.24	1.00	0.71	1.92	2.87	0.21	0.08	0.08	0.00	0.01	0.06	C00
0.75	0.90	1.68	1.99	1.65	1.60	1.79	0.54	0.28	0.27	0.02	0.03	0.45	C01—C02
0.85	1.90	2.04	3.99	4.25	3.52	2.51	0.85	0.40	0.40	0.02	0.05	0.54	C03—C06
0.21	0.90	1.08	1.33	0.94	0.32	1.43	0.45	0.29	0.27	0.02	0.03	0.48	C07—C08
0.11	0.10	0.12	0.33	0.47	0.00	0.36	0.08	0.05	0.04	0.00	0.00	0.08	C09
0.00	0.00	0.12	0.50	0.24	0.64	0.00	0.05	0.02	0.02	0.00	0.00	0.00	C10
2.45	3.21	3.12	3.99	3.07	1.92	2.15	1.49	0.88	0.85	0.06	0.10	1.84	C11
0.11	0.20	0.24	0.17	0.24	0.64	0.00	0.06	0.03	0.03	0.00	0.00	0.06	C12—C13
0.00	0.00	0.36	0.50	0.00	0.64	0.72	0.09	0.04	0.04	0.00	0.01	0.04	C14
9.90	32.46	66.17	110.83	167.93	203.27	154.09	25.13	10.00	9.77	0.25	1.13	6.74	C15
23.32	40.87	64.62	98.20	129.96	147.57	123.27	25.98	11.96	11.58	0.54	1.35	15.06	C16
0.85	2.30	2.76	4.65	4.01	3.52	1.79	1.00	0.50	0.49	0.03	0.06	0.78	C17
15.76	25.84	32.01	42.04	64.39	63.70	48.02	13.35	6.43	6.28	0.35	0.72	9.89	C18
14.48	21.94	30.81	40.38	49.29	62.10	48.02	12.36	5.89	5.78	0.32	0.68	9.26	C19—C20
0.21	0.50	0.72	1.00	0.94	0.64	1.79	0.27	0.13	0.13	0.01	0.02	0.18	C21
19.49	35.26	44.12	48.69	60.38	90.59	75.61	16.94	7.93	7.90	0.45	0.91	12.79	C22
5.96	8.92	12.95	22.43	23.35	40.65	27.24	5.49	2.37	2.34	0.11	0.28	3.01	C23—C24
9.16	15.63	24.22	34.40	50.00	68.82	65.22	10.03	4.28	4.23	0.18	0.48	5.05	C25
0.32	0.50	0.72	0.83	1.42	1.60	1.43	0.33	0.16	0.16	0.01	0.02	0.26	C30—C31
0.64	0.40	0.24	0.83	1.18	1.60	0.36	0.23	0.11	0.11	0.01	0.01	0.17	C32
59.43	93.16	123.12	149.71	194.11	213.19	170.94	46.84	22.32	21.98	1.24	2.60	35.58	C33—C34
0.85	1.00	1.56	1.33	1.89	1.28	0.72	0.60	0.37	0.35	0.02	0.04	0.62	C37—C38
1.60	2.90	4.08	5.98	3.77	8.00	6.81	1.70	0.99	1.00	0.06	0.11	1.18	C40—C41
0.75	1.20	1.20	2.99	3.30	4.48	2.15	0.74	0.36	0.34	0.02	0.04	0.51	C43
2.13	3.01	6.71	8.97	12.03	24.97	36.91	3.15	1.27	1.27	0.05	0.12	1.23	C44
0.11	0.20	0.12	0.00	0.24	0.00	0.72	0.06	0.03	0.03	0.00	0.00	0.07	C45
0.00	0.00	0.12	0.00	0.24	0.00	0.00	0.02	0.02	0.01	0.00	0.00	0.00	C46
1.60	0.80	0.96	0.17	1.42	0.96	1.43	0.51	0.32	0.33	0.02	0.03	0.58	C47, C49
71.25	70.92	62.82	52.01	45.05	40.33	23.65	39.02	25.17	23.47	1.93	2.51	59.74	C50
0.43	1.00	0.36	1.83	1.89	1.28	1.08	0.38	0.20	0.19	0.01	0.02	0.33	C51
0.53	1.00	1.99	0.72	0.96	0.36	0.37	0.19	0.19	0.01	0.03	0.38		C52
36.96	34.56	28.17	23.26	20.99	29.77	11.47	19.31	12.41	11.55	0.96	1.22	29.67	C53
16.08	14.93	12.47	12.46	9.43	7.04	2.87	7.03	4.07	3.96	0.33	0.43	9.96	C54
2.88	3.01	3.36	2.99	5.19	5.12	4.30	1.93	1.11	1.04	0.08	0.11	2.37	C55
10.76	13.32	15.22	11.30	14.39	10.56	6.09	6.82	4.11	3.93	0.30	0.43	8.49	C56
0.96	1.70	0.60	0.66	0.47	0.64	0.72	0.54	0.30	0.30	0.03	0.03	0.82	C57
0.11	0.00	0.00	0.00	0.00	0.00	0.00	0.07	0.07	0.06	0.00	0.00	0.09	C58
—	—	—	—	—	—	—	—	—	—	—	—	—	C60
—	—	—	—	—	—	—	—	—	—	—	—	—	C61
—	—	—	—	—	—	—	—	—	—	—	—	—	C62
—	—	—	—	—	—	—	—	—	—	—	—	—	C63
5.75	4.91	7.07	7.81	6.37	5.44	6.45	2.70	1.47	1.47	0.10	0.17	2.78	C64
0.11	0.30	0.60	0.66	0.71	1.60	0.72	0.17	0.07	0.07	0.00	0.01	0.07	C65
0.32	0.20	0.84	2.16	2.12	2.88	0.36	0.34	0.15	0.14	0.00	0.02	0.11	C66
2.66	4.41	4.92	12.96	11.79	14.40	13.26	2.62	1.20	1.17	0.05	0.14	1.52	C67
0.00	0.50	0.12	0.17	0.24	0.32	0.00	0.06	0.03	0.03	0.00	0.00	0.06	C68
0.11	0.00	0.24	0.17	0.00	0.00	1.43	0.07	0.03	0.03	0.00	0.00	0.03	C69
13.21	17.73	20.14	20.44	24.53	23.05	13.98	8.46	4.94	4.90	0.33	0.53	8.57	C70—C72, D32—D33, D42—D43
33.76	24.04	19.18	9.97	8.02	3.52	3.58	18.58	14.92	13.03	1.10	1.24	29.78	C73
0.43	0.40	0.12	0.50	0.24	0.96	0.36	0.19	0.11	0.10	0.01	0.01	0.24	C74
0.11	0.20	0.36	0.33	0.24	0.00	0.72	0.19	0.19	0.19	0.01	0.01	0.34	C75
0.21	0.40	0.48	0.00	1.18	0.32	0.72	0.19	0.13	0.12	0.01	0.01	0.17	C81
5.54	9.92	13.19	17.28	20.52	18.89	11.83	5.05	2.72	2.62	0.15	0.30	4.05	C82—C86, C96
0.21	0.30	0.24	0.00	0.24	0.32	0.36	0.09	0.04	0.04	0.00	0.00	0.10	C88
0.85	4.41	4.44	6.98	7.08	4.48	1.79	1.54	0.76	0.74	0.04	0.10	1.08	C90
1.28	2.50	2.88	3.82	2.12	4.16	2.87	1.54	1.19	1.35	0.08	0.11	1.29	C91
3.62	5.81	7.67	7.48	9.91	7.68	4.66	3.01	1.89	1.84	0.12	0.19	2.72	C92—C94, D45—D47
1.81	2.50	3.72	3.99	6.84	9.28	5.38	1.86	1.23	1.25	0.07	0.11	1.39	C95
2.88	5.61	7.31	8.14	13.21	16.33	13.62	3.12	1.59	1.53	0.09	0.16	2.30	O&U
383.83	518.89	643.40	796.57	994.85	1 156.87	910.94	293.89	157.77	151.37	9.59	16.79	274.96	ALL
381.70	515.88	636.69	787.60	982.82	1 131.90	874.03	290.74	156.50	150.09	9.54	16.66	273.72	ALL exc. C44

附录四 江苏省肿瘤登记地区 2018 年恶性肿瘤死亡情况

附表 4-1 江苏省肿瘤登记地区 2018 年男女合计恶性肿瘤死亡主要指标

部位	病例数	构成比 /%	年龄组死亡率 /（1/10 万）											
			0 岁	1—4 岁	5—9 岁	10—14 岁	15—19 岁	20—24 岁	25—29 岁	30—34 岁	35—39 岁	40—44 岁	45—49 岁	50—54 岁
唇	26	0.02	0.00	0.00	0.00	0.00	0.00	0.00	0.00	0.00	0.00	0.00	0.00	0.00
舌	191	0.17	0.00	0.00	0.00	0.00	0.00	0.00	0.00	0.08	0.03	0.17	0.09	0.23
口	333	0.29	0.00	0.00	0.00	0.00	0.00	0.00	0.00	0.03	0.06	0.08	0.11	0.29
唾液腺	123	0.11	0.00	0.00	0.00	0.00	0.00	0.00	0.03	0.00	0.03	0.06	0.06	0.12
扁桃体	33	0.03	0.00	0.00	0.00	0.00	0.00	0.00	0.00	0.00	0.03	0.04	0.00	0.04
其他口咽	55	0.05	0.00	0.00	0.00	0.00	0.00	0.00	0.00	0.00	0.03	0.00	0.00	0.08
鼻咽	912	0.81	0.00	0.00	0.00	0.00	0.04	0.15	0.04	0.16	0.13	0.34	0.84	1.31	2.00
下咽	93	0.08	0.00	0.00	0.00	0.00	0.00	0.00	0.00	0.00	0.00	0.06	0.09	0.21
咽，部位不明	66	0.06	0.00	0.00	0.04	0.00	0.00	0.00	0.00	0.00	0.00	0.00	0.02	0.08
食管	14 664	12.98	0.00	0.00	0.00	0.00	0.00	0.00	0.03	0.11	0.20	0.62	2.17	6.37
胃	16 332	14.46	0.00	0.00	0.00	0.00	0.10	0.20	0.72	1.41	1.90	3.19	6.85	11.72
小肠	419	0.37	0.00	0.00	0.00	0.04	0.00	0.00	0.10	0.08	0.11	0.08	0.45	0.39
结肠	3 993	3.53	0.00	0.00	0.04	0.08	0.15	0.16	0.31	0.42	0.95	1.26	2.53	3.75
直肠	4 247	3.76	0.00	0.00	0.04	0.00	0.00	0.20	0.26	0.45	0.75	1.01	3.22	4.00
肛门	89	0.08	0.00	0.00	0.00	0.00	0.00	0.00	0.04	0.00	0.00	0.00	0.00	0.04
肝脏	12 932	11.45	0.26	0.14	0.07	0.00	0.15	0.16	0.78	1.35	4.45	10.56	19.57	29.09
胆囊及其他	2 117	1.87	0.00	0.00	0.00	0.00	0.00	0.00	0.05	0.17	0.45	1.03	1.75
胰腺	5707	5.05	0.00	0.00	0.04	0.00	0.00	0.04	0.21	0.27	0.80	1.54	2.92	6.00
鼻、鼻窦及其他	125	0.11	0.00	0.00	0.00	0.00	0.05	0.00	0.03	0.00	0.03	0.08	0.00	0.21
喉	409	0.36	0.00	0.00	0.00	0.00	0.00	0.00	0.00	0.00	0.03	0.03	0.11	0.23
气管、支气管、肺	27 995	24.78	0.00	0.05	0.00	0.04	0.10	0.28	0.54	0.93	2.27	5.49	11.17	23.37
其他胸腔器官	256	0.23	0.00	0.00	0.00	0.08	0.00	0.08	0.08	0.05	0.03	0.25	0.30	0.56
骨	854	0.76	0.00	0.00	0.05	0.07	0.25	0.59	0.44	0.26	0.13	0.29	0.53	0.77	0.84
皮肤黑色素瘤	265	0.23	0.00	0.00	0.00	0.00	0.00	0.00	0.00	0.03	0.03	0.11	0.21	0.35
皮肤其他	505	0.45	0.00	0.00	0.00	0.00	0.00	0.00	0.00	0.00	0.06	0.11	0.17	0.21
间皮瘤	45	0.04	0.00	0.00	0.00	0.00	0.00	0.00	0.00	0.03	0.03	0.06	0.00
卡波西肉瘤	13	0.01	0.00	0.00	0.00	0.00	0.00	0.00	0.03	0.00	0.00	0.00	0.02	0.02
周围神经、其他结缔组织、软组织	181	0.16	0.26	0.09	0.11	0.04	0.15	0.00	0.05	0.05	0.11	0.08	0.19	0.25
乳房	2 577	2.28	0.00	0.00	0.00	0.00	0.00	0.00	0.26	0.58	1.67	3.05	5.18	6.92
外阴	42	0.04	0.00	0.00	0.00	0.00	0.00	0.00	0.05	0.00	0.06	0.00	0.02
阴道	27	0.02	0.00	0.00	0.00	0.00	0.00	0.00	0.00	0.00	0.00	0.00	0.06	0.10
子宫颈	1 476	1.31	0.00	0.00	0.00	0.00	0.00	0.12	0.23	0.27	1.38	2.18	3.31	4.53
子宫体	372	0.33	0.00	0.00	0.00	0.00	0.00	0.00	0.00	0.03	0.17	0.17	0.41	0.74
子宫，部位不明	207	0.18	0.00	0.00	0.00	0.00	0.00	0.00	0.00	0.00	0.11	0.17	0.39	0.25
卵巢	985	0.87	0.00	0.00	0.00	0.00	0.10	0.04	0.05	0.19	0.46	0.67	1.72	2.95
其他女性生殖器	56	0.05	0.00	0.00	0.00	0.00	0.00	0.00	0.00	0.03	0.03	0.04	0.14
胎盘	1	0.00	0.00	0.00	0.00	0.00	0.00	0.00	0.03	0.00	0.00	0.00	0.00
阴茎	95	0.08	0.00	0.00	0.00	0.00	0.00	0.00	0.05	0.06	0.00	0.06	0.16
前列腺	1 863	1.65	0.00	0.00	0.00	0.00	0.05	0.00	0.05	0.00	0.06	0.13	0.14
睾丸	20	0.02	0.00	0.00	0.00	0.05	0.00	0.05	0.05	0.03	0.00	0.02	0.02
其他男性生殖器	17	0.02	0.00	0.00	0.00	0.00	0.00	0.00	0.00	0.00	0.00	0.00	0.02
肾	700	0.62	0.26	0.19	0.07	0.00	0.00	0.08	0.03	0.08	0.26	0.22	0.34	0.91
肾盂	86	0.08	0.00	0.00	0.00	0.00	0.00	0.00	0.04	0.00	0.00	0.00	0.04	0.06
输尿管	127	0.11	0.00	0.00	0.00	0.00	0.00	0.00	0.00	0.00	0.00	0.00	0.02	0.04
膀胱	1 505	1.33	0.00	0.00	0.00	0.00	0.00	0.04	0.05	0.00	0.00	0.14	0.24	0.45
其他泌尿器官	29	0.03	0.00	0.00	0.00	0.00	0.00	0.00	0.03	0.00	0.00	0.00	0.04
眼	29	0.03	0.00	0.00	0.00	0.00	0.00	0.00	0.00	0.03	0.00	0.00	0.00	0.00
脑、神经系统	2 676	2.37	1.31	1.14	0.63	0.90	0.94	0.52	1.14	1.03	1.58	2.30	3.39	5.25
甲状腺	314	0.28	0.00	0.00	0.00	0.00	0.00	0.00	0.05	0.09	0.17	0.19	0.29
肾上腺	90	0.08	0.26	0.09	0.00	0.04	0.00	0.00	0.00	0.03	0.03	0.06	0.10
其他内分泌腺	49	0.04	0.00	0.00	0.04	0.04	0.15	0.00	0.03	0.06	0.06	0.02	0.08
霍奇金淋巴瘤	131	0.12	0.00	0.00	0.00	0.00	0.04	0.03	0.00	0.09	0.14	0.09	0.29
非霍奇金淋巴瘤	1 985	1.76	0.00	0.19	0.15	0.16	0.35	0.32	0.31	0.53	0.63	1.09	1.40	2.35
免疫增生性疾病	28	0.02	0.00	0.05	0.00	0.00	0.00	0.04	0.03	0.00	0.00	0.00	0.00
多发性骨髓瘤	669	0.59	0.00	0.00	0.04	0.04	0.00	0.00	0.03	0.08	0.09	0.22	0.49	0.52
淋巴样白血病	553	0.49	1.57	0.24	0.41	0.37	0.20	0.36	0.49	0.29	0.40	0.45	0.49	0.70
髓样白血病	1 023	0.91	0.00	0.38	0.33	0.08	0.39	0.16	0.41	0.32	0.60	0.81	0.92	1.34
白血病，未特指	1 011	0.89	0.00	0.38	0.33	0.20	0.39	0.28	0.49	0.53	0.43	0.42	0.99	1.20
其他或未指明部位	1 246	1.10	0.00	0.19	0.11	0.00	0.00	0.13	0.13	0.29	0.53	0.90	1.42
所有部位合计	112 969	100.00	3.93	3.17	2.52	2.42	4.24	3.81	7.29	10.08	21.12	39.75	74.40	123.24
所有部位除外 C44	112 464	99.55	3.93	3.17	2.52	2.42	4.24	3.81	7.29	10.08	21.07	39.63	74.23	123.03

年龄组死亡率 /（1/10 万）							粗率 /(1/10万)	中标率 /(1/10万)	世标率 /(1/10万)	累积率 /%		35—64 岁截缩率 /(1/10万)	ICD-10
55—59 岁	60—64 岁	65—69 岁	70—74 岁	75—79 岁	80—84 岁	≥ 85 岁				0—64 岁	0—74 岁		
0.03	0.08	0.10	0.05	0.62	0.20	0.90	0.05	0.02	0.02	0.00	0.00	0.01	C00
0.38	0.86	1.04	1.24	1.58	1.98	2.69	0.37	0.18	0.18	0.01	0.02	0.25	C01—C02
0.59	0.86	1.27	2.67	3.78	5.55	6.54	0.64	0.28	0.28	0.01	0.03	0.28	C03—C06
0.29	0.41	0.60	1.00	1.24	1.58	1.54	0.24	0.11	0.11	0.01	0.01	0.14	C07—C08
0.23	0.05	0.10	0.14	0.34	0.30	0.51	0.06	0.03	0.03	0.00	0.01	0.14	C09
0.09	0.16	0.20	0.57	0.76	0.69	0.64	0.11	0.05	0.05	0.00	0.01	0.06	C10
2.29	3.32	4.99	5.43	7.01	7.33	7.18	1.76	0.93	0.92	0.05	0.11	1.53	C11
0.29	0.46	0.44	0.71	0.62	0.99	0.38	0.18	0.09	0.09	0.01	0.01	0.16	C12—C13
0.12	0.24	0.30	0.38	0.69	0.99	1.28	0.13	0.06	0.06	0.00	0.01	0.06	C14
16.92	43.40	76.68	125.93	194.36	255.01	217.59	28.30	12.20	12.04	0.35	1.36	9.39	C15
21.35	44.59	79.89	135.36	209.74	277.29	219.90	31.52	14.17	13.79	0.46	1.54	12.71	C16
0.59	1.22	2.54	3.09	3.91	5.25	6.15	0.81	0.39	0.38	0.02	0.04	0.42	C17
6.34	10.27	17.30	27.71	43.47	65.06	75.91	7.71	3.50	3.44	0.13	0.36	3.67	C18
6.99	11.70	17.57	28.33	47.94	71.50	76.29	8.20	3.70	3.63	0.14	0.37	4.02	C19—C20
0.32	0.08	0.30	0.52	1.10	1.78	1.92	0.17	0.08	0.08	0.00	0.01	0.08	C21
37.01	50.83	59.38	73.99	95.60	117.55	119.89	24.95	12.80	12.64	0.77	1.44	22.72	C22
3.11	6.32	10.84	15.52	24.52	33.47	35.26	4.09	1.80	1.79	0.06	0.20	1.82	C23—C24
10.54	18.24	29.39	44.04	61.05	80.22	82.19	11.01	5.03	4.99	0.20	0.57	5.70	C25
0.26	0.54	0.47	1.00	1.51	0.89	1.67	0.24	0.12	0.12	0.01	0.01	0.16	C30—C31
0.82	1.27	2.98	3.29	4.94	5.55	3.85	0.79	0.36	0.36	0.01	0.04	0.34	C32
43.97	96.20	149.48	239.15	331.91	400.19	330.68	54.02	24.57	24.29	0.92	2.87	25.52	C33—C34
0.70	1.08	1.47	1.48	1.79	1.49	1.80	0.49	0.28	0.27	0.02	0.03	0.43	C37—C38
1.53	2.62	3.45	6.05	8.93	12.28	8.72	1.65	0.90	0.87	0.04	0.09	0.98	C40—C41
0.50	0.73	1.31	1.29	2.88	3.27	5.77	0.51	0.23	0.23	0.01	0.02	0.28	C43
0.35	0.54	1.07	2.00	4.05	10.30	27.18	0.97	0.34	0.37	0.01	0.02	0.21	C44
0.03	0.27	0.23	0.33	0.41	0.40	0.51	0.09	0.04	0.04	0.00	0.01	0.06	C45
0.06	0.00	0.10	0.00	0.14	0.10	0.13	0.03	0.01	0.01	0.00	0.00	0.02	C46
0.35	0.59	0.70	1.00	1.03	3.17	1.92	0.20	0.09	0.09	0.01	0.02	0.24	C47, C49
7.70	10.57	9.27	10.81	16.00	20.60	26.03	4.97	2.68	2.61	0.18	0.28	5.39	C50
0.09	0.08	0.07	0.38	0.41	0.69	1.03	0.08	0.04	0.04	0.00	0.01	0.04	C51
0.09	0.05	0.13	0.10	0.21	0.40	0.13	0.05	0.03	0.03	0.00	0.00	0.05	C52
5.02	4.11	4.75	6.38	8.52	13.07	12.69	2.85	1.60	1.53	0.11	0.16	3.24	C53
1.06	1.49	1.64	2.19	2.61	4.95	3.85	0.72	0.35	0.35	0.02	0.04	0.59	C54
0.50	0.59	0.57	1.38	1.58	2.67	4.10	0.40	0.19	0.19	0.01	0.02	0.31	C55
3.11	4.11	4.02	6.47	6.18	6.04	5.77	1.90	1.02	1.01	0.07	0.12	1.96	C56
0.12	0.27	0.23	0.38	0.55	0.40	0.51	0.11	0.05	0.05	0.00	0.01	0.09	C57
0.00	0.00	0.00	0.00	0.00	0.00	0.00	0.00	0.00	0.00	0.00	0.00	0.00	C58
0.12	0.30	0.37	0.62	0.55	1.98	1.67	0.18	0.09	0.08	0.00	0.01	0.10	C60
0.38	1.89	5.12	11.62	26.72	51.00	59.11	3.59	1.35	1.32	0.01	0.10	0.35	C61
0.00	0.03	0.13	0.00	0.21	0.20	0.26	0.04	0.03	0.03	0.00	0.00	0.02	C62
0.00	0.03	0.07	0.10	0.21	0.30	0.51	0.03	0.01	0.01	0.00	0.00	0.01	C63
1.41	1.89	3.11	5.09	7.69	9.61	10.64	1.35	0.64	0.65	0.03	0.07	0.73	C64
0.21	0.35	0.33	0.52	0.89	1.29	1.67	0.17	0.07	0.08	0.00	0.01	0.09	C65
0.18	0.30	0.60	1.10	2.20	1.88	1.92	0.25	0.11	0.10	0.00	0.01	0.07	C66
1.29	2.35	5.09	9.33	17.86	33.87	49.11	2.90	1.12	1.13	0.02	0.09	0.62	C67
0.03	0.05	0.10	0.19	0.27	0.69	0.64	0.06	0.02	0.02	0.00	0.01	0.02	C68
0.00	0.05	0.10	0.14	0.21	1.09	0.77	0.06	0.03	0.03	0.00	0.00	0.02	C69
6.40	8.86	12.25	15.24	20.53	24.56	21.03	5.16	3.00	2.98	0.17	0.31	4.22	C70—C72, D32—D33, D42—D43
0.70	0.95	1.54	2.05	2.82	5.55	4.49	0.61	0.28	0.28	0.01	0.03	0.35	C73
0.18	0.35	0.54	0.38	1.03	1.19	0.64	0.17	0.09	0.10	0.00	0.01	0.11	C74
0.12	0.08	0.27	0.19	0.41	0.59	0.38	0.09	0.07	0.06	0.00	0.01	0.07	C75
0.18	0.27	0.57	1.29	1.30	1.39	1.28	0.25	0.13	0.13	0.01	0.01	0.16	C81
3.79	6.38	8.37	15.57	21.98	23.97	23.34	3.83	1.94	1.89	0.09	0.21	2.29	C82—C86, C96
0.00	0.05	0.04	0.00	0.40	0.40	0.13	0.05	0.03	0.03	0.00	0.00	0.01	C88
1.41	2.81	4.08	5.81	8.04	6.44	3.33	1.29	0.64	0.62	0.03	0.08	0.78	C90
1.26	1.70	2.28	3.19	4.74	4.95	4.10	1.07	0.69	0.67	0.04	0.08	0.76	C91
1.88	3.27	5.76	7.52	9.13	9.61	7.82	1.97	1.10	1.09	0.05	0.12	1.33	C92—C94, D45—D47
1.56	2.97	4.72	7.52	10.10	12.68	8.21	1.95	1.09	1.07	0.05	0.11	1.13	C95
2.20	3.65	5.59	8.86	12.43	17.23	21.80	2.40	1.12	1.12	0.05	0.12	1.32	O&U
197.06	356.80	545.97	847.13	1 241.75	1 623.64	1 515.96	217.99	102.11	100.61	4.23	11.20	117.53	ALL
196.70	356.26	544.90	845.13	1 237.69	1 613.34	1 488.78	217.02	101.77	100.25	4.22	11.17	117.31	ALL exc. C44

附表 4-2　江苏省肿瘤登记地区 2018 年男性恶性肿瘤死亡主要指标

部位	病例数	构成比/%	年龄组死亡率/(1/10万)											
			0岁	1—4岁	5—9岁	10—14岁	15—19岁	20—24岁	25—29岁	30—34岁	35—39岁	40—44岁	45—49岁	50—54岁
唇	16	0.02	0.00	0.00	0.00	0.00	0.00	0.00	0.00	0.00	0.00	0.00	0.00	0.00
舌	120	0.17	0.00	0.00	0.00	0.00	0.00	0.00	0.00	0.11	0.00	0.23	0.00	0.37
口	207	0.29	0.00	0.00	0.00	0.00	0.00	0.00	0.05	0.06	0.17	0.17	0.00	0.41
唾液腺	86	0.12	0.00	0.00	0.00	0.00	0.00	0.00	0.05	0.00	0.06	0.06	0.13	0.16
扁桃体	28	0.04	0.00	0.00	0.00	0.00	0.00	0.00	0.05	0.00	0.06	0.06	0.04	0.08
其他口咽	39	0.05	0.00	0.00	0.00	0.00	0.00	0.00	0.00	0.00	0.06	0.00	0.00	0.16
鼻咽	664	0.92	0.00	0.00	0.00	0.00	0.18	0.00	0.10	0.16	0.58	1.07	2.03	3.22
下咽	88	0.12	0.00	0.00	0.00	0.00	0.00	0.00	0.00	0.00	0.00	0.11	0.17	0.41
咽，部位不明	52	0.07	0.00	0.00	0.00	0.07	0.00	0.00	0.00	0.00	0.00	0.00	0.04	0.16
食管	9 983	13.86	0.00	0.00	0.00	0.00	0.00	0.00	0.00	0.16	0.29	0.96	3.41	11.09
胃	11 428	15.87	0.00	0.00	0.00	0.00	0.09	0.08	0.50	1.01	1.61	3.55	7.85	15.38
小肠	271	0.38	0.00	0.00	0.00	0.08	0.00	0.00	0.00	0.15	0.11	0.23	0.73	0.49
结肠	2 224	3.09	0.00	0.00	0.00	0.07	0.08	0.30	0.35	0.37	1.15	1.52	2.76	4.62
直肠	2 580	3.58	0.00	0.00	0.00	0.00	0.18	0.30	0.35	0.53	0.69	1.18	3.97	4.53
肛门	48	0.07	0.00	0.00	0.00	0.00	0.08	0.00	0.00	0.00	0.00	0.06	0.00	0.04
肝脏	9 122	12.67	0.00	0.27	0.14	0.00	0.28	0.00	1.06	2.08	7.43	17.53	32.89	46.95
胆囊及其他	943	1.31	0.00	0.00	0.00	0.00	0.00	0.00	0.00	0.00	0.12	0.17	0.73	1.48
胰腺	3 290	4.57	0.00	0.00	0.00	0.00	0.00	0.00	0.25	0.11	0.98	1.52	3.79	8.00
鼻、鼻窦及其他	88	0.12	0.00	0.00	0.00	0.00	0.00	0.08	0.05	0.00	0.00	0.11	0.00	0.21
喉	367	0.51	0.00	0.00	0.00	0.00	0.00	0.00	0.00	0.00	0.00	0.06	0.22	0.41
气管、支气管、肺	19 813	27.51	0.00	0.00	0.00	0.08	0.18	0.38	0.81	1.07	2.48	5.41	12.72	29.89
其他胸腔器官	157	0.22	0.00	0.00	0.00	0.00	0.09	0.08	0.10	0.11	0.00	0.45	0.39	0.62
骨	507	0.70	0.00	0.09	0.07	0.23	0.65	0.53	0.40	0.11	0.40	0.62	1.21	0.99
皮肤黑色素瘤	135	0.19	0.00	0.00	0.00	0.00	0.00	0.08	0.00	0.00	0.06	0.11	0.17	0.41
皮肤其他	248	0.34	0.00	0.00	0.00	0.00	0.00	0.00	0.00	0.00	0.06	0.23	0.22	0.16
间皮瘤	29	0.04	0.00	0.00	0.00	0.00	0.00	0.00	0.00	0.00	0.06	0.06	0.13	0.00
卡波西肉瘤	8	0.01	0.00	0.00	0.00	0.00	0.00	0.00	0.00	0.05	0.00	0.00	0.00	0.04
周围神经、其他结缔组织、软组织	114	0.16	0.00	0.09	0.07	0.08	0.18	0.00	0.05	0.05	0.12	0.17	0.26	0.33
乳房	65	0.09	0.00	0.00	0.00	0.00	0.00	0.00	0.00	0.00	0.06	0.06	0.13	0.12
外阴	—	—	—	—	—	—	—	—	—	—	—	—	—	—
阴道	—	—	—	—	—	—	—	—	—	—	—	—	—	—
子宫颈	—	—	—	—	—	—	—	—	—	—	—	—	—	—
子宫体	—	—	—	—	—	—	—	—	—	—	—	—	—	—
子宫，部位不明	—	—	—	—	—	—	—	—	—	—	—	—	—	—
卵巢	—	—	—	—	—	—	—	—	—	—	—	—	—	—
其他女性生殖器	—	—	—	—	—	—	—	—	—	—	—	—	—	—
胎盘	—	—	—	—	—	—	—	—	—	—	—	—	—	—
阴茎	95	0.13	0.00	0.00	0.00	0.00	0.00	0.00	0.00	0.11	0.12	0.00	0.13	0.33
前列腺	1 863	2.59	0.00	0.00	0.00	0.00	0.09	0.00	0.00	0.11	0.00	0.11	0.26	0.29
睾丸	20	0.03	0.00	0.00	0.00	0.00	0.09	0.00	0.10	0.11	0.06	0.00	0.04	0.04
其他男性生殖器	17	0.02	0.00	0.00	0.00	0.00	0.00	0.00	0.00	0.05	0.00	0.00	0.00	0.04
肾	474	0.66	0.50	0.27	0.00	0.00	0.00	0.00	0.05	0.00	0.40	0.23	0.47	1.28
肾盂	55	0.08	0.00	0.00	0.00	0.00	0.00	0.00	0.00	0.00	0.00	0.00	0.09	0.12
输尿管	72	0.10	0.00	0.00	0.00	0.00	0.00	0.00	0.00	0.00	0.00	0.00	0.04	0.04
膀胱	1 177	1.63	0.00	0.00	0.00	0.00	0.00	0.00	0.08	0.10	0.00	0.17	0.34	0.87
其他泌尿器官	21	0.03	0.00	0.00	0.00	0.00	0.00	0.00	0.00	0.05	0.00	0.00	0.00	0.04
眼	15	0.02	0.00	0.00	0.00	0.00	0.00	0.00	0.00	0.00	0.00	0.00	0.00	0.00
脑、神经系统	1 472	2.04	1.01	0.99	0.76	1.06	1.38	0.53	1.77	1.23	1.90	2.82	3.58	6.02
甲状腺	123	0.17	0.00	0.00	0.00	0.00	0.00	0.00	0.00	0.00	0.00	0.06	0.13	0.25
肾上腺	50	0.07	0.00	0.18	0.07	0.00	0.00	0.00	0.00	0.00	0.06	0.00	0.09	0.08
其他内分泌腺	26	0.04	0.00	0.00	0.07	0.00	0.09	0.00	0.00	0.00	0.11	0.00	0.00	0.08
霍奇金淋巴瘤	83	0.12	0.00	0.00	0.00	0.00	0.00	0.00	0.00	0.00	0.06	0.11	0.13	0.25
非霍奇金淋巴瘤	1 177	1.63	0.00	0.27	0.28	0.30	0.46	0.53	0.30	0.53	0.58	1.07	1.77	3.22
免疫增生性疾病	21	0.03	0.00	0.00	0.09	0.00	0.00	0.00	0.00	0.00	0.00	0.00	0.00	0.00
多发性骨髓瘤	385	0.53	0.00	0.00	0.00	0.07	0.00	0.00	0.00	0.16	0.12	0.39	0.52	0.45
淋巴样白血病	317	0.44	1.51	0.36	0.69	0.30	0.28	0.38	0.71	0.43	0.46	0.39	0.43	0.78
髓样白血病	597	0.83	0.00	0.36	0.42	0.15	0.37	0.23	0.35	0.32	0.81	0.79	0.99	1.32
白血病，未特指	562	0.78	0.00	0.54	0.35	0.08	0.46	0.53	0.61	0.69	0.58	0.28	1.25	1.44
其他或未指明部位	681	0.95	0.00	0.18	0.14	0.00	0.00	0.08	0.10	0.16	0.17	0.45	1.03	1.40
所有部位合计	72 023	100.00	3.03	3.69	3.26	2.58	5.17	4.21	8.42	10.03	21.77	42.60	85.44	149.11
所有部位除外 C44	71 775	99.66	3.03	3.69	3.26	2.58	5.17	4.21	8.42	10.03	21.71	42.38	85.23	148.94

年龄组死亡率／（1/10万）							粗率／(1/10万)	中标率／(1/10万)	世标率／(1/10万)	累积率/%		35—64岁截缩率／(1/10万)	ICD-10
55—59岁	60—64岁	65—69岁	70—74岁	75—79岁	80—84岁	≥85岁				0—64岁	0—74岁		
0.06	0.16	0.13	0.10	0.58	0.23	1.40	0.06	0.03	0.03	0.00	0.00	0.03	C00
0.58	1.12	1.41	1.26	2.32	2.71	4.21	0.46	0.23	0.23	0.01	0.03	0.32	C01—C02
0.82	1.28	1.82	3.10	5.50	5.88	9.47	0.79	0.38	0.38	0.01	0.04	0.41	C03—C06
0.47	0.53	0.94	1.55	1.74	2.49	1.75	0.33	0.17	0.16	0.01	0.02	0.20	C07—C08
0.17	0.27	0.27	0.68	1.30	0.70	0.70	0.15	0.07	0.05	0.00	0.01	0.11	C09
3.61	5.23	7.41	8.64	9.55	11.52	9.47	2.54	1.39	1.36	0.08	0.16	2.37	C10
0.58	0.80	0.81	1.46	1.01	2.26	1.05	0.34	0.17	0.17	0.01	0.01	0.30	C11
0.12	0.37	0.54	0.68	1.45	1.36	2.11	0.20	0.10	0.10	0.00	0.01	0.30	C12—C13
28.71	70.11	118.40	182.60	257.16	345.28	301.06	38.21	17.89	17.80	0.57	2.08	15.44	C14
31.16	67.70	121.37	208.40	316.35	416.46	339.66	43.75	20.81	20.37	0.64	2.29	17.75	C15
0.76	1.76	3.50	4.07	4.78	7.00	9.12	1.04	0.54	0.53	0.02	0.06	0.61	C16
7.16	12.22	20.68	33.67	52.24	80.22	90.53	8.51	4.17	4.10	0.15	0.43	4.30	C17
8.79	15.74	22.29	37.26	66.86	89.71	105.62	9.88	4.80	4.73	0.18	0.48	5.03	C18
0.29	0.05	0.40	0.49	1.59	2.71	1.75	0.18	0.09	0.09	0.00	0.01	0.06	C19—C20
57.01	75.17	86.68	100.42	126.48	151.40	160.71	34.92	19.07	18.81	1.20	2.14	35.83	C21
3.03	6.30	10.30	15.52	24.46	29.15	36.49	3.61	1.70	1.70	0.06	0.19	1.64	C22
14.15	23.26	34.82	53.94	73.52	90.84	103.51	12.59	6.14	6.13	0.26	0.70	7.34	C23—C24
0.35	0.75	0.88	1.65	2.46	1.58	1.75	0.34	0.17	0.17	0.01	0.02	0.62	C25
1.57	2.24	5.72	5.82	9.12	10.62	9.12	1.40	0.67	0.67	0.02	0.08	0.62	C30—C31
61.50	141.12	228.86	369.95	505.21	618.70	515.45	75.84	36.37	36.00	1.28	4.27	34.95	C32
0.76	1.23	1.82	2.23	2.32	1.81	2.81	0.60	0.35	0.34	0.02	0.04	0.52	C33—C34
2.04	3.20	3.97	6.60	11.87	16.95	10.18	1.94	1.11	1.07	0.05	0.11	1.27	C37—C38
0.76	0.69	1.35	1.46	3.18	4.07	5.26	0.52	0.26	0.26	0.01	0.03	0.32	C40—C41
0.35	0.64	1.41	2.62	4.92	10.39	30.88	0.95	0.40	0.43	0.01	0.03	0.25	C43
0.00	0.37	0.27	0.49	0.43	0.90	0.35	0.11	0.06	0.06	0.00	0.01	0.10	C44
0.12	0.00	0.13	0.00	0.14	0.00	0.35	0.03	0.02	0.02	0.00	0.00	0.02	C46
0.47	0.48	1.01	1.55	1.74	4.52	2.81	0.44	0.25	0.25	0.01	0.02	0.28	C47, C49
0.35	0.59	0.27	0.68	2.32	1.13	2.81	0.25	0.12	0.12	0.01	0.01	0.19	C50
—	—	—	—	—	—	—	—	—	—	—	—	—	C51
—	—	—	—	—	—	—	—	—	—	—	—	—	C52
—	—	—	—	—	—	—	—	—	—	—	—	—	C53
—	—	—	—	—	—	—	—	—	—	—	—	—	C54
—	—	—	—	—	—	—	—	—	—	—	—	—	C55
—	—	—	—	—	—	—	—	—	—	—	—	—	C56
—	—	—	—	—	—	—	—	—	—	—	—	—	C57
—	—	—	—	—	—	—	—	—	—	—	—	—	C58
0.23	0.59	0.74	1.26	1.16	4.52	4.56	0.36	0.18	0.17	0.01	0.02	0.21	C60
0.76	3.73	10.30	23.67	56.30	116.37	161.76	7.13	2.98	2.97	0.03	0.20	0.70	C61
0.00	0.05	0.27	0.00	0.43	0.45	0.70	0.08	0.06	0.05	0.00	0.00	0.03	C62
0.00	0.05	0.13	0.19	0.43	0.68	1.40	0.07	0.03	0.03	0.00	0.00	0.01	C63
2.04	2.88	4.65	7.96	10.28	13.33	16.14	1.81	0.91	0.92	0.04	0.10	1.05	C64
0.29	0.53	0.61	0.78	0.87	1.58	1.75	0.21	0.10	0.10	0.01	0.01	0.14	C65
0.17	0.43	0.67	0.97	2.60	2.71	3.16	0.28	0.13	0.12	0.00	0.01	0.09	C66
2.10	3.79	8.22	14.46	29.23	60.56	103.16	4.51	1.92	1.97	0.04	0.15	1.00	C67
0.00	0.05	0.20	0.39	0.43	0.90	1.40	0.08	0.04	0.04	0.00	0.00	0.01	C68
0.00	0.11	0.13	0.10	0.29	1.36	0.70	0.06	0.02	0.02	0.00	0.00	0.01	C69
6.70	10.03	15.02	16.88	23.30	26.89	21.76	5.63	3.47	3.40	0.19	0.35	4.73	C70—C72, D32—D33, D42—D43
0.47	1.07	1.28	1.84	2.75	3.84	3.86	0.47	0.22	0.23	0.01	0.03	0.27	C73
0.29	0.32	0.67	0.39	1.30	1.13	1.05	0.19	0.10	0.11	0.01	0.01	0.12	C74
0.17	0.05	0.40	0.29	0.43	0.68	1.05	0.32	0.17	0.06	0.00	0.01	0.06	C75
0.29	0.43	0.61	2.04	1.74	2.26	1.75	0.32	0.17	0.16	0.01	0.02	0.19	C81
5.01	8.22	10.24	18.82	27.93	27.12	31.93	4.51	2.40	2.37	0.11	0.26	2.89	C82—C86, C96
0.00	0.05	0.13	0.78	0.87	0.45	0.35	0.08	0.04	0.04	0.00	0.01	0.01	C88
1.69	2.77	4.45	7.28	10.13	8.81	6.32	1.47	0.75	0.74	0.03	0.09	0.85	C90
1.63	2.08	2.22	4.17	5.21	6.33	5.26	1.21	0.81	0.83	0.05	0.08	0.85	C91
2.27	3.52	6.53	9.12	12.74	14.01	12.63	2.29	1.30	1.28	0.06	0.14	1.46	C92—C94, D45—D47
1.34	3.25	5.52	9.41	10.71	15.14	10.53	2.15	1.27	1.24	0.06	0.13	1.23	C95
2.50	4.48	6.33	11.45	15.20	19.21	25.61	2.61	1.29	1.30	0.05	0.14	1.45	O&U
254.14	481.99	756.89	1 179.41	1 705.65	2 239.79	2 177.26	275.70	135.84	134.39	5.36	15.04	148.03	ALL
253.79	481.35	755.48	1 176.79	1 700.73	2 229.39	2 146.38	274.75	135.44	133.96	5.35	15.01	147.78	ALL exc. C44

附表 4-3　江苏省肿瘤登记地区 2018 年女性恶性肿瘤死亡主要指标

部位	病例数	构成比/%	年龄组死亡率 /（1/10万）											
			0岁	1—4岁	5—9岁	10—14岁	15—19岁	20—24岁	25—29岁	30—34岁	35—39岁	40—44岁	45—49岁	50—54岁
唇	10	0.02	0.00	0.00	0.00	0.00	0.00	0.00	0.00	0.00	0.00	0.00	0.00	0.00
舌	71	0.17	0.00	0.00	0.00	0.00	0.00	0.00	0.00	0.05	0.06	0.11	0.17	0.08
口	126	0.31	0.00	0.00	0.00	0.00	0.00	0.00	0.00	0.06	0.00	0.00	0.04	0.16
唾液腺	37	0.09	0.00	0.00	0.00	0.00	0.00	0.00	0.00	0.00	0.00	0.00	0.04	0.00
扁桃体	5	0.01	0.00	0.00	0.00	0.00	0.00	0.00	0.00	0.00	0.00	0.00	0.00	0.00
其他口咽	16	0.04	0.00	0.00	0.00	0.00	0.00	0.00	0.00	0.00	0.00	0.06	0.00	0.08
鼻咽	248	0.61	0.00	0.00	0.00	0.09	0.11	0.08	0.21	0.11	0.11	0.61	0.60	0.78
下咽	5	0.01	0.00	0.00	0.00	0.00	0.00	0.00	0.00	0.00	0.00	0.00	0.00	0.00
咽，部位不明	14	0.03	0.00	0.00	0.00	0.00	0.00	0.00	0.05	0.05	0.11	0.28	0.94	1.65
食管	4 681	11.43	0.00	0.00	0.00	0.00	0.11	0.34	0.95	1.79	2.18	2.84	5.86	8.07
胃	4 904	11.98	0.00	0.00	0.00	0.00	0.00	0.05	0.00	0.00	0.06	0.06	0.17	0.29
小肠	148	0.36	0.00	0.00	0.00	0.00	0.21	0.00	0.26	0.47	0.75	1.00	2.31	2.88
结肠	1 769	4.32	0.00	0.00	0.00	0.09	0.00	0.08	0.16	0.37	0.80	0.84	2.48	3.46
直肠	1 667	4.07	0.00	0.00	0.00	0.00	0.00	0.00	0.00	0.00	0.00	0.11	0.00	0.04
肛门	41	0.10	0.00	0.00	0.00	0.00	0.00	0.00	0.00	0.00	0.00	0.00	0.00	0.00
肝脏	3 810	9.30	0.55	0.00	0.00	0.00	0.00	0.34	0.48	0.63	1.49	3.68	6.34	11.25
胆囊及其他	1 174	2.87	0.00	0.00	0.00	0.00	0.00	0.00	0.00	0.11	0.23	0.72	1.33	2.02
胰腺	2 417	5.90	0.00	0.00	0.08	0.00	0.00	0.08	0.16	0.42	0.63	1.56	2.05	4.00
鼻、鼻窦及其他	37	0.09	0.00	0.00	0.00	0.00	0.11	0.00	0.00	0.00	0.00	0.00	0.00	0.04
喉	42	0.10	0.00	0.00	0.00	0.00	0.00	0.00	0.00	0.00	0.00	0.00	0.00	0.04
气管、支气管、肺	8 182	19.98	0.00	0.00	0.00	0.00	0.00	0.17	0.26	0.79	2.07	5.57	9.63	16.85
其他胸腔器官	99	0.24	0.00	0.00	0.00	0.09	0.11	0.08	0.05	0.06	0.06	0.06	0.21	0.49
骨	347	0.85	0.00	0.00	0.08	0.27	0.53	0.34	0.11	0.16	0.17	0.45	0.34	0.70
皮肤黑色素瘤	130	0.32	0.00	0.00	0.00	0.00	0.00	0.00	0.00	0.05	0.00	0.00	0.13	0.25
皮肤其他	257	0.63	0.00	0.00	0.00	0.00	0.00	0.00	0.05	0.00	0.06	0.00	0.00	0.00
间皮瘤	16	0.04	0.00	0.00	0.00	0.00	0.00	0.00	0.08	0.00	0.00	0.00	0.04	0.00
卡波西肉瘤	5	0.01	0.00	0.00	0.00	0.00	0.00	0.00	0.08	0.05	0.00	0.00	0.13	0.16
周围神经、其他结缔组织、软组织	67	0.16	0.55	0.10	0.16	0.00	0.11	0.08	0.05	0.05	0.11	0.00	0.13	0.16
乳房	2 512	6.13	0.00	0.00	0.00	0.00	0.00	0.00	0.53	1.16	3.27	6.01	10.19	13.72
外阴	42	0.10	0.00	0.00	0.00	0.00	0.00	0.07	0.00	0.11	0.00	0.11	0.00	0.04
阴道	27	0.07	0.00	0.00	0.00	0.00	0.00	0.07	0.00	0.00	0.00	0.00	0.13	0.21
子宫颈	1 476	3.60	0.00	0.00	0.00	0.00	0.00	0.25	0.48	0.53	2.75	4.34	6.59	9.06
子宫体	372	0.91	0.00	0.00	0.00	0.00	0.00	0.00	0.00	0.05	0.34	0.33	0.81	1.48
子宫，部位不明	207	0.51	0.00	0.00	0.00	0.00	0.00	0.00	0.00	0.23	0.33	0.77	0.77	0.49
卵巢	985	2.41	0.00	0.00	0.00	0.00	0.21	0.08	0.11	0.37	0.92	1.34	3.42	5.89
其他女性生殖器	56	0.14	0.00	0.00	0.00	0.00	0.00	0.00	0.00	0.05	0.00	0.06	0.09	0.29
胎盘	1	0.00	0.00	0.00	0.00	0.00	0.00	0.00	0.05	0.00	0.00	0.00	0.00	0.00
阴茎	—	—	—	—	—	—	—	—	—	—	—	—	—	—
前列腺	—	—	—	—	—	—	—	—	—	—	—	—	—	—
睾丸	—	—	—	—	—	—	—	—	—	—	—	—	—	—
其他男性生殖器	—	—	—	—	—	—	—	—	—	—	—	—	—	—
肾	226	0.55	0.00	0.10	0.16	0.00	0.00	0.17	0.00	0.16	0.11	0.22	0.21	0.54
肾盂	31	0.08	0.00	0.00	0.00	0.00	0.00	0.08	0.00	0.00	0.00	0.00	0.00	0.04
输尿管	55	0.13	0.00	0.00	0.00	0.00	0.00	0.00	0.00	0.00	0.00	0.11	0.13	0.04
膀胱	328	0.80	0.00	0.00	0.00	0.00	0.00	0.00	0.00	0.00	0.00	0.00	0.00	0.04
其他泌尿器官	8	0.02	0.00	0.00	0.00	0.00	0.00	0.00	0.00	0.05	0.00	0.00	0.00	0.00
眼	14	0.03	0.00	0.00	0.00	0.00	0.00	0.00	0.00	0.00	0.00	0.00	0.00	0.00
脑、神经系统	1 204	2.94	1.64	1.30	0.48	0.71	0.42	0.50	0.48	0.84	1.26	1.78	3.21	4.49
甲状腺	191	0.47	0.00	0.00	0.00	0.00	0.00	0.00	0.00	0.11	0.17	0.28	0.26	0.33
肾上腺	40	0.10	0.55	0.00	0.00	0.00	0.00	0.00	0.00	0.05	0.00	0.06	0.04	0.12
其他内分泌腺	23	0.06	0.00	0.00	0.00	0.09	0.21	0.00	0.00	0.05	0.11	0.00	0.04	0.08
霍奇金淋巴瘤	48	0.12	0.00	0.00	0.00	0.00	0.00	0.00	0.08	0.00	0.11	0.17	0.04	0.33
非霍奇金淋巴瘤	808	1.97	0.00	0.10	0.00	0.00	0.21	0.08	0.32	0.53	0.69	1.11	1.03	1.48
免疫增生性疾病	7	0.02	0.00	0.00	0.00	0.00	0.00	0.00	0.00	0.00	0.06	0.06	0.47	0.58
多发性骨髓瘤	284	0.69	0.00	0.00	0.00	0.00	0.09	0.00	0.05	0.16	0.34	0.50	0.56	0.62
淋巴样白血病	236	0.58	1.64	0.10	0.08	0.45	0.14	0.42	0.34	0.48	0.32	0.40	0.84	1.36
髓样白血病	426	1.04	0.00	0.40	0.24	0.36	0.32	0.00	0.37	0.37	0.29	0.56	0.73	0.95
白血病，未特指	449	1.10	0.00	0.20	0.32	0.36	0.32	0.00	0.16	0.11	0.40	0.61	0.77	1.44
其他或未指明部位	565	1.38	0.00	0.20	0.08	0.00	0.00	0.00	0.16	0.11	0.40	0.61	0.77	1.44
所有部位合计	40 946	100.00	4.91	2.60	1.67	2.23	3.18	3.35	6.09	10.13	20.48	36.92	63.44	97.39
所有部位除外 C44	40 689	99.37	4.91	2.60	1.67	2.23	3.18	3.35	6.09	10.13	20.42	36.92	63.32	97.14

55—59岁	60—64岁	65—69岁	70—74岁	75—79岁	80—84岁	≥85岁	粗率/(1/10万)	中标率/(1/10万)	世标率/(1/10万)	0—64岁	0—74岁	35—64岁截缩率/(1/10万)	ICD-10
0.00	0.00	0.07	0.00	0.65	0.18	0.61	0.04	0.01	0.01	0.00	0.00	0.00	C00
0.18	0.60	0.67	1.22	0.91	1.41	1.82	0.28	0.13	0.13	0.01	0.02	0.18	C01—C02
0.36	0.44	0.73	2.24	2.22	5.29	4.85	0.49	0.19	0.19	0.01	0.02	0.15	C03—C06
0.12	0.27	0.27	0.47	0.78	0.88	1.41	0.14	0.06	0.06	0.00	0.01	0.07	C07—C08
0.00	0.00	0.13	0.00	0.00	0.00	0.40	0.02	0.01	0.01	0.00	0.00	0.01	C09
0.95	1.37	2.59	2.34	4.71	4.05	5.86	0.97	0.49	0.48	0.03	0.05	0.68	C10
0.00	0.11	0.07	0.00	0.26	0.00	0.00	0.02	0.01	0.01	0.00	0.00	0.01	C11
0.12	0.11	0.07	0.09	0.00	0.71	0.81	0.05	0.02	0.02	0.00	0.00	0.03	C12—C13
4.92	15.99	35.46	71.33	137.63	184.58	169.53	18.21	6.87	6.64	0.12	0.65	3.22	C14
11.38	20.86	38.92	64.97	113.45	168.72	150.94	19.08	8.08	7.77	0.27	0.79	7.57	C15
0.41	0.66	1.60	2.15	3.14	3.88	4.45	0.58	0.25	0.24	0.01	0.03	0.23	C17
5.51	8.27	13.97	21.97	35.55	53.24	67.49	6.88	2.88	2.83	0.11	0.29	3.03	C18
5.16	7.56	12.91	19.73	30.85	57.30	59.40	6.49	2.70	2.64	0.10	0.27	3.00	C19—C20
0.36	0.11	0.20	0.56	0.65	1.06	2.02	0.16	0.07	0.07	0.00	0.01	0.09	C21
16.65	25.84	32.40	48.52	67.70	91.15	96.38	14.83	6.68	6.63	0.33	0.74	9.52	C22
3.20	6.35	11.38	15.52	24.57	36.85	34.55	4.57	1.91	1.88	0.07	0.20	2.00	C23—C24
6.87	13.09	24.02	34.50	49.80	71.93	69.91	9.41	3.98	3.92	0.14	0.44	4.04	C25
0.18	0.33	0.07	0.37	0.65	0.35	1.62	0.14	0.07	0.07	0.00	0.01	0.12	C30—C31
0.06	0.27	0.27	0.84	1.18	1.59	0.81	0.16	0.07	0.06	0.00	0.01	0.05	C32
26.13	50.10	71.06	113.12	175.40	229.71	224.28	31.84	13.61	13.44	0.56	1.48	15.90	C33—C34
0.65	0.93	1.13	0.75	1.31	1.23	1.21	0.39	0.21	0.21	0.01	0.02	0.35	C37—C38
1.01	2.03	2.93	5.52	6.27	8.64	7.88	1.35	0.69	0.68	0.03	0.07	0.69	C40—C41
0.24	0.77	1.26	1.12	2.61	2.64	6.06	0.51	0.21	0.21	0.01	0.02	0.25	C43
0.36	0.44	0.73	1.40	3.27	10.23	25.06	1.00	0.29	0.31	0.01	0.02	0.18	C44
0.06	0.16	0.20	0.19	0.39	0.00	0.61	0.06	0.03	0.03	0.00	0.00	0.01	C45
0.00	0.00	0.07	0.00	0.13	0.18	0.00	0.02	0.01	0.01	0.00	0.00	0.01	C46
0.24	0.71	0.40	0.47	0.39	2.12	1.41	0.26	0.15	0.17	0.01	0.01	0.20	C47, C49
15.17	20.81	18.16	20.57	28.36	35.79	39.40	9.77	5.17	5.02	0.35	0.55	10.62	C50
0.18	0.16	0.13	0.75	0.78	1.23	1.62	0.16	0.07	0.07	0.00	0.01	0.07	C51
0.18	0.11	0.27	0.19	0.39	0.71	0.20	0.11	0.05	0.05	0.00	0.01	0.10	C52
10.13	8.32	9.45	12.53	16.21	23.27	20.00	5.74	3.16	3.02	0.21	0.32	6.49	C53
2.13	3.01	3.26	4.30	4.97	8.81	6.06	1.45	0.69	0.68	0.04	0.08	1.19	C54
1.01	1.20	1.13	2.71	3.01	4.76	6.47	0.81	0.38	0.37	0.02	0.04	0.62	C55
6.28	8.32	7.98	12.71	11.76	10.75	9.09	3.83	2.02	1.99	0.13	0.24	3.93	C56
0.24	0.55	0.47	0.75	1.05	0.71	0.81	0.22	0.11	0.10	0.01	0.01	0.19	C57
0.00	0.00	0.00	0.00	0.00	0.00	0.00	0.00	0.01	0.00	0.00	0.00	0.00	C58
—	—	—	—	—	—	—	—	—	—	—	—	—	C60
—	—	—	—	—	—	—	—	—	—	—	—	—	C61
—	—	—	—	—	—	—	—	—	—	—	—	—	C62
—	—	—	—	—	—	—	—	—	—	—	—	—	C63
0.77	0.88	1.60	2.34	5.36	6.70	7.48	0.88	0.40	0.39	0.02	0.04	0.41	C64
0.12	0.16	0.07	0.28	0.91	1.06	1.62	0.12	0.05	0.05	0.00	0.00	0.04	C65
0.18	0.16	0.53	1.22	1.83	1.23	1.21	0.21	0.09	0.09	0.00	0.01	0.05	C66
0.47	0.88	2.00	4.39	7.58	13.05	17.98	1.28	0.45	0.45	0.01	0.04	0.23	C67
0.06	0.05	0.00	0.00	0.13	0.53	0.20	0.03	0.01	0.01	0.00	0.00	0.02	C68
0.00	0.00	0.07	0.19	0.13	0.88	0.81	0.05	0.02	0.02	0.00	0.00	0.00	C69
6.10	7.67	9.51	13.65	18.04	22.74	20.61	4.69	2.54	2.55	0.15	0.26	3.71	C70—C72, D32—D33, D42—D43
0.95	0.82	1.80	2.24	2.88	6.88	4.85	0.74	0.33	0.32	0.01	0.03	0.42	C73
0.06	0.38	0.40	0.37	0.78	1.23	0.40	0.16	0.08	0.08	0.00	0.01	0.10	C74
0.06	0.11	0.13	0.09	0.39	0.53	0.40	0.09	0.07	0.07	0.00	0.01	0.07	C75
0.06	0.11	0.53	0.56	0.91	0.71	1.01	0.19	0.10	0.09	0.00	0.01	0.14	C81
2.55	4.49	6.52	12.43	16.60	21.51	18.39	3.14	1.49	1.43	0.06	0.16	1.70	C82—C86, C96
0.00	0.05	0.07	0.19	0.13	0.35	0.00	0.03	0.01	0.01	0.00	0.00	0.01	C88
1.13	2.85	3.73	4.39	6.14	4.58	1.62	1.11	0.53	0.53	0.03	0.07	0.72	C90
0.89	1.31	2.33	2.24	4.31	3.88	3.43	0.92	0.56	0.56	0.03	0.05	0.66	C91
1.48	3.01	4.99	5.98	5.88	6.17	5.05	1.66	0.92	0.92	0.05	0.10	1.20	C92—C94, D45—D47
1.78	2.68	3.93	5.70	9.54	10.75	6.87	1.75	0.92	0.90	0.04	0.09	1.03	C95
1.90	2.79	4.86	6.36	9.93	15.69	19.60	0.96	0.96	0.96	0.04	0.10	1.18	O&U
138.97	228.33	337.61	526.97	822.77	1 142.93	1 135.16	159.33	70.88	69.48	3.08	7.40	86.49	ALL
138.61	227.89	336.88	525.56	819.50	1 132.70	1 110.10	158.33	70.59	69.17	3.07	7.38	86.31	ALL exc. C44

附录五 江苏省城市肿瘤登记地区 2018 年恶性肿瘤死亡情况

附表 5-1 江苏省城市肿瘤登记地区 2018 年男女合计恶性肿瘤死亡主要指标

部位	病例数	构成比/%	年龄组死亡率/（1/10万）											
			0岁	1—4岁	5—9岁	10—14岁	15—19岁	20—24岁	25—29岁	30—34岁	35—39岁	40—44岁	45—49岁	50—54岁
唇	5	0.01	0.00	0.00	0.00	0.00	0.00	0.00	0.00	0.00	0.00	0.00	0.00	0.00
舌	94	0.19	0.00	0.00	0.00	0.00	0.00	0.00	0.00	0.06	0.00	0.12	0.05	0.19
口	140	0.28	0.00	0.00	0.00	0.00	0.00	0.00	0.06	0.06	0.00	0.14	0.14
唾液腺	61	0.12	0.00	0.00	0.00	0.00	0.00	0.00	0.06	0.00	0.00	0.06	0.09	0.19
扁桃体	16	0.03	0.00	0.00	0.00	0.00	0.00	0.00	0.00	0.00	0.00	0.00	0.00	0.05
其他口咽	30	0.06	0.00	0.00	0.00	0.00	0.00	0.00	0.00	0.00	0.00	0.06	0.00	0.14
鼻咽	405	0.81	0.00	0.00	0.00	0.00	0.11	0.00	0.11	0.23	0.36	0.83	1.61	2.46
下咽	47	0.09	0.00	0.00	0.00	0.00	0.00	0.00	0.00	0.00	0.12	0.09	0.28
咽，部位不明	28	0.06	0.00	0.00	0.00	0.00	0.00	0.00	0.00	0.00	0.00	0.00	0.05
食管	5 478	10.90	0.00	0.00	0.00	0.00	0.00	0.00	0.06	0.12	0.59	1.66	6.21
胃	7 282	14.50	0.00	0.00	0.00	0.00	0.00	0.17	0.80	1.42	2.49	3.38	6.58	12.18
小肠	216	0.43	0.00	0.00	0.00	0.00	0.00	0.17	0.06	0.18	0.06	0.43	0.38
结肠	2 151	4.28	0.00	0.00	0.00	0.10	0.11	0.17	0.23	0.51	0.95	1.19	2.70	4.03
直肠	1 954	3.89	0.00	0.00	0.00	0.10	0.11	0.26	0.17	0.40	0.95	1.19	3.12	3.84
肛门	48	0.10	0.00	0.00	0.00	0.00	0.00	0.00	0.00	0.00	0.00	0.12	0.00
肝脏	5 554	11.06	0.00	0.00	0.30	0.00	0.00	0.11	0.00	0.63	1.42	3.91	8.24	15.71	26.97
胆囊及其他	994	1.98	0.00	0.00	0.00	0.00	0.00	0.00	0.00	0.06	0.12	0.42	1.14	1.85
胰腺	2 636	5.25	0.00	0.00	0.00	0.00	0.00	0.09	0.23	0.17	0.77	1.36	2.98	6.11
鼻、鼻窦及其他	54	0.11	0.00	0.00	0.00	0.00	0.00	0.00	0.00	0.00	0.12	0.00	0.19
喉	179	0.36	0.00	0.00	0.00	0.00	0.00	0.00	0.00	0.00	0.06	0.00	0.24
气管、支气管、肺	12 499	24.88	0.00	0.10	0.00	0.10	0.00	0.34	0.34	0.97	1.60	5.57	11.50	22.70
其他胸腔器官	141	0.28	0.00	0.00	0.00	0.10	0.11	0.09	0.11	0.11	0.06	0.47	0.33	0.85
骨	342	0.68	0.00	0.00	0.00	0.08	0.29	0.66	0.17	0.23	0.06	0.06	0.36	0.57	0.71
皮肤黑色素瘤	125	0.25	0.00	0.00	0.00	0.00	0.00	0.00	0.00	0.00	0.12	0.09	0.33
皮肤其他	224	0.45	0.00	0.00	0.00	0.00	0.00	0.00	0.00	0.00	0.18	0.14	0.19
间皮瘤	24	0.05	0.00	0.00	0.00	0.00	0.00	0.00	0.00	0.00	0.00	0.00	0.00
卡波西肉瘤	4	0.01	0.00	0.00	0.00	0.00	0.00	0.00	0.00	0.00	0.00	0.00	0.05
周围神经、其他结缔组织、软组织	79	0.16	0.00	0.20	0.08	0.00	0.22	0.09	0.11	0.06	0.12	0.06	0.19	0.24
乳房	1 240	2.47	0.00	0.00	0.00	0.00	0.00	0.00	0.17	0.45	1.83	2.85	5.40	7.25
外阴	21	0.04	0.00	0.00	0.00	0.00	0.00	0.00	0.00	0.11	0.00	0.06	0.00	0.05
阴道	17	0.03	0.00	0.00	0.00	0.00	0.00	0.00	0.00	0.00	0.00	0.09	0.14
子宫颈	587	1.17	0.00	0.00	0.00	0.00	0.00	0.09	0.23	0.28	1.78	2.31	2.89	4.17
子宫体	186	0.37	0.00	0.00	0.00	0.00	0.00	0.00	0.06	0.06	0.24	0.47	0.90
子宫，部位不明	84	0.17	0.00	0.00	0.00	0.00	0.00	0.00	0.00	0.12	0.12	0.38	0.14
卵巢	479	0.95	0.00	0.00	0.00	0.00	0.00	0.09	0.11	0.23	0.65	0.77	2.22	2.84
其他女性生殖器	28	0.06	0.00	0.00	0.00	0.00	0.00	0.00	0.00	0.06	0.00	0.05	0.09
胎盘	0	0.00	0.00	0.00	0.00	0.00	0.00	0.00	0.00	0.00	0.00	0.00	0.00
阴茎	38	0.08	0.00	0.00	0.00	0.00	0.00	0.00	0.00	0.06	0.00	0.05	0.09
前列腺	948	1.89	0.00	0.00	0.00	0.00	0.00	0.11	0.00	0.00	0.06	0.00	0.24	0.19
睾丸	11	0.02	0.00	0.00	0.00	0.00	0.00	0.00	0.11	0.11	0.06	0.00	0.05
其他男性生殖器	9	0.02	0.00	0.00	0.00	0.00	0.00	0.00	0.00	0.00	0.00	0.00	0.05
肾	356	0.71	0.52	0.00	0.00	0.00	0.00	0.00	0.11	0.30	0.24	0.33	1.09
肾盂	46	0.09	0.00	0.00	0.00	0.00	0.00	0.00	0.00	0.00	0.00	0.09	0.05
输尿管	62	0.12	0.00	0.00	0.00	0.00	0.00	0.00	0.00	0.00	0.00	0.00	0.05
膀胱	748	1.49	0.00	0.00	0.00	0.00	0.00	0.00	0.11	0.00	0.00	0.12	0.28	0.62
其他泌尿器官	18	0.04	0.00	0.00	0.00	0.00	0.00	0.00	0.00	0.00	0.00	0.00	0.09
眼	17	0.03	0.00	0.00	0.00	0.00	0.00	0.00	0.00	0.00	0.00	0.00	0.00
脑、神经系统	1 155	2.30	1.03	0.79	0.58	0.88	1.09	0.60	1.09	1.02	1.36	2.43	3.79	5.55
甲状腺	144	0.29	0.00	0.00	0.00	0.00	0.00	0.00	0.06	0.00	0.30	0.24	0.28
肾上腺	55	0.11	0.52	0.00	0.00	0.00	0.00	0.00	0.00	0.00	0.00	0.05	0.09
其他内分泌腺	23	0.05	0.00	0.00	0.00	0.08	0.00	0.33	0.00	0.06	0.00	0.06	0.00
霍奇金淋巴瘤	51	0.10	0.00	0.00	0.00	0.00	0.00	0.00	0.00	0.06	0.00	0.18	0.19	0.28
非霍奇金淋巴瘤	853	1.70	0.00	0.00	0.17	0.19	0.44	0.26	0.23	0.34	0.65	0.83	1.47	2.37
免疫增生性疾病	15	0.03	0.00	0.00	0.00	0.00	0.00	0.00	0.00	0.00	0.00	0.00	0.00
多发性骨髓瘤	324	0.64	0.00	0.00	0.00	0.00	0.00	0.00	0.00	0.00	0.18	0.62	0.47
淋巴样白血病	243	0.48	1.03	0.20	0.66	0.49	0.22	0.60	0.57	0.23	0.30	0.18	0.24	0.71
髓样白血病	518	1.03	0.00	0.30	0.33	0.00	0.22	0.34	0.29	0.11	0.53	0.83	1.14	1.37
白血病，未特指	441	0.88	0.00	0.20	0.17	0.00	0.33	0.17	0.57	0.57	0.30	0.47	1.04	1.18
其他或未指明部位	709	1.41	0.00	0.30	0.25	0.00	0.00	0.17	0.23	0.24	0.77	1.18	1.90
所有部位合计	50 236	100.00	3.10	2.97	2.40	2.34	4.15	3.60	6.96	9.83	20.06	37.66	71.56	122.67
所有部位除外 C44	50 012	99.55	3.10	2.97	2.40	2.34	4.15	3.60	6.96	9.83	20.00	37.48	71.41	122.48

年龄组死亡率 /（1/10万）							粗率 /（1/10万）	中标率 /（1/10万）	世标率 /（1/10万）	累积率 /%		35—64岁 截缩率 /（1/10万）	ICD-10
55—59岁	60—64岁	65—69岁	70—74岁	75—79岁	80—84岁	≥85岁				0—64岁	0—74岁		
0.00	0.12	0.00	0.00	0.15	0.00	0.58	0.02	0.01	0.01	0.00	0.00	0.02	C00
0.46	0.84	1.43	1.30	2.15	2.20	2.92	0.40	0.19	0.19	0.01	0.02	0.23	C01—C02
0.53	1.08	1.28	2.39	3.23	5.07	6.72	0.60	0.26	0.26	0.01	0.03	0.27	C03—C06
0.20	0.42	0.75	1.19	0.92	2.20	1.75	0.26	0.12	0.12	0.01	0.01	0.14	C07—C08
0.33	0.12	0.08	0.11	0.46	0.44	0.29	0.07	0.03	0.03	0.00	0.00	0.07	C09
0.13	0.24	0.38	0.54	0.61	0.66	0.88	0.13	0.06	0.06	0.00	0.01	0.08	C10
2.05	3.24	4.44	6.08	6.30	6.61	6.14	1.72	0.94	0.92	0.06	0.11	1.62	C11
0.40	0.48	0.23	0.76	0.77	1.54	0.29	0.20	0.10	0.10	0.01	0.01	0.20	C12—C13
0.07	0.42	0.38	0.54	0.31	0.66	1.17	0.12	0.05	0.06	0.00	0.01	0.07	C14
16.44	38.02	64.63	104.10	155.79	211.00	183.54	23.32	10.27	10.19	0.32	1.16	8.49	C15
21.34	44.08	79.91	133.63	204.03	276.70	237.61	31.00	14.17	13.82	0.46	1.53	12.82	C16
0.86	0.96	3.24	3.91	4.15	5.29	9.35	0.92	0.44	0.44	0.02	0.05	0.42	C17
7.95	12.05	20.92	34.63	48.24	79.37	106.38	9.16	4.13	4.10	0.15	0.43	4.17	C18
7.16	12.23	17.76	31.15	50.70	69.01	81.25	8.32	3.84	3.77	0.15	0.39	4.14	C19—C20
0.53	0.06	0.38	0.87	1.23	2.43	1.46	0.20	0.09	0.09	0.00	0.01	0.10	C21
34.87	47.98	60.65	75.01	95.25	116.41	127.72	23.64	12.10	12.00	0.70	1.38	20.43	C22
2.78	6.78	10.99	16.50	27.35	35.06	38.29	4.23	1.89	1.88	0.07	0.20	1.85	C23—C24
11.27	19.25	28.22	44.83	64.68	80.03	98.49	11.22	5.16	5.15	0.21	0.58	5.91	C25
0.33	0.42	0.60	0.87	1.84	0.88	1.17	0.23	0.11	0.11	0.01	0.01	0.15	C30—C31
0.93	1.56	2.86	2.82	4.92	5.29	3.80	0.76	0.35	0.35	0.01	0.04	0.37	C32
45.47	96.50	150.41	235.45	334.46	395.32	348.96	53.21	24.57	24.35	0.93	2.86	25.60	C33—C34
0.93	1.14	1.73	2.06	2.30	0.66	2.05	0.60	0.35	0.35	0.02	0.04	0.57	C37—C38
1.52	2.52	2.26	5.10	8.91	13.23	9.06	1.46	0.77	0.76	0.04	0.07	0.83	C40—C41
0.60	0.72	1.73	1.41	2.77	3.97	5.85	0.53	0.24	0.24	0.01	0.03	0.26	C43
0.27	0.54	0.83	2.39	4.61	10.14	26.60	0.95	0.35	0.37	0.01	0.02	0.21	C44
0.07	0.24	0.30	0.43	0.77	0.66	0.58	0.10	0.05	0.05	0.00	0.01	0.05	C45
0.00	0.00	0.15	0.00	0.15	0.00	0.00	0.02	0.01	0.01	0.00	0.00	0.01	C46
0.40	0.60	0.45	0.87	0.61	3.53	2.34	0.34	0.20	0.21	0.01	0.02	0.24	C47, C49
8.42	11.22	9.25	12.16	18.13	21.17	35.07	5.28	2.83	2.78	0.19	0.30	5.65	C50
0.07	0.06	0.00	0.33	0.46	0.88	1.46	0.09	0.05	0.04	0.00	0.00	0.04	C51
0.13	0.00	0.23	0.22	0.15	0.66	0.29	0.07	0.04	0.04	0.00	0.00	0.06	C52
4.37	3.90	4.59	4.12	6.76	11.02	10.23	2.50	1.47	1.39	0.10	0.14	3.09	C53
0.99	1.62	1.88	2.71	2.61	6.39	3.80	0.79	0.39	0.39	0.02	0.04	0.63	C54
0.60	0.66	0.60	1.63	0.92	2.20	2.92	0.36	0.18	0.18	0.01	0.02	0.30	C55
3.58	3.90	4.59	7.16	6.91	6.61	5.85	2.04	1.14	1.10	0.07	0.13	2.13	C56
0.13	0.36	0.30	0.33	0.77	0.44	0.58	0.12	0.06	0.06	0.00	0.01	0.10	C57
0.00	0.00	0.00	0.00	0.00	0.00	0.00	0.00	0.00	0.00	0.00	0.00	0.00	C58
0.13	0.12	0.45	0.54	0.61	1.76	2.05	0.16	0.07	0.07	0.00	0.01	0.06	C60
0.33	2.16	5.87	13.46	29.34	57.77	70.44	4.04	1.54	1.52	0.02	0.11	0.40	C61
0.00	0.00	0.23	0.00	0.15	0.00	0.29	0.05	0.04	0.03	0.00	0.00	0.02	C62
0.00	0.00	0.08	0.11	0.44	0.00	0.88	0.04	0.01	0.01	0.00	0.00	0.01	C63
1.79	2.16	3.31	5.32	8.76	11.02	14.03	1.52	0.72	0.73	0.03	0.07	0.85	C64
0.20	0.36	0.45	0.87	1.23	1.32	1.75	0.23	0.09	0.09	0.00	0.02	0.10	C65
0.13	0.36	0.23	1.30	2.92	1.98	2.92	0.26	0.11	0.11	0.00	0.02	0.07	C66
1.06	2.64	5.42	9.99	20.59	35.94	59.62	3.18	1.24	1.26	0.02	0.10	0.65	C67
0.07	0.06	0.15	0.22	0.46	0.88	0.88	0.08	0.03	0.03	0.00	0.00	0.03	C68
0.00	0.06	0.08	0.22	0.15	1.76	1.17	0.07	0.03	0.03	0.00	0.00	0.01	C69
6.03	8.46	11.96	14.65	17.67	22.05	21.34	4.92	2.93	2.89	0.17	0.30	4.23	C70—C72, D32—D33, D42—D43
0.60	0.90	1.58	1.52	3.23	6.83	4.68	0.61	0.28	0.28	0.01	0.03	0.34	C73
0.27	0.60	0.68	0.54	1.38	1.54	1.17	0.23	0.12	0.14	0.01	0.01	0.14	C74
0.07	0.00	0.38	0.22	0.46	0.66	0.29	0.10	0.09	0.08	0.00	0.01	0.03	C75
0.07	0.12	0.23	1.09	1.54	1.54	1.17	0.22	0.11	0.11	0.00	0.01	0.14	C81
3.45	4.98	7.90	15.20	23.05	24.25	24.55	3.63	1.85	1.80	0.08	0.19	2.04	C82—C86, C96
0.00	0.06	0.15	0.76	0.61	0.22	0.00	0.06	0.03	0.03	0.00	0.00	0.01	C88
1.46	3.00	3.91	7.06	8.60	8.60	4.09	1.38	0.67	0.66	0.03	0.08	0.81	C90
0.99	1.62	2.33	3.47	6.45	3.97	2.92	1.03	0.69	0.70	0.04	0.06	0.59	C91
1.79	3.42	6.25	9.12	11.22	13.23	11.11	2.21	1.18	1.17	0.05	0.13	1.38	C92—C94, D45—D47
1.19	2.94	4.21	8.14	10.91	11.46	9.06	1.88	1.03	0.99	0.05	0.11	1.07	C95
3.18	5.34	10.53	15.06	22.71	26.01		3.02	1.45	1.46	0.07	0.15	1.83	O&U
198.99	353.67	540.99	841.91	1 228.93	1 607.74	1 625.87	213.85	101.35	100.14	4.18	11.10	116.12	ALL
198.73	353.13	540.16	839.53	1 224.32	1 597.60	1 599.28	212.90	101.00	99.77	4.18	11.08	115.91	ALL exc. C44

附表 5-2　江苏省城市肿瘤登记地区 2018 年男性恶性肿瘤死亡主要指标

部位	病例数	构成比/%	年龄组死亡率/（1/10 万）											
			0 岁	1—4 岁	5—9 岁	10—14 岁	15—19 岁	20—24 岁	25—29 岁	30—34 岁	35—39 岁	40—44 岁	45—49 岁	50—54 岁
唇	3	0.01	0.00	0.00	0.00	0.00	0.00	0.00	0.00	0.00	0.00	0.00	0.00	0.00
舌	55	0.17	0.00	0.00	0.00	0.00	0.00	0.00	0.12	0.00	0.12	0.00	0.38
口	92	0.29	0.00	0.00	0.00	0.00	0.00	0.00	0.12	0.12	0.00	0.29	0.29
唾液腺	44	0.14	0.00	0.00	0.00	0.00	0.00	0.11	0.00	0.00	0.00	0.19	0.10
扁桃体	16	0.05	0.00	0.00	0.00	0.00	0.00	0.00	0.00	0.00	0.00	0.00	0.10
其他口咽	23	0.07	0.00	0.00	0.00	0.00	0.00	0.00	0.00	0.00	0.12	0.00	0.29
鼻咽	301	0.94	0.00	0.00	0.00	0.00	0.21	0.00	0.11	0.23	0.48	1.21	2.48	3.99
下咽	46	0.14	0.00	0.00	0.00	0.00	0.00	0.00	0.00	0.00	0.00	0.24	0.19	0.57
咽，部位不明	22	0.07	0.00	0.00	0.00	0.00	0.00	0.00	0.00	0.00	0.00	0.00	0.00	0.10
食管	3 832	11.97	0.00	0.00	0.00	0.00	0.00	0.00	0.12	0.12	0.85	2.68	11.40
胃	5 120	15.99	0.00	0.00	0.00	0.00	0.00	0.57	1.05	1.93	3.98	6.69	16.63
小肠	140	0.44	0.00	0.00	0.00	0.00	0.00	0.23	0.12	0.36	0.12	0.76	0.48
结肠	1 208	3.77	0.00	0.00	0.00	0.00	0.00	0.33	0.11	0.47	1.33	1.57	2.87	4.75
直肠	1 197	3.74	0.00	0.00	0.00	0.18	0.21	0.33	0.34	0.23	0.85	1.45	3.82	4.94
肛门	26	0.08	0.00	0.00	0.00	0.00	0.00	0.00	0.00	0.00	0.00	0.00	0.00	0.00
肝脏	3 878	12.11	0.00	0.57	0.00	0.00	0.21	0.00	0.92	2.23	6.52	13.40	26.47	43.33
胆囊及其他	449	1.40	0.00	0.00	0.00	0.00	0.00	0.00	0.00	0.00	0.00	0.24	0.86	1.90
胰腺	1 532	4.79	0.00	0.00	0.00	0.00	0.00	0.00	0.34	0.12	0.97	1.69	3.92	8.36
鼻、鼻窦及其他	40	0.12	0.00	0.00	0.00	0.00	0.00	0.00	0.00	0.00	0.00	0.12	0.00	0.19
喉	158	0.49	0.00	0.00	0.00	0.00	0.00	0.00	0.00	0.00	0.00	0.12	0.00	0.48
气管、支气管、肺	8 798	27.48	0.00	0.00	0.00	0.18	0.00	0.49	0.23	1.05	1.93	4.95	12.81	29.46
其他胸腔器官	89	0.28	0.00	0.00	0.00	0.18	0.21	0.00	0.11	0.23	0.00	0.85	0.48	0.86
骨	197	0.62	0.00	0.00	0.00	0.18	0.83	0.00	0.34	0.00	0.12	0.36	0.86	0.86
皮肤黑色素瘤	62	0.19	0.00	0.00	0.00	0.00	0.00	0.00	0.00	0.00	0.00	0.12	0.19	0.29
皮肤其他	114	0.36	0.00	0.00	0.00	0.00	0.00	0.00	0.00	0.00	0.12	0.36	0.29	0.29
间皮瘤	12	0.04	0.00	0.00	0.00	0.00	0.00	0.00	0.00	0.00	0.00	0.12	0.00	0.00
卡波西肉瘤	4	0.01	0.00	0.00	0.00	0.00	0.00	0.00	0.00	0.00	0.00	0.00	0.00	0.10
周围神经、其他结缔组织、软组织	43	0.13	0.00	0.19	0.00	0.00	0.21	0.00	0.11	0.12	0.00	0.12	0.19	0.29
乳房	32	0.10	0.00	0.00	0.00	0.00	0.00	0.00	0.00	0.00	0.12	0.00	0.19	0.00
外阴	—	—	—	—	—	—	—	—	—	—	—	—	—	—
阴道	—	—	—	—	—	—	—	—	—	—	—	—	—	—
子宫颈	—	—	—	—	—	—	—	—	—	—	—	—	—	—
子宫体	—	—	—	—	—	—	—	—	—	—	—	—	—	—
子宫，部位不明	—	—	—	—	—	—	—	—	—	—	—	—	—	—
卵巢	—	—	—	—	—	—	—	—	—	—	—	—	—	—
其他女性生殖器	—	—	—	—	—	—	—	—	—	—	—	—	—	—
胎盘	—	—	—	—	—	—	—	—	—	—	—	—	—	—
阴茎	38	0.12	0.00	0.00	0.00	0.00	0.00	0.00	0.00	0.12	0.00	0.00	0.10	0.19
前列腺	948	2.96	0.00	0.00	0.00	0.00	0.00	0.21	0.00	0.00	0.12	0.00	0.00	0.48	0.38
睾丸	11	0.03	0.00	0.00	0.00	0.00	0.00	0.00	0.23	0.23	0.12	0.00	0.00	0.10
其他男性生殖器	9	0.03	0.00	0.00	0.00	0.00	0.00	0.00	0.00	0.12	0.00	0.00	0.00	0.10
肾	251	0.78	1.00	0.19	0.00	0.00	0.00	0.00	0.00	0.00	0.60	0.36	0.57	1.52
肾盂	27	0.08	0.00	0.00	0.00	0.00	0.00	0.00	0.00	0.00	0.00	0.00	0.19	0.10
输尿管	31	0.10	0.00	0.00	0.00	0.00	0.00	0.00	0.00	0.00	0.00	0.00	0.00	0.10
膀胱	583	1.82	0.00	0.00	0.00	0.00	0.00	0.00	0.23	0.00	0.00	0.24	0.38	1.24
其他泌尿器官	13	0.04	0.00	0.00	0.00	0.00	0.00	0.00	0.00	0.00	0.00	0.00	0.00	0.10
眼	8	0.02	0.00	0.00	0.00	0.00	0.00	0.00	0.00	0.00	0.00	0.00	0.00	0.00
脑、神经系统	648	2.02	0.00	0.75	0.78	1.09	1.86	0.82	1.84	1.29	1.93	3.26	3.73	6.75
甲状腺	58	0.18	0.00	0.00	0.00	0.00	0.00	0.00	0.00	0.00	0.12	0.10	0.29
肾上腺	30	0.09	0.00	0.38	0.00	0.00	0.00	0.00	0.00	0.00	0.00	0.10	0.19
其他内分泌腺	12	0.04	0.00	0.00	0.16	0.00	0.21	0.00	0.00	0.00	0.12	0.00	0.00
霍奇金淋巴瘤	38	0.12	0.00	0.00	0.00	0.00	0.00	0.00	0.11	0.00	0.00	0.12	0.29	0.29
非霍奇金淋巴瘤	513	1.60	0.00	0.38	0.31	0.36	0.62	0.33	0.11	0.47	0.60	0.85	1.82	3.04
免疫增生性疾病	14	0.04	0.00	0.00	0.00	0.00	0.00	0.00	0.00	0.00	0.00	0.00	0.00	0.00
多发性骨髓瘤	192	0.60	0.00	0.00	0.00	0.00	0.00	0.00	0.00	0.00	0.00	0.24	0.67	0.67
淋巴样白血病	132	0.41	1.99	0.38	1.09	0.36	0.21	0.66	0.80	0.35	0.36	0.24	0.00	0.76
髓样白血病	309	0.97	0.00	0.38	0.31	0.00	0.21	0.49	0.11	0.12	0.60	0.97	1.24	1.52
白血病，未特指	238	0.74	0.00	0.19	0.00	0.00	0.21	0.33	0.69	0.82	0.48	0.24	1.24	1.52
其他或未指明部位	380	1.19	0.00	0.19	0.31	0.00	0.00	0.11	0.23	0.12	0.60	1.15	1.90
所有部位合计	32 016	100.00	2.99	3.58	2.95	2.55	5.36	3.78	7.80	9.96	19.82	39.48	78.27	151.18
所有部位除外 C44	31 902	99.64	2.99	3.58	2.95	2.55	5.36	3.78	7.80	9.96	19.69	39.11	77.98	150.89

年龄组死亡率 /（1/10万）							粗率 /（1/10万）	中标率 /（1/10万）	世标率 /（1/10万）	累积率 /%		35—64 岁 截缩率 /（1/10万）	ICD-10
55—59 岁	60—64 岁	65—69 岁	70—74 岁	75—79 岁	80—84 岁	≥85 岁				0—64 岁	0—74 岁		
0.00	0.24	0.00	0.00	0.00	0.00	0.79	0.03	0.01	0.01	0.00	0.00	0.03	C00
0.79	0.83	1.82	1.54	2.58	2.52	3.17	0.47	0.24	0.24	0.01	0.03	0.29	C01—C02
0.92	1.79	1.51	2.87	5.17	6.04	8.71	0.78	0.39	0.38	0.02	0.04	0.47	C03—C06
0.26	0.48	1.06	2.21	1.61	4.03	2.38	0.37	0.19	0.18	0.01	0.02	0.16	C07—C08
0.66	0.24	0.15	0.22	0.97	1.01	0.79	0.14	0.07	0.07	0.00	0.01	0.13	C09
0.26	0.36	0.61	0.66	1.29	1.01	0.79	0.20	0.10	0.10	0.01	0.01	0.15	C10
3.68	5.12	6.66	9.26	8.72	12.08	5.54	2.56	1.44	1.40	0.09	0.17	2.59	C11
0.79	0.83	0.45	1.54	1.61	3.52	0.79	0.39	0.21	0.20	0.01	0.02	0.39	C12—C13
0.00	0.60	0.76	0.88	0.65	1.01	2.38	0.19	0.09	0.09	0.01	0.02	0.09	C14
28.55	63.38	100.72	158.37	209.51	290.35	250.99	32.63	15.47	15.46	0.54	1.83	14.41	C15
30.65	68.15	118.59	210.43	313.13	416.16	374.51	43.59	20.88	20.50	0.65	2.29	17.87	C16
0.92	1.79	4.09	5.74	4.84	7.04	12.67	1.19	0.63	0.62	0.02	0.07	0.67	C17
9.87	14.18	24.69	44.12	58.43	93.60	136.98	10.29	4.98	4.97	0.18	0.52	4.98	C18
9.21	17.63	21.96	40.81	68.11	87.56	114.02	10.19	4.99	4.95	0.20	0.51	5.44	C19—C20
0.39	0.00	0.61	0.88	1.29	4.03	0.22	0.10	0.10	0.10	0.00	0.01	0.05	C21
53.68	73.15	89.81	101.91	117.50	151.97	163.11	33.02	17.91	17.79	1.10	2.06	32.33	C22
3.16	6.20	10.90	16.54	29.05	31.20	34.05	3.82	1.83	1.81	0.06	0.20	1.73	C23—C24
15.52	24.78	32.26	54.04	75.54	97.12	131.44	13.04	6.38	6.41	0.28	0.71	7.82	C25
0.39	0.60	1.21	1.54	2.91	1.51	1.58	0.34	0.17	0.17	0.01	0.02	0.18	C30—C31
1.84	2.74	5.30	4.85	9.36	9.56	7.92	1.35	0.65	0.65	0.03	0.08	0.69	C32
64.46	141.06	229.91	360.42	506.82	601.84	546.33	74.91	36.18	35.93	1.28	4.23	35.08	C33—C34
0.92	1.07	2.42	3.31	2.91	1.01	3.96	0.76	0.46	0.45	0.02	0.05	0.65	C37—C38
1.97	3.22	2.42	5.29	10.33	19.63	11.08	1.68	0.91	0.88	0.04	0.08	1.07	C40—C41
0.92	0.60	1.97	1.32	3.87	4.03	3.96	0.53	0.26	0.26	0.01	0.03	0.30	C43
0.26	0.60	1.06	2.87	6.13	9.06	31.67	0.97	0.43	0.45	0.01	0.03	0.31	C44
0.00	0.24	0.30	0.44	0.65	1.51	0.00	0.10	0.05	0.05	0.00	0.01	0.05	C45
0.00	0.00	0.30	0.00	0.32	0.00	0.00	0.03	0.02	0.02	0.00	0.00	0.02	C46
0.39	0.48	0.61	1.10	0.97	4.53	3.96	0.37	0.21	0.21	0.01	0.02	0.22	C47, C49
0.53	0.60	0.15	0.66	1.94	2.01	4.75	0.27	0.13	0.13	0.01	0.01	0.21	C50
—	—	—	—	—	—	—	—	—	—	—	—	—	C51
—	—	—	—	—	—	—	—	—	—	—	—	—	C52
—	—	—	—	—	—	—	—	—	—	—	—	—	C53
—	—	—	—	—	—	—	—	—	—	—	—	—	C54
—	—	—	—	—	—	—	—	—	—	—	—	—	C55
—	—	—	—	—	—	—	—	—	—	—	—	—	C56
—	—	—	—	—	—	—	—	—	—	—	—	—	C57
0.26	0.24	0.91	1.10	1.29	4.03	5.54	0.32	0.15	0.15	0.00	0.01	0.11	C58
0.66	4.29	11.81	27.35	61.66	131.84	190.82	8.07	3.40	3.40	0.03	0.23	0.79	C60
0.00	0.00	0.45	0.00	0.32	1.00	0.79	0.09	0.08	0.07	0.00	0.01	0.04	C61
0.00	0.00	0.15	0.22	0.32	1.01	2.38	0.08	0.03	0.03	0.00	0.00	0.02	C62
2.50	3.93	4.85	8.38	11.62	17.11	21.38	2.14	1.07	1.09	0.05	0.12	1.37	C63
0.26	0.48	0.76	1.10	0.97	1.51	1.58	0.23	0.11	0.12	0.01	0.01	0.15	C64
0.13	0.36	0.30	0.88	3.23	2.52	3.96	0.26	0.12	0.12	0.01	0.01	0.15	C65
1.45	4.53	9.09	15.22	34.22	63.40	120.35	4.96	2.13	2.19	0.04	0.16	1.09	C66
0.00	0.12	0.30	0.44	0.65	1.51	1.58	0.11	0.05	0.05	0.00	0.00	0.03	C67
0.00	0.12	0.15	0.00	0.00	2.01	1.58	0.07	0.03	0.03	0.00	0.00	0.02	C68
6.05	10.25	14.99	15.66	20.66	23.65	20.59	5.52	3.50	3.42	0.20	0.35	4.92	C70—C72, D32—D33, D42—D43
0.39	0.95	1.36	1.54	3.87	5.03	3.17	0.49	0.24	0.23	0.01	0.02	0.26	C73
0.39	0.48	0.91	0.66	1.61	1.01	1.58	0.26	0.14	0.16	0.01	0.02	0.16	C74
0.00	0.00	0.61	0.44	0.32	0.50	0.79	0.10	0.07	0.08	0.00	0.01	0.02	C75
0.13	0.12	0.45	1.99	2.58	2.52	2.38	0.32	0.17	0.16	0.00	0.01	0.16	C81
5.26	6.55	10.30	20.07	27.76	26.67	32.46	4.37	2.35	2.32	0.10	0.25	2.65	C82—C86, C96
0.00	0.12	0.30	1.32	1.29	0.50	0.00	0.12	0.06	0.06	0.00	0.01	0.02	C88
1.71	2.86	4.54	8.82	11.30	11.57	8.71	1.63	0.81	0.80	0.03	0.10	0.87	C90
0.79	2.03	2.27	4.41	6.13	4.53	3.96	1.12	0.79	0.83	0.04	0.08	0.60	C91
2.76	3.81	7.57	10.37	15.82	19.12	15.84	2.63	1.43	1.42	0.06	0.15	1.64	C92—C94, D45—D47
1.05	2.86	5.15	10.15	11.30	13.59	9.50	2.03	1.17	1.10	0.05	0.12	1.13	C95
3.68	6.43	7.88	13.01	17.75	33.25	3.24	1.62	1.64	1.64	0.07	0.18	1.97	O&U
258.51	481.45	747.42	1 177.00	1 680.90	2 221.67	2 342.87	272.59	134.89	133.95	5.32	14.94	146.49	ALL
258.25	480.86	746.36	1 174.14	1 674.76	2 212.62	2 311.20	271.62	134.46	133.50	5.31	14.92	146.18	ALL exc. C44

附表 5-3　江苏省城市肿瘤登记地区 2018 年女性恶性肿瘤死亡主要指标

部位	病例数	构成比 /%	年龄组死亡率 /（1/10 万）											
			0 岁	1—4 岁	5—9 岁	10—14 岁	15—19 岁	20—24 岁	25—29 岁	30—34 岁	35—39 岁	40—44 岁	45—49 岁	50—54 岁
唇	2	0.01	0.00	0.00	0.00	0.00	0.00	0.00	0.00	0.00	0.00	0.00	0.00	0.00
舌	39	0.21	0.00	0.00	0.00	0.00	0.00	0.00	0.00	0.00	0.00	0.12	0.09	0.00
口	48	0.26	0.00	0.00	0.00	0.00	0.00	0.00	0.00	0.00	0.00	0.00	0.00	0.19
唾液腺	17	0.09	0.00	0.00	0.00	0.00	0.00	0.00	0.00	0.00	0.00	0.12	0.00	0.19
扁桃体	0	0.00	0.00	0.00	0.00	0.00	0.00	0.00	0.00	0.00	0.00	0.00	0.00	0.00
其他口咽	7	0.04	0.00	0.00	0.00	0.00	0.00	0.00	0.00	0.00	0.00	0.00	0.00	0.00
鼻咽	104	0.57	0.00	0.00	0.00	0.00	0.00	0.00	0.12	0.22	0.23	0.47	0.75	0.95
下咽	1	0.01	0.00	0.00	0.00	0.00	0.00	0.00	0.00	0.00	0.00	0.00	0.00	0.00
咽，部位不明	6	0.03	0.00	0.00	0.00	0.00	0.00	0.00	0.00	0.00	0.00	0.00	0.00	0.00
食管	1 646	9.03	0.00	0.00	0.00	0.00	0.00	0.00	0.00	0.00	0.00	0.35	0.66	1.04
胃	2 162	11.87	0.00	0.00	0.00	0.00	0.00	0.00	0.36	1.04	1.76	3.02	2.80	6.47	7.76
小肠	76	0.42	0.00	0.00	0.00	0.00	0.00	0.00	0.12	0.00	0.00	0.00	0.09	0.28
结肠	943	5.18	0.00	0.00	0.00	0.00	0.21	0.23	0.00	0.35	0.55	0.58	0.82	2.53	3.31
直肠	757	4.15	0.00	0.00	0.00	0.00	0.00	0.18	0.00	0.55	1.04	0.93	2.44	2.74
肛门	22	0.12	0.00	0.00	0.00	0.00	0.00	0.00	0.00	0.00	0.00	0.23	0.00	0.00
肝脏	1 676	9.20	0.00	0.00	0.00	0.00	0.00	0.00	0.35	0.66	1.39	3.26	5.16	10.69
胆囊及其他	545	2.99	0.00	0.00	0.00	0.00	0.00	0.00	0.00	0.11	0.23	0.58	1.41	1.80
胰腺	1 104	6.06	0.00	0.00	0.00	0.00	0.00	0.18	0.12	0.22	0.58	1.05	2.06	3.88
鼻、鼻窦及其他	14	0.08	0.00	0.00	0.00	0.00	0.00	0.00	0.00	0.00	0.12	0.00	0.19
喉	21	0.12	0.00	0.00	0.00	0.00	0.00	0.00	0.00	0.00	0.00	0.00	0.00	0.00
气管、支气管、肺	3 701	20.31	0.00	0.21	0.00	0.00	0.00	0.18	0.46	0.88	1.28	6.18	10.22	15.98
其他胸腔器官	52	0.29	0.00	0.00	0.00	0.00	0.00	0.18	0.12	0.00	0.12	0.12	0.19	0.85
骨	145	0.80	0.00	0.00	0.00	0.18	0.42	0.47	0.36	0.12	0.11	0.00	0.35	0.28	0.57
皮肤黑色素瘤	63	0.35	0.00	0.00	0.00	0.00	0.00	0.00	0.00	0.11	0.00	0.12	0.00	0.38
皮肤其他	110	0.60	0.00	0.00	0.00	0.00	0.00	0.00	0.00	0.00	0.00	0.00	0.00	0.09
间皮瘤	12	0.07	0.00	0.00	0.00	0.00	0.00	0.00	0.00	0.00	0.00	0.00	0.00	0.00
卡波西肉瘤	0	0.00	0.00	0.00	0.00	0.00	0.00	0.00	0.00	0.00	0.00	0.00	0.00	0.00
周围神经、其他结缔组织、软组织	36	0.20	0.00	0.21	0.18	0.00	0.23	0.18	0.00	0.23	0.00	0.00	0.19	0.19
乳房	1 208	6.63	0.00	0.00	0.00	0.00	0.00	0.00	0.35	0.88	3.48	5.60	10.50	14.47
外阴	21	0.12	0.00	0.00	0.00	0.00	0.00	0.00	0.22	0.00	0.12	0.00	0.09
阴道	17	0.09	0.00	0.00	0.00	0.00	0.00	0.00	0.00	0.00	0.00	0.00	0.19	0.28
子宫颈	587	3.22	0.00	0.00	0.00	0.00	0.00	0.18	0.46	0.55	3.48	4.55	5.72	8.32
子宫体	186	1.02	0.00	0.00	0.00	0.00	0.00	0.00	0.00	0.11	0.12	0.47	0.94	1.80
子宫，部位不明	84	0.46	0.00	0.00	0.00	0.00	0.00	0.00	0.00	0.23	0.23	0.75	0.28
卵巢	479	2.63	0.00	0.00	0.00	0.00	0.00	0.18	0.23	0.44	1.28	1.52	4.41	5.67
其他女性生殖器	28	0.15	0.00	0.00	0.00	0.00	0.00	0.00	0.00	0.12	0.00	0.09	0.19
胎盘	0	0.00	0.00	0.00	0.00	0.00	0.00	0.00	0.00	0.00	0.00	0.00	0.00	0.00
阴茎	—	—	—	—	—	—	—	—	—	—	—	—	—	—
前列腺	—	—	—	—	—	—	—	—	—	—	—	—	—	—
睾丸	—	—	—	—	—	—	—	—	—	—	—	—	—	—
其他男性生殖器	—	—	—	—	—	—	—	—	—	—	—	—	—	—
肾	105	0.58	0.00	0.21	0.00	0.00	0.00	0.18	0.00	0.22	0.00	0.12	0.09	0.66
肾盂	19	0.10	0.00	0.00	0.00	0.00	0.00	0.00	0.00	0.00	0.00	0.00	0.00	0.00
输尿管	31	0.17	0.00	0.00	0.00	0.00	0.00	0.00	0.00	0.00	0.00	0.00	0.00	0.00
膀胱	165	0.91	0.00	0.00	0.00	0.00	0.00	0.00	0.00	0.00	0.00	0.00	0.19	0.09
其他泌尿器官	5	0.03	0.00	0.00	0.00	0.00	0.00	0.00	0.00	0.00	0.00	0.00	0.00	0.09
眼	9	0.05	0.00	0.00	0.00	0.00	0.00	0.00	0.00	0.00	0.00	0.00	0.00	0.00
脑、神经系统	507	2.78	2.15	0.84	0.35	0.63	0.23	0.36	0.35	0.77	0.81	1.63	3.84	4.35
甲状腺	86	0.47	0.00	0.00	0.00	0.00	0.00	0.00	0.00	0.11	0.00	0.47	0.38	0.28
肾上腺	25	0.14	1.08	0.00	0.00	0.00	0.00	0.00	0.00	0.11	0.00	0.00	0.00	0.00
其他内分泌腺	11	0.06	0.00	0.00	0.00	0.00	0.21	0.47	0.00	0.11	0.12	0.00	0.00	0.00
霍奇金淋巴瘤	13	0.07	0.00	0.00	0.00	0.00	0.00	0.00	0.00	0.00	0.00	0.23	0.09	0.28
非霍奇金淋巴瘤	340	1.87	0.00	0.00	0.00	0.00	0.23	0.18	0.35	0.22	0.70	0.82	1.13	1.70
免疫增生性疾病	1	0.01	0.00	0.00	0.00	0.00	0.00	0.00	0.00	0.00	0.00	0.00	0.00	0.00
多发性骨髓瘤	132	0.72	0.00	0.00	0.00	0.00	0.00	0.00	0.00	0.00	0.00	0.12	0.56	0.28
淋巴样白血病	111	0.61	0.00	0.00	0.18	0.63	0.23	0.54	0.35	0.11	0.23	0.12	0.47	0.66
髓样白血病	209	1.15	0.00	0.21	0.35	0.00	0.23	0.18	0.46	0.11	0.46	0.70	1.03	1.23
白血病，未特指	203	1.11	0.00	0.21	0.35	0.00	0.47	0.00	0.46	0.33	0.12	0.70	0.84	0.85
其他或未明示部位	329	1.81	0.00	0.42	0.18	0.00	0.00	0.23	0.22	0.35	0.93	1.22	1.89
所有部位合计	18 220	100.00	3.23	2.30	1.77	2.09	2.79	3.41	6.11	9.70	20.30	35.91	64.97	94.29
所有部位除外 C44	18 110	99.40	3.23	2.30	1.77	2.09	2.79	3.41	6.11	9.70	20.30	35.91	64.97	94.20

年龄组死亡率 /（1/10 万）							粗率 / (1/10万)	中标率 / (1/10万)	世标率 / (1/10万)	累积率 /%		35—64 岁 截缩率 / (1/10万)	ICD-10
55—59 岁	60—64 岁	65—69 岁	70—74 岁	75—79 岁	80—84 岁	≥ 85 岁				0—64 岁	0—74 岁		
0.00	0.00	0.00	0.00	0.29	0.00	0.46	0.02	0.01	0.01	0.00	0.00	0.00	C00
0.13	0.85	1.05	1.07	1.76	1.96	2.78	0.33	0.14	0.15	0.01	0.02	0.17	C01—C02
0.13	0.36	1.05	1.92	1.47	4.32	5.56	0.41	0.15	0.15	0.00	0.02	0.06	C03—C06
0.13	0.36	0.45	0.21	0.29	0.78	1.39	0.14	0.06	0.07	0.00	0.01	0.12	C07—C08
0.00	0.00	0.00	0.00	0.00	0.00	0.00	0.00	0.00	0.00	0.00	0.00	0.00	C09
0.40	1.33	2.24	2.99	4.10	2.35	6.49	0.89	0.46	0.44	0.02	0.05	0.66	C10
0.00	0.12	0.00	0.00	0.00	0.00	0.00	0.01	0.00	0.00	0.00	0.00	0.02	C11
0.13	0.24	0.00	0.21	0.00	0.39	0.46	0.05	0.02	0.02	0.00	0.00	0.05	C12—C13
4.14	12.32	29.01	51.51	107.00	149.12	144.08	14.01	5.37	5.21	0.09	0.50	2.51	C14
11.89	19.69	41.72	59.20	104.95	167.95	157.51	18.41	8.02	7.72	0.27	0.78	7.70	C15
0.80	0.12	2.39	2.14	3.52	3.92	7.41	0.65	0.27	0.27	0.01	0.03	0.18	C16
6.01	9.90	17.20	25.43	38.99	68.28	88.48	8.03	3.36	3.34	0.12	0.34	3.35	C17
5.08	6.76	13.61	21.80	34.89	54.55	62.08	6.44	2.77	2.70	0.10	0.28	2.82	C18
0.67	0.12	0.15	0.00	0.85	1.17	1.18	0.93	0.19	0.09	0.09	0.01	0.01	0.15	C19—C20
15.77	22.46	31.85	48.94	75.05	88.69	107.02	14.27	6.45	6.38	0.30	0.70	8.56	C21
2.40	7.37	11.07	16.46	25.80	38.06	40.77	4.64	1.95	1.93	0.07	0.21	1.98	C22
6.95	13.65	24.22	35.91	54.82	66.71	79.22	9.40	4.03	4.00	0.14	0.44	4.00	C23—C24
0.27	0.24	0.00	0.21	0.88	0.39	0.93	0.12	0.06	0.06	0.00	0.01	0.12	C25
0.00	0.36	0.45	0.85	0.88	1.96	1.39	0.18	0.07	0.07	0.00	0.01	0.05	C30—C31
26.19	51.33	71.92	114.35	177.95	234.27	233.49	31.51	13.80	13.65	0.56	1.50	16.00	C33—C34
0.94	1.21	1.05	0.85	1.76	0.39	0.93	0.44	0.25	0.25	0.02	0.03	0.50	C37—C38
1.07	1.81	2.09	4.92	7.62	8.24	7.88	1.23	0.65	0.64	0.03	0.06	0.59	C40—C41
0.27	0.85	1.50	1.50	1.76	3.92	6.95	0.54	0.22	0.22	0.01	0.02	0.23	C43
0.27	0.48	0.60	1.92	3.22	10.99	23.63	0.94	0.28	0.30	0.00	0.02	0.11	C44
0.13	0.24	0.30	0.43	0.88	0.00	0.93	0.10	0.04	0.05	0.00	0.01	0.05	C45
0.00	0.00	0.00	0.00	0.00	0.00	0.00	0.00	0.00	0.00	0.00	0.00	0.00	C46
0.40	0.72	0.30	0.64	0.29	2.75	1.39	0.31	0.20	0.21	0.01	0.02	0.26	C47, C49
16.43	21.98	18.24	23.30	32.83	36.10	52.81	10.28	5.42	5.30	0.37	0.58	11.08	C50
0.13	0.12	0.00	0.64	0.88	1.57	2.32	0.18	0.09	0.08	0.00	0.01	0.07	C51
0.27	0.00	0.45	0.43	0.29	1.18	0.46	0.14	0.07	0.07	0.00	0.01	0.12	C52
8.82	7.85	9.12	8.12	12.90	19.62	16.21	5.00	2.89	2.74	0.20	0.29	6.15	C53
2.00	3.26	3.74	5.34	4.98	11.38	6.02	1.58	0.76	0.75	0.04	0.09	1.26	C54
1.20	1.33	1.20	3.21	1.76	3.92	4.63	0.72	0.35	0.35	0.02	0.04	0.61	C55
7.21	7.85	9.12	14.11	13.19	11.77	9.27	4.08	2.24	2.17	0.14	0.26	4.25	C56
0.27	0.72	0.60	0.64	1.47	0.78	0.93	0.24	0.12	0.12	0.01	0.01	0.20	C57
0.00	0.00	0.00	0.00	0.00	0.00	0.00	0.00	0.00	0.00	0.00	0.00	0.00	C58
—	—	—	—	—	—	—	—	—	—	—	—	—	C60
—	—	—	—	—	—	—	—	—	—	—	—	—	C61
—	—	—	—	—	—	—	—	—	—	—	—	—	C62
—	—	—	—	—	—	—	—	—	—	—	—	—	C63
1.07	0.36	1.79	2.35	6.16	6.28	9.73	0.89	0.39	0.39	0.01	0.04	0.33	C64
0.13	0.24	0.15	0.64	1.47	1.18	1.85	0.16	0.06	0.06	0.00	0.01	0.05	C65
0.13	0.36	0.15	1.71	2.64	1.57	2.32	0.26	0.11	0.10	0.00	0.01	0.06	C66
0.67	0.72	1.79	4.92	8.21	14.52	24.09	1.40	0.49	0.49	0.01	0.04	0.22	C67
0.13	0.00	0.00	0.00	0.29	0.39	0.46	0.04	0.02	0.02	0.00	0.00	0.03	C68
0.00	0.00	0.00	0.43	0.29	1.57	0.93	0.08	0.03	0.02	0.00	0.00	0.00	C69
6.01	6.64	8.97	13.68	14.95	20.80	21.77	4.32	2.35	2.35	0.14	0.25	3.55	C70—C72, D32—D33, D42—D43
0.80	0.85	1.79	1.50	2.64	8.24	5.56	0.73	0.33	0.32	0.01	0.03	0.52	C73
0.13	0.72	0.45	0.43	1.17	1.96	0.93	0.21	0.10	0.11	0.01	0.01	0.11	C74
0.00	0.12	0.15	0.00	0.59	0.78	0.00	0.09	0.10	0.09	0.01	0.01	0.04	C75
0.00	0.12	0.00	0.21	0.59	0.78	0.46	0.11	0.06	0.06	0.00	0.00	0.12	C81
1.60	3.38	5.53	10.47	18.76	22.37	19.92	2.89	1.36	1.29	0.05	0.13	1.43	C82—C86, C96
0.00	0.00	0.00	0.21	0.00	0.00	0.00	0.01	0.00	0.00	0.00	0.00	0.00	C88
1.20	3.14	3.29	5.34	6.16	6.28	1.39	1.12	0.54	0.53	0.03	0.07	0.74	C90
1.20	1.21	2.39	2.56	6.74	3.53	2.32	0.95	0.60	0.57	0.03	0.05	0.58	C91
0.80	3.02	4.93	7.91	7.04	8.63	8.34	1.78	0.95	0.94	0.04	0.11	1.12	C92—C94, D45—D47
1.34	3.02	3.29	6.20	10.55	9.81	8.80	1.73	0.91	0.89	0.04	0.09	1.02	C95
2.67	4.23	5.68	8.12	12.61	22.37	21.77	2.80	1.29	1.29	0.06	0.13	1.68	O&U
138.55	224.14	337.19	517.23	818.49	1 128.98	1 206.35	155.12	70.36	69.07	3.03	7.30	85.46	ALL
138.28	223.66	336.59	515.30	815.27	1 118.00	1 182.73	154.18	70.08	68.78	3.03	7.29	85.35	ALL exc. C44

附表 6-1 江苏省农村肿瘤登记地区 2018 年男女合计恶性肿瘤死亡主要指标

部位	病例数	构成比/%	年龄组死亡率/（1/10万）											
			0岁	1—4岁	5—9岁	10—14岁	15—19岁	20—24岁	25—29岁	30—34岁	35—39岁	40—44岁	45—49岁	50—54岁
唇	21	0.03	0.00	0.00	0.00	0.00	0.00	0.00	0.00	0.10	0.06	0.21	0.12	0.26
舌	97	0.15	0.00	0.00	0.00	0.00	0.00	0.00	0.00	0.00	0.06	0.16	0.08	0.40
口	193	0.31	0.00	0.00	0.00	0.00	0.00	0.00	0.00	0.00	0.06	0.05	0.04	0.07
唾液腺	62	0.10	0.00	0.00	0.00	0.00	0.00	0.00	0.00	0.00	0.00	0.05	0.08	0.04
扁桃体	17	0.03	0.00	0.00	0.00	0.00	0.00	0.00	0.00	0.00	0.00	0.00	0.00	0.04
其他口咽	25	0.04	0.00	0.00	0.00	0.00	0.00	0.00	0.00	0.00	0.00	0.00	0.00	0.00
鼻咽	507	0.81	0.00	0.00	0.00	0.07	0.18	0.07	0.19	0.05	0.34	0.85	1.06	1.64
下咽	46	0.07	0.00	0.00	0.00	0.00	0.00	0.00	0.00	0.00	0.00	0.00	0.04	0.11
咽，部位不明	38	0.06	0.00	0.00	0.00	0.07	0.00	0.00	0.05	0.15	0.28	0.64	2.60	6.49
食管	9 186	14.64	0.00	0.00	0.00	0.00	0.18	0.22	0.66	1.39	1.34	3.03	7.08	11.37
胃	9 050	14.43	0.00	0.00	0.00	0.07	0.00	0.00	0.05	0.10	0.06	0.11	0.47	0.40
小肠	203	0.32	0.00	0.00	0.00	0.07	0.07	0.18	0.15	0.38	0.35	0.95	1.33	2.40
结肠	1 842	2.94	0.00	0.00	0.07	0.00	0.09	0.15	0.33	0.50	0.56	0.85	3.30	4.12
直肠	2 293	3.66	0.00	0.00	0.00	0.00	0.07	0.00	0.00	0.00	0.00	0.05	0.07	0.07
肛门	41	0.07	0.00	0.00	0.00	0.00	0.00	0.07	0.00	0.00	0.00	0.00	0.05	0.00
肝脏	7 378	11.76	0.53	0.00	0.00	0.13	0.18	0.30	0.89	1.29	4.97	12.63	22.77	30.73
胆囊及其他	1 123	1.79	0.00	0.00	0.00	0.00	0.00	0.00	0.00	0.05	0.22	0.48	0.94	1.68
胰腺	3 071	4.90	0.00	0.00	0.00	0.00	0.00	0.00	0.19	0.35	0.84	1.70	2.87	5.91
鼻、鼻窦及其他	71	0.11	0.00	0.00	0.00	0.07	0.09	0.07	0.00	0.00	0.06	0.00	0.20	0.22
喉	230	0.37	0.00	0.00	0.00	0.00	0.00	0.00	0.05	0.06	0.00	0.05	0.20	0.22
气管、支气管、肺	15 496	24.70	0.00	0.00	0.00	0.00	0.18	0.22	0.70	0.90	2.91	5.41	10.89	23.88
其他胸腔器官	115	0.18	0.00	0.00	0.00	0.07	0.09	0.07	0.05	0.00	0.00	0.05	0.28	0.33
骨	512	0.82	0.00	0.09	0.07	0.21	0.54	0.66	0.28	0.20	0.50	0.69	0.94	0.95
皮肤黑色素瘤	140	0.22	0.00	0.00	0.00	0.00	0.00	0.07	0.05	0.00	0.06	0.05	0.20	0.22
皮肤其他	281	0.45	0.00	0.00	0.00	0.00	0.00	0.00	0.05	0.00	0.06	0.00	0.12	0.20
间皮瘤	21	0.03	0.00	0.00	0.00	0.00	0.00	0.00	0.05	0.00	0.00	0.00	0.04	0.00
卡波西肉瘤	9	0.01	0.00	0.00	0.00	0.00	0.00	0.00	0.05	0.00	0.11	0.11	0.20	0.26
周围神经、其他结缔组织、软组织	102	0.16	0.53	0.00	0.13	0.07	0.09	0.00	0.00	0.33	0.70	1.51	3.24	4.99
乳房	1 337	2.13	0.00	0.00	0.00	0.00	0.00	0.00	0.00	0.00	0.00	0.05	0.00	0.00
外阴	21	0.03	0.00	0.00	0.00	0.00	0.00	0.00	0.00	0.00	0.00	0.00	0.04	0.07
阴道	10	0.02	0.00	0.00	0.00	0.00	0.00	0.00	0.00	0.00	0.00	0.00	0.00	0.00
子宫颈	889	1.42	0.00	0.00	0.00	0.00	0.15	0.23	0.25	0.28	1.01	2.07	3.66	4.81
子宫体	186	0.30	0.00	0.00	0.00	0.00	0.00	0.00	0.00	0.11	0.21	0.39	0.33	0.62
子宫，部位不明	123	0.20	0.00	0.00	0.00	0.00	0.18	0.00	0.15	0.28	0.58	1.30	3.03	0.18
卵巢	506	0.81	0.00	0.00	0.00	0.00	0.18	0.00	0.00	0.00	0.00	0.05	0.04	0.18
其他女性生殖器	28	0.04	0.00	0.00	0.00	0.00	0.00	0.00	0.05	0.00	0.00	0.00	0.00	0.00
胎盘	1	0.00	0.00	0.00	0.00	0.00	0.00	0.00	0.05	0.11	0.00	0.08	0.22	0.00
阴茎	57	0.09	0.00	0.00	0.00	0.00	0.00	0.00	0.05	0.00	0.11	0.04	0.11	0.00
前列腺	915	1.46	0.00	0.00	0.00	0.09	0.00	0.00	0.00	0.00	0.00	0.11	0.04	0.00
睾丸	9	0.01	0.00	0.00	0.00	0.00	0.00	0.00	0.05	0.00	0.00	0.00	0.00	0.00
其他男性生殖器	8	0.01	0.00	0.00	0.00	0.00	0.00	0.00	0.05	0.00	0.22	0.21	0.35	0.77
肾	344	0.55	0.00	0.18	0.13	0.00	0.00	0.07	0.00	0.00	0.00	0.16	0.20	0.33
肾盂	40	0.06	0.00	0.00	0.00	0.00	0.00	0.00	0.00	0.00	0.00	0.00	0.04	0.04
输尿管	65	0.10	0.00	0.00	0.00	0.00	0.00	0.07	0.00	0.00	0.00	0.16	0.20	0.33
膀胱	757	1.21	0.00	0.00	0.00	0.00	0.00	0.00	0.05	0.00	0.00	0.00	0.00	0.00
其他泌尿器官	11	0.02	0.00	0.00	0.00	0.00	0.00	0.00	0.05	0.00	0.00	0.00	0.00	0.00
眼	12	0.02	0.00	0.00	0.00	0.00	0.00	0.00	0.05	0.00	0.00	0.00	0.00	0.00
脑、神经系统	1 521	2.42	1.60	1.45	0.67	0.92	0.81	0.44	1.17	1.04	1.79	2.18	3.07	5.03
甲状腺	170	0.27	0.00	0.00	0.00	0.00	0.00	0.00	0.05	0.17	0.05	0.16	0.08	0.29
肾上腺	35	0.06	0.00	0.00	0.00	0.07	0.00	0.00	0.00	0.06	0.05	0.04	0.15	0.11
其他内分泌腺	26	0.04	0.00	0.00	0.00	0.00	0.00	0.07	0.00	0.17	0.11	0.00	0.00	0.29
霍奇金淋巴瘤	80	0.13	0.00	0.00	0.00	0.00	0.00	0.00	0.00	0.00	0.00	0.00	0.00	0.00
非霍奇金淋巴瘤	1 132	1.80	0.00	0.18	0.13	0.14	0.27	0.37	0.38	0.70	0.61	1.33	1.34	2.33
免疫增生性疾病	13	0.02	0.00	0.00	0.00	0.00	0.07	0.00	0.05	0.15	0.17	0.27	0.39	0.55
多发性骨髓瘤	345	0.55	0.00	0.00	0.00	0.07	0.00	0.00	0.15	0.42	0.35	0.50	0.69	0.71
淋巴样白血病	310	0.49	0.00	2.13	0.27	0.20	0.28	0.18	0.15	0.52	0.50	0.67	0.80	1.31
髓样白血病	505	0.80	0.00	0.00	0.45	0.33	0.14	0.54	0.00	0.52	0.50	0.67	0.94	1.20
白血病，未特指	570	0.91	0.00	0.54	0.47	0.35	0.45	0.37	0.42	0.50	0.56	0.37	0.94	1.06
其他或未指明部位	537	0.86	0.00	0.09	0.00	0.00	0.00	0.07	0.09	0.05	0.34	0.32	0.67	1.06
所有部位合计	62 733	100.00	4.79	3.36	2.61	2.47	4.31	3.99	7.56	10.30	22.12	41.61	76.77	123.68
所有部位除外 C44	62 452	99.55	4.79	3.36	2.61	2.47	4.31	3.99	7.56	10.30	22.07	41.56	76.58	123.46

年龄组死亡率 /（1/10 万）							粗率 /(1/10 万)	中标率 /(1/10 万)	世标率 /(1/10 万)	累积率 /%		35—64 岁 截缩率 /(1/10 万)	ICD-10
55—59 岁	60—64 岁	65—69 岁	70—74 岁	75—79 岁	80—84 岁	≥ 85 岁				0—64 岁	0—74 岁		
0.05	0.05	0.18	0.08	0.99	0.36	1.14	0.07	0.03	0.03	0.00	0.00	0.01	C00
0.32	0.89	0.72	1.19	1.12	1.80	2.51	0.34	0.17	0.17	0.01	0.02	0.27	C01—C02
0.63	0.69	1.27	2.88	4.22	5.93	6.40	0.68	0.30	0.29	0.01	0.03	0.29	C03—C06
0.37	0.39	0.48	0.85	1.49	1.08	1.37	0.22	0.10	0.10	0.00	0.01	0.14	C07—C08
0.16	0.00	0.12	0.17	0.25	0.18	0.69	0.06	0.03	0.03	0.00	0.00	0.05	C09
0.05	0.10	0.06	0.59	0.87	0.72	0.46	0.09	0.04	0.04	0.00	0.00	0.03	C10
2.48	3.39	5.43	4.92	7.58	7.91	8.00	1.79	0.93	0.91	0.05	0.10	1.46	C11
0.21	0.44	0.60	0.68	0.50	0.54	0.46	0.16	0.08	0.08	0.00	0.01	0.12	C12—C13
0.16	0.10	0.24	0.25	0.99	1.26	1.37	0.13	0.06	0.06	0.00	0.00	0.06	C14
17.30	47.80	86.34	142.98	225.53	290.90	244.21	32.42	13.75	13.53	0.38	1.52	10.13	C15
21.36	45.00	79.88	136.71	214.36	277.77	206.06	31.94	14.17	13.77	0.46	1.54	12.61	C16
0.37	1.43	1.99	2.46	3.73	5.21	3.66	0.72	0.35	0.34	0.02	0.04	0.42	C17
5.06	8.80	14.41	22.30	39.62	53.40	52.09	6.50	2.99	2.91	0.12	0.30	3.26	C18
6.86	11.26	17.42	26.12	45.70	73.53	72.42	8.09	3.59	3.52	0.14	0.36	3.91	C19—C20
0.16	0.10	0.24	0.25	0.99	1.26	2.28	0.14	0.06	0.06	0.00	0.00	0.06	C21
38.71	53.17	58.36	73.19	95.88	118.48	113.76	26.04	13.39	13.18	0.83	1.49	24.63	C22
3.38	5.95	10.73	14.76	22.23	32.18	32.90	3.96	1.73	1.72	0.06	0.19	1.79	C23—C24
9.97	17.41	30.33	43.42	58.12	80.36	69.45	10.84	4.93	4.87	0.20	0.57	5.53	C25
0.21	0.64	0.36	1.10	1.24	0.90	2.06	0.25	0.13	0.13	0.01	0.01	0.17	C30—C31
0.74	1.03	3.07	3.65	4.97	5.75	3.88	0.81	0.37	0.36	0.01	0.04	0.31	C32
42.77	95.95	148.74	242.04	329.85	404.16	316.39	54.70	24.57	24.24	0.92	2.87	25.47	C33—C34
0.53	1.03	1.27	1.02	1.37	2.16	1.60	0.41	0.21	0.21	0.01	0.02	0.32	C37—C38
1.53	2.71	4.40	6.78	8.94	11.51	8.45	1.81	1.00	0.97	0.05	0.10	1.11	C40—C41
0.42	0.74	0.96	1.19	2.98	2.70	5.71	0.49	0.23	0.23	0.01	0.02	0.30	C43
0.42	0.54	1.27	1.70	3.60	10.43	27.64	0.99	0.34	0.37	0.01	0.02	0.22	C44
0.00	0.30	0.18	0.25	0.12	0.18	0.46	0.07	0.04	0.04	0.00	0.00	0.07	C45
0.11	0.00	0.06	0.00	0.12	0.18	0.23	0.03	0.02	0.02	0.00	0.00	0.02	C46
0.32	0.59	0.90	1.10	1.37	2.88	1.60	0.36	0.20	0.20	0.01	0.02	0.24	C47, C49
7.12	10.03	9.28	9.75	14.28	20.14	18.96	4.72	2.57	2.48	0.17	0.27	5.17	C50
0.11	0.10	0.12	0.42	0.37	0.54	0.69	0.07	0.03	0.03	0.00	0.00	0.04	C51
0.05	0.10	0.06	0.00	0.25	0.18	0.00	0.04	0.02	0.02	0.00	0.00	0.04	C52
5.54	4.28	4.88	8.14	9.94	14.74	14.62	3.14	1.70	1.64	0.11	0.18	3.35	C53
1.11	1.38	1.45	1.78	2.61	3.78	3.88	0.66	0.32	0.32	0.02	0.04	0.56	C54
0.42	0.54	0.54	1.19	2.11	3.06	5.03	0.43	0.20	0.20	0.01	0.02	0.32	C55
2.74	4.28	3.56	5.94	5.59	5.57	5.71	1.79	0.93	0.92	0.06	0.11	1.81	C56
0.11	0.20	0.18	0.42	0.37	0.36	0.46	0.10	0.05	0.05	0.00	0.01	0.09	C57
0.00	0.00	0.00	0.00	0.00	0.00	0.00	0.00	0.01	0.00	0.00	0.00	0.00	C58
0.11	0.44	0.30	0.68	0.50	2.16	1.37	0.20	0.10	0.09	0.01	0.01	0.14	C60
0.42	1.67	4.52	10.18	24.59	45.49	50.26	3.23	1.20	1.16	0.01	0.09	0.32	C61
0.00	0.05	0.06	0.00	0.25	0.36	0.23	0.03	0.02	0.02	0.00	0.00	0.01	C62
0.00	0.05	0.06	0.08	0.00	0.18	0.23	0.03	0.02	0.01	0.00	0.00	0.01	C64
1.11	1.67	2.95	4.92	6.83	8.45	8.00	1.21	0.58	0.58	0.02	0.06	0.63	C64
0.21	0.34	0.24	0.25	0.62	1.26	1.60	0.14	0.06	0.06	0.00	0.01	0.08	C65
0.21	0.25	0.90	0.93	1.61	1.80	1.14	0.23	0.10	0.10	0.00	0.01	0.07	C66
1.48	2.11	4.82	8.82	15.65	32.18	40.89	2.67	1.03	1.03	0.01	0.09	0.59	C67
0.00	0.05	0.06	0.17	0.12	0.54	0.46	0.04	0.02	0.02	0.00	0.00	0.01	C68
0.00	0.05	0.12	0.08	0.25	0.54	0.46	0.04	0.02	0.02	0.00	0.00	0.01	C69
6.70	9.20	12.48	15.69	22.85	26.61	20.79	5.37	3.07	3.06	0.17	0.31	4.22	C70—C72, D32—D33, D42—D43
0.79	0.98	1.51	2.46	2.48	4.49	4.34	0.60	0.28	0.27	0.01	0.03	0.35	C73
0.11	0.15	0.42	0.25	0.75	0.90	0.23	0.12	0.07	0.06	0.00	0.01	0.09	C74
0.16	0.15	0.18	0.17	0.37	0.46	0.46	0.08	0.05	0.05	0.00	0.00	0.09	C75
0.26	0.39	0.84	1.44	1.12	1.26	1.37	0.28	0.15	0.14	0.01	0.02	0.18	C81
4.06	7.52	8.74	15.86	21.11	23.73	22.39	4.00	2.01	1.97	0.10	0.22	2.51	C82—C86, C96
0.00	0.05	0.06	0.25	0.37	0.54	0.23	0.05	0.02	0.03	0.00	0.00	0.01	C88
1.37	2.66	4.22	4.83	7.58	4.67	2.74	1.22	0.61	0.60	0.03	0.07	0.77	C90
1.48	1.77	2.23	2.97	3.35	5.75	5.03	1.09	0.69	0.70	0.04	0.07	0.90	C91
1.95	3.15	5.37	6.28	7.45	6.65	5.25	1.78	1.05	1.03	0.06	0.11	1.30	C92—C94, D45—D47
1.85	3.00	5.12	7.04	9.44	13.66	7.54	2.01	1.14	1.13	0.05	0.12	1.18	C95
1.42	2.26	4.64	7.55	10.31	12.76	18.50	1.90	0.86	0.85	0.03	0.09	0.90	O&U
195.51	359.37	549.97	851.20	1 252.10	1 636.60	1 430.06	221.43	102.77	101.04	4.27	11.28	118.74	ALL
195.09	358.83	548.70	849.50	1 248.50	1 626.17	1 402.41	220.44	102.43	100.67	4.26	11.25	118.52	ALL exc. C44

附表 6-2　江苏省农村肿瘤登记地区 2018 年男性恶性肿瘤死亡主要指标

部位	病例数	构成比 /%	年龄组死亡率 / (1/10 万)											
			0 岁	1—4 岁	5—9 岁	10—14 岁	15—19 岁	20—24 岁	25—29 岁	30—34 岁	35—39 岁	40—44 岁	45—49 岁	50—54 岁
唇	13	0.03	0.00	0.00	0.00	0.00	0.00	0.00	0.00	0.00	0.00	0.00	0.00	0.00
舌	65	0.16	0.00	0.00	0.00	0.00	0.00	0.00	0.00	0.10	0.00	0.32	0.00	0.36
口	115	0.29	0.00	0.00	0.00	0.00	0.00	0.00	0.00	0.00	0.00	0.32	0.08	0.51
唾液腺	42	0.10	0.00	0.00	0.00	0.00	0.00	0.00	0.00	0.00	0.11	0.11	0.08	0.15
扁桃体	12	0.03	0.00	0.00	0.00	0.00	0.00	0.00	0.00	0.00	0.00	0.11	0.08	0.07
其他口咽	16	0.04	0.00	0.00	0.00	0.00	0.00	0.00	0.00	0.00	0.00	0.00	0.00	0.07
鼻咽	363	0.91	0.00	0.00	0.00	0.00	0.17	0.00	0.09	0.10	0.66	0.95	1.65	2.62
下咽	42	0.10	0.00	0.00	0.00	0.00	0.00	0.00	0.00	0.00	0.00	0.00	0.16	0.29
咽，部位不明	30	0.07	0.00	0.00	0.13	0.00	0.00	0.00	0.00	0.00	0.00	0.00	0.08	0.22
食管	6 151	15.37	0.00	0.00	0.00	0.00	0.00	0.00	0.00	0.20	0.44	1.06	4.01	10.85
胃	6 308	15.77	0.00	0.00	0.00	0.00	0.17	0.14	0.45	0.98	1.32	3.17	8.80	14.42
小肠	131	0.33	0.00	0.00	0.00	0.13	0.00	0.00	0.09	0.00	0.11	0.11	0.71	0.51
结肠	1 016	2.54	0.00	0.00	0.00	0.13	0.13	0.17	0.28	0.54	0.29	0.99	1.48	2.67	4.51
直肠	1 383	3.46	0.00	0.00	0.00	0.00	0.17	0.00	0.36	0.78	0.55	0.95	4.08	4.22
肛门	22	0.05	0.00	0.00	0.00	0.00	0.14	0.00	0.00	0.00	0.00	0.11	0.00	0.07
肝脏	5 244	13.11	0.00	0.00	0.25	0.00	0.33	0.00	1.17	1.96	8.25	21.14	38.17	49.73
胆囊及其他	494	1.23	0.00	0.00	0.00	0.00	0.00	0.00	0.00	0.00	0.22	0.11	0.63	1.16
胰腺	1 758	4.39	0.00	0.00	0.00	0.00	0.00	0.00	0.18	0.10	0.99	1.37	3.69	7.72
鼻、鼻窦及其他	48	0.12	0.00	0.00	0.00	0.00	0.14	0.09	0.00	0.00	0.00	0.11	0.00	0.22
喉	209	0.52	0.00	0.00	0.00	0.00	0.00	0.00	0.00	0.00	0.11	0.00	0.39	0.36
气管、支气管、肺	11 015	27.53	0.00	0.00	0.00	0.00	0.33	0.28	1.26	1.08	2.97	5.81	12.64	30.22
其他胸腔器官	68	0.17	0.00	0.00	0.00	0.00	0.00	0.14	0.09	0.00	0.00	0.00	0.31	0.44
骨	310	0.77	0.00	0.00	0.17	0.13	0.26	0.50	0.97	0.45	0.20	0.66	0.85	1.49	1.09
皮肤黑色素瘤	73	0.18	0.00	0.00	0.00	0.00	0.00	0.14	0.09	0.00	0.11	0.11	0.16	0.51
皮肤其他	134	0.33	0.00	0.00	0.00	0.00	0.00	0.00	0.00	0.00	0.00	0.11	0.16	0.07
间皮瘤	17	0.04	0.00	0.00	0.00	0.00	0.00	0.00	0.00	0.00	0.11	0.00	0.24	0.00
卡波西肉瘤	4	0.01	0.00	0.00	0.00	0.00	0.00	0.00	0.00	0.10	0.00	0.00	0.00	0.00
周围神经、其他结缔组织、软组织	71	0.18	0.00	0.00	0.13	0.13	0.17	0.00	0.00	0.00	0.22	0.21	0.31	0.36
乳房	33	0.08	0.00	0.00	0.00	0.00	0.00	0.00	0.00	0.00	0.00	0.11	0.08	0.22
外阴	—	—	—	—	—	—	—	—	—	—	—	—	—	—
阴道	—	—	—	—	—	—	—	—	—	—	—	—	—	—
子宫颈	—	—	—	—	—	—	—	—	—	—	—	—	—	—
子宫体	—	—	—	—	—	—	—	—	—	—	—	—	—	—
子宫，部位不明	—	—	—	—	—	—	—	—	—	—	—	—	—	—
卵巢	—	—	—	—	—	—	—	—	—	—	—	—	—	—
其他女性生殖器	—	—	—	—	—	—	—	—	—	—	—	—	—	—
胎盘	—	—	—	—	—	—	—	—	—	—	—	—	—	—
阴茎	57	0.14	0.00	0.00	0.00	0.00	0.00	0.00	0.00	0.10	0.22	0.00	0.16	0.44
前列腺	915	2.29	0.00	0.00	0.00	0.00	0.00	0.00	0.00	0.10	0.00	0.21	0.08	0.22
睾丸	9	0.02	0.00	0.00	0.00	0.00	0.17	0.00	0.00	0.00	0.00	0.00	0.08	0.00
其他男性生殖器	8	0.02	0.00	0.00	0.00	0.00	0.00	0.00	0.00	0.00	0.00	0.00	0.00	0.00
肾	223	0.56	0.00	0.00	0.34	0.00	0.00	0.00	0.00	0.09	0.00	0.22	0.11	0.39	1.09
肾盂	28	0.07	0.00	0.00	0.00	0.00	0.00	0.00	0.00	0.00	0.00	0.00	0.00	0.15
输尿管	41	0.10	0.00	0.00	0.00	0.00	0.00	0.00	0.00	0.00	0.00	0.00	0.08	0.00
膀胱	594	1.48	0.00	0.00	0.00	0.00	0.00	0.14	0.00	0.00	0.00	0.00	0.11	0.31	0.58
其他泌尿器官	8	0.02	0.00	0.00	0.00	0.00	0.00	0.00	0.00	0.10	0.00	0.00	0.00	0.00
眼	7	0.02	0.00	0.00	0.00	0.00	0.00	0.00	0.00	0.00	0.00	0.00	0.00	0.00
脑、神经系统	824	2.06	2.04	1.20	0.75	1.04	1.00	0.28	1.71	1.18	1.87	2.43	3.46	5.46
甲状腺	65	0.16	0.00	0.00	0.00	0.00	0.00	0.00	0.00	0.00	0.00	0.00	0.16	0.22
肾上腺	20	0.05	0.00	0.00	0.13	0.00	0.00	0.00	0.00	0.00	0.11	0.00	0.08	0.00
其他内分泌腺	14	0.03	0.00	0.00	0.00	0.00	0.00	0.00	0.00	0.00	0.00	0.11	0.00	0.15
霍奇金淋巴瘤	45	0.11	0.00	0.00	0.00	0.00	0.00	0.00	0.00	0.00	0.11	0.11	0.00	0.22
非霍奇金淋巴瘤	664	1.66	0.00	0.17	0.25	0.26	0.33	0.69	0.45	0.59	0.55	1.27	1.73	3.35
免疫增生性疾病	7	0.02	0.00	0.00	0.00	0.00	0.00	0.00	0.00	0.00	0.00	0.00	0.00	0.00
多发性骨髓瘤	193	0.48	0.00	0.00	0.13	0.00	0.00	0.00	0.00	0.29	0.22	0.53	0.39	0.29
淋巴样白血病	185	0.46	1.02	0.34	0.38	0.26	0.33	0.14	0.63	0.49	0.55	0.53	0.79	0.80
髓样白血病	288	0.72	0.00	0.34	0.50	0.26	0.50	0.00	0.54	0.49	0.99	0.63	0.79	1.16
白血病，未特指	324	0.81	0.00	0.86	0.63	0.13	0.67	0.69	0.54	0.59	0.66	0.32	1.26	1.38
其他或未指明部位	301	0.75	0.00	0.17	0.00	0.00	0.00	0.14	0.09	0.10	0.22	0.32	0.94	1.02
所有部位合计	40 007	100.00	3.07	3.79	3.50	2.60	5.01	4.58	8.91	10.09	23.55	45.34	91.33	147.52
所有部位除外 C44	39 873	99.67	3.07	3.79	3.50	2.60	5.01	4.58	8.91	10.09	23.55	45.24	91.18	147.44

年龄组死亡率/（1/10万）							粗率/（1/10万）	中标率/（1/10万）	世标率/（1/10万）	累积率/%		35—64岁截缩率/（1/10万）	ICD-10
55—59岁	60—64岁	65—69岁	70—74岁	75—79岁	80—84岁	≥85岁				0—64岁	0—74岁		
0.10	0.10	0.24	0.17	1.05	0.41	1.89	0.09	0.04	0.04	0.00	0.00	0.03	C00
0.42	1.35	1.09	1.04	2.10	2.87	5.04	0.45	0.22	0.23	0.01	0.02	0.35	C01—C02
0.73	0.87	2.06	3.29	5.77	5.74	10.08	0.80	0.38	0.38	0.01	0.04	0.37	C03—C06
0.63	0.58	0.85	1.04	1.84	1.23	1.26	0.29	0.15	0.15	0.01	0.02	0.24	C07—C08
0.31	0.00	0.00	0.35	0.52	0.41	0.63	0.08	0.05	0.04	0.00	0.00	0.09	C09
0.10	0.19	0.00	0.69	1.31	0.82	0.63	0.11	0.05	0.04	0.00	0.00	0.05	C10
3.55	5.31	8.00	8.14	10.23	11.07	12.60	2.52	1.35	1.33	0.08	0.16	2.20	C11
0.42	0.77	1.09	1.39	0.52	1.23	1.26	0.29	0.14	0.15	0.01	0.02	0.23	C12—C13
0.21	0.19	0.36	0.52	2.10	1.64	1.89	0.21	0.10	0.10	0.01	0.01	0.10	C14
28.84	75.56	132.57	201.62	295.89	390.05	340.91	42.78	19.83	19.68	0.60	2.28	16.29	C15
31.55	67.34	123.59	206.81	318.97	416.70	311.92	43.87	20.76	20.27	0.64	2.29	17.66	C16
0.63	1.74	3.03	2.77	4.72	6.97	6.30	0.91	0.47	0.46	0.02	0.05	0.57	C17
5.02	10.63	17.47	25.46	47.22	69.31	53.56	7.07	3.52	3.40	0.13	0.35	3.74	C18
8.46	14.20	22.56	34.47	65.84	91.46	98.93	9.62	4.64	4.54	0.17	0.46	4.69	C19—C20
0.21	0.10	0.24	0.17	1.84	1.64	1.26	0.15	0.08	0.08	0.00	0.01	0.07	C21
59.66	76.81	84.17	99.25	133.78	150.93	158.80	36.47	20.02	19.66	1.29	2.20	38.71	C22
2.93	6.38	9.82	14.72	20.72	27.48	38.44	3.44	1.60	1.61	0.06	0.18	1.57	C23—C24
13.06	22.03	36.87	53.87	71.87	85.72	81.29	12.23	5.95	5.91	0.26	0.70	6.94	C25
0.31	0.87	0.61	1.73	2.10	1.64	1.89	0.33	0.17	0.17	0.01	0.02	0.21	C30—C31
1.36	1.84	6.06	6.58	8.92	11.48	10.08	1.45	0.69	0.69	0.02	0.08	0.57	C32
59.14	141.16	228.02	377.43	503.91	632.44	490.88	76.61	36.53	36.07	1.27	4.30	34.87	C33—C34
0.63	1.35	1.33	1.39	1.84	2.46	1.89	0.47	0.25	0.25	0.02	0.03	0.41	C37—C38
2.09	3.19	5.22	7.62	13.12	14.77	9.45	2.16	1.27	1.23	0.06	0.12	1.44	C40—C41
0.63	0.77	0.85	1.56	2.62	4.10	6.30	0.51	0.26	0.26	0.01	0.02	0.33	C43
0.42	0.68	1.70	2.42	3.93	11.48	30.25	0.93	0.38	0.41	0.01	0.03	0.20	C44
0.00	0.48	0.24	0.52	0.26	0.41	0.63	0.12	0.07	0.07	0.00	0.00	0.13	C45
0.21	0.00	0.00	0.00	0.00	0.00	0.63	0.03	0.02	0.02	0.00	0.00	0.03	C46
0.52	0.48	1.33	1.91	2.36	4.51	1.89	0.49	0.29	0.28	0.01	0.03	0.33	C47, C49
0.21	0.58	0.36	0.69	2.62	0.41	1.26	0.23	0.12	0.11	0.01	0.01	0.17	C50
—	—	—	—	—	—	—	—	—	—	—	—	—	C51
—	—	—	—	—	—	—	—	—	—	—	—	—	C52
—	—	—	—	—	—	—	—	—	—	—	—	—	C53
—	—	—	—	—	—	—	—	—	—	—	—	—	C54
—	—	—	—	—	—	—	—	—	—	—	—	—	C55
—	—	—	—	—	—	—	—	—	—	—	—	—	C56
—	—	—	—	—	—	—	—	—	—	—	—	—	C57
0.21	0.87	0.61	1.39	1.05	4.92	3.78	0.40	0.20	0.19	0.01	0.02	0.28	C58
0.84	3.29	9.10	20.79	51.94	103.77	138.63	6.36	2.64	2.62	0.02	0.17	0.62	C60
0.00	0.10	0.12	0.00	0.52	0.82	0.63	0.06	0.04	0.04	0.00	0.00	0.03	C61
0.00	0.10	0.12	0.17	0.52	0.41	0.63	0.06	0.03	0.03	0.00	0.00	0.01	C62
1.67	2.03	4.49	7.62	9.18	10.25	11.97	1.55	0.77	0.78	0.03	0.09	0.79	C63
0.31	0.58	0.49	0.52	0.79	1.64	1.89	0.19	0.09	0.09	0.01	0.01	0.14	C64
0.21	0.48	0.97	1.04	2.10	2.87	2.52	0.29	0.13	0.13	0.00	0.01	0.10	C65
2.61	3.19	7.52	13.86	25.18	58.24	89.48	4.13	1.75	1.79	0.03	0.14	0.92	C66
0.00	0.00	0.12	0.35	0.26	0.41	1.26	0.06	0.03	0.03	0.00	0.00	0.00	C67
0.00	0.10	0.12	0.17	0.52	0.82	0.00	0.05	0.02	0.02	0.00	0.00	0.01	C68
7.21	9.86	15.04	17.84	25.44	29.53	22.69	5.73	3.44	3.40	0.19	0.35	4.58	C69
0.52	1.16	1.21	2.08	1.84	2.87	4.41	0.45	0.21	0.22	0.01	0.03	0.28	C70—C72, D32—D33, D42—D43
0.21	0.19	0.49	0.17	1.05	1.23	0.63	0.14	0.08	0.08	0.00	0.01	0.09	C73
0.31	0.10	0.24	0.17	0.52	0.82	1.26	0.14	0.05	0.05	0.00	0.01	0.09	C74
0.42	0.68	0.73	2.08	1.05	2.05	1.26	0.31	0.16	0.16	0.01	0.02	0.22	C75
4.81	9.57	10.19	17.84	28.07	27.48	31.51	4.62	2.45	2.41	0.12	0.26	3.08	C81
0.00	0.00	0.00	0.35	0.52	0.41	0.63	0.05	0.03	0.03	0.00	0.00	0.01	C82—C86, C96
1.67	2.71	4.37	6.06	9.18	6.56	4.41	1.34	0.71	0.69	0.03	0.08	0.83	C88
2.30	2.13	2.18	3.98	4.46	7.79	6.30	1.29	0.83	0.83	0.05	0.08	1.06	C90
1.88	3.29	5.70	8.14	10.23	9.84	10.08	2.00	1.20	1.17	0.06	0.13	1.32	C91
1.57	3.57	5.82	8.83	10.23	16.41	11.34	2.25	1.35	1.35	0.06	0.14	1.32	C92—C94, D45—D47
1.57	2.90	5.09	10.22	13.12	16.00	19.53	2.09	1.04	1.03	0.04	0.11	1.03	C95
													O&U
250.66	482.42	764.47	1 181.29	1 725.77	2 254.55	2 045.46	278.25	136.65	134.79	5.40	15.12	149.40	ALL
250.24	481.75	762.78	1 178.87	1 721.83	2 243.07	2 015.21	277.32	136.27	134.38	5.39	15.10	149.19	ALL exc. C44

附表 6-3　江苏省农村肿瘤登记地区 2018 年女性恶性肿瘤死亡主要指标

部位	病例数	构成比/%	年龄组死亡率/（1/10 万）											
			0 岁	1—4 岁	5—9 岁	10—14 岁	15—19 岁	20—24 岁	25—29 岁	30—34 岁	35—39 岁	40—44 岁	45—49 岁	50—54 岁
唇	8	0.04	0.00	0.00	0.00	0.00	0.00	0.00	0.00	0.00	0.00	0.00	0.00	0.00
舌	32	0.14	0.00	0.00	0.00	0.00	0.00	0.00	0.00	0.10	0.11	0.11	0.24	0.15
口	78	0.34	0.00	0.00	0.00	0.00	0.00	0.00	0.00	0.00	0.11	0.00	0.08	0.29
唾液腺	20	0.09	0.00	0.00	0.00	0.00	0.00	0.00	0.00	0.00	0.00	0.00	0.00	0.00
扁桃体	5	0.02	0.00	0.00	0.00	0.00	0.00	0.00	0.00	0.00	0.00	0.00	0.08	0.00
其他口咽	9	0.04	0.00	0.00	0.00	0.00	0.00	0.00	0.00	0.00	0.00	0.00	0.00	0.00
鼻咽	144	0.63	0.00	0.00	0.00	0.16	0.19	0.16	0.29	0.00	0.00	0.75	0.47	0.66
下咽	4	0.02	0.00	0.00	0.00	0.00	0.00	0.00	0.00	0.00	0.00	0.00	0.00	0.00
咽，部位不明	8	0.04	0.00	0.00	0.00	0.00	0.00	0.00	0.00	0.00	0.00	0.00	0.00	0.00
食管	3 035	13.35	0.00	0.00	0.00	0.00	0.00	0.00	0.10	0.10	0.11	0.21	1.18	2.12
胃	2 742	12.07	0.00	0.00	0.00	0.00	0.19	0.32	0.88	1.82	1.36	2.88	5.36	8.32
小肠	72	0.32	0.00	0.00	0.00	0.00	0.00	0.00	0.10	0.00	0.11	0.24	0.29
结肠	826	3.63	0.00	0.00	0.00	0.00	0.19	0.00	0.20	0.40	0.91	1.17	2.13	2.55
直肠	910	4.00	0.00	0.00	0.00	0.00	0.00	0.00	0.29	0.20	0.57	0.75	2.52	4.01
肛门	19	0.08	0.00	0.00	0.00	0.00	0.00	0.00	0.00	0.00	0.00	0.00	0.00	0.07
肝脏	2 134	9.39	1.11	0.00	0.00	0.00	0.00	0.63	0.59	0.61	1.59	4.05	7.33	11.68
胆囊及其他	629	2.77	0.00	0.00	0.00	0.00	0.00	0.00	0.00	0.10	0.23	0.85	1.26	2.19
胰腺	1 313	5.78	0.00	0.00	0.00	0.14	0.00	0.00	0.00	0.20	0.61	0.68	2.03	2.05	4.09
鼻、鼻窦及其他	23	0.10	0.00	0.00	0.00	0.00	0.00	0.19	0.00	0.00	0.00	0.11	0.00	0.22
喉	21	0.09	0.00	0.00	0.00	0.00	0.00	0.00	0.00	0.00	0.00	0.00	0.00	0.07
气管、支气管、肺	4 481	19.72	0.00	0.00	0.00	0.00	0.00	0.16	0.10	0.71	2.84	5.01	9.14	17.52
其他胸腔器官	47	0.21	0.00	0.00	0.00	0.16	0.19	0.00	0.00	0.00	0.00	0.00	0.24	0.22
骨	202	0.89	0.00	0.00	0.00	0.16	0.58	0.32	0.10	0.20	0.34	0.53	0.39	0.80
皮肤黑色素瘤	67	0.29	0.00	0.00	0.00	0.00	0.00	0.00	0.00	0.00	0.00	0.11	0.47	0.22
皮肤其他	147	0.65	0.00	0.00	0.00	0.00	0.00	0.00	0.00	0.00	0.11	0.00	0.24	0.36
间皮瘤	4	0.02	0.00	0.00	0.00	0.00	0.00	0.00	0.10	0.00	0.00	0.00	0.00	0.00
卡波西肉瘤	5	0.02	0.00	0.00	0.00	0.00	0.00	0.16	0.00	0.00	0.00	0.00	0.08	0.00
周围神经、其他结缔组织、软组织	31	0.14	1.11	0.00	0.14	0.00	0.00	0.00	0.00	0.10	0.00	0.00	0.08	0.15
乳房	1 304	5.74	0.00	0.00	0.00	0.00	0.00	0.00	0.69	1.42	3.06	6.40	9.93	13.14
外阴	21	0.09	0.00	0.00	0.00	0.00	0.00	0.00	0.00	0.00	0.00	0.11	0.00	0.00
阴道	10	0.04	0.00	0.00	0.00	0.00	0.00	0.00	0.00	0.00	0.00	0.00	0.08	0.15
子宫颈	889	3.91	0.00	0.00	0.00	0.00	0.00	0.32	0.49	0.51	2.04	4.16	7.33	9.63
子宫体	186	0.82	0.00	0.00	0.00	0.00	0.00	0.00	0.00	0.57	0.21	0.71	1.24
子宫，部位不明	123	0.54	0.00	0.00	0.00	0.00	0.00	0.00	0.00	0.23	0.43	0.79	0.66
卵巢	506	2.23	0.00	0.00	0.00	0.00	0.00	0.39	0.00	0.30	0.57	1.17	2.60	6.06
其他女性生殖器	28	0.12	0.00	0.00	0.00	0.00	0.00	0.00	0.00	0.00	0.00	0.11	0.08	0.36
胎盘	1	0.00	0.00	0.00	0.00	0.00	0.00	0.00	0.00	0.10	0.00	0.00	0.00	0.00
阴茎	—	—	—	—	—	—	—	—	—	—	—	—	—	—
前列腺	—	—	—	—	—	—	—	—	—	—	—	—	—	—
睾丸	—	—	—	—	—	—	—	—	—	—	—	—	—	—
其他男性生殖器	—	—	—	—	—	—	—	—	—	—	—	—	—	—
肾	121	0.53	0.00	0.00	0.29	0.00	0.00	0.16	0.00	0.10	0.23	0.32	0.32	0.44
肾盂	12	0.05	0.00	0.00	0.00	0.00	0.00	0.16	0.00	0.00	0.00	0.00	0.00	0.00
输尿管	24	0.11	0.00	0.00	0.00	0.00	0.00	0.00	0.00	0.00	0.00	0.00	0.00	0.07
膀胱	163	0.72	0.00	0.00	0.00	0.00	0.00	0.00	0.00	0.00	0.00	0.21	0.08	0.07
其他泌尿器官	3	0.01	0.00	0.00	0.00	0.00	0.00	0.00	0.00	0.00	0.00	0.00	0.00	0.00
眼	5	0.02	0.00	0.00	0.00	0.00	0.00	0.00	0.00	0.10	0.00	0.00	0.00	0.00
脑、神经系统	697	3.07	1.11	1.73	0.58	0.78	0.58	0.63	0.59	0.91	1.70	1.92	2.68	4.60
甲状腺	105	0.46	0.00	0.00	0.00	0.00	0.00	0.00	0.00	0.10	0.34	0.11	0.16	0.36
肾上腺	15	0.07	0.00	0.00	0.00	0.00	0.00	0.00	0.00	0.00	0.00	0.11	0.08	0.22
其他内分泌腺	12	0.05	0.00	0.00	0.00	0.00	0.00	0.00	0.00	0.00	0.11	0.00	0.08	0.15
霍奇金淋巴瘤	35	0.15	0.00	0.00	0.00	0.00	0.00	0.16	0.00	0.00	0.23	0.11	0.00	0.36
非霍奇金淋巴瘤	468	2.06	0.00	0.19	0.00	0.00	0.19	0.00	0.00	0.29	0.81	0.68	1.39	0.95	1.31
免疫增生性疾病	6	0.03	0.00	0.00	0.00	0.00	0.00	0.00	0.00	0.00	0.00	0.00	0.00	0.00
多发性骨髓瘤	152	0.67	0.00	0.00	0.00	0.16	0.00	0.00	0.00	0.10	0.00	0.11	0.00	0.39	0.80
淋巴样白血病	125	0.55	3.32	0.19	0.00	0.31	0.00	0.16	0.20	0.20	0.45	0.85	0.63	0.58
髓样白血病	217	0.95	0.00	0.58	0.14	0.00	0.58	0.00	0.00	0.49	0.51	0.34	0.96	0.71	1.46
白血病，未特指	246	1.08	0.00	0.19	0.29	0.62	0.19	0.00	0.29	0.40	0.45	0.43	0.63	1.02
其他或未指明部位	236	1.04	0.00	0.00	0.00	0.00	0.00	0.00	0.00	0.10	0.00	0.45	0.32	0.39	1.09
所有部位合计	22 726	100.00	6.65	2.88	1.58	2.33	3.50	3.31	6.08	10.52	20.65	37.85	62.16	99.78
所有部位除外 C44	22 579	99.35	6.65	2.88	1.58	2.33	3.50	3.31	6.08	10.52	20.54	37.85	61.93	99.42

年龄组死亡率 / (1/10 万)							粗率 / (1/10万)	中标率 / (1/10万)	世标率 / (1/10万)	累积率 /%		35—64 岁 截缩率 / (1/10万)	ICD-10
55—59 岁	60—64 岁	65—69 岁	70—74 岁	75—79 岁	80—84 岁	≥ 85 岁				0—64 岁	0—74 岁		
0.00	0.00	0.12	0.00	0.94	0.32	0.72	0.06	0.02	0.02	0.00	0.00	0.00	C00
0.21	0.40	0.36	1.33	0.24	0.96	1.08	0.23	0.12	0.12	0.01	0.02	0.19	C01—C02
0.53	0.50	0.48	2.49	2.83	6.08	4.30	0.56	0.22	0.21	0.01	0.02	0.22	C03—C06
0.11	0.20	0.12	0.66	1.18	0.96	1.43	0.14	0.05	0.05	0.00	0.01	0.04	C07—C08
0.00	0.00	0.24	0.50	0.47	0.64	0.36	0.06	0.02	0.02	0.00	0.00	0.02	C09
1.38	1.40	2.88	1.83	5.19	5.44	5.38	1.03	0.52	0.51	0.03	0.05	0.70	C10
0.00	0.10	0.12	0.00	0.47	0.00	0.00	0.03	0.01	0.01	0.00	0.00	0.01	C11
0.11	0.00	0.12	0.00	0.00	0.96	1.08	0.06	0.02	0.02	0.00	0.00	0.01	C12—C13
5.54	19.03	40.64	86.74	162.27	213.51	189.21	21.75	8.06	7.78	0.14	0.78	3.80	C14
10.97	21.84	36.68	69.46	120.29	169.34	145.85	19.65	8.11	7.80	0.27	0.80	7.43	C15
0.11	1.10	0.96	2.16	2.83	3.84	2.15	0.52	0.23	0.22	0.01	0.03	0.27	C16
5.11	6.91	11.39	19.27	32.78	40.97	51.24	5.92	2.50	2.43	0.10	0.25	2.78	C17
5.22	8.21	12.35	18.11	27.60	59.54	57.34	6.52	2.64	2.60	0.11	0.26	3.12	C18
0.11	0.10	0.24	0.33	0.24	0.96	2.87	0.14	0.04	0.04	0.00	0.00	0.04	C19—C20
17.36	28.65	32.85	48.19	61.79	93.15	88.16	15.29	6.88	6.84	0.36	0.77	10.33	C21
3.83	5.51	11.63	14.79	23.59	35.85	29.74	4.51	1.87	1.84	0.07	0.20	2.01	C22
6.82	12.62	23.86	33.40	45.76	76.19	62.71	9.41	3.94	3.87	0.15	0.43	4.09	C23—C24
0.11	0.40	0.12	0.50	0.47	0.32	2.15	0.16	0.08	0.09	0.01	0.01	0.12	C25
0.11	0.20	0.12	0.83	1.42	1.28	0.36	0.15	0.06	0.06	0.00	0.01	0.05	C30—C31
26.09	49.08	70.37	112.16	173.36	226.00	217.16	32.12	13.47	13.27	0.55	1.47	15.81	C32
0.43	0.70	1.20	0.66	0.94	1.92	1.43	0.34	0.17	0.18	0.01	0.02	0.23	C33—C34
0.96	2.20	3.60	5.98	5.19	8.96	7.88	1.45	0.73	0.72	0.03	0.08	0.78	C37—C38
0.21	0.70	1.08	0.83	3.30	1.60	5.38	0.48	0.20	0.20	0.01	0.02	0.27	C40—C41
0.43	0.40	0.84	1.00	3.30	9.60	26.16	1.05	0.31	0.33	0.01	0.02	0.23	C43
0.00	0.10	0.12	0.00	0.00	0.00	0.36	0.03	0.02	0.02	0.00	0.00	0.01	C44
0.00	0.00	0.12	0.00	0.24	0.32	0.00	0.04	0.03	0.02	0.00	0.00	0.02	C46
0.11	0.00	0.48	0.33	0.47	1.60	1.43	0.22	0.11	0.13	0.01	0.01	0.14	C47, C49
14.16	19.83	18.10	18.44	24.77	35.53	29.03	9.35	4.97	4.80	0.34	0.53	10.26	C50
0.21	0.20	0.24	0.83	0.71	0.96	1.08	0.15	0.06	0.06	0.00	0.01	0.07	C51
0.11	0.20	0.12	0.00	0.47	0.32	0.00	0.07	0.04	0.03	0.00	0.00	0.08	C52
11.18	8.71	9.71	15.95	18.87	26.25	22.93	6.37	3.36	3.23	0.22	0.35	6.74	C53
2.24	2.80	2.88	3.49	4.95	6.72	6.09	1.33	0.63	0.62	0.04	0.07	1.14	C54
0.85	1.10	1.08	2.33	4.01	5.44	7.88	0.88	0.39	0.38	0.02	0.04	0.64	C55
5.54	8.71	7.07	11.63	10.61	9.92	8.96	3.63	1.84	1.83	0.13	0.22	3.66	C56
0.21	0.40	0.36	0.83	0.71	0.64	0.72	0.20	0.10	0.10	0.01	0.01	0.17	C57
0.00	0.00	0.00	0.00	0.00	0.00	0.00	0.01	0.01	0.01	0.00	0.00	0.00	C58
—	—	—	—	—	—	—	—	—	—	—	—	—	C60
—	—	—	—	—	—	—	—	—	—	—	—	—	C61
—	—	—	—	—	—	—	—	—	—	—	—	—	C62
0.53	1.30	1.44	2.33	4.72	7.04	5.73	0.87	0.40	0.40	0.02	0.04	0.47	C63
0.11	0.10	0.00	0.00	0.47	0.96	1.43	0.09	0.04	0.04	0.00	0.00	0.03	C64
0.21	0.00	0.84	0.83	1.18	0.96	0.36	0.17	0.07	0.07	0.00	0.01	0.04	C65
0.32	1.00	2.16	3.99	7.08	11.84	13.26	1.17	0.42	0.41	0.01	0.04	0.24	C67
0.00	0.10	0.00	0.00	0.00	0.64	0.00	0.02	0.01	0.01	0.00	0.00	0.01	C68
0.00	0.00	0.00	0.00	0.00	0.32	0.72	0.04	0.02	0.01	0.00	0.00	0.00	C69
6.18	8.51	9.95	13.63	20.52	24.33	19.71	5.00	2.71	2.72	0.16	0.27	3.86	C70—C72, D32—D33, D42—D43
1.07	0.80	1.80	2.82	3.07	5.76	4.30	0.75	0.34	0.33	0.01	0.04	0.42	C73
0.00	0.10	0.36	0.33	0.47	0.64	0.72	0.11	0.05	0.05	0.00	0.01	0.08	C74
0.00	0.20	0.12	0.17	0.24	0.32	0.72	0.09	0.04	0.04	0.00	0.01	0.09	C75
0.11	0.10	0.96	0.83	1.18	0.64	1.43	0.25	0.13	0.13	0.01	0.01	0.15	C81
3.30	5.41	7.31	13.96	14.86	20.81	17.20	3.35	1.59	1.54	0.07	0.18	1.92	C82—C86, C96
0.00	0.10	0.12	0.17	0.24	0.64	0.00	0.04	0.02	0.02	0.00	0.00	0.01	C88
1.07	2.60	4.08	3.66	6.13	3.20	1.79	1.09	0.52	0.52	0.03	0.06	0.70	C90
0.64	1.40	2.28	1.99	2.36	4.16	4.30	0.90	0.54	0.57	0.03	0.05	0.73	C91
2.02	3.01	5.04	4.95	4.95	4.16	4.30	1.56	0.91	0.91	0.05	0.10	1.27	C92—C94, D45—D47
2.13	2.40	4.44	5.32	8.73	11.52	5.38	1.76	0.94	0.90	0.05	0.09	1.04	C95
1.28	1.60	4.20	4.98	7.78	10.24	17.92	1.69	0.82	0.69	0.03	0.07	0.77	O&U
139.30	231.80	337.95	534.54	826.21	1 154.30	1 080.09	162.88	71.33	69.84	3.11	7.47	87.33	ALL
138.88	231.40	337.11	533.54	822.91	1 144.70	1 053.93	161.82	71.02	69.51	3.10	7.46	87.10	ALL exc. C44

附表 7-1 南京市溧水区 2018 年恶性肿瘤发病和死亡主要指标

部位缩写	男性 病例数	构成比/%	粗率/(1/10万)	中标率/(1/10万)	世标率/(1/10万)	累积率/% 0—64岁	0—74岁	35—64岁/截缩率(1/10万)	女性 病例数	构成比/%	粗率/(1/10万)	中标率/(1/10万)	世标率/(1/10万)	累积率/% 0—64岁	0—74岁	35—64岁/截缩率(1/10万)	ICD-10
发病																	
口腔	19	2.16	8.57	4.33	4.54	0.35	0.35	9.45	13	2.50	5.93	3.15	3.34	0.35	0.35	9.83	C00—C10, C12—C14
鼻咽	8	0.91	3.61	1.73	1.87	0.13	0.13	3.84	2	0.39	0.91	0.43	0.40	0.00	0.04	0.00	C11
食管	86	9.77	38.78	18.45	18.34	0.71	0.71	18.67	12	2.31	5.47	2.30	2.15	0.07	0.16	1.72	C15
胃	215	24.43	96.96	46.42	46.99	2.22	2.22	60.46	75	14.45	34.20	17.55	16.74	0.68	2.03	20.32	C16
结直肠	91	10.34	41.04	19.90	19.94	1.02	1.02	29.85	53	10.21	24.17	11.19	11.41	0.66	1.18	19.03	C18—C21
肝脏	58	6.59	26.16	15.46	14.07	0.70	0.70	17.01	30	5.78	13.68	6.06	6.51	0.32	0.82	9.05	C22
胆囊	2	0.23	0.90	0.44	0.42	0.02	0.02	0.68	16	3.08	7.30	3.60	3.56	0.16	0.48	4.56	C23—C24
胰腺	38	4.32	17.14	8.14	7.91	0.29	0.29	8.45	18	3.47	8.21	4.14	4.09	0.21	0.46	5.89	C25
喉	9	1.02	4.06	1.98	1.87	0.08	0.08	2.51	0	0.00	0.00	0.00	0.00	0.00	0.00	0.00	C32
肺	183	20.80	82.53	39.26	38.74	1.56	1.56	43.82	59	11.37	26.90	13.61	13.60	0.85	1.52	25.03	C33—C34
其他胸腔器官	9	1.02	4.06	1.98	1.90	0.02	0.02	2.71	1	0.19	0.46	0.20	0.21	0.02	0.02	0.69	C37—C38
骨	4	0.45	1.80	0.93	0.94	0.05	0.05	1.64	7	1.35	3.19	1.60	1.45	0.05	0.14	1.97	C40—C41
皮肤黑色素瘤	4	0.45	1.80	0.90	1.04	0.07	0.07	1.87	4	0.77	1.82	0.90	0.86	0.05	0.11	1.67	C43
乳房	0	0.00	0.00	0.00	0.00	0.00	0.00	0.00	46	8.86	20.97	12.97	12.51	0.98	1.41	32.62	C50
子宫颈	—	—	—	—	—	—	—	—	34	6.55	15.50	10.31	9.34	0.88	0.92	27.72	C53
子宫体	—	—	—	—	—	—	—	—	17	3.28	7.75	4.50	4.23	0.30	0.46	9.71	C54—C55
卵巢	—	—	—	—	—	—	—	—	17	3.28	7.75	4.96	4.85	0.38	0.54	8.48	C56
前列腺	31	3.52	13.98	6.14	6.60	0.17	0.17	4.39	—	—	—	—	—	—	—	—	C61
睾丸	0	0.00	0.00	0.00	0.00	0.00	0.00	0.00	—	—	—	—	—	—	—	—	C62
肾	10	1.14	4.51	2.67	2.83	0.17	0.17	3.42	10	1.93	4.56	2.03	1.99	0.09	0.15	2.69	C64—C66, C68
膀胱	17	1.93	7.67	3.80	3.85	0.17	0.17	5.25	2	0.39	0.91	0.39	0.35	0.00	0.05	0.00	C67
脑	7	0.80	3.16	2.43	2.61	0.14	0.14	2.28	12	2.31	5.47	4.06	5.14	0.29	0.33	4.78	C70—C72, D32—D33, D42—D43
甲状腺	23	2.61	10.37	9.58	7.74	0.64	0.64	16.71	34	6.55	15.50	11.93	10.69	0.93	1.01	26.79	C73
淋巴瘤	21	2.39	9.47	5.22	4.73	0.15	0.15	3.93	16	3.08	7.30	3.85	3.89	0.20	0.59	4.93	C81—C86, C88, C90, C96
白血病	19	2.16	8.57	5.51	6.01	0.39	0.39	6.96	18	3.47	8.21	5.68	6.73	0.45	0.56	10.15	C91—C95, D45—D47
其他	26	2.95	11.72	6.36	6.71	0.30	0.30	7.51	23	4.43	10.49	5.09	4.97	0.27	0.49	8.12	O&U
所有部位合计	880	100.00	396.85	201.63	199.65	9.43	9.43	251.41	519	100.00	236.65	130.53	129.02	8.21	13.81	235.75	ALL
所有部位除外 C44	878	99.77	395.94	201.18	199.22	9.43	9.43	251.41	514	99.04	234.37	129.39	127.91	8.13	13.69	233.87	ALL exc. C44
死亡																	
口腔	2	0.30	0.90	0.43	0.47	0.05	0.05	1.52	1	0.33	0.46	0.21	0.22	0.00	0.04	0.00	C00—C10, C12—C14
鼻咽	5	0.74	2.25	1.06	1.16	0.10	0.10	2.52	0	0.00	0.00	0.00	0.00	0.00	0.00	0.00	C11
食管	79	11.76	35.63	16.63	15.86	0.48	0.48	13.22	20	6.54	9.12	3.57	3.51	0.03	0.26	0.86	C15
胃	165	24.55	74.41	34.99	35.01	1.18	1.18	32.72	50	16.34	22.80	11.19	10.94	0.36	1.29	10.09	C16
结直肠	34	5.06	15.33	7.23	7.06	0.21	0.21	6.29	25	8.17	11.40	5.03	5.04	0.15	0.46	4.67	C18—C21
肝脏	66	9.82	29.76	16.80	15.62	0.72	0.72	19.51	30	9.80	13.68	5.86	6.09	0.26	0.71	7.69	C22
胆囊	2	0.30	0.90	0.44	0.42	0.02	0.02	0.68	11	3.59	5.02	2.19	2.22	0.04	0.34	1.02	C23—C24
胰腺	45	6.70	20.29	9.67	9.79	0.48	0.48	13.42	8	2.61	3.65	1.70	1.53	0.02	0.15	0.69	C25
喉	3	0.45	1.35	0.62	0.52	0.00	0.00	0.00	1	0.33	0.46	0.21	0.22	0.00	0.04	0.00	C32
肺	175	26.04	78.92	36.79	36.32	1.05	1.05	29.96	57	18.63	25.99	12.15	12.11	0.43	1.38	11.48	C33—C34
其他胸腔器官	2	0.30	0.90	0.52	0.53	0.04	0.04	1.03	2	0.65	0.91	0.43	0.43	0.04	0.04	1.38	C37—C38
骨	2	0.30	0.90	0.38	0.29	0.00	0.00	0.00	5	1.63	2.28	1.00	0.94	0.03	0.07	0.86	C40—C41
皮肤黑色素瘤	4	0.60	1.80	0.73	0.87	0.03	0.03	0.00	0	0.00	0.00	0.00	0.00	0.00	0.00	0.00	C43
乳房	1	0.15	0.45	0.22	0.26	0.03	0.03	0.84	22	7.19	10.03	5.01	5.31	0.42	0.62	12.17	C50
子宫颈	—	—	—	—	—	—	—	—	14	4.58	6.38	3.04	3.06	0.22	0.34	6.32	C53
子宫体	—	—	—	—	—	—	—	—	4	1.31	1.82	0.80	0.79	0.02	0.09	0.69	C54—C55
卵巢	—	—	—	—	—	—	—	—	5	1.63	2.28	1.17	1.22	0.12	0.17	3.26	C56
前列腺	9	1.34	4.06	1.66	1.82	0.00	0.00	0.00	—	—	—	—	—	—	—	—	C61
睾丸	0	0.00	0.00	0.00	0.00	0.00	0.00	0.00	—	—	—	—	—	—	—	—	C62
肾	3	0.45	1.35	1.08	0.94	0.04	0.04	1.55	4	1.31	1.82	0.66	0.65	0.00	0.04	0.00	C64—C66, C68
膀胱	14	2.08	6.31	2.78	2.75	0.02	0.02	0.68	1	0.33	0.46	0.16	0.16	0.00	0.00	0.00	C67
脑	12	1.79	5.41	2.77	2.63	0.14	0.14	4.73	13	4.25	5.93	2.84	2.90	0.15	0.38	4.24	C70—C72, D32—D33, D42—D43
甲状腺	3	0.45	1.35	0.64	0.68	0.07	0.07	1.68	1	0.33	0.46	0.20	0.20	0.00	0.00	0.00	C73
淋巴瘤	8	1.19	3.61	1.69	1.64	0.05	0.05	1.52	7	2.29	3.19	1.48	1.52	0.05	0.26	1.67	C81—C86, C88, C90, C96
白血病	10	1.49	4.51	2.58	3.20	0.21	0.21	4.61	15	4.90	6.84	3.09	3.06	0.11	0.37	2.74	C91—C95, D45—D47
其他	28	4.17	12.63	6.11	5.96	0.15	0.15	4.80	10	3.27	4.56	2.37	2.06	0.06	0.19	2.17	O&U
所有部位合计	672	100.00	303.05	145.83	143.81	5.06	5.06	141.26	306	100.00	139.53	64.19	64.11	2.52	7.24	71.99	ALL
所有部位除外 C44	670	99.70	302.14	145.43	143.51	5.06	5.06	141.26	306	100.00	139.53	64.19	64.11	2.52	7.24	71.99	ALL exc. C44

部位缩写	男性 病例数	构成比/%	粗率/(1/10万)	中标率/(1/10万)	世标率/(1/10万)	累积率/% 0—64岁	累积率/% 0—74岁	35—64岁截缩率/(1/10万)	女性 病例数	构成比/%	粗率/(1/10万)	中标率/(1/10万)	世标率/(1/10万)	累积率/% 0—64岁	累积率/% 0—74岁	35—64岁截缩率/(1/10万)	ICD-10
发病																	
口腔	21	2.27	9.23	4.32	4.24	0.27	0.27	7.59	12	2.24	5.45	3.17	2.92	0.28	0.33	6.62	C00—C10, C12—C14
鼻咽	7	0.76	3.08	1.48	1.58	0.11	0.11	3.26	9	1.68	4.09	1.93	1.77	0.11	0.16	3.69	C11
食管	68	7.35	29.90	12.67	12.97	0.49	0.49	13.48	10	1.87	4.54	1.63	1.77	0.00	0.09	0.00	C15
胃	195	21.08	85.73	36.80	36.73	1.83	1.83	49.86	54	10.09	24.52	11.62	11.07	0.55	1.17	12.78	C16
结直肠	111	12.00	48.80	23.82	23.42	1.47	1.47	43.31	61	11.40	27.70	14.13	13.35	0.75	1.40	23.18	C18—C21
肝脏	61	6.59	26.82	14.10	13.48	0.72	0.72	18.45	22	4.11	9.99	5.25	5.17	0.36	0.63	9.33	C22
胆囊	9	0.97	3.96	1.83	1.86	0.14	0.14	3.90	16	2.99	7.27	3.36	3.14	0.12	0.34	3.77	C23—C24
胰腺	34	3.68	14.95	7.18	6.95	0.44	0.44	11.18	16	2.99	7.27	3.76	3.42	0.21	0.41	5.30	C25
喉	9	0.97	3.96	1.70	1.77	0.12	0.12	3.33	0	0.00	0.00	0.00	0.00	0.00	0.00	0.00	C32
肺	227	24.54	99.80	42.83	42.14	1.62	1.62	45.29	74	13.83	33.60	14.61	14.98	0.79	1.84	21.94	C33—C34
其他胸腔器官	2	0.22	0.88	1.01	0.68	0.04	0.04	0.00	1	0.19	0.45	0.23	0.28	0.04	0.04	0.90	C37—C38
骨	7	0.76	3.08	1.27	1.22	0.06	0.06	1.67	11	2.06	4.99	2.97	2.76	0.23	0.28	6.82	C40—C41
皮肤黑色素瘤	2	0.22	0.88	0.36	0.37	0.03	0.03	0.84	0	0.00	0.00	0.00	0.00	0.00	0.00	0.00	C43
乳房	0	0.00	0.00	0.00	0.00	0.00	0.00	0.00	63	11.78	28.61	18.12	16.74	1.47	1.81	43.72	C50
子宫颈	—	—	—	—	—	—	—	—	53	9.91	24.07	16.56	15.02	1.18	1.56	36.41	C53
子宫体	—	—	—	—	—	—	—	—	12	2.24	5.45	2.79	2.86	0.28	0.31	7.79	C54—C55
卵巢	—	—	—	—	—	—	—	—	15	2.80	6.81	4.52	4.21	0.37	0.46	10.41	C56
前列腺	26	2.81	11.43	4.37	4.10	0.00	0.00	0.00	—	—	—	—	—	—	—	—	C61
睾丸	1	0.11	0.44	0.19	0.20	0.00	0.00	0.00	—	—	—	—	—	—	—	—	C62
肾	15	1.62	6.59	4.29	3.68	0.29	0.29	7.44	10	1.87	4.54	2.26	2.23	0.15	0.28	4.60	C64—C66, C68
膀胱	30	3.24	13.19	7.14	6.39	0.40	0.40	11.23	0	0.00	0.00	0.00	0.00	0.00	0.00	0.00	C67
脑	11	1.19	4.84	3.83	3.34	0.21	0.21	5.46	9	1.68	4.09	2.82	3.06	0.18	0.27	3.06	C70—C72, D32—D33, D42—D43
甲状腺	8	0.86	3.52	3.10	2.42	0.21	0.22	6.28	17	3.18	7.72	5.95	5.26	0.46	0.50	14.80	C73
淋巴瘤	18	1.95	7.91	3.64	3.69	0.23	0.23	6.54	9	1.68	4.09	1.91	1.81	0.09	0.18	2.57	C81—C86, C88, C90, C96
白血病	11	1.19	4.84	4.48	4.90	0.29	0.29	4.17	10	1.87	4.54	3.72	3.12	0.18	0.26	2.79	C91—C95, D45—D47
其他	52	5.62	22.86	11.53	11.46	0.71	0.71	20.15	51	9.53	23.16	15.49	14.62	1.05	1.47	29.38	O&U
所有部位合计	925	100.00	406.66	191.95	187.60	9.70	9.70	263.43	535	100.00	242.93	136.81	129.29	8.83	13.77	249.87	ALL
所有部位除外 C44	913	98.70	401.39	188.93	184.66	9.51	9.51	258.00	531	99.25	241.11	135.85	128.40	8.77	13.67	248.13	ALL exc. C44
死亡																	
口腔	1	0.16	0.44	0.30	0.32	0.04	0.04	1.03	1	0.38	0.45	0.09	0.13	0.00	0.00	0.00	C00—C10, C12—C14
鼻咽	5	0.80	2.20	1.02	0.99	0.06	0.06	1.65	4	1.52	1.82	0.70	0.65	0.00	0.05	0.00	C11
食管	64	10.24	28.14	11.23	11.43	0.36	0.36	9.79	12	4.56	5.45	1.91	1.83	0.00	0.14	0.00	C15
胃	111	17.76	48.80	19.47	19.38	0.63	0.63	17.05	29	11.03	13.17	5.63	5.38	0.19	0.55	4.52	C16
结直肠	41	6.56	18.03	8.57	8.25	0.44	0.44	13.25	27	10.27	12.26	4.43	4.37	0.06	0.47	2.03	C18—C21
肝脏	73	11.68	32.09	14.68	14.36	0.69	0.69	18.41	39	14.83	17.71	9.50	8.73	0.51	0.92	14.34	C22
胆囊	6	0.96	2.64	1.12	1.05	0.07	0.07	1.87	9	3.42	4.09	1.88	1.72	0.00	0.16	0.90	C23—C24
胰腺	24	3.84	10.55	4.67	4.88	0.29	0.29	8.07	11	4.18	4.99	2.11	2.34	0.15	0.28	3.76	C25
喉	3	0.48	1.32	0.50	0.57	0.00	0.00	0.00	0	0.00	0.00	0.00	0.00	0.00	0.00	0.00	C32
肺	191	30.56	83.97	35.03	33.76	1.05	1.05	27.98	52	19.77	23.61	10.38	10.61	0.62	1.01	18.39	C33—C34
其他胸腔器官	3	0.48	1.32	1.27	0.89	0.06	0.06	0.77	1	0.38	0.45	0.20	0.20	0.00	0.02	0.63	C37—C38
骨	10	1.60	4.40	2.13	2.12	0.10	0.10	3.03	6	2.28	2.72	1.24	1.13	0.04	0.14	0.97	C40—C41
皮肤黑色素瘤	3	0.48	1.32	0.54	0.65	0.05	0.05	1.46	0	0.00	0.00	0.00	0.00	0.00	0.00	0.00	C43
乳房	0	0.00	0.00	0.00	0.00	0.00	0.00	0.00	11	4.18	4.99	2.68	2.63	0.20	0.29	6.10	C50
子宫颈	—	—	—	—	—	—	—	—	7	2.66	3.18	2.00	1.64	0.08	0.20	1.40	C53
子宫体	—	—	—	—	—	—	—	—	10	3.80	4.54	2.12	2.07	0.13	0.20	3.55	C54—C55
卵巢	—	—	—	—	—	—	—	—	3	1.14	1.36	0.62	0.61	0.00	0.00	1.60	C56
前列腺	13	2.08	5.72	2.19	2.03	0.00	0.00	0.00	—	—	—	—	—	—	—	—	C61
睾丸	0	0.00	0.00	0.00	0.00	0.00	0.00	0.00	—	—	—	—	—	—	—	—	C62
肾	7	1.12	3.08	1.86	1.49	0.06	0.06	2.46	4	1.52	1.82	0.82	0.74	0.00	0.06	0.63	C64—C66, C68
膀胱	6	0.96	2.64	0.95	1.02	0.00	0.00	0.00	1	0.38	0.45	0.20	0.20	0.00	0.05	0.00	C67
脑	21	3.36	9.23	5.66	5.80	0.26	0.26	3.48	6	2.28	2.72	1.20	1.16	0.07	0.11	2.30	C70—C72, D32—D33, D42—D43
甲状腺	0	0.00	0.00	0.00	0.00	0.00	0.00	0.00	0	0.00	0.00	0.00	0.00	0.00	0.00	0.00	C73
淋巴瘤	14	2.24	6.15	2.93	3.06	0.17	0.17	4.89	8	3.04	3.63	1.63	1.61	0.09	0.18	2.44	C81—C86, C88, C90, C96
白血病	6	0.96	2.64	1.30	1.31	0.11	0.11	2.69	10	3.80	4.54	2.58	2.33	0.15	0.29	5.15	C91—C95, D45—D47
其他	23	3.68	10.11	4.56	4.45	0.19	0.19	6.03	12	4.56	5.45	2.53	2.44	0.07	0.23	2.82	O&U
所有部位合计	625	100.00	274.77	119.95	117.82	4.64	4.64	124.12	263	100.00	119.42	54.46	52.51	2.49	5.47	71.52	ALL
所有部位除外 C44	623	99.68	273.89	119.33	117.28	4.61	4.61	122.76	260	98.86	118.06	53.97	52.02	2.49	5.42	71.52	ALL exc. C44

附表 7-3　无锡市区 2018 年恶性肿瘤发病和死亡主要指标

部位缩写	男性 病例数	构成比/%	粗率/(1/10万)	中标率/(1/10万)	世标率/(1/10万)	累积率/% 0—64岁	累积率/% 0—74岁	35—64岁/截缩率(1/10万)	女性 病例数	构成比/%	粗率/(1/10万)	中标率/(1/10万)	世标率/(1/10万)	累积率/% 0—64岁	累积率/% 0—74岁	35—64岁/截缩率(1/10万)	ICD-10
发病																	C00—C10, C12—C14
口腔	61	0.99	4.75	2.39	2.35	0.14	0.14	4.02	51	1.09	3.83	2.06	2.03	0.14	0.21	3.58	C00—C10, C12—C14
鼻咽	63	1.02	4.91	3.04	2.90	0.23	0.23	7.25	29	0.62	2.18	1.61	1.51	0.12	0.14	3.21	C11
食管	378	6.13	29.44	12.93	13.12	0.68	0.68	18.53	132	2.83	9.92	3.89	3.79	0.08	0.49	2.35	C15
胃	1091	17.69	84.97	38.58	38.62	1.92	1.92	53.77	473	10.14	35.56	16.86	16.20	0.86	1.81	24.04	C16
结直肠	914	14.82	71.19	33.52	33.15	1.82	1.82	51.96	606	12.99	45.55	20.74	20.63	1.07	2.55	30.30	C18—C21
肝脏	393	6.37	30.61	15.59	15.52	1.04	1.04	29.68	207	4.44	15.56	6.56	6.48	0.31	0.66	9.09	C22
胆囊	62	1.01	4.83	2.14	2.11	0.08	0.08	2.40	86	1.84	6.46	2.58	2.52	0.08	0.28	2.35	C23—C24
胰腺	225	3.65	17.52	7.65	7.71	0.37	0.37	10.51	161	3.45	12.10	4.99	4.83	0.17	0.48	5.09	C25
喉	44	0.71	3.43	1.51	1.61	0.11	0.11	2.80	1	0.02	0.08	0.04	0.05	0.01	0.01	0.15	C32
肺	1344	21.79	104.68	47.92	47.92	2.55	2.55	69.97	867	18.59	65.17	33.78	33.34	2.29	4.03	66.53	C33—C34
其他胸腔器官	25	0.41	1.95	1.10	1.11	0.07	0.07	1.56	18	0.39	1.35	0.72	0.73	0.06	0.08	1.68	C37—C38
骨	16	0.26	1.25	0.78	0.73	0.05	0.05	0.92	14	0.30	1.05	0.77	0.69	0.05	0.06	1.03	C40—C41
皮肤黑色素瘤	7	0.11	0.55	0.24	0.24	0.01	0.01	0.32	11	0.24	0.83	0.35	0.33	0.01	0.04	0.28	C43
乳房	5	0.08	0.39	0.17	0.16	0.00	0.00	0.16	589	12.63	44.28	28.13	26.21	2.07	2.84	64.63	C50
子宫颈	—	—	—	—	—	—	—	—	267	5.72	20.07	13.41	12.49	1.07	1.31	32.25	C53
子宫体	—	—	—	—	—	—	—	—	154	3.30	11.58	6.72	6.52	0.54	0.74	15.71	C54—C55
卵巢	—	—	—	—	—	—	—	—	122	2.62	9.17	5.46	5.29	0.42	0.57	12.53	C56
前列腺	476	7.72	37.07	14.79	14.36	0.28	0.28	7.40	—	—	—	—	—	—	—	—	C61
睾丸	3	0.05	0.23	0.19	0.17	0.01	0.01	0.15	—	—	—	—	—	—	—	—	C62
肾	179	2.90	13.94	7.62	7.40	0.54	0.54	15.13	87	1.86	6.54	3.33	3.22	0.21	0.36	6.03	C64—C66, C68
膀胱	181	2.93	14.10	6.44	6.44	0.32	0.32	8.97	40	0.86	3.01	1.20	1.22	0.05	0.14	1.42	C67
脑	109	1.77	8.49	4.58	4.58	0.31	0.31	8.50	145	3.11	10.90	6.48	6.22	0.40	0.72	11.00	C70—C72, D32—D33, D42—D43
甲状腺	61	0.99	4.75	3.88	3.22	0.26	0.26	6.89	167	3.58	12.55	11.04	9.29	0.74	0.82	18.02	C73
淋巴瘤	193	3.13	15.03	7.88	7.96	0.42	0.42	10.39	137	2.94	10.30	5.32	5.24	0.28	0.62	7.40	C81—C86, C88, C90, C96
白血病	129	2.09	10.05	6.24	6.67	0.34	0.34	6.74	84	1.80	6.31	4.03	4.14	0.22	0.43	4.50	C91—C95, D45—D47
其他	208	3.37	16.20	8.09	8.38	0.43	0.43	10.86	217	4.65	16.31	8.14	8.19	0.49	0.88	13.36	O&U
所有部位合计	6167	100.00	480.33	227.28	226.43	11.99	11.99	328.88	4665	100.00	350.67	188.22	181.16	11.74	20.26	336.54	ALL
所有部位除外 C44	6107	99.03	475.65	224.96	224.24	11.87	11.87	325.72	4595	98.50	345.41	185.82	178.75	11.61	19.97	332.79	ALL exc. C44
死亡																	C00—C10, C12—C14
口腔	44	1.16	3.43	1.46	1.41	0.06	0.06	1.56	20	0.93	1.50	0.54	0.52	0.02	0.04	0.46	C00—C10, C12—C14
鼻咽	52	1.37	4.05	2.03	2.00	0.12	0.12	3.76	17	0.79	1.28	0.66	0.63	0.03	0.09	0.93	C11
食管	300	7.91	23.37	9.63	9.81	0.37	0.37	9.90	108	5.02	8.12	2.67	2.60	0.03	0.20	0.82	C15
胃	782	20.61	60.91	25.54	25.14	0.78	0.78	21.63	315	14.65	23.68	9.64	9.23	0.37	0.90	10.47	C16
结直肠	361	9.52	28.12	11.86	12.03	0.48	0.48	13.37	266	12.37	20.00	7.88	7.79	0.31	0.73	8.94	C18—C21
肝脏	391	10.31	30.45	14.96	15.06	0.95	0.95	27.56	179	8.33	13.46	5.19	5.16	0.20	0.51	5.73	C22
胆囊	52	1.37	4.05	1.67	1.66	0.06	0.06	1.57	64	2.98	4.81	1.74	1.74	0.04	0.17	1.11	C23—C24
胰腺	228	6.01	17.76	7.45	7.49	0.29	0.29	8.17	152	7.07	11.43	4.32	4.31	0.13	0.42	3.64	C25
喉	14	0.37	1.09	0.48	0.44	0.02	0.02	0.46	2	0.09	0.15	0.07	0.07	0.01	0.01	0.13	C32
肺	922	24.30	71.81	30.34	30.59	1.27	1.27	34.01	366	17.02	27.51	10.95	11.03	0.50	1.18	13.80	C33—C34
其他胸腔器官	10	0.26	0.78	0.39	0.41	0.03	0.03	0.80	6	0.28	0.45	0.24	0.25	0.03	0.03	0.72	C37—C38
骨	11	0.29	0.86	0.50	0.50	0.02	0.02	0.13	9	0.42	0.68	0.25	0.25	0.00	0.03	0.15	C40—C41
皮肤黑色素瘤	6	0.16	0.47	0.21	0.20	0.01	0.01	0.20	8	0.37	0.60	0.21	0.23	0.01	0.02	0.27	C43
乳房	3	0.08	0.23	0.09	0.07	0.00	0.00	0.00	155	7.21	11.65	5.43	5.38	0.36	0.55	10.80	C50
子宫颈	—	—	—	—	—	—	—	—	71	3.30	5.34	3.07	2.95	0.21	0.32	6.87	C53
子宫体	—	—	—	—	—	—	—	—	30	1.40	2.26	0.97	0.95	0.04	0.09	1.36	C54—C55
卵巢	—	—	—	—	—	—	—	—	68	3.16	5.11	2.71	2.65	0.19	0.31	5.62	C56
前列腺	134	3.53	10.44	3.75	3.83	0.03	0.03	0.84	—	—	—	—	—	—	—	—	C61
睾丸	0	0.00	0.00	0.00	0.00	0.00	0.00	0.00	—	—	—	—	—	—	—	—	C62
肾	41	1.08	3.19	1.36	1.32	0.05	0.05	1.47	18	0.84	1.35	0.47	0.50	0.01	0.04	0.44	C64—C66, C68
膀胱	79	2.08	6.15	2.26	2.42	0.04	0.04	1.23	22	1.02	1.65	0.49	0.54	0.01	0.04	0.44	C67
脑	57	1.50	4.44	2.40	2.51	0.13	0.13	3.07	45	2.09	3.38	1.91	1.77	0.09	0.19	2.51	C70—C72, D32—D33, D42—D43
甲状腺	9	0.24	0.70	0.33	0.32	0.03	0.03	0.74	9	0.42	0.68	0.24	0.24	0.01	0.02	0.29	C73
淋巴瘤	127	3.35	9.89	4.50	4.57	0.19	0.19	4.81	77	3.58	5.79	2.55	2.49	0.12	0.25	3.20	C81—C86, C88, C90, C96
白血病	79	2.08	6.15	3.42	3.36	0.15	0.15	3.27	55	2.56	4.13	1.95	1.81	0.05	0.19	1.09	C91—C95, D45—D47
其他	92	2.42	7.17	3.11	3.31	0.13	0.13	3.00	88	4.09	6.62	2.72	2.73	0.10	0.25	2.80	O&U
所有部位合计	3794	100.00	295.50	127.74	128.44	5.19	5.19	141.56	2150	100.00	161.62	66.87	65.83	2.92	6.65	82.70	ALL
所有部位除外 C44	3784	99.74	294.72	127.47	128.13	5.19	5.19	141.43	2145	99.77	161.24	66.77	65.71	2.92	6.63	82.70	ALL exc. C44

附表 7-4　江阴市 2018 年恶性肿瘤发病和死亡主要指标

部位缩写	男性 病例数	构成比/%	粗率/(1/10万)	中标率/(1/10万)	世标率/(1/10万)	累积率/% 0—64岁	累积率/% 0—74岁	35—64岁截缩率/(1/10万)	女性 病例数	构成比/%	粗率/(1/10万)	中标率/(1/10万)	世标率/(1/10万)	累积率/% 0—64岁	累积率/% 0—74岁	35—64岁截缩率/(1/10万)	ICD-10
发病																	
口腔	44	1.47	7.06	3.63	3.69	0.22	0.22	6.17	23	1.12	3.62	1.59	1.62	0.07	0.22	2.37	C00—C10, C12—C14
鼻咽	28	0.94	4.49	2.76	2.62	0.24	0.24	6.99	10	0.49	1.58	0.93	0.90	0.07	0.09	2.31	C11
食管	207	6.91	33.22	15.51	15.74	0.88	0.88	23.84	78	3.79	12.29	4.56	4.62	0.08	0.60	2.32	C15
胃	560	18.70	89.88	41.72	41.62	1.97	1.97	53.72	223	10.83	35.14	16.32	15.71	0.77	1.87	20.50	C16
结直肠	394	13.16	63.24	31.16	30.61	1.71	1.71	48.09	266	12.92	41.92	18.94	18.56	1.03	2.02	31.24	C18—C21
肝脏	218	7.28	34.99	18.68	18.73	1.37	1.37	39.80	78	3.79	12.29	5.33	5.60	0.26	0.65	6.99	C22
胆囊	44	1.47	7.06	3.13	3.23	0.10	0.10	2.96	60	2.91	9.46	4.13	4.24	0.20	0.56	5.89	C23—C24
胰腺	106	3.54	17.01	7.87	7.84	0.41	0.41	11.39	79	3.84	12.45	5.46	5.33	0.25	0.64	6.89	C25
喉	28	0.94	4.49	2.22	2.28	0.16	0.16	4.74	2	0.10	0.32	0.18	0.19	0.02	0.02	0.63	C32
肺	746	24.92	119.73	56.28	56.30	2.72	2.72	75.94	332	16.12	52.32	24.68	24.91	1.59	3.05	46.42	C33—C34
其他胸腔器官	16	0.53	2.57	1.64	1.49	0.12	0.12	3.45	9	0.44	1.42	0.80	0.74	0.06	0.08	1.86	C37—C38
骨	6	0.20	0.96	0.53	0.49	0.02	0.02	0.73	7	0.34	1.10	0.67	0.67	0.04	0.05	0.57	C40—C41
皮肤黑色素瘤	6	0.20	0.96	0.42	0.48	0.03	0.03	0.84	3	0.15	0.47	0.32	0.28	0.01	0.02	0.00	C43
乳房	0	0.00	0.00	0.00	0.00	0.00	0.00	0.00	292	14.18	46.02	28.67	26.63	2.16	2.86	67.09	C50
子宫颈	—	—	—	—	—	—	—	—	97	4.71	15.29	10.30	9.36	0.76	0.98	22.83	C53
子宫体	—	—	—	—	—	—	—	—	75	3.64	11.82	6.20	6.19	0.50	0.77	15.32	C54—C55
卵巢	—	—	—	—	—	—	—	—	47	2.28	7.41	4.52	4.03	0.25	0.41	7.47	C56
前列腺	165	5.51	26.48	11.52	11.37	0.25	0.25	6.62	—	—	—	—	—	—	—	—	C61
睾丸	4	0.13	0.64	0.60	0.50	0.04	0.04	1.12	—	—	—	—	—	—	—	—	C62
肾	46	1.54	7.38	3.80	3.69	0.19	0.19	5.14	28	1.36	4.41	2.25	2.24	0.16	0.27	4.33	C64—C66, C68
膀胱	82	2.74	13.16	6.17	6.03	0.27	0.27	7.39	20	0.97	3.15	1.23	1.18	0.03	0.16	0.81	C67
脑	34	1.14	5.46	3.23	3.53	0.20	0.20	3.64	41	1.99	6.46	4.37	4.20	0.23	0.42	4.24	C70—C72, D32—D33, D42—D43
甲状腺	53	1.77	8.51	7.59	6.24	0.52	0.52	12.48	131	6.36	20.64	17.22	14.30	1.21	1.32	31.62	C73
淋巴瘤	67	2.24	10.75	6.29	5.89	0.36	0.36	9.55	46	2.23	7.25	4.06	3.81	0.27	0.42	7.64	C81—C86, C88, C90, C96
白血病	68	2.27	10.91	6.67	6.27	0.41	0.41	8.93	32	1.55	5.04	3.32	3.00	0.18	0.30	3.47	C91—C95, D45—D47
其他	72	2.40	11.56	5.46	5.55	0.26	0.26	7.56	80	3.89	12.61	6.49	6.16	0.35	0.61	8.52	O&U
所有部位合计	2994	100.00	480.53	236.88	234.22	12.45	12.45	341.09	2059	100.00	324.48	172.54	164.48	10.56	18.42	301.34	ALL
所有部位除外 C44	2971	99.23	476.84	234.98	232.34	12.35	12.35	338.11	2028	98.49	319.59	170.44	162.48	10.48	18.26	299.11	ALL exc. C44
死亡																	
口腔	20	1.04	3.21	1.73	1.81	0.09	0.09	2.13	8	0.85	1.26	0.43	0.42	0.01	0.04	0.26	C00—C10, C12—C14
鼻咽	36	1.88	5.78	3.04	3.07	0.13	0.13	3.42	6	0.64	0.95	0.40	0.40	0.02	0.03	0.69	C11
食管	165	8.61	26.48	11.62	11.70	0.41	0.41	11.12	61	6.49	9.61	3.47	3.38	0.02	0.41	0.61	C15
胃	379	19.78	60.83	27.57	26.62	0.84	0.84	22.90	147	15.64	23.17	9.84	9.43	0.35	0.96	9.28	C16
结直肠	156	8.14	25.04	11.63	11.44	0.48	0.48	13.16	89	9.47	14.03	5.56	5.52	0.24	0.58	7.06	C18—C21
肝脏	186	9.71	29.85	14.99	15.02	0.95	0.95	28.21	88	9.36	13.87	5.64	5.48	0.21	0.58	6.50	C22
胆囊	23	1.20	3.69	1.65	1.67	0.09	0.09	2.34	42	4.47	6.62	2.59	2.62	0.06	0.31	1.95	C23—C24
胰腺	107	5.58	17.17	7.73	7.62	0.35	0.35	9.92	65	6.91	10.24	3.96	3.84	0.11	0.44	3.00	C25
喉	16	0.84	2.57	1.08	1.03	0.05	0.05	0.56	1	0.11	0.16	0.10	0.10	0.01	0.01	0.31	C32
肺	548	28.60	87.95	39.81	39.25	1.57	1.57	43.40	168	17.87	26.48	11.42	11.24	0.56	1.20	16.42	C33—C34
其他胸腔器官	4	0.21	0.64	0.39	0.35	0.02	0.02	0.70	3	0.32	0.47	0.25	0.24	0.01	0.04	0.33	C37—C38
骨	9	0.47	1.44	0.57	0.57	0.00	0.00	0.00	9	0.96	1.42	0.66	0.65	0.03	0.06	1.04	C40—C41
皮肤黑色素瘤	7	0.37	1.12	0.82	0.79	0.04	0.04	0.42	2	0.21	0.32	0.11	0.14	0.01	0.01	1.04	C43
乳房	0	0.00	0.00	0.00	0.00	0.00	0.00	0.00	50	5.32	7.88	4.23	4.15	0.31	0.47	9.68	C50
子宫颈	—	—	—	—	—	—	—	—	34	3.62	5.36	2.81	2.79	0.23	0.32	7.06	C53
子宫体	—	—	—	—	—	—	—	—	8	0.85	1.26	0.48	0.46	0.01	0.08	0.30	C54—C55
卵巢	—	—	—	—	—	—	—	—	28	2.98	4.41	2.04	2.01	0.13	0.24	4.00	C56
前列腺	55	2.87	8.83	3.59	3.48	0.01	0.01	0.28	—	—	—	—	—	—	—	—	C61
睾丸	0	0.00	0.00	0.00	0.00	0.00	0.00	0.00	—	—	—	—	—	—	—	—	C62
肾	18	0.94	2.89	1.35	1.32	0.04	0.04	0.86	5	0.53	0.79	0.37	0.37	0.02	0.03	0.66	C64—C66, C68
膀胱	28	1.46	4.49	1.90	2.04	0.07	0.07	1.81	9	0.96	1.42	0.51	0.52	0.01	0.06	0.30	C67
脑	31	1.62	4.98	2.43	2.65	0.13	0.13	2.90	32	3.40	5.04	3.40	3.14	0.18	0.31	3.60	C70—C72, D32—D33, D42—D43
甲状腺	2	0.10	0.32	0.14	0.14	0.00	0.00	0.00	4	0.43	0.63	0.19	0.19	0.01	0.01	0.00	C73
淋巴瘤	42	2.19	6.74	3.45	3.46	0.18	0.18	4.05	27	2.87	4.25	2.02	1.93	0.09	0.22	2.88	C81—C86, C88, C90, C96
白血病	43	2.24	6.90	3.56	3.31	0.15	0.15	3.63	26	2.77	4.10	1.92	2.17	0.09	0.22	1.80	C91—C95, D45—D47
其他	41	2.14	6.58	3.05	2.99	0.11	0.11	2.93	28	2.98	4.41	1.69	1.69	0.05	0.23	1.46	O&U
所有部位合计	1916	100.00	307.52	142.11	140.32	5.69	5.69	154.74	940	100.00	148.14	64.07	62.89	2.78	6.84	79.49	ALL
所有部位除外 C44	1912	99.79	306.87	141.85	140.03	5.69	5.69	154.74	936	99.57	147.51	63.88	62.70	2.78	6.82	79.49	ALL exc. C44

部位缩写	男性 病例数	构成比/%	粗率/(1/10万)	中标率/(1/10万)	世标率/(1/10万)	累积率/% 0—64岁	累积率/% 0—74岁	35—64岁截缩率/(1/10万)	女性 病例数	构成比/%	粗率/(1/10万)	中标率/(1/10万)	世标率/(1/10万)	累积率/% 0—64岁	累积率/% 0—74岁	35—64岁截缩率/(1/10万)	ICD-10
发病																	C00—C10, C12—C14
口腔	20	0.93	3.75	1.80	1.77	0.12	0.12	3.75	7	0.46	1.28	0.52	0.50	0.02	0.08	0.61	C11
鼻咽	17	0.79	3.19	1.50	1.41	0.08	0.08	2.89	9	0.59	1.64	0.63	0.61	0.02	0.06	0.84	C15
食管	208	9.71	39.04	14.69	14.94	0.58	0.58	15.78	68	4.46	12.39	4.23	4.09	0.04	0.49	1.09	C16
胃	435	20.30	81.65	31.75	31.64	1.34	1.34	37.02	185	12.14	33.71	13.45	12.94	0.53	1.46	15.37	C18—C21
结直肠	303	14.14	56.88	25.12	24.75	1.46	1.46	40.07	190	12.47	34.62	14.72	14.23	0.75	1.69	21.75	C22
肝脏	128	5.97	24.03	10.14	10.22	0.60	0.60	18.42	57	3.74	10.39	3.89	3.94	0.16	0.49	4.58	C23—C24
胆囊	20	0.93	3.75	1.42	1.44	0.08	0.08	2.09	44	2.89	8.02	3.03	2.96	0.10	0.36	2.88	C25
胰腺	64	2.99	12.01	5.03	5.18	0.24	0.24	5.86	60	3.94	10.93	3.97	3.82	0.20	0.36	2.96	C32
喉	16	0.75	3.00	1.27	1.23	0.04	0.04	1.35	0	0.00	0.00	0.00	0.00	0.00	0.00	0.00	C33—C34
肺	443	20.67	83.16	33.49	33.00	1.47	1.47	39.66	217	14.24	39.54	17.05	16.59	0.94	1.97	28.03	C37—C38
其他胸腔器官	7	0.33	1.31	0.53	0.50	0.03	0.03	0.53	2	0.13	0.36	0.15	0.14	0.01	0.02	0.25	C40—C41
骨	6	0.28	1.13	0.68	0.56	0.03	0.03	0.99	7	0.46	1.28	0.67	0.63	0.04	0.05	0.81	C43
皮肤黑色素瘤	2	0.09	0.38	0.15	0.17	0.00	0.00	0.00	5	0.33	0.91	0.50	0.46	0.02	0.04	0.25	C50
乳房	2	0.09	0.38	0.12	0.10	0.00	0.00	0.00	204	13.39	37.17	19.98	19.10	1.65	2.05	50.53	C53
子宫颈	—	—	—	—	—	—	—	—	77	5.05	14.03	7.63	7.25	0.58	0.85	18.33	C54—C55
子宫体	—	—	—	—	—	—	—	—	56	3.67	10.20	5.76	5.60	0.47	0.62	12.35	C56
卵巢	—	—	—	—	—	—	—	—	23	1.51	4.19	2.01	1.99	0.16	0.23	4.91	C61
前列腺	158	7.37	29.66	11.15	10.77	0.27	0.27	7.61	—	—	—	—	—	—	—	—	C62
睾丸	1	0.05	0.19	0.08	0.08	0.01	0.01	0.26	—	—	—	—	—	—	—	—	C64—C66, C68
肾	24	1.12	4.51	2.14	2.14	0.18	0.18	5.30	8	0.52	1.46	0.56	0.59	0.03	0.09	0.78	C67
膀胱	69	3.22	12.95	5.40	5.19	0.25	0.25	7.39	13	0.85	2.37	0.93	0.94	0.06	0.10	1.57	C70—C72, D32—D33, D42—D43
脑	22	1.03	4.13	2.18	2.12	0.13	0.13	2.95	26	1.71	4.74	2.21	2.22	0.16	0.24	4.27	C73
甲状腺	45	2.10	8.45	5.99	5.34	0.43	0.43	11.58	140	9.19	25.51	18.43	16.25	1.39	1.52	40.17	C81—C86, C88, C90, C96
淋巴瘤	63	2.94	11.83	5.64	5.48	0.28	0.28	5.86	49	3.22	8.93	3.60	3.61	0.17	0.25	4.70	C91—C95, D45—D47
白血病	31	1.45	5.82	3.13	3.43	0.19	0.19	4.02	28	1.84	5.10	2.56	2.43	0.10	0.40	5.23	O&U
其他	59	2.75	11.07	4.94	4.69	0.22	0.22	6.83	49	3.22	8.93	3.69	3.68	0.20	0.40	5.23	ALL
所有部位合计	2143	100.00	402.27	168.36	166.14	8.03	8.03	220.20	1524	100.00	277.68	130.16	124.58	7.80	13.92	227.17	ALL exc. C44
所有部位除外 C44	2131	99.44	400.01	167.29	165.12	7.98	7.98	218.39	1510	99.08	275.13	129.32	123.70	7.77	13.82	226.28	
死亡																	C00—C10, C12—C14
口腔	8	0.46	1.50	0.49	0.57	0.04	0.04	1.07	6	0.59	1.09	0.34	0.32	0.01	0.01	0.25	C11
鼻咽	16	0.91	3.00	1.33	1.27	0.06	0.06	2.00	5	0.49	0.91	0.30	0.28	0.00	0.01	0.00	C15
食管	203	11.61	38.11	13.74	13.73	0.35	0.35	9.65	77	7.61	14.03	4.35	4.10	0.05	0.24	1.17	C16
胃	369	21.10	69.27	26.39	25.32	0.70	0.70	18.20	149	14.72	27.15	10.20	9.83	0.31	1.02	8.46	C18—C21
结直肠	115	6.58	21.59	8.29	8.10	0.24	0.24	8.01	106	10.47	19.31	6.99	6.69	0.19	0.75	5.65	C22
肝脏	182	10.41	34.16	15.19	15.08	0.88	0.88	24.86	87	8.60	15.85	6.64	6.53	0.36	0.73	10.61	C23—C24
胆囊	20	1.14	3.75	1.31	1.30	0.04	0.04	1.16	34	3.36	6.20	2.57	2.46	0.11	0.23	3.41	C25
胰腺	102	5.83	19.15	7.59	7.49	0.25	0.25	8.75	85	8.40	15.49	5.55	5.53	0.20	0.56	5.21	C32
喉	4	0.23	0.75	0.27	0.27	0.01	0.01	0.00	0	0.00	0.00	0.00	0.00	0.00	0.00	0.00	C33—C34
肺	463	26.47	86.91	33.76	33.23	1.13	1.13	30.44	174	17.19	31.70	11.97	11.56	0.42	1.19	12.64	C37—C38
其他胸腔器官	1	0.06	0.19	0.13	0.11	0.01	0.01	0.36	1	0.10	0.18	0.07	0.07	0.00	0.01	0.00	C40—C41
骨	15	0.86	2.82	1.55	1.58	0.07	0.07	1.19	13	1.28	2.37	0.74	0.78	0.02	0.11	0.53	C43
皮肤黑色素瘤	4	0.23	0.75	0.30	0.28	0.01	0.01	0.25	2	0.20	0.36	0.16	0.14	0.01	0.01	0.25	C50
乳房	1	0.06	0.19	0.06	0.05	0.00	0.00	0.00	64	6.32	11.66	5.33	5.15	0.39	0.55	11.66	C53
子宫颈	—	—	—	—	—	—	—	—	30	2.96	5.47	2.42	2.38	0.17	0.26	5.08	C54—C55
子宫体	—	—	—	—	—	—	—	—	16	1.58	2.92	1.28	1.29	0.10	0.17	2.93	C56
卵巢	—	—	—	—	—	—	—	—	21	2.08	3.83	1.51	1.60	0.11	0.25	2.99	C61
前列腺	51	2.92	9.57	3.29	3.30	0.04	0.04	1.19	—	—	—	—	—	—	—	—	C62
睾丸	0	0.00	0.00	0.00	0.00	0.00	0.00	0.00	—	—	—	—	—	—	—	—	C64—C66, C68
肾	8	0.46	1.50	0.61	0.61	0.02	0.02	0.61	4	0.40	0.73	0.27	0.29	0.01	0.05	0.28	C67
膀胱	23	1.32	4.32	1.40	1.38	0.00	0.00	0.00	9	0.89	1.64	0.44	0.48	0.01	0.05	0.34	C70—C72, D32—D33, D42—D43
脑	30	1.72	5.63	2.32	2.29	0.11	0.11	3.02	21	2.08	3.83	1.99	1.84	0.12	0.15	3.70	C73
甲状腺	4	0.23	0.75	0.31	0.31	0.01	0.01	0.34	8	0.79	1.46	0.55	0.49	0.01	0.05	0.33	C81—C86, C88, C90, C96
淋巴瘤	62	3.54	11.64	5.92	5.82	0.27	0.27	5.53	39	3.85	7.11	2.77	2.74	0.13	0.33	3.71	C91—C95, D45—D47
白血病	41	2.34	7.70	3.50	3.70	0.18	0.18	4.03	23	2.27	4.19	2.36	2.61	0.09	0.24	0.90	O&U
其他	27	1.54	5.07	2.17	2.14	0.10	0.10	2.89	38	3.75	6.92	2.75	2.74	0.13	0.26	3.29	ALL
所有部位合计	1749	100.00	328.31	129.91	127.87	4.61	4.61	123.83	1012	100.00	184.39	71.56	69.91	2.93	7.23	83.38	ALL exc. C44
所有部位除外 C44	1746	99.83	327.74	129.73	127.66	4.60	4.60	123.56	1008	99.60	183.66	71.37	69.71	2.92	7.22	83.13	

附表 7-6　徐州市区 2018 年恶性肿瘤发病和死亡主要指标

部位缩写	男性								女性								ICD-10
	病例数	构成比/%	粗率/(1/10万)	中标率/(1/10万)	世标率/(1/10万)	累积率/% 0—64岁	累积率/% 0—74岁	35—64岁/截缩率(1/10万)	病例数	构成比/%	粗率/(1/10万)	中标率/(1/10万)	世标率/(1/10万)	累积率/% 0—64岁	累积率/% 0—74岁	35—64岁/截缩率(1/10万)	
发病																	
口腔	55	1.44	5.19	3.18	3.18	0.20	0.20	5.45	28	0.85	2.70	1.77	1.74	0.07	0.22	1.85	C00—C10, C12—C14
鼻咽	18	0.47	1.70	1.39	1.31	0.10	0.10	2.88	7	0.21	0.68	0.46	0.46	0.04	0.05	1.27	C11
食管	206	5.39	19.44	11.12	11.11	0.41	0.41	11.39	72	2.18	6.95	3.57	3.46	0.05	0.41	1.23	C15
胃	307	8.03	28.97	17.55	17.27	0.82	0.82	22.78	164	4.96	15.84	9.24	8.94	0.53	0.93	15.63	C16
结直肠	319	8.35	30.10	19.01	18.82	0.95	0.95	26.97	208	6.29	20.09	10.89	10.87	0.62	1.26	18.08	C18—C21
肝脏	512	13.40	48.31	30.90	31.31	2.34	2.34	67.52	175	5.29	16.90	9.24	9.35	0.58	1.12	16.18	C22
胆囊	60	1.57	5.66	3.36	3.39	0.19	0.19	5.02	52	1.57	5.02	2.50	2.48	0.09	0.29	2.44	C23—C24
胰腺	111	2.90	10.47	6.37	6.21	0.31	0.31	8.60	79	2.39	7.63	3.80	3.75	0.12	0.40	3.49	C25
喉	51	1.33	4.81	2.76	2.76	0.12	0.12	3.37	10	0.30	0.97	0.64	0.64	0.02	0.07	0.20	C32
肺	982	25.70	92.65	54.24	54.52	2.56	2.56	70.90	511	15.45	49.36	27.89	27.62	1.48	3.39	42.01	C33—C34
其他胸腔器官	12	0.31	1.13	0.98	0.93	0.04	0.04	0.80	5	0.15	0.48	0.46	0.50	0.03	0.04	0.22	C37—C38
骨	20	0.52	1.89	1.46	1.36	0.08	0.08	1.84	12	0.36	1.16	0.85	0.72	0.04	0.08	1.37	C40—C41
皮肤黑色素瘤	10	0.26	0.94	0.57	0.58	0.03	0.03	0.88	9	0.27	0.87	0.53	0.49	0.01	0.07	0.20	C43
乳房	15	0.39	1.42	1.06	0.95	0.08	0.08	2.34	578	17.48	55.83	40.60	37.22	3.10	3.86	94.88	C50
子宫颈	—	—	—	—	—	—	—	—	168	5.08	16.23	11.97	10.71	0.94	1.05	28.58	C53
子宫体	—	—	—	—	—	—	—	—	92	2.78	8.89	5.71	5.65	0.49	0.66	14.75	C54—C55
卵巢	—	—	—	—	—	—	—	—	103	3.11	9.95	7.26	6.89	0.49	0.78	13.25	C56
前列腺	166	4.34	15.66	8.60	8.17	0.15	0.15	3.72	—	—	—	—	—	—	—	—	C61
睾丸	4	0.10	0.38	0.30	0.25	0.02	0.02	0.67	—	—	—	—	—	—	—	—	C62
肾	125	3.27	11.79	7.58	7.61	0.46	0.46	13.61	44	1.33	4.25	2.71	2.61	0.16	0.30	4.66	C64—C66, C68
膀胱	132	3.45	12.45	7.18	7.08	0.29	0.29	7.86	35	1.06	3.38	1.81	1.69	0.07	0.17	2.24	C67
脑	117	3.06	11.04	8.16	7.95	0.57	0.57	13.94	126	3.81	12.17	9.09	8.98	0.60	0.99	14.70	C70—C72, D32—D33, D42—D43
甲状腺	176	4.61	16.61	15.01	12.73	1.06	1.06	26.00	469	14.18	45.30	37.65	32.47	2.81	3.18	74.21	C73
淋巴瘤	102	2.67	9.62	6.76	6.74	0.37	0.37	8.83	71	2.15	6.86	4.65	4.55	0.23	0.52	5.71	C81—C86, C88, C90, C96
白血病	114	2.98	10.76	7.46	7.52	0.43	0.43	9.47	86	2.60	8.31	6.56	6.38	0.39	0.58	7.86	C91—C95, D45—D47
其他	207	5.42	19.53	12.88	12.81	0.68	0.68	16.80	203	6.14	19.61	11.21	10.98	0.57	1.17	14.90	O&U
所有部位合计	3 821	100.00	360.51	227.87	224.55	12.26	12.26	331.63	3307	100.00	319.43	211.05	199.15	13.52	21.57	379.91	ALL
所有部位除外 C44	3 795	99.32	358.05	226.27	222.98	12.19	12.19	329.75	3274	99.00	316.24	209.50	197.59	13.47	21.42	378.64	ALL exc. C44
死亡																	
口腔	28	1.21	2.64	1.53	1.57	0.09	0.09	2.44	13	1.04	1.26	0.60	0.64	0.02	0.09	0.59	C00—C10, C12—C14
鼻咽	4	0.17	0.38	0.22	0.22	0.01	0.01	0.40	2	0.16	0.19	0.08	0.09	0.00	0.01	0.19	C11
食管	166	7.15	15.66	8.72	8.79	0.26	0.26	7.10	54	4.32	5.22	2.25	2.18	0.02	0.20	0.61	C15
胃	234	10.07	22.08	12.98	12.76	0.44	0.44	12.39	105	8.40	10.14	5.11	5.03	0.18	0.54	4.95	C16
结直肠	153	6.59	14.44	8.13	7.96	0.21	0.21	5.36	84	6.72	8.11	3.96	3.91	0.17	0.36	4.09	C18—C21
肝脏	412	17.74	38.87	24.50	24.36	1.66	1.66	49.39	132	10.56	12.75	6.60	6.68	0.29	0.79	8.43	C22
胆囊	52	2.24	4.91	2.94	2.93	0.11	0.11	3.07	51	4.08	4.93	2.32	2.34	0.07	0.25	2.03	C23—C24
胰腺	91	3.92	8.59	4.93	4.84	0.24	0.24	6.47	69	5.52	6.66	3.19	3.15	0.11	0.32	3.30	C25
喉	13	0.56	1.23	0.71	0.70	0.02	0.02	0.59	1	0.08	0.10	0.06	0.07	0.00	0.00	0.00	C32
肺	737	31.73	69.54	39.55	38.96	1.40	1.40	38.71	304	24.32	29.36	14.90	14.47	0.60	1.56	16.63	C33—C34
其他胸腔器官	6	0.26	0.57	0.39	0.37	0.02	0.02	0.62	4	0.32	0.39	0.21	0.20	0.00	0.01	0.46	C37—C38
骨	12	0.52	1.13	0.66	0.64	0.03	0.03	1.05	7	0.56	0.68	0.42	0.40	0.02	0.06	0.85	C40—C41
皮肤黑色素瘤	2	0.09	0.19	0.13	0.13	0.01	0.01	0.21	1	0.08	0.10	0.06	0.07	0.00	0.01	0.22	C43
乳房	4	0.17	0.38	0.19	0.21	0.02	0.02	0.40	101	8.08	9.76	5.90	5.68	0.43	0.60	12.76	C50
子宫颈	—	—	—	—	—	—	—	—	40	3.20	3.86	2.35	2.29	0.21	0.23	6.45	C53
子宫体	—	—	—	—	—	—	—	—	15	1.20	1.45	0.71	0.68	0.03	0.07	0.95	C54—C55
卵巢	—	—	—	—	—	—	—	—	37	2.96	3.57	2.41	2.26	0.12	0.30	3.66	C56
前列腺	62	2.67	5.85	3.00	2.83	0.02	0.02	0.39	—	—	—	—	—	—	—	—	C61
睾丸	0	0.00	0.00	0.00	0.00	0.00	0.00	0.00	—	—	—	—	—	—	—	—	C62
肾	22	0.95	2.08	1.16	1.16	0.05	0.05	1.43	16	1.28	1.55	0.83	0.80	0.02	0.12	0.75	C64—C66, C68
膀胱	40	1.72	3.77	1.90	1.92	0.03	0.03	0.79	10	0.80	0.97	0.42	0.40	0.01	0.03	0.22	C67
脑	61	2.63	5.76	4.10	4.00	0.28	0.28	7.52	34	2.72	3.28	1.91	2.05	0.11	0.27	3.05	C70—C72, D32—D33, D42—D43
甲状腺	3	0.13	0.28	0.20	0.19	0.01	0.01	0.27	7	0.56	0.68	0.47	0.42	0.02	0.05	0.45	C73
淋巴瘤	49	2.11	4.62	3.04	3.05	0.12	0.12	3.09	33	2.64	3.19	1.93	1.87	0.10	0.23	2.75	C81—C86, C88, C90, C96
白血病	58	2.50	5.47	3.87	3.76	0.16	0.16	3.04	37	2.96	3.57	2.13	2.15	0.10	0.25	2.58	C91—C95, D45—D47
其他	114	4.91	10.76	6.32	6.29	0.33	0.33	8.97	93	7.44	8.98	4.85	4.73	0.26	0.50	7.33	O&U
所有部位合计	2 323	100.00	219.17	129.17	127.62	5.53	5.53	153.69	1 250	100.00	120.74	63.72	62.65	2.93	6.84	83.28	ALL
所有部位除外 C44	2 317	99.74	218.61	128.92	127.36	5.52	5.52	153.49	1 243	99.44	120.06	63.47	62.31	2.93	6.83	83.28	ALL exc. C44

附表 7-7　邳州市 2018 年恶性肿瘤发病和死亡主要指标

部位缩写	男性 病例数	构成比/%	粗率/(1/10万)	中标率/(1/10万)	世标率/(1/10万)	累积率/% 0—64岁	0—74岁	35—64岁截缩率/(1/10万)	女性 病例数	构成比/%	粗率/(1/10万)	中标率/(1/10万)	世标率/(1/10万)	累积率/% 0—64岁	0—74岁	35—64岁截缩率/(1/10万)	ICD-10
发病																		
口腔	45	1.59	4.44	3.39	3.47	0.21	0.21	5.48	15	0.68	1.61	1.02	1.00	0.04	0.16	1.26	C00—C10, C12—C14
鼻咽	9	0.32	0.89	0.67	0.71	0.06	0.06	1.51	6	0.27	0.64	0.48	0.45	0.04	0.04	1.02	C11
食管	280	9.92	27.64	19.20	19.10	0.68	0.68	18.82	119	5.42	12.76	6.09	6.00	0.08	0.77	2.29	C15
胃	231	8.18	22.80	15.95	15.92	0.80	0.80	22.17	114	5.19	12.23	7.18	6.85	0.38	0.71	9.74	C16
结直肠	179	6.34	17.67	13.20	12.87	0.77	0.77	21.49	154	7.02	16.52	10.58	10.42	0.64	1.21	18.72	C18—C21
肝脏	394	13.95	38.89	30.24	29.92	2.10	2.10	61.93	190	8.66	20.38	12.45	12.45	0.84	1.37	23.06	C22
胆囊	56	1.98	5.53	3.89	3.95	0.20	0.20	5.69	32	1.46	3.43	2.09	2.15	0.15	0.27	4.06	C23—C24
胰腺	51	1.81	5.03	3.44	3.49	0.14	0.14	3.86	25	1.14	2.68	1.57	1.51	0.09	0.21	1.51	C25
喉	28	0.99	2.76	2.07	1.99	0.08	0.08	2.62	2	0.09	0.21	0.15	0.15	0.01	0.03	0.23	C32
肺	900	31.87	88.84	62.27	61.65	2.68	2.68	73.81	398	18.13	42.69	25.65	25.57	1.39	3.11	39.87	C33—C34
其他胸腔器官	5	0.18	0.49	0.34	0.44	0.02	0.02	0.24	4	0.18	0.43	0.32	0.22	0.01	0.02	0.26	C37—C38
骨	28	0.99	2.76	2.23	2.29	0.14	0.14	3.63	20	0.91	2.15	1.68	1.70	0.09	0.18	1.97	C40—C41
皮肤黑色素瘤	9	0.32	0.89	0.81	0.76	0.04	0.04	1.18	3	0.14	0.32	0.24	0.22	0.01	0.03	0.26	C43
乳房	21	0.74	2.07	1.76	1.71	0.13	0.13	3.93	276	12.57	29.61	24.33	22.48	1.93	2.37	60.27	C50
子宫颈	—	—	—	—	—	—	—	—	141	6.42	15.12	12.66	11.51	0.95	1.18	29.80	C53
子宫体	—	—	—	—	—	—	—	—	73	3.33	7.83	5.79	5.68	0.54	0.66	15.39	C54—C55
卵巢	—	—	—	—	—	—	—	—	59	2.69	6.33	4.44	4.41	0.32	0.53	9.61	C56
前列腺	42	1.49	4.15	2.58	2.55	0.04	0.04	0.97	—	—	—	—	—	—	—	—	C61
睾丸	2	0.07	0.20	0.21	0.20	0.01	0.01	0.00	—	—	—	—	—	—	—	—	C62
肾	49	1.74	4.84	3.55	3.61	0.21	0.21	6.26	28	1.28	3.00	2.13	2.00	0.12	0.25	3.41	C64—C66, C68
膀胱	93	3.29	9.18	6.59	6.42	0.29	0.29	8.52	20	0.91	2.15	1.39	1.38	0.08	0.19	2.50	C67
脑	93	3.29	9.18	7.58	7.43	0.54	0.54	13.01	106	4.83	11.37	8.09	8.07	0.55	0.93	15.29	C70—C72, D32—D33, D42—D43
甲状腺	59	2.09	5.82	5.61	5.06	0.41	0.41	11.94	210	9.57	22.53	20.48	18.06	1.55	1.83	46.53	C73
淋巴瘤	45	1.59	4.44	3.69	3.50	0.23	0.23	6.37	38	1.73	4.08	3.06	2.91	0.18	0.33	4.78	C81—C86, C88, C90, C96
白血病	44	1.56	4.34	3.52	4.09	0.23	0.23	3.44	41	1.87	4.40	3.73	4.20	0.23	0.30	2.93	C91—C95, D45—D47
其他	161	5.70	15.89	12.48	11.90	0.70	0.70	19.62	121	5.51	12.98	8.31	7.97	0.44	0.88	12.26	O&U
所有部位合计	2824	100.00	278.77	205.27	203.03	10.70	10.70	296.48	2195	100.00	235.45	163.75	157.34	10.63	17.54	307.02	ALL
所有部位除外 C44	2801	99.19	276.50	203.56	201.39	10.57	10.57	292.81	2177	99.18	233.52	162.78	156.35	10.57	17.45	305.42	ALL exc. C44
死亡																		
口腔	27	1.44	2.67	1.96	1.82	0.07	0.07	1.84	8	0.79	0.86	0.54	0.54	0.03	0.08	0.79	C00—C10, C12—C14
鼻咽	6	0.32	0.59	0.40	0.38	0.02	0.02	0.52	4	0.39	0.43	0.27	0.25	0.01	0.03	0.28	C11
食管	249	13.27	24.58	16.30	16.13	0.55	0.55	15.08	101	9.96	10.83	5.29	5.12	0.07	0.66	1.88	C15
胃	199	10.60	19.64	13.36	13.28	0.55	0.55	15.52	88	8.68	9.44	4.48	4.35	0.14	0.40	4.18	C16
结直肠	77	4.10	7.60	5.56	5.32	0.23	0.23	6.06	127	12.52	13.62	8.14	8.14	0.48	1.00	13.16	C18—C21
肝脏	269	14.33	26.55	19.96	19.71	1.27	1.27	36.88	17	1.68	1.82	1.00	0.97	0.04	0.11	1.28	C22
胆囊	31	1.65	3.06	2.19	2.19	0.09	0.09	2.45	24	2.37	2.57	1.62	1.61	0.02	0.15	0.52	C23—C24
胰腺	35	1.86	3.45	2.34	2.26	0.08	0.08	2.27	2	0.20	0.21	0.13	0.11	0.01	0.03	0.26	C25
喉	9	0.48	0.89	0.75	0.74	0.03	0.03	0.86	286	28.21	30.68	16.78	16.52	0.67	1.96	19.02	C32
肺	694	36.97	68.51	46.83	45.93	1.73	1.73	47.09	1	0.10	0.11	0.08	0.09	0.01	0.01	0.28	C33—C34
其他胸腔器官	1	0.05	0.10	0.08	0.09	0.01	0.01	0.28	14	1.38	1.50	1.03	0.95	0.05	0.12	1.52	C37—C38
骨	27	1.44	2.67	2.39	2.27	0.14	0.14	3.12	2	0.20	0.21	0.13	0.11	0.00	0.02	0.25	C40—C41
皮肤黑色素瘤	0	0.00	0.00	0.00	0.00	0.00	0.00	0.00	71	7.00	7.62	5.31	5.26	0.42	0.64	11.57	C43
乳房	3	0.16	0.30	0.20	0.20	0.02	0.02	0.48	34	3.35	3.65	2.59	2.48	0.18	0.29	5.25	C50
子宫颈	—	—	—	—	—	—	—	—	10	0.99	1.07	0.81	0.77	0.06	0.09	1.71	C53
子宫体	—	—	—	—	—	—	—	—	23	2.27	2.47	1.40	1.47	0.12	0.16	3.24	C54—C55
卵巢	—	—	—	—	—	—	—	—	—	—	—	—	—	—	—	—	C56
前列腺	21	1.12	2.07	1.18	1.18	0.03	0.03	0.83	—	—	—	—	—	—	—	—	C61
睾丸	1	0.05	0.10	0.07	0.08	0.00	0.00	0.00	—	—	—	—	—	—	—	—	C62
肾	22	1.17	2.17	1.38	1.38	0.04	0.04	1.21	10	0.99	1.07	0.62	0.50	0.02	0.02	0.75	C64—C66, C68
膀胱	36	1.92	3.55	2.29	2.21	0.07	0.07	1.82	3	0.30	0.32	0.19	0.18	0.01	0.03	0.23	C67
脑	36	1.92	3.55	2.69	2.71	0.22	0.22	5.65	36	3.55	3.86	2.80	2.83	0.17	0.32	4.57	C70—C72, D32—D33, D42—D43
甲状腺	14	0.75	1.38	0.83	0.86	0.05	0.05	1.50	10	0.99	1.07	0.72	0.66	0.04	0.06	1.16	C73
淋巴瘤	32	1.70	3.16	2.58	2.28	0.13	0.13	3.45	18	1.78	1.93	1.14	1.12	0.04	0.16	1.01	C81—C86, C88, C90, C96
白血病	21	1.12	2.07	1.66	1.74	0.08	0.08	1.73	25	2.47	2.68	2.07	2.02	0.10	0.21	1.73	C91—C95, D45—D47
其他	67	3.57	6.61	5.03	4.92	0.24	0.24	7.15	42	4.14	4.51	2.80	2.59	0.12	0.25	3.31	O&U
所有部位合计	1877	100.00	185.28	130.02	127.68	5.63	5.63	155.77	1014	100.00	108.77	63.20	61.69	3.01	7.12	83.61	ALL
所有部位除外 C44	1871	99.68	184.69	129.64	127.30	5.62	5.62	155.26	1007	99.31	108.02	62.86	61.35	3.00	7.09	83.33	ALL exc. C44

部位缩写	男性								女性								ICD-10
	病例数	构成比/%	粗率/(1/10万)	中标率/(1/10万)	世标率/(1/10万)	累积率/% 0—64岁	0—74岁	35—64岁/截缩率(1/10万)	病例数	构成比/%	粗率/(1/10万)	中标率/(1/10万)	世标率/(1/10万)	累积率/% 0—64岁	0—74岁	35—64岁/截缩率(1/10万)	
发病																	
口腔	96	1.65	7.92	4.65	4.69	0.29	0.29	7.91	52	1.10	4.08	2.31	2.30	0.14	0.29	3.59	C00—C10, C12—C14
鼻咽	55	0.94	4.54	2.86	2.75	0.20	0.20	5.90	29	0.61	2.27	1.55	1.46	0.09	0.19	2.20	C11
食管	450	7.73	37.14	20.39	20.76	0.93	0.93	25.62	152	3.22	11.92	5.93	5.81	0.09	0.78	2.47	C15
胃	1 093	18.78	90.22	50.28	50.55	2.09	2.09	56.51	470	9.96	36.85	19.61	19.45	0.79	2.52	22.32	C16
结直肠	755	12.97	62.32	35.48	35.42	1.69	1.69	46.92	467	9.89	36.61	19.64	19.31	0.89	2.31	24.91	C18—C21
肝脏	500	8.59	41.27	24.02	23.81	1.46	1.46	41.49	188	3.98	14.74	7.62	7.80	0.26	0.93	7.19	C22
胆囊	49	0.84	4.04	2.21	2.23	0.10	0.10	2.38	73	1.55	5.72	2.90	2.77	0.11	0.28	3.11	C23—C24
胰腺	163	2.80	13.45	7.44	7.63	0.34	0.34	9.58	145	3.07	11.37	5.67	5.60	0.15	0.73	4.33	C25
喉	61	1.05	5.04	2.83	2.85	0.17	0.17	4.61	3	0.06	0.24	0.14	0.14	0.01	0.03	0.15	C32
肺	1 180	20.27	97.40	54.13	54.51	2.19	2.19	61.24	665	14.09	52.13	28.60	28.57	1.55	3.45	44.30	C33—C34
其他胸腔器官	23	0.40	1.90	1.11	1.13	0.08	0.08	2.34	13	0.28	1.02	0.64	0.78	0.05	0.08	1.25	C37—C38
骨	22	0.38	1.82	1.28	1.19	0.08	0.08	1.58	9	0.19	0.71	0.38	0.37	0.02	0.04	0.61	C40—C41
皮肤黑色素瘤	13	0.22	1.07	0.60	0.61	0.04	0.04	1.08	11	0.23	0.86	0.45	0.37	0.01	0.06	0.48	C43
乳房	11	0.19	0.91	0.51	0.53	0.01	0.01	0.30	876	18.56	68.68	44.63	42.14	3.22	4.73	97.14	C50
子宫颈	—	—	—	—	—	—	—	—	205	4.34	16.07	10.34	9.84	0.83	1.09	25.81	C53
子宫体	—	—	—	—	—	—	—	—	142	3.01	11.13	7.02	6.81	0.52	0.81	15.21	C54—C55
卵巢	—	—	—	—	—	—	—	—	120	2.54	9.41	6.29	5.88	0.40	0.71	10.78	C56
前列腺	344	5.91	28.39	15.77	15.29	0.29	0.29	7.48	—	—	—	—	—	—	—	—	C61
睾丸	9	0.15	0.74	0.87	0.71	0.05	0.05	0.55	—	—	—	—	—	—	—	—	C62
肾	142	2.44	11.72	7.57	7.34	0.42	0.42	11.52	67	1.42	5.25	2.99	2.95	0.16	0.34	4.73	C64—C66, C68
膀胱	153	2.63	12.63	7.32	7.21	0.28	0.28	7.49	44	0.93	3.45	1.74	1.78	0.07	0.23	2.03	C67
脑	80	1.37	6.60	4.11	3.98	0.24	0.24	6.56	128	2.71	10.03	5.79	5.91	0.47	0.62	13.11	C70—C72, D32—D33, D42—D43
甲状腺	157	2.70	12.96	11.52	9.55	0.76	0.76	18.28	520	11.01	40.77	32.95	28.28	2.35	2.67	63.37	C73
淋巴瘤	160	2.75	13.21	7.71	7.55	0.33	0.33	9.87	142	3.01	11.13	6.69	6.53	0.30	0.84	10.19	C81—C86, C88, C90, C96
白血病	121	2.08	9.99	6.74	6.57	0.35	0.35	8.62	80	1.69	6.27	4.29	4.32	0.24	0.46	5.26	C91—C95, D45—D47
其他	184	3.16	15.19	8.95	8.94	0.35	0.35	9.64	120	2.54	9.41	5.11	5.15	0.24	0.57	6.60	O&U
所有部位合计	5821	100.00	480.48	278.32	275.81	12.74	12.74	347.48	4 721	100.00	370.12	223.28	214.38	13.06	24.77	371.15	ALL
所有部位除外 C44	5774	99.19	476.60	276.16	273.68	12.68	12.68	345.79	4 681	99.15	366.98	221.87	212.97	13.03	24.64	370.21	ALL exc. C44
死亡																	
口腔	32	0.87	2.64	1.52	1.49	0.08	0.08	2.04	18	0.86	1.41	0.56	0.60	0.02	0.05	0.45	C00—C10, C12—C14
鼻咽	45	1.22	3.71	2.25	2.15	0.10	0.10	2.91	13	0.62	1.02	0.59	0.58	0.02	0.10	0.63	C11
食管	337	9.17	27.82	15.06	15.34	0.45	0.45	11.92	140	6.69	10.98	5.08	5.06	0.09	0.57	2.45	C15
胃	783	21.30	64.63	35.43	35.33	1.06	1.06	29.24	343	16.38	26.89	12.92	12.51	0.43	1.23	12.17	C16
结直肠	328	8.92	27.07	15.18	15.03	0.48	0.48	13.32	217	10.36	17.01	8.04	8.02	0.24	0.85	6.83	C18—C21
肝脏	428	11.64	35.33	19.89	20.00	1.10	1.10	31.11	176	8.40	13.80	6.67	6.56	0.20	0.72	5.74	C22
胆囊	30	0.82	2.48	1.32	1.38	0.03	0.03	0.90	45	2.15	3.53	1.80	1.71	0.02	0.18	1.75	C23—C24
胰腺	185	5.03	15.27	8.50	8.54	0.25	0.25	7.24	128	6.11	10.03	4.83	4.68	0.12	0.57	2.46	C25
喉	21	0.57	1.73	0.95	0.97	0.03	0.03	0.88	0	0.00	0.00	0.00	0.00	—	—	0.00	C32
肺	901	24.51	74.37	41.01	40.80	1.30	1.30	35.62	387	18.48	30.34	14.84	14.61	0.49	1.57	14.01	C33—C34
其他胸腔器官	10	0.27	0.83	0.52	0.49	0.02	0.02	0.69	7	0.33	0.55	0.30	0.32	0.02	0.04	0.65	C37—C38
骨	18	0.49	1.49	0.91	0.88	0.06	0.06	1.20	14	0.67	1.10	0.53	0.51	0.02	0.06	0.44	C40—C41
皮肤黑色素瘤	10	0.27	0.83	0.47	0.48	0.02	0.02	0.47	7	0.33	0.55	0.33	0.29	0.01	0.04	0.15	C43
乳房	3	0.08	0.25	0.12	0.15	0.01	0.01	0.15	144	6.88	11.29	6.18	6.09	0.39	0.64	12.05	C50
子宫颈	—	—	—	—	—	—	—	—	48	2.29	3.76	2.23	2.12	0.15	0.22	4.63	C53
子宫体	—	—	—	—	—	—	—	—	33	1.58	2.59	1.43	1.36	0.07	0.16	2.22	C54—C55
卵巢	—	—	—	—	—	—	—	—	56	2.67	4.39	2.50	2.51	0.16	0.29	4.92	C56
前列腺	119	3.24	9.82	4.97	5.26	0.05	0.05	1.06	—	—	—	—	—	—	—	—	C61
睾丸	1	0.03	0.08	0.12	0.07	0.01	0.01	0.00	—	—	—	—	—	—	—	—	C62
肾	36	0.98	2.97	1.65	1.78	0.08	0.08	1.97	23	1.10	1.80	0.85	0.85	0.03	0.08	0.94	C64—C66, C68
膀胱	60	1.63	4.95	2.52	2.54	0.05	0.05	1.40	23	1.10	1.80	0.75	0.72	0.02	0.04	0.46	C67
脑	60	1.63	4.95	2.93	2.85	0.13	0.13	3.77	51	2.44	4.00	2.32	2.48	0.11	0.25	2.69	C70—C72, D32—D33, D42—D43
甲状腺	7	0.19	0.58	0.30	0.32	0.01	0.01	0.30	11	0.53	0.86	0.32	0.33	0.01	0.03	0.15	C73
淋巴瘤	87	2.37	7.18	4.15	4.03	0.14	0.14	3.82	78	3.72	6.12	3.33	3.21	0.11	0.44	2.96	C81—C86, C88, C90, C96
白血病	95	2.58	7.84	4.92	4.54	0.18	0.18	4.91	59	2.82	4.63	2.92	2.79	0.15	0.30	3.49	C91—C95, D45—D47
其他	80	2.18	6.60	3.65	3.81	0.08	0.08	2.30	73	3.49	5.72	2.77	2.80	0.09	0.26	2.34	O&U
所有部位合计	3676	100.00	303.43	168.33	168.23	5.71	5.71	157.30	2 094	100.00	164.17	82.09	80.71	2.98	8.69	84.57	ALL
所有部位除外 C44	3666	99.73	302.60	167.86	167.77	5.70	5.70	156.80	2 082	99.43	163.23	81.80	80.38	2.98	8.68	84.57	ALL exc. C44

部位缩写	男性 病例数	构成比/%	粗率/(1/10万)	中标率/(1/10万)	世标率/(1/10万)	累积率/% 0—64岁	累积率/% 0—74岁	35—64岁截缩率/(1/10万)	女性 病例数	构成比/%	粗率/(1/10万)	中标率/(1/10万)	世标率/(1/10万)	累积率/% 0—64岁	累积率/% 0—74岁	35—64岁截缩率/(1/10万)	ICD-10
发病																	
口腔	15	0.90	3.78	1.79	1.74	0.07	0.07	2.01	7	0.59	1.78	1.08	1.00	0.08	0.08	1.77	C00—C10, C12—C14
鼻咽	11	0.66	2.77	1.38	1.46	0.14	0.14	4.01	4	0.34	1.02	0.41	0.42	0.02	0.06	0.46	C11
食管	171	10.27	43.04	18.50	18.89	0.87	0.87	23.38	35	2.95	8.90	3.23	3.10	0.04	0.36	0.92	C15
胃	303	18.20	76.27	34.88	33.88	1.31	1.31	34.16	99	8.33	25.17	12.93	12.13	0.71	1.40	19.71	C16
结直肠	222	13.33	55.88	26.24	25.60	1.30	1.30	36.61	152	12.79	38.65	17.38	17.12	0.88	2.15	27.03	C18—C21
肝脏	124	7.45	31.21	15.60	15.07	0.69	0.69	21.95	42	3.54	10.68	4.09	4.06	0.12	0.46	3.04	C22
胆囊	24	1.44	6.04	2.63	2.67	0.12	0.12	3.56	19	1.60	4.83	2.34	2.37	0.12	0.24	3.76	C23—C24
胰腺	69	4.14	17.37	7.62	7.59	0.34	0.34	9.32	50	4.21	12.71	5.43	5.41	0.28	0.66	7.82	C25
喉	9	0.54	2.27	0.95	1.01	0.05	0.05	1.24	0	0.00	0.00	0.00	0.00	0.00	0.00	0.00	C32
肺	359	21.56	90.36	40.88	40.28	1.81	1.81	50.76	178	14.98	45.26	21.19	20.80	1.18	2.37	35.63	C33—C34
其他胸腔器官	5	0.30	1.26	0.77	0.79	0.02	0.02	0.00	1	0.08	0.25	0.17	0.15	0.01	0.01	0.49	C37—C38
骨	8	0.48	2.01	1.01	0.94	0.04	0.04	1.18	3	0.25	0.76	0.32	0.29	0.00	0.05	0.00	C40—C41
皮肤黑色素瘤	6	0.36	1.51	0.59	0.66	0.05	0.05	1.24	8	0.67	2.03	0.82	0.74	0.01	0.07	0.36	C43
乳房	1	0.06	0.25	0.18	0.16	0.01	0.01	0.51	174	14.65	44.25	24.38	23.53	2.02	2.57	62.77	C50
子宫颈	—	—	—	—	—	—	—	—	76	6.40	19.33	12.23	11.42	1.00	1.15	29.98	C53
子宫体	—	—	—	—	—	—	—	—	39	3.28	9.92	5.44	5.12	0.38	0.57	12.55	C54—C55
卵巢	—	—	—	—	—	—	—	—	25	2.10	6.36	3.47	3.48	0.26	0.41	7.18	C56
前列腺	86	5.17	21.65	8.90	8.53	0.14	0.14	3.65	—	—	—	—	—	—	—	—	C61
睾丸	0	0.00	0.00	0.00	0.00	0.00	0.00	0.00	—	—	—	—	—	—	—	—	C62
肾	29	1.74	7.30	4.22	3.91	0.30	0.30	9.34	15	1.26	3.81	2.16	1.94	0.10	0.26	3.43	C64—C66, C68
膀胱	52	3.12	13.09	6.35	6.00	0.27	0.27	7.84	10	0.84	2.54	1.49	1.30	0.06	0.17	1.19	C67
脑	17	1.02	4.28	2.63	2.95	0.14	0.14	3.13	26	2.19	6.61	4.40	4.37	0.25	0.43	4.83	C70—C72, D32—D33, D42—D43
甲状腺	40	2.40	10.07	8.39	7.15	0.60	0.60	14.58	142	11.95	36.11	27.05	23.71	2.12	2.28	60.52	C73
淋巴瘤	44	2.64	11.07	5.66	5.30	0.24	0.24	6.64	29	2.44	7.37	3.47	3.57	0.27	0.44	7.47	C81—C86, C88, C90, C96
白血病	29	1.74	7.30	3.55	3.55	0.21	0.21	6.52	13	1.09	3.31	2.32	1.96	0.12	0.17	3.09	C91—C95, D45—D47
其他	41	2.46	10.32	4.70	4.65	0.18	0.18	5.53	41	3.45	10.43	4.93	4.98	0.29	0.53	6.96	O&U
所有部位合计	1 665	100.00	419.08	197.40	192.80	8.90	8.90	247.18	1 188	100.00	302.10	160.71	152.79	10.30	16.90	300.99	ALL
所有部位除外 C44	1 648	98.98	414.81	195.46	190.89	8.84	8.84	245.21	1 176	98.99	299.05	159.64	151.75	10.29	16.80	300.56	ALL exc. C44
死亡																	
口腔	8	0.72	2.01	1.06	0.95	0.03	0.03	1.28	3	0.50	0.76	0.25	0.25	0.00	0.03	0.00	C00—C10, C12—C14
鼻咽	15	1.36	3.78	1.71	1.78	0.11	0.11	3.00	4	0.67	1.02	0.30	0.34	0.01	0.04	0.36	C11
食管	122	11.04	30.71	12.54	12.59	0.34	0.34	9.00	21	3.53	5.34	2.15	2.03	0.05	0.27	1.38	C15
胃	196	17.74	49.33	21.00	20.26	0.50	0.50	12.70	71	11.93	18.05	8.22	7.37	0.25	0.66	6.91	C16
结直肠	99	8.96	24.92	11.50	10.86	0.43	0.43	12.30	56	9.41	14.24	5.63	5.67	0.29	0.62	8.24	C18—C21
肝脏	121	10.95	30.46	14.59	14.27	0.67	0.67	20.68	52	8.74	13.22	5.19	5.10	0.20	0.55	5.96	C22
胆囊	16	1.45	4.03	1.92	1.74	0.04	0.04	1.27	23	3.87	5.85	2.57	2.52	0.12	0.27	3.46	C23—C24
胰腺	55	4.98	13.84	6.19	6.00	0.22	0.22	5.20	45	7.56	11.44	4.71	4.47	0.22	0.53	3.47	C25
喉	7	0.63	1.76	0.65	0.75	0.02	0.02	0.41	0	0.00	0.00	0.00	0.00	0.00	0.00	0.00	C32
肺	305	27.60	76.77	33.09	32.49	1.12	1.12	30.06	120	20.17	30.51	13.01	12.61	0.50	1.49	14.74	C33—C34
其他胸腔器官	4	0.36	1.01	0.82	0.82	0.05	0.05	1.15	1	0.17	0.25	0.08	0.06	0.00	0.00	0.00	C37—C38
骨	13	1.18	3.27	1.63	1.55	0.05	0.05	1.69	6	1.01	1.53	0.79	0.74	0.00	0.00	1.10	C40—C41
皮肤黑色素瘤	1	0.09	0.25	0.12	0.13	0.02	0.02	0.42	3	0.50	0.76	0.27	0.27	0.00	0.00	0.00	C43
乳房	1	0.09	0.25	0.06	0.09	0.00	0.00	0.00	42	7.06	10.68	5.50	5.26	0.38	0.50	12.40	C50
子宫颈	—	—	—	—	—	—	—	—	33	5.55	8.39	4.80	4.69	0.42	0.48	12.48	C53
子宫体	—	—	—	—	—	—	—	—	6	1.01	1.53	0.62	0.70	0.06	0.08	1.70	C54—C55
卵巢	—	—	—	—	—	—	—	—	13	2.18	3.31	1.62	1.55	0.10	0.17	3.23	C56
前列腺	33	2.99	8.31	2.98	3.07	0.02	0.02	0.42	—	—	—	—	—	—	—	—	C61
睾丸	1	0.09	0.25	0.06	0.09	0.00	0.00	0.00	—	—	—	—	—	—	—	—	C62
肾	5	0.45	1.26	0.51	0.47	0.00	0.00	0.00	3	0.50	0.76	0.27	0.27	0.02	0.06	0.85	C64—C66, C68
膀胱	7	0.63	1.76	0.63	0.65	0.00	0.00	0.00	3	0.50	0.76	0.30	0.26	0.00	0.00	0.00	C67
脑	20	1.81	5.03	3.25	3.42	0.16	0.16	3.73	25	4.20	6.36	2.85	3.10	0.16	0.29	3.34	C70—C72, D32—D33, D42—D43
甲状腺	1	0.09	0.25	0.10	0.08	0.00	0.00	0.00	1	0.17	0.25	0.10	0.10	0.00	0.03	0.00	C73
淋巴瘤	29	2.62	7.30	3.32	3.32	0.13	0.13	3.67	18	3.03	4.58	2.04	2.10	0.11	0.19	2.13	C81—C86, C88, C90, C96
白血病	21	1.90	5.29	2.45	2.45	0.12	0.12	3.61	14	2.35	3.56	1.72	1.69	0.12	0.22	3.56	C91—C95, D45—D47
其他	25	2.26	6.29	2.71	2.65	0.07	0.07	2.42	32	5.38	8.14	2.80	2.98	0.11	0.31	3.40	O&U
所有部位合计	1 105	100.00	278.13	122.86	120.35	4.05	4.05	112.95	595	100.00	151.30	66.14	64.29	3.05	6.89	88.72	ALL
所有部位除外 C44	1 102	99.73	277.38	122.69	120.09	4.05	4.05	112.95	586	98.49	149.01	65.69	63.73	3.05	6.89	88.72	ALL exc. C44

附表 7-10　常州市金坛区 2018 年恶性肿瘤发病和死亡主要指标

部位缩写	男性								女性								ICD-10
	病例数	构成比/%	粗率/(1/10万)	中标率/(1/10万)	世标率/(1/10万)	累积率/% 0—64岁	0—74岁	35—64岁/截缩率(1/10万)	病例数	构成比/%	粗率/(1/10万)	中标率/(1/10万)	世标率/(1/10万)	累积率/% 0—64岁	0—74岁	35—64岁/截缩率(1/10万)	
发病																	
口腔	13	0.91	4.80	2.50	2.59	0.16	0.16	4.15	4	0.40	1.44	0.76	0.71	0.03	0.07	0.83	C00—C10, C12—C14
鼻咽	9	0.63	3.32	2.70	3.10	0.17	0.17	2.57	4	0.40	1.44	1.05	0.91	0.06	0.12	2.19	C11
食管	228	15.99	84.18	46.00	46.71	1.68	1.68	45.15	67	6.63	24.12	12.51	12.75	0.14	1.88	3.54	C15
胃	314	22.02	115.93	64.99	65.39	2.48	2.48	66.95	113	11.19	40.67	22.32	21.87	1.02	2.47	28.28	C16
结直肠	129	9.05	47.63	27.08	27.73	1.52	1.52	41.32	88	8.71	31.68	17.72	18.18	0.72	2.39	19.18	C18—C21
肝脏	124	8.70	45.78	25.08	25.63	1.68	1.68	48.66	48	4.75	17.28	9.46	9.54	0.37	1.31	10.38	C22
胆囊	11	0.77	4.06	2.23	2.22	0.08	0.08	2.20	22	2.18	7.92	4.42	4.65	0.15	0.63	3.95	C23—C24
胰腺	44	3.09	16.24	8.77	9.12	0.31	0.31	8.59	35	3.47	12.60	7.10	7.11	0.27	0.88	6.35	C25
喉	10	0.70	3.69	1.84	1.83	0.00	0.00	0.00	2	0.20	0.72	0.46	0.43	0.02	0.07	0.64	C32
肺	270	18.93	99.68	54.49	55.53	2.33	2.33	64.75	117	11.58	42.11	24.00	24.07	1.08	3.01	32.27	C33—C34
其他胸腔器官	5	0.35	1.85	1.87	1.61	0.10	0.10	1.46	2	0.20	0.72	0.41	0.41	0.00	0.08	0.60	C37—C38
骨	3	0.21	1.11	0.62	0.56	0.00	0.00	0.00	2	0.20	0.72	0.39	0.39	0.03	0.03	0.78	C40—C41
皮肤黑色素瘤	5	0.35	1.85	1.03	1.11	0.07	0.07	2.08	4	0.40	1.44	0.93	0.89	0.03	0.13	0.83	C43
乳房	3	0.21	1.11	0.59	0.72	0.03	0.03	0.72	138	13.66	49.67	31.18	30.17	2.41	3.50	74.04	C50
子宫颈	—	—	—	—	—	—	—	—	70	6.93	25.20	16.88	15.50	1.18	1.66	38.10	C53
子宫体	—	—	—	—	—	—	—	—	28	2.77	10.08	6.87	6.34	0.46	0.85	13.62	C54—C55
卵巢	—	—	—	—	—	—	—	—	31	3.07	11.16	7.19	6.77	0.42	0.70	11.87	C56
前列腺	72	5.05	26.58	14.16	14.23	0.30	0.30	8.02	—	—	—	—	—	—	—	—	C61
睾丸	1	0.07	0.37	0.24	0.24	0.02	0.02	0.77	—	—	—	—	—	—	—	—	C62
肾	18	1.26	6.65	3.95	4.00	0.21	0.21	6.37	5	0.50	1.80	1.16	1.13	0.09	0.15	2.91	C64—C66, C68
膀胱	33	2.31	12.18	6.14	6.11	0.17	0.17	5.14	6	0.59	2.16	1.15	1.06	0.00	0.16	0.00	C67
脑	11	0.77	4.06	2.19	2.22	0.11	0.11	3.49	20	1.98	7.20	4.23	4.17	0.23	0.53	7.37	C70—C72, D32—D33, D42—D43
甲状腺	27	1.89	9.97	6.62	6.33	0.49	0.49	14.92	111	10.99	39.95	31.00	26.73	2.29	2.62	62.70	C73
淋巴瘤	27	1.89	9.97	5.59	5.60	0.22	0.22	6.21	24	2.38	8.64	5.02	4.96	0.26	0.60	7.08	C81—C86, C88, C90, C96
白血病	20	1.40	7.38	4.61	4.47	0.18	0.18	4.20	21	2.08	7.56	5.50	5.66	0.44	0.48	10.38	C91—C95, D45—D47
其他	49	3.44	18.09	10.32	10.47	0.39	0.39	10.53	48	4.75	17.28	9.81	9.78	0.38	1.22	11.95	O&U
所有部位合计	1 426	100.00	526.48	293.62	297.53	12.71	12.71	348.28	1010	100.00	363.54	221.53	214.15	12.08	25.54	349.85	ALL
所有部位除外 C44	1 416	99.30	522.79	291.63	295.37	12.65	12.65	346.28	996	98.61	358.50	218.94	211.44	11.97	25.21	346.62	ALL exc. C44
死亡																	
口腔	10	1.00	3.69	1.90	1.89	0.06	0.06	1.43	2	0.43	0.72	0.30	0.39	0.03	0.03	0.78	C00—C10, C12—C14
鼻咽	11	1.10	4.06	2.46	2.39	0.16	0.16	4.94	1	0.21	0.36	0.20	0.18	0.02	0.02	0.59	C11
食管	170	17.03	62.76	33.39	33.94	1.03	1.03	27.61	53	11.28	19.08	9.35	9.37	0.17	1.08	4.31	C15
胃	225	22.55	83.07	44.50	44.80	1.12	1.12	29.57	81	17.23	29.16	14.90	14.25	0.40	1.50	11.15	C16
结直肠	60	6.01	22.15	11.77	12.03	0.38	0.38	10.82	34	7.23	12.24	6.15	6.53	0.24	0.86	6.90	C18—C21
肝脏	87	8.72	32.12	17.87	17.71	0.81	0.81	24.19	44	9.36	15.84	7.84	7.90	0.26	0.76	7.29	C22
胆囊	14	1.40	5.17	2.68	2.76	0.06	0.06	1.43	17	3.62	6.12	3.29	3.57	0.20	0.44	5.38	C23—C24
胰腺	45	4.51	16.61	9.05	9.27	0.37	0.37	10.57	39	8.30	14.04	8.07	7.88	0.30	1.10	7.53	C25
喉	8	0.80	2.95	1.48	1.36	0.00	0.00	0.00	0	0.00	0.00	0.00	0.00	0.00	0.00	0.00	C32
肺	217	21.74	80.12	43.47	43.51	1.48	1.48	40.56	75	15.96	27.00	13.77	14.24	0.59	1.45	16.65	C33—C34
其他胸腔器官	5	0.50	1.85	1.05	1.11	0.06	0.06	2.09	1	0.21	0.36	0.24	0.26	0.00	0.04	0.00	C37—C38
骨	10	1.00	3.69	2.07	1.94	0.05	0.05	1.40	6	1.28	2.16	1.02	0.91	0.00	0.10	0.00	C40—C41
皮肤黑色素瘤	1	0.10	0.37	0.15	0.12	0.00	0.00	0.00	3	0.64	1.08	0.60	0.58	0.00	0.10	0.00	C43
乳房	1	0.10	0.37	0.15	0.24	0.00	0.00	0.00	21	4.47	7.56	4.46	4.45	0.32	0.46	9.59	C50
子宫颈	—	—	—	—	—	—	—	—	18	3.83	6.48	4.07	3.84	0.26	0.40	8.27	C53
子宫体	—	—	—	—	—	—	—	—	4	0.85	1.44	0.70	0.71	0.07	0.07	1.97	C54—C55
卵巢	—	—	—	—	—	—	—	—	14	2.98	5.04	3.00	2.85	0.23	0.29	7.53	C56
前列腺	36	3.61	13.29	6.43	7.11	0.00	0.00	0.00	—	—	—	—	—	—	—	—	C61
睾丸	0	0.00	0.00	0.00	0.00	0.00	0.00	0.00	—	—	—	—	—	—	—	—	C62
肾	3	0.30	1.11	0.53	0.41	0.00	0.00	0.00	2	0.43	0.72	0.36	0.33	0.02	0.02	0.60	C64—C66, C68
膀胱	13	1.30	4.80	2.22	2.48	0.00	0.00	0.72	4	0.85	1.44	0.75	0.65	0.00	0.04	0.00	C67
脑	16	1.60	5.91	3.73	3.62	0.27	0.27	6.92	9	1.91	3.24	2.07	2.14	0.11	0.30	3.22	C70—C72, D32—D33, D42—D43
甲状腺	1	0.10	0.37	0.24	0.26	0.00	0.00	0.00	1	0.21	0.36	0.24	0.26	0.00	0.04	0.00	C73
淋巴瘤	16	1.60	5.91	3.33	3.29	0.23	0.23	5.27	11	2.34	3.96	2.13	2.05	0.15	0.21	4.46	C81—C86, C88, C90, C96
白血病	23	2.30	8.49	4.94	5.68	0.17	0.17	3.52	17	3.62	6.12	3.38	3.32	0.10	0.32	3.04	C91—C95, D45—D47
其他	26	2.61	9.60	5.07	4.95	0.12	0.12	3.52	13	2.77	4.68	2.12	2.17	0.08	0.18	1.98	O&U
所有部位合计	998	100.00	368.46	198.49	200.86	6.39	6.39	174.56	470	100.00	169.17	89.02	88.86	3.54	9.76	101.23	ALL
所有部位除外 C44	996	99.80	367.72	198.14	200.47	6.39	6.39	174.56	468	99.57	168.45	88.73	88.47	3.51	9.73	100.45	ALL exc. C44

部位缩写	男性 病例数	构成比/%	粗率/(1/10万)	中标率/(1/10万)	世标率/(1/10万)	累积率/% 0—64岁	累积率/% 0—74岁	35—64岁截缩率/(1/10万)	女性 病例数	构成比/%	粗率/(1/10万)	中标率/(1/10万)	世标率/(1/10万)	累积率/% 0—64岁	累积率/% 0—74岁	35—64岁截缩率/(1/10万)	ICD-10
发病																		
口腔	76	1.05	4.30	2.34	2.24	0.14	0.14	3.47	49	0.83	2.67	1.53	1.47	0.10	0.15	2.46	C00—C10, C12—C14
鼻咽	118	1.62	6.67	4.20	3.93	0.28	0.28	7.80	43	0.73	2.35	1.42	1.26	0.08	0.16	2.39	C11
食管	394	5.42	22.27	9.98	10.15	0.49	0.49	13.27	115	1.95	6.28	2.31	2.31	0.06	0.25	1.63	C15
胃	1 069	14.71	60.42	28.03	28.02	1.25	1.25	34.37	416	7.04	22.70	10.96	10.47	0.52	1.15	14.18	C16
结直肠	908	12.49	51.32	25.66	25.34	1.45	1.45	42.22	693	11.72	37.82	18.22	17.81	1.01	2.01	28.76	C18—C21
肝脏	512	7.04	28.94	14.50	14.25	0.78	0.78	23.02	231	3.91	12.61	5.14	5.09	0.20	0.50	5.23	C22
胆囊	101	1.39	5.71	2.57	2.51	0.09	0.09	2.47	160	2.71	8.73	3.52	3.52	0.16	0.37	4.26	C23—C24
胰腺	303	4.17	17.12	8.13	8.09	0.37	0.37	10.89	243	4.11	13.26	5.44	5.45	0.23	0.61	6.25	C25
喉	61	0.84	3.45	1.64	1.65	0.08	0.08	2.47	5	0.08	0.27	0.10	0.10	0.00	0.01	0.09	C32
肺	1 752	24.10	99.02	46.17	46.02	2.06	2.06	56.58	889	15.04	48.51	24.26	23.97	1.48	2.80	42.94	C33—C34
其他胸腔器官	23	0.32	1.30	0.89	0.80	0.07	0.07	1.96	24	0.41	1.31	0.85	0.82	0.06	0.09	1.74	C37—C38
骨	37	0.51	2.09	1.50	1.38	0.07	0.07	1.41	29	0.49	1.58	0.84	0.84	0.05	0.08	0.89	C40—C41
皮肤黑色素瘤	12	0.17	0.68	0.42	0.41	0.02	0.02	0.52	12	0.20	0.65	0.29	0.28	0.01	0.03	0.41	C43
乳房	6	0.08	0.34	0.15	0.14	0.00	0.00	0.00	1 024	17.32	55.88	37.03	34.48	2.84	3.67	86.30	C50
子宫颈	—	—	—	—	—	—	—	—	251	4.25	13.70	9.63	8.75	0.74	0.90	23.44	C53
子宫体	—	—	—	—	—	—	—	—	157	2.66	8.57	4.97	4.89	0.40	0.57	12.04	C54—C55
卵巢	—	—	—	—	—	—	—	—	150	2.54	8.19	5.10	4.88	0.38	0.52	10.68	C56
前列腺	474	6.52	26.79	11.33	11.18	0.25	0.25	6.74	—	—	—	—	—	—	—	—	C61
睾丸	14	0.19	0.79	0.53	0.46	0.03	0.03	0.95	—	—	—	—	—	—	—	—	C62
肾	124	1.71	7.01	3.52	3.38	0.17	0.17	5.16	73	1.23	3.98	1.97	2.03	0.10	0.22	2.49	C64—C66, C68
膀胱	194	2.67	10.96	4.90	4.92	0.17	0.32	5.15	61	1.03	3.33	1.31	1.34	0.05	0.14	1.40	C67
脑	150	2.06	8.48	5.58	5.46	0.32	0.32	6.63	198	3.35	10.80	6.42	6.20	0.40	0.70	11.25	C70—C72, D32—D33, D42—D43
甲状腺	160	2.20	9.04	7.98	6.54	0.52	0.52	13.28	501	8.47	27.34	22.78	19.76	1.68	1.87	44.69	C73
淋巴瘤	262	3.60	14.81	8.09	7.96	0.54	0.54	10.42	174	2.94	9.50	5.61	5.36	0.35	0.54	9.49	C81—C86, C88, C90, C96
白血病	308	4.24	17.41	13.94	14.95	0.80	0.80	8.66	217	3.67	11.84	10.01	11.40	0.64	0.85	8.80	C91—C95, D45—D47
其他	211	2.90	11.92	6.23	6.30	0.33	0.33	8.66	197	3.33	10.75	5.35	5.54	0.33	0.53	8.56	O&U
所有部位合计	7 269	100.00	410.81	208.29	206.07	10.30	10.30	272.09	5 912	100.00	322.62	185.07	177.98	11.84	18.73	330.39	ALL
所有部位除外 C44	7 239	99.59	409.12	207.49	205.28	10.26	10.26	270.99	5 880	99.46	320.87	184.42	177.27	11.82	18.68	329.67	ALL exc. C44
死亡																		
口腔	36	0.78	2.03	1.02	0.98	0.04	0.04	0.96	12	0.45	0.65	0.27	0.27	0.01	0.03	0.22	C00—C10, C12—C14
鼻咽	62	1.35	3.50	2.02	1.97	0.12	0.12	3.31	19	0.71	1.04	0.49	0.46	0.02	0.04	0.67	C11
食管	333	7.23	18.82	8.21	8.21	0.31	0.31	8.33	94	3.52	5.13	1.69	1.61	0.01	0.12	0.29	C15
胃	779	16.92	44.03	19.41	18.97	0.63	0.63	17.24	349	13.08	19.05	8.15	7.77	0.26	0.81	7.71	C16
结直肠	474	10.30	26.79	12.21	12.09	0.48	0.48	13.73	372	13.94	20.30	8.38	8.23	0.34	0.82	9.56	C18—C21
肝脏	400	8.69	22.61	10.95	10.81	0.54	0.54	15.88	237	8.88	12.93	5.21	5.16	0.19	0.53	5.54	C22
胆囊	86	1.87	4.86	2.15	2.12	0.06	0.06	1.84	124	4.65	6.77	2.49	2.49	0.08	0.25	2.11	C23—C24
胰腺	271	5.89	15.32	7.05	7.04	0.32	0.32	10.16	233	8.73	12.71	5.18	5.18	0.20	0.61	5.21	C25
喉	25	0.54	1.41	0.60	0.62	0.03	0.03	0.76	4	0.15	0.22	0.07	0.07	0.00	0.01	0.00	C32
肺	1 315	28.56	74.32	32.47	32.26	1.08	1.08	29.44	470	17.61	25.65	10.98	10.90	0.52	1.20	15.22	C33—C34
其他胸腔器官	13	0.28	0.73	0.46	0.44	0.04	0.04	1.01	10	0.37	0.55	0.37	0.39	0.01	0.03	0.60	C37—C38
骨	24	0.52	1.36	0.60	0.57	0.02	0.02	0.68	19	0.71	1.04	0.42	0.41	0.01	0.04	0.46	C40—C41
皮肤黑色素瘤	7	0.15	0.40	0.17	0.14	0.00	0.00	0.00	9	0.34	0.49	0.18	0.20	0.01	0.02	0.29	C43
乳房	6	0.13	0.34	0.12	0.14	0.00	0.00	0.00	186	6.97	10.15	5.34	5.11	0.34	0.56	10.27	C50
子宫颈	—	—	—	—	—	—	—	—	72	2.70	3.93	2.48	2.28	0.17	0.21	5.84	C53
子宫体	—	—	—	—	—	—	—	—	34	1.27	1.86	0.89	0.90	0.06	0.11	1.61	C54—C55
卵巢	—	—	—	—	—	—	—	—	73	2.74	3.98	2.13	2.05	0.15	0.22	4.18	C56
前列腺	191	4.15	10.79	4.09	4.04	0.04	0.04	1.07	—	—	—	—	—	—	—	—	C61
睾丸	0	0.00	0.00	0.00	0.00	0.00	0.00	0.00	—	—	—	—	—	—	—	—	C62
肾	63	1.37	3.56	1.59	1.63	0.08	0.08	2.29	29	1.09	1.58	0.58	0.64	0.01	0.05	0.22	C64—C66, C68
膀胱	64	1.39	3.62	1.39	1.43	0.02	0.02	0.64	17	0.64	0.93	0.24	0.26	0.00	0.01	0.09	C67
脑	79	1.72	4.46	2.71	2.64	0.14	0.14	3.11	75	2.81	4.09	2.17	2.22	0.14	0.24	4.08	C70—C72, D32—D33, D42—D43
甲状腺	9	0.20	0.51	0.22	0.20	0.00	0.00	0.09	11	0.41	0.60	0.23	0.20	0.00	0.02	0.00	C73
淋巴瘤	132	2.87	7.46	3.66	3.56	0.16	0.16	4.14	61	2.29	3.33	1.48	1.42	0.07	0.13	2.13	C81—C86, C88, C90, C96
白血病	112	2.43	6.33	3.35	3.26	0.13	0.13	2.93	80	3.00	4.37	2.02	1.99	0.09	0.23	2.60	C91—C95, D45—D47
其他	123	2.67	6.95	3.39	3.50	0.14	0.14	3.72	79	2.96	4.31	1.84	1.93	0.09	0.19	2.24	O&U
所有部位合计	4 604	100.00	260.20	117.85	116.67	4.44	4.44	121.33	2 669	100.00	145.65	63.20	62.14	2.83	6.50	81.14	ALL
所有部位除外 C44	4 593	99.76	259.58	117.55	116.36	4.43	4.43	121.02	2 658	99.59	145.05	63.02	61.95	2.82	6.48	81.04	ALL exc. C44

附表 7-12　常熟市 2018 年恶性肿瘤发病和死亡主要指标

部位缩写	男性 病例数	构成比/%	粗率/(1/10万)	中标率/(1/10万)	世标率/(1/10万)	累积率/% 0—64岁	累积率/% 0—74岁	35—64岁/截缩率/(1/10万)	女性 病例数	构成比/%	粗率/(1/10万)	中标率/(1/10万)	世标率/(1/10万)	累积率/% 0—64岁	累积率/% 0—74岁	35—64岁/截缩率/(1/10万)	ICD-10
发病																	
口腔	15	0.67	2.90	1.09	1.21	0.09	0.09	2.61	13	0.70	2.36	0.78	0.74	0.01	0.08	0.52	C00—C10, C12—C14
鼻咽	34	1.51	6.56	3.80	3.52	0.28	0.28	8.62	12	0.65	2.18	1.42	1.26	0.11	0.12	3.70	C11
食管	115	5.10	22.20	8.12	8.40	0.29	0.29	8.16	30	1.62	5.45	1.51	1.37	0.01	0.10	0.27	C15
胃	427	18.94	82.44	32.07	31.48	1.45	1.45	40.42	184	9.96	33.42	12.40	12.01	0.58	1.38	16.54	C16
结直肠	276	12.24	53.29	22.96	22.74	1.25	1.25	32.87	242	13.10	43.95	15.96	15.77	0.81	1.79	22.39	C18—C21
肝脏	138	6.12	26.64	11.66	11.47	0.65	0.65	18.30	87	4.71	15.80	5.21	5.06	0.17	0.48	5.39	C22
胆囊	35	1.55	6.76	2.45	2.50	0.11	0.11	3.04	41	2.22	7.45	2.40	2.42	0.11	0.27	3.12	C23—C24
胰腺	116	5.14	22.40	8.80	8.63	0.37	0.37	10.18	79	4.28	14.35	5.00	4.80	0.22	0.52	5.62	C25
喉	15	0.67	2.90	1.11	1.10	0.06	0.06	1.80	0	0.00	0.00	0.00	0.00	0.00	0.00	0.00	C32
肺	461	20.44	89.01	33.92	33.39	1.28	1.28	37.19	240	12.99	43.59	17.98	17.52	1.05	2.08	31.33	C33—C34
其他胸腔器官	10	0.44	1.93	0.76	0.80	0.04	0.04	1.18	3	0.16	0.54	0.42	0.39	0.03	0.04	1.04	C37—C38
骨	12	0.53	2.32	1.56	1.63	0.10	0.10	1.68	7	0.38	1.27	0.88	0.92	0.05	0.09	0.66	C40—C41
皮肤黑色素瘤	5	0.22	0.97	0.57	0.86	0.03	0.03	0.31	3	0.16	0.54	0.18	0.18	0.01	0.01	0.27	C43
乳房	2	0.09	0.39	0.13	0.13	0.01	0.01	0.28	236	12.78	42.86	25.40	23.57	1.97	2.58	59.57	C50
子宫颈	—	—	—	—	—	—	—	—	103	5.58	18.71	11.88	10.97	0.94	1.16	28.98	C53
子宫体	—	—	—	—	—	—	—	—	60	3.25	10.90	5.35	5.19	0.40	0.57	12.57	C54—C55
卵巢	—	—	—	—	—	—	—	—	44	2.38	7.99	4.65	4.38	0.37	0.48	10.45	C56
前列腺	143	6.34	27.61	9.77	9.41	0.19	0.19	5.21	—	—	—	—	—	—	—	—	C61
睾丸	2	0.09	0.39	0.57	0.51	0.04	0.04	0.53	—	—	—	—	—	—	—	—	C62
肾	45	2.00	8.69	4.91	4.57	0.31	0.31	8.98	30	1.62	5.45	2.21	2.25	0.15	0.28	4.30	C64—C66, C68
膀胱	77	3.41	14.87	5.69	5.59	0.24	0.24	6.97	28	1.52	5.09	1.99	2.00	0.10	0.26	3.04	C67
脑	26	1.15	5.02	3.32	3.32	0.20	0.20	3.66	46	2.49	8.35	4.05	3.77	0.25	0.43	8.14	C70—C72, D32—D33, D42—D43
甲状腺	45	2.00	8.69	8.05	6.69	0.55	0.55	13.32	184	9.96	33.42	28.85	24.62	2.12	2.25	54.51	C73
淋巴瘤	44	1.95	8.50	3.21	3.15	0.11	0.11	3.33	25	1.35	4.54	1.67	1.60	0.07	0.21	1.81	C81—C86, C88, C90, C96
白血病	74	3.28	14.29	10.38	11.24	0.62	0.62	8.28	42	2.27	7.63	4.08	4.17	0.22	0.47	5.01	C91—C95, D45—D47
其他	138	6.12	26.64	11.31	11.37	0.58	0.58	14.64	108	5.85	19.62	8.62	8.29	0.50	0.92	12.07	O&U
所有部位合计	2 255	100.00	435.38	186.22	183.73	8.87	8.87	231.55	1 847	100.00	335.46	162.87	153.22	10.24	16.59	291.32	ALL
所有部位除外 C44	2 219	98.40	428.43	183.78	181.31	8.80	8.87	229.40	1 810	98.00	328.74	160.52	150.99	10.16	16.35	288.61	ALL exc. C44
死亡																	
口腔	9	0.55	1.74	0.61	0.66	0.05	0.05	1.17	6	0.65	1.09	0.28	0.30	0.01	0.02	0.27	C00—C10, C12—C14
鼻咽	31	1.91	5.99	2.88	2.86	0.20	0.20	6.31	10	1.08	1.82	0.70	0.67	0.03	0.07	0.97	C11
食管	118	7.25	22.78	8.07	8.40	0.25	0.25	6.93	32	3.45	5.81	1.67	1.55	0.02	0.14	0.55	C15
胃	287	17.64	55.41	19.77	19.25	0.53	0.53	14.85	126	13.59	22.88	7.45	7.13	0.24	0.69	7.39	C16
结直肠	136	8.36	26.26	10.14	9.89	0.36	0.36	9.82	102	11.00	18.53	6.34	6.25	0.31	0.62	8.99	C18—C21
肝脏	133	8.17	25.68	11.21	10.74	0.64	0.64	19.17	97	10.46	17.62	5.60	5.57	0.23	0.61	6.41	C22
胆囊	27	1.66	5.21	1.81	1.85	0.08	0.08	2.01	36	3.88	6.54	1.96	1.91	0.08	0.15	2.16	C23—C24
胰腺	109	6.70	21.04	7.92	8.08	0.36	0.36	9.96	81	8.74	14.71	5.15	4.96	0.16	0.58	5.87	C25
喉	8	0.49	1.54	0.54	0.51	0.01	0.01	0.28	1	0.11	0.18	0.06	0.06	0.00	0.02	0.00	C32
肺	479	29.44	92.48	33.54	32.57	0.96	0.96	27.16	168	18.12	30.51	10.33	10.21	0.46	1.14	12.74	C33—C34
其他胸腔器官	7	0.43	1.35	0.50	0.55	0.02	0.02	0.55	2	0.22	0.36	0.14	0.13	0.01	0.01	0.33	C37—C38
骨	7	0.43	1.35	0.50	0.49	0.03	0.03	0.87	7	0.76	1.27	0.81	0.86	0.04	0.09	0.27	C40—C41
皮肤黑色素瘤	2	0.12	0.39	0.19	0.20	0.01	0.01	0.41	1	0.11	0.18	0.02	0.03	0.00	0.00	0.00	C43
乳房	0	0.00	0.00	0.00	0.00	0.00	0.00	0.00	66	7.12	11.99	5.97	5.70	0.43	0.61	13.67	C50
子宫颈	—	—	—	—	—	—	—	—	24	2.59	4.36	2.30	2.18	0.17	0.24	5.50	C53
子宫体	—	—	—	—	—	—	—	—	11	1.19	2.00	0.81	0.77	0.05	0.09	1.58	C54—C55
卵巢	—	—	—	—	—	—	—	—	28	3.02	5.09	2.11	2.22	0.18	0.29	5.16	C56
前列腺	53	3.26	10.23	3.19	3.22	0.01	0.01	0.28	—	—	—	—	—	—	—	—	C61
睾丸	0	0.00	0.00	0.00	0.00	0.00	0.00	0.00	—	—	—	—	—	—	—	—	C62
肾	22	1.35	4.25	1.65	1.59	0.06	0.06	1.70	10	1.08	1.82	0.72	0.71	0.02	0.05	0.00	C64—C66, C68
膀胱	30	1.84	5.79	1.84	1.89	0.03	0.03	0.90	4	0.43	0.73	0.26	0.24	0.01	0.01	0.40	C67
脑	29	1.78	5.60	3.48	3.48	0.22	0.22	4.78	38	4.10	6.90	2.47	2.36	0.11	0.24	3.32	C70—C72, D32—D33, D42—D43
甲状腺	4	0.25	0.77	0.31	0.32	0.02	0.02	0.62	4	0.43	0.73	0.28	0.28	0.01	0.04	0.33	C73
淋巴瘤	46	2.83	8.88	3.83	3.92	0.17	0.17	3.51	19	2.05	3.45	1.43	1.41	0.06	0.20	1.15	C81—C86, C88, C90, C96
白血病	41	2.52	7.92	4.36	3.90	0.17	0.17	3.59	21	2.27	3.81	1.55	1.54	0.09	0.19	2.77	C91—C95, D45—D47
其他	49	3.01	9.46	3.35	3.48	0.13	0.13	3.63	33	3.56	5.99	1.65	1.74	0.05	0.16	1.48	O&U
所有部位合计	1 627	100.00	314.13	119.70	117.84	4.32	4.32	118.49	927	100.00	168.37	60.06	58.78	2.80	6.25	81.32	ALL
所有部位除外 C44	1 621	99.63	312.97	119.35	117.44	4.31	4.31	118.22	919	99.14	166.91	59.80	58.44	2.80	6.22	81.32	ALL exc. C44

附表 7-13　张家港市 2018 年恶性肿瘤发病和死亡主要指标

部位缩写	男性 病例数	构成比/%	粗率/(1/10万)	中标率/(1/10万)	世标率/(1/10万)	累积率/% 0—64岁	0—74岁	35—64岁截缩率/(1/10万)	女性 病例数	构成比/%	粗率/(1/10万)	中标率/(1/10万)	世标率/(1/10万)	累积率/% 0—64岁	0—74岁	35—64岁截缩率/(1/10万)	ICD-10
发病																	
口腔	36	1.46	7.92	3.85	3.78	0.24	0.24	6.44	8	0.39	1.69	0.82	0.79	0.06	0.08	1.87	C00—C10, C12—C14
鼻咽	33	1.34	7.26	4.82	4.28	0.31	0.31	7.39	11	0.54	2.32	1.32	1.29	0.11	0.13	3.59	C11
食管	156	6.31	34.32	14.71	14.86	0.80	0.80	22.03	59	2.90	12.43	4.12	4.20	0.07	0.58	1.19	C15
胃	358	14.49	78.76	33.99	34.37	1.74	1.74	48.20	143	7.02	30.13	12.17	12.02	0.71	1.19	20.84	C16
结直肠	318	12.87	69.96	31.83	31.80	1.73	1.73	47.73	206	10.11	43.40	18.06	17.95	0.99	2.10	28.59	C18—C21
肝脏	191	7.73	42.02	20.82	20.70	1.46	1.46	41.96	83	4.07	17.49	7.23	7.25	0.42	0.84	12.85	C22
胆囊	36	1.46	7.92	3.22	3.33	0.13	0.13	3.59	45	2.21	9.48	3.70	3.68	0.18	0.43	5.12	C23—C24
胰腺	87	3.52	19.14	8.19	8.02	0.34	0.34	9.94	71	3.49	14.96	4.83	4.98	0.18	0.45	4.90	C25
喉	25	1.01	5.50	2.22	2.30	0.10	0.10	2.65	1	0.05	0.21	0.08	0.08	0.00	0.02	0.00	C32
肺	587	23.76	129.13	56.24	55.87	2.71	2.71	74.13	359	17.62	75.63	34.85	33.85	1.96	4.07	56.45	C33—C34
其他胸腔器官	9	0.36	1.98	1.05	0.94	0.04	0.04	1.48	6	0.29	1.26	0.55	0.51	0.03	0.05	1.08	C37—C38
骨	15	0.61	3.30	1.54	1.50	0.08	0.08	2.43	8	0.39	1.69	0.60	0.57	0.03	0.04	0.84	C40—C41
皮肤黑色素瘤	3	0.12	0.66	0.28	0.34	0.04	0.04	1.09	7	0.34	1.47	0.53	0.52	0.01	0.06	0.37	C43
乳房	3	0.12	0.66	0.26	0.26	0.01	0.01	0.36	287	14.09	60.46	37.36	34.50	2.83	3.62	89.32	C50
子宫颈	—	—	—	—	—	—	—	—	137	6.73	28.86	18.52	17.30	1.61	1.78	50.55	C53
子宫体	—	—	—	—	—	—	—	—	55	2.70	11.59	6.64	6.22	0.53	0.65	16.15	C54—C55
卵巢	—	—	—	—	—	—	—	—	41	2.01	8.64	5.44	4.99	0.38	0.50	11.49	C56
前列腺	141	5.71	31.02	12.07	11.93	0.20	0.20	5.17	—	—	—	—	—	—	—	—	C61
睾丸	2	0.08	0.44	0.34	0.64	0.04	0.04	0.36	—	—	—	—	—	—	—	—	C62
肾	57	2.31	12.54	6.54	6.36	0.43	0.43	13.20	20	0.98	4.21	2.10	2.15	0.18	0.21	4.82	C64—C66, C68
膀胱	82	3.32	18.04	8.25	8.28	0.41	0.41	11.19	23	1.13	4.85	2.09	2.18	0.16	0.27	4.42	C67
脑	58	2.35	12.76	7.50	6.86	0.44	0.44	11.80	54	2.65	11.38	5.63	5.78	0.40	0.65	10.55	C70—C72, D32—D33, D42—D43
甲状腺	77	3.12	16.94	14.17	11.80	0.95	0.95	23.62	224	11.00	47.19	36.03	32.07	2.71	3.11	69.65	C73
淋巴瘤	71	2.87	15.62	7.62	7.66	0.48	0.48	12.60	74	3.63	15.59	6.64	6.34	0.29	0.80	7.31	C81—C86, C88, C90, C96
白血病	62	2.51	13.64	9.28	9.04	0.52	0.52	8.81	54	2.65	11.38	6.13	6.02	0.35	0.64	9.93	C91—C95, D45—D47
其他	64	2.59	14.08	5.97	6.37	0.25	0.25	6.02	61	2.99	12.85	5.54	5.49	0.31	0.57	9.66	O&U
所有部位合计	2 471	100.00	543.60	254.73	251.28	13.47	13.47	362.19	2037	100.00	429.15	220.97	210.77	14.50	22.83	422.17	ALL
所有部位除外 C44	2 453	99.27	539.64	253.10	249.65	13.45	13.45	362.19	2025	99.41	426.62	220.24	210.00	14.49	22.76	421.84	ALL exc. C44
死亡																	
口腔	15	0.97	3.30	1.52	1.55	0.10	0.10	2.80	7	0.81	1.47	0.55	0.55	0.03	0.05	0.96	C00—C10, C12—C14
鼻咽	20	1.29	4.40	1.89	1.92	0.08	0.08	2.31	5	0.58	1.05	0.74	0.68	0.04	0.06	0.96	C11
食管	115	7.44	25.30	10.04	10.01	0.33	0.33	8.75	40	4.60	8.43	2.45	2.48	0.03	0.23	0.84	C15
胃	264	17.08	58.08	22.83	22.46	0.64	0.64	17.86	121	13.92	25.49	8.86	8.40	0.27	0.74	7.90	C16
结直肠	121	7.83	26.62	10.34	10.10	0.29	0.29	8.50	88	10.13	18.54	6.15	6.22	0.22	0.58	6.20	C18—C21
肝脏	150	9.70	33.00	14.55	15.27	1.02	1.02	28.45	61	7.02	12.85	5.02	5.06	0.27	0.58	8.36	C22
胆囊	19	1.23	4.18	1.62	1.66	0.05	0.05	1.49	30	3.45	6.32	2.25	2.25	0.10	0.25	2.62	C23—C24
胰腺	83	5.37	18.26	7.32	7.24	0.25	0.25	6.36	63	7.25	13.27	4.51	4.53	0.17	0.46	4.83	C25
喉	11	0.71	2.42	0.87	0.96	0.00	0.00	0.00	0	0.00	0.00	0.00	0.00	0.00	0.00	0.00	C32
肺	457	29.56	100.54	40.03	39.09	0.92	0.92	23.51	166	19.10	34.97	12.46	12.35	0.49	1.30	13.60	C33—C34
其他胸腔器官	7	0.45	1.54	0.54	0.53	0.01	0.01	0.00	1	0.12	0.21	0.08	0.09	0.00	0.00	0.00	C37—C38
骨	15	0.97	3.30	1.46	1.45	0.09	0.09	2.42	11	1.27	2.32	0.81	0.84	0.00	0.11	0.75	C40—C41
皮肤黑色素瘤	4	0.26	0.88	0.33	0.31	0.01	0.01	0.36	8	0.92	1.69	0.56	0.59	0.02	0.06	0.41	C43
乳房	0	0.00	0.00	0.00	0.00	0.00	0.00	0.00	60	6.90	12.64	6.11	5.94	0.43	0.70	12.20	C50
子宫颈	—	—	—	—	—	—	—	—	36	4.14	7.58	3.50	3.46	0.22	0.38	6.95	C53
子宫体	—	—	—	—	—	—	—	—	6	0.69	1.26	0.50	0.49	0.02	0.05	0.59	C54—C55
卵巢	—	—	—	—	—	—	—	—	15	1.73	3.16	1.31	1.40	0.11	0.17	3.21	C56
前列腺	59	3.82	12.98	4.53	4.60	0.04	0.04	1.09	—	—	—	—	—	—	—	—	C61
睾丸	0	0.00	0.00	0.00	0.00	0.00	0.00	0.00	—	—	—	—	—	—	—	—	C62
肾	18	1.16	3.96	1.89	1.78	0.09	0.09	2.56	12	1.38	2.53	0.82	0.80	0.00	0.06	0.79	C64—C66, C68
膀胱	26	1.68	5.72	1.97	2.15	0.03	0.03	0.73	2	0.23	0.42	0.08	0.09	0.00	0.00	0.00	C67
脑	38	2.46	8.36	4.41	4.30	0.25	0.25	6.61	35	4.03	7.37	3.11	3.67	0.18	0.30	3.35	C70—C72, D32—D33, D42—D43
甲状腺	1	0.06	0.22	0.12	0.13	0.02	0.02	0.42	5	0.58	1.05	0.44	0.46	0.03	0.06	0.78	C73
淋巴瘤	43	2.78	9.46	4.47	4.64	0.22	0.22	5.12	30	3.45	6.32	2.20	2.12	0.04	0.30	1.16	C81—C86, C88, C90, C96
白血病	39	2.52	8.58	4.40	4.59	0.20	0.20	3.88	29	3.34	6.11	2.58	2.98	0.15	0.27	3.21	C91—C95, D45—D47
其他	41	2.65	9.02	3.47	3.78	0.16	0.16	4.33	38	4.37	8.01	2.64	2.80	0.14	0.24	3.97	O&U
所有部位合计	1 546	100.00	340.10	138.61	138.52	4.77	4.77	127.55	869	100.00	183.08	67.75	68.26	2.99	6.95	83.63	ALL
所有部位除外 C44	1 537	99.42	338.12	137.91	137.68	4.74	4.74	126.77	863	99.31	181.82	67.51	67.93	2.99	6.94	83.63	ALL exc. C44

附表 7-14 昆山市 2018 年恶性肿瘤发病和死亡主要指标

部位缩写	男性					累积率 /%		35—64岁/ 截缩率 (1/10万)	女性					累积率 /%		35—64岁/ 截缩率 (1/10万)	ICD-10
	病例数	构成 比 /%	粗率 / (1/10万)	中标率 / (1/10万)	世标率 / (1/10万)	0—64 岁	0—74 岁		病例数	构成 比 /%	粗率 / (1/10万)	中标率 / (1/10万)	世标率 / (1/10万)	0—64 岁	0—74 岁		
发病																	
口腔	22	1.14	5.06	2.97	2.97	0.13	0.13	2.98	8	0.44	1.78	1.16	1.16	0.07	0.18	2.16	C00—C10, C12—C14
鼻咽	22	1.14	5.06	3.55	3.31	0.23	0.23	5.73	9	0.49	2.01	1.31	1.33	0.10	0.17	3.06	C11
食管	59	3.05	13.58	6.82	6.84	0.23	0.23	5.89	22	1.21	4.91	2.03	2.03	0.05	0.21	1.39	C15
胃	262	13.55	60.30	33.15	33.10	1.67	1.67	46.81	107	5.88	23.86	12.33	12.19	0.64	1.36	17.55	C16
结直肠	171	8.84	39.36	21.86	21.50	1.09	1.09	30.58	183	10.05	40.80	22.35	21.30	1.12	2.34	32.28	C18—C21
肝脏	135	6.98	31.07	17.65	17.34	0.90	0.90	26.38	57	3.13	12.71	5.66	5.45	0.21	0.46	6.02	C22
胆囊	30	1.55	6.90	3.29	3.38	0.09	0.09	2.27	39	2.14	8.70	4.34	4.21	0.20	0.41	5.88	C23—C24
胰腺	79	4.08	18.18	9.86	9.79	0.47	0.47	13.38	68	3.74	15.16	6.65	6.68	0.28	0.66	8.20	C25
喉	16	0.83	3.68	2.08	2.05	0.13	0.13	3.90	0	0.00	0.00	0.00	0.00	0.00	0.00	0.00	C32
肺	484	25.03	111.39	61.00	60.75	2.93	2.93	79.73	342	18.79	76.26	47.42	46.15	3.43	5.36	99.43	C33—C34
其他胸腔器官	9	0.47	2.07	1.09	1.16	0.11	0.11	3.07	4	0.22	0.89	0.64	0.60	0.04	0.07	1.55	C37—C38
骨	4	0.21	0.92	0.47	0.46	0.01	0.01	0.42	5	0.27	1.11	0.62	0.82	0.05	0.08	0.88	C40—C41
皮肤黑色素瘤	2	0.10	0.46	0.32	0.27	0.01	0.01	0.55	4	0.22	0.89	0.41	0.37	0.03	0.03	0.84	C43
乳房	2	0.10	0.46	0.40	0.37	0.03	0.03	1.19	237	13.02	52.85	38.34	35.51	3.00	3.77	92.32	C50
子宫颈	—	—	—	—	—	—	—	—	69	3.79	15.39	10.65	9.95	0.77	1.10	24.14	C53
子宫体	—	—	—	—	—	—	—	—	40	2.20	8.92	5.89	5.70	0.48	0.66	15.09	C54—C55
卵巢	—	—	—	—	—	—	—	—	38	2.09	8.47	5.93	5.66	0.41	0.67	11.22	C56
前列腺	175	9.05	40.28	20.37	20.05	0.48	0.48	12.68	—	—	—	—	—	—	—	—	C61
睾丸	3	0.16	0.69	0.86	0.66	0.05	0.05	0.55	—	—	—	—	—	—	—	—	C62
肾	47	2.43	10.82	6.76	6.49	0.44	0.44	12.00	20	1.10	4.46	2.63	2.38	0.11	0.33	3.14	C64—C66, C68
膀胱	61	3.15	14.04	7.63	7.57	0.39	0.39	10.31	11	0.60	2.45	1.21	1.30	0.09	0.15	2.53	C67
脑	52	2.69	11.97	8.12	8.33	0.51	0.51	11.06	53	2.91	11.82	6.70	6.84	0.39	0.83	11.48	C70—C72, D32—D33, D42—D43
甲状腺	116	6.00	26.70	28.85	24.72	1.91	1.91	36.81	336	18.46	74.92	64.58	56.32	4.86	5.28	121.91	C73
淋巴瘤	64	3.31	14.73	8.99	9.12	0.59	0.59	16.37	57	3.13	12.71	8.47	8.29	0.53	0.92	13.65	C81—C86, C88, C90, C96
白血病	63	3.26	14.50	9.45	9.43	0.44	0.44	9.62	55	3.02	12.26	8.12	7.86	0.54	0.72	12.29	C91—C95, D45—D47
其他	56	2.90	12.89	7.25	7.37	0.45	0.45	12.15	56	3.08	12.49	6.20	6.10	0.35	0.63	9.84	O&U
所有部位合计	1 934	100.00	445.11	262.80	257.02	13.29	13.29	344.40	1820	100.00	405.82	263.61	248.19	17.75	26.35	496.85	ALL
所有部位除外 C44	1 915	99.02	440.74	260.33	254.59	13.15	13.15	340.27	1794	98.57	400.02	261.07	245.60	17.64	26.09	493.67	ALL exc. C44
死亡																	
口腔	9	0.86	2.07	1.19	1.16	0.03	0.03	1.00	3	0.50	0.67	0.23	0.23	0.00	0.03	0.00	C00—C10, C12—C14
鼻咽	21	2.01	4.83	2.65	2.61	0.11	0.11	3.13	9	1.49	2.01	1.07	1.11	0.08	0.12	2.08	C11
食管	67	6.41	15.42	7.33	7.38	0.28	0.28	7.10	21	3.48	4.68	1.88	1.69	0.02	0.05	0.46	C15
胃	151	14.45	34.75	16.91	16.58	0.41	0.41	11.86	81	13.41	18.06	8.07	7.52	0.22	0.58	5.13	C16
结直肠	81	7.75	18.64	9.81	9.58	0.33	0.33	9.93	65	10.76	14.49	6.88	6.61	0.23	0.61	6.07	C18—C21
肝脏	99	9.47	22.78	12.18	12.10	0.53	0.53	16.12	55	9.11	12.26	4.81	4.82	0.09	0.43	2.53	C22
胆囊	30	2.87	6.90	3.34	3.33	0.08	0.08	2.23	34	5.63	7.58	3.49	3.45	0.12	0.33	3.81	C23—C24
胰腺	76	7.27	17.49	9.06	9.08	0.36	0.36	9.83	66	10.93	14.72	6.48	6.31	0.26	0.55	6.19	C25
喉	10	0.96	2.30	1.31	1.15	0.04	0.04	1.15	0	0.00	0.00	0.00	0.00	0.00	0.00	0.00	C32
肺	302	28.90	69.51	34.96	34.19	0.91	0.91	24.90	92	15.23	20.51	8.44	8.86	0.35	0.83	10.03	C33—C34
其他胸腔器官	2	0.19	0.46	0.22	0.20	0.01	0.01	0.42	3	0.50	0.67	0.35	0.37	0.03	0.03	1.01	C37—C38
骨	2	0.19	0.46	0.63	0.68	0.05	0.05	0.45	3	0.50	0.67	0.29	0.31	0.01	0.03	0.42	C40—C41
皮肤黑色素瘤	4	0.38	0.92	0.39	0.39	0.01	0.01	0.42	5	0.83	1.11	0.60	0.60	0.03	0.03	1.01	C43
乳房	0	0.00	0.00	0.00	0.00	0.00	0.00	0.00	35	5.79	7.80	4.46	4.20	0.27	0.46	7.94	C50
子宫颈	—	—	—	—	—	—	—	—	14	2.32	3.12	1.97	1.89	0.15	0.20	4.81	C53
子宫体	—	—	—	—	—	—	—	—	7	1.16	1.56	0.80	0.78	0.04	0.09	1.06	C54—C55
卵巢	—	—	—	—	—	—	—	—	11	1.82	2.45	1.39	1.32	0.06	0.16	2.01	C56
前列腺	43	4.11	9.90	4.41	4.46	0.02	0.02	0.45	—	—	—	—	—	—	—	—	C61
睾丸	1	0.10	0.23	0.58	0.58	0.03	0.03	0.00	—	—	—	—	—	—	—	—	C62
肾	13	1.24	2.99	1.53	1.58	0.07	0.07	1.93	7	1.16	1.56	0.50	0.53	0.02	0.02	0.46	C64—C66, C68
膀胱	18	1.72	4.14	1.98	2.20	0.06	0.06	1.66	7	1.16	1.56	0.50	0.50	0.00	0.03	0.00	C67
脑	16	1.53	3.68	2.07	2.18	0.09	0.09	1.93	15	2.48	3.34	1.96	1.79	0.11	0.16	3.03	C70—C72, D32—D33, D42—D43
甲状腺	1	0.10	0.23	0.13	0.14	0.00	0.00	0.00	3	0.50	0.67	0.38	0.33	0.03	0.03	0.88	C73
淋巴瘤	31	2.97	7.13	3.61	3.83	0.19	0.19	5.10	22	3.64	4.91	2.49	2.49	0.11	0.30	2.87	C81—C86, C88, C90, C96
白血病	37	3.54	8.52	5.67	5.39	0.19	0.19	2.71	17	2.81	3.79	1.84	1.92	0.13	0.20	3.42	C91—C95, D45—D47
其他	31	2.97	7.13	3.56	3.44	0.11	0.11	3.44	29	4.80	6.47	2.59	2.56	0.06	0.19	1.93	O&U
所有部位合计	1 045	100.00	240.51	123.48	122.19	3.93	3.93	105.77	604	100.00	134.68	61.47	60.20	2.42	5.51	67.16	ALL
所有部位除外 C44	1 039	99.43	239.13	122.88	121.49	3.93	3.93	105.77	596	98.68	132.89	61.04	59.65	2.42	5.49	67.16	ALL exc. C44

附表 7-15　太仓市 2018 年恶性肿瘤发病和死亡主要指标

部位缩写	男性								女性								ICD-10
	病例数	构成比/%	粗率/(1/10万)	中标率/(1/10万)	世标率/(1/10万)	累积率/%		35—64岁/截缩率(1/10万)	病例数	构成比/%	粗率/(1/10万)	中标率/(1/10万)	世标率/(1/10万)	累积率/%		35—64岁/截缩率(1/10万)	
						0—64岁	0—74岁							0—64岁	0—74岁		
发病																	
口腔	5	0.44	2.11	1.01	1.06	0.10	0.10	2.90	3	0.33	1.18	0.45	0.41	0.02	0.02	0.91	C00—C10, C12—C14
鼻咽	10	0.88	4.22	2.22	2.14	0.18	0.18	5.77	4	0.44	1.58	0.88	0.95	0.12	0.12	3.05	C11
食管	43	3.80	18.15	6.96	7.13	0.40	0.40	10.67	14	1.55	5.52	1.95	1.83	0.05	0.22	1.92	C15
胃	154	13.59	65.00	24.67	24.75	1.24	1.24	35.26	67	7.42	26.43	10.88	10.37	0.60	1.15	18.50	C16
结直肠	131	11.56	55.30	23.83	23.19	1.34	1.34	36.77	101	11.18	39.84	15.01	15.14	0.97	1.69	28.01	C18—C21
肝脏	74	6.53	31.24	13.27	12.94	0.75	0.75	21.59	32	3.54	12.62	4.41	4.31	0.18	0.42	5.61	C22
胆囊	23	2.03	9.71	3.37	3.43	0.09	0.09	2.60	33	3.65	13.02	4.23	3.94	0.05	0.54	1.82	C23—C24
胰腺	50	4.41	21.11	7.52	7.21	0.20	0.20	5.85	44	4.87	17.35	5.27	5.37	0.24	0.62	6.43	C25
喉	10	0.88	4.22	1.66	1.73	0.15	0.15	3.98	0	0.00	0.00	0.00	0.00	0.00	0.00	0.00	C32
肺	265	23.39	111.86	41.11	40.21	1.70	1.70	47.11	137	15.17	54.04	23.97	23.08	1.49	2.87	42.05	C33—C34
其他胸腔器官	6	0.53	2.53	1.21	1.23	0.13	0.13	3.70	2	0.22	0.79	0.20	0.26	0.02	0.02	0.63	C37—C38
骨	1	0.09	0.42	0.11	0.09	0.00	0.00	0.00	5	0.55	1.97	2.72	2.68	0.12	0.21	0.00	C40—C41
皮肤黑色素瘤	4	0.35	1.69	0.93	0.93	0.08	0.08	2.49	1	0.11	0.39	0.32	0.28	0.02	0.02	0.91	C43
乳房	2	0.18	0.84	0.30	0.32	0.00	0.00	0.00	108	11.96	42.60	25.75	23.87	1.84	2.61	58.09	C50
子宫颈	—	—	—	—	—	—	—	—	43	4.76	16.96	11.75	10.87	0.94	1.00	30.12	C53
子宫体	—	—	—	—	—	—	—	—	25	2.77	9.86	5.14	5.12	0.44	0.61	13.17	C54—C55
卵巢	—	—	—	—	—	—	—	—	23	2.55	9.07	4.48	4.47	0.33	0.56	10.32	C56
前列腺	96	8.47	40.52	13.27	13.07	0.27	0.27	7.03	—	—	—	—	—	—	—	—	C61
睾丸	1	0.09	0.42	0.22	0.24	0.03	0.03	0.76	—	—	—	—	—	—	—	—	C62
肾	29	2.56	12.24	5.70	5.61	0.43	0.43	12.89	21	2.33	8.28	3.57	3.57	0.17	0.49	3.55	C64—C66, C68
膀胱	37	3.27	15.62	5.43	5.13	0.13	0.13	3.84	15	1.66	5.92	1.64	1.63	0.05	0.18	1.26	C67
脑	26	2.29	10.97	6.77	7.47	0.41	0.41	8.41	34	3.77	13.41	5.83	5.97	0.43	0.74	12.58	C70—C72, D32—D33, D42—D43
甲状腺	33	2.91	13.93	10.48	9.06	0.77	0.77	20.34	87	9.63	34.31	26.15	23.62	1.99	2.29	50.47	C73
淋巴瘤	49	4.32	20.68	9.01	8.77	0.30	0.30	4.58	31	3.43	12.23	5.69	5.91	0.36	0.61	9.13	C81—C86, C88, C90, C96
白血病	37	3.27	15.62	9.58	8.97	0.53	0.53	9.72	17	1.88	6.71	3.95	4.40	0.23	0.38	3.06	C91—C95, D45—D47
其他	47	4.15	19.84	7.35	7.34	0.42	0.42	12.16	56	6.20	22.09	8.03	7.64	0.31	0.96	9.85	O&U
所有部位合计	1 133	100.00	478.24	195.97	192.02	9.65	9.65	258.42	903	100.00	356.16	172.28	165.69	10.98	18.34	311.46	ALL
所有部位除外 C44	1 112	98.15	469.38	192.93	188.88	9.47	9.47	253.68	877	97.12	345.91	168.94	162.44	10.85	17.93	307.39	ALL exc. C44
死亡																	
口腔	8	1.11	3.38	1.02	1.12	0.03	0.03	0.76	4	0.99	1.58	0.45	0.42	0.00	0.06	0.00	C00—C10, C12—C14
鼻咽	5	0.69	2.11	1.18	1.14	0.08	0.08	2.68	8	1.97	3.16	2.06	1.89	0.09	0.12	0.76	C11
食管	39	5.41	16.46	6.09	6.45	0.30	0.30	8.25	6	1.48	2.37	0.53	0.53	0.00	0.07	0.00	C15
胃	96	13.31	40.52	13.59	13.79	0.43	0.43	12.15	41	10.10	16.17	5.60	5.73	0.33	0.64	9.98	C16
结直肠	56	7.77	23.64	8.01	8.03	0.35	0.35	9.47	47	11.58	18.54	4.35	4.40	0.08	0.28	2.02	C18—C21
肝脏	71	9.85	29.97	11.43	11.58	0.60	0.60	17.50	37	9.11	14.59	4.48	4.12	0.11	0.33	2.02	C22
胆囊	10	1.39	4.22	1.44	1.39	0.02	0.02	0.61	23	5.67	9.07	2.86	2.75	0.05	0.39	1.54	C23—C24
胰腺	49	6.80	20.68	7.20	6.91	0.24	0.24	6.88	38	9.36	14.99	4.53	4.58	0.21	0.48	6.05	C25
喉	3	0.42	1.27	0.47	0.49	0.02	0.02	0.61	0	0.00	0.00	0.00	0.00	0.00	0.00	0.00	C32
肺	230	31.90	97.08	32.98	32.42	1.04	1.04	28.95	78	19.21	30.76	10.53	10.42	0.42	1.11	10.68	C33—C34
其他胸腔器官	4	0.55	1.69	0.72	0.71	0.05	0.05	1.52	3	0.74	1.18	0.21	0.19	0.00	0.00	0.00	C37—C38
骨	7	0.97	2.95	0.88	0.87	0.02	0.02	0.61	2	0.49	0.79	0.17	0.13	0.00	0.00	0.00	C40—C41
皮肤黑色素瘤	1	0.14	0.42	0.15	0.15	0.00	0.00	0.00	3	0.74	1.18	0.22	0.28	0.00	0.03	0.00	C43
乳房	0	0.00	0.00	0.00	0.00	0.00	0.00	0.00	23	5.67	9.07	3.59	3.60	0.27	0.35	7.76	C50
子宫颈	—	—	—	—	—	—	—	—	6	1.48	2.37	1.24	1.16	0.10	0.10	3.22	C53
子宫体	—	—	—	—	—	—	—	—	7	1.72	2.76	1.20	1.16	0.08	0.12	2.44	C54—C55
卵巢	—	—	—	—	—	—	—	—	10	2.46	3.94	1.53	1.44	0.11	0.11	3.16	C56
前列腺	38	5.27	16.04	4.25	4.65	0.02	0.02	0.61	—	—	—	—	—	—	—	—	C61
睾丸	0	0.00	0.00	0.00	0.00	0.00	0.00	0.00	—	—	—	—	—	—	—	—	C62
肾	6	0.83	2.53	0.82	0.70	0.00	0.00	0.00	3	0.74	1.18	0.40	0.45	0.00	0.05	0.76	C64—C66, C68
膀胱	18	2.50	7.60	2.26	2.31	0.02	0.02	0.61	5	1.23	1.97	0.25	0.32	0.00	0.00	0.00	C67
脑	17	2.36	7.18	2.64	2.54	0.14	0.14	3.84	11	2.71	4.34	1.89	1.82	0.12	0.20	3.85	C70—C72, D32—D33, D42—D43
甲状腺	0	0.00	0.00	0.00	0.00	0.00	0.00	0.00	6	1.48	2.37	0.76	0.77	0.03	0.13	0.76	C73
淋巴瘤	24	3.33	10.13	3.00	3.09	0.07	0.07	1.84	15	3.69	5.92	2.20	2.09	0.05	0.31	1.92	C81—C86, C88, C90, C96
白血病	17	2.36	7.18	3.31	3.12	0.22	0.22	5.08	12	2.96	4.73	2.96	2.94	0.22	0.29	4.31	C91—C95, D45—D47
其他	22	3.05	9.29	3.03	3.21	0.12	0.12	3.51	18	4.43	7.10	2.14	2.03	0.08	0.14	2.47	O&U
所有部位合计	721	100.00	304.33	104.47	104.66	3.79	3.79	105.51	406	100.00	160.14	54.15	53.21	2.38	5.30	63.69	ALL
所有部位除外 C44	716	99.31	302.22	104.01	104.11	3.79	3.79	105.51	401	98.77	158.16	53.46	52.62	2.35	5.27	62.62	ALL exc. C44

附表 7-16　南通市区 2018 年恶性肿瘤发病和死亡主要指标

部位缩写	男性								女性								ICD-10
	病例数	构成比/%	粗率/(1/10万)	中标率/(1/10万)	世标率/(1/10万)	累积率/% 0—64岁	0—74岁	35—64岁截缩率/(1/10万)	病例数	构成比/%	粗率/(1/10万)	中标率/(1/10万)	世标率/(1/10万)	累积率/% 0—64岁	0—74岁	35—64岁截缩率/(1/10万)	
发病																	
口腔	52	1.20	4.96	2.44	2.46	0.17	0.17	4.18	30	0.81	2.72	1.19	1.14	0.06	0.13	1.78	C00—C10, C12—C14
鼻咽	29	0.67	2.77	1.57	1.43	0.10	0.10	3.27	14	0.38	1.27	0.73	0.62	0.04	0.06	1.18	C11
食管	338	7.79	32.27	12.80	13.13	0.70	0.70	18.93	107	2.89	9.72	2.96	2.97	0.08	0.33	1.99	C15
胃	476	10.97	45.44	18.11	18.18	0.86	0.86	23.78	235	6.34	21.34	9.01	8.57	0.44	0.98	13.01	C16
结直肠	501	11.55	47.83	19.85	19.92	1.04	1.04	28.75	369	9.96	33.51	13.23	13.04	0.77	1.45	22.06	C18—C21
肝脏	527	12.15	50.31	24.44	24.10	1.85	1.85	55.77	207	5.59	18.80	7.56	7.60	0.45	0.94	12.84	C22
胆囊	56	1.29	5.35	2.14	2.16	0.10	0.10	2.94	79	2.13	7.17	2.44	2.41	0.11	0.21	3.02	C23—C24
胰腺	162	3.73	15.47	6.28	6.18	0.24	0.24	7.20	123	3.32	11.17	3.55	3.57	0.12	0.40	3.25	C25
喉	37	0.85	3.53	1.56	1.60	0.10	0.10	2.75	3	0.08	0.27	0.10	0.11	0.01	0.01	0.17	C32
肺	1 013	23.35	96.71	38.51	38.27	1.69	1.69	46.95	673	18.16	61.12	27.57	26.51	1.60	3.09	46.05	C33—C34
其他胸腔器官	13	0.30	1.24	0.80	0.84	0.04	0.04	0.60	5	0.13	0.45	0.20	0.20	0.01	0.03	0.42	C37—C38
骨	18	0.41	1.72	1.28	1.14	0.07	0.07	1.36	8	0.22	0.73	0.32	0.32	0.03	0.03	0.83	C40—C41
皮肤黑色素瘤	9	0.21	0.86	0.28	0.28	0.00	0.00	0.00	10	0.27	0.91	0.55	0.53	0.02	0.04	0.28	C43
乳房	3	0.07	0.29	0.14	0.11	0.01	0.01	0.21	546	14.73	49.59	28.05	26.37	2.06	2.90	63.36	C50
子宫颈	—	—	—	—	—	—	—	—	191	5.15	17.35	10.51	9.82	0.86	1.02	25.84	C53
子宫体	—	—	—	—	—	—	—	—	139	3.75	12.62	6.74	6.56	0.58	0.72	17.62	C54—C55
卵巢	—	—	—	—	—	—	—	—	91	2.46	8.26	4.92	4.84	0.35	0.56	9.27	C56
前列腺	294	6.78	28.07	9.85	9.59	0.17	0.17	4.56	—	—	—	—	—	—	—	—	C61
睾丸	5	0.12	0.48	0.45	0.33	0.02	0.02	0.60	—	—	—	—	—	—	—	—	C62
肾	72	1.66	6.87	3.10	3.03	0.18	0.18	5.18	42	1.13	3.81	1.70	1.69	0.11	0.23	3.12	C64—C66, C68
膀胱	150	3.46	14.32	5.47	5.53	0.23	0.23	5.82	47	1.27	4.27	1.46	1.41	0.06	0.14	1.79	C67
脑	86	1.98	8.21	4.68	4.55	0.29	0.29	7.45	133	3.59	12.08	5.60	5.40	0.36	0.57	10.71	C70—C72, D32—D33, D42—D43
甲状腺	102	2.35	9.74	8.55	7.21	0.59	0.59	14.45	302	8.15	27.43	22.66	19.41	1.59	1.78	39.72	C73
淋巴瘤	108	2.49	10.31	4.82	4.67	0.29	0.29	7.90	90	2.43	8.17	3.42	3.39	0.20	0.40	5.62	C81—C86, C88, C90, C96
白血病	92	2.12	8.78	4.57	4.60	0.24	0.24	5.89	84	2.27	7.63	4.18	4.08	0.25	0.45	6.70	C91—C95, D45—D47
其他	195	4.50	18.62	8.06	8.06	0.40	0.40	10.83	178	4.80	16.17	6.33	6.46	0.33	0.62	8.67	O&U
所有部位合计	4 338	100.00	414.13	179.73	177.33	9.38	9.38	259.36	3706	100.00	336.58	164.97	157.03	10.50	17.11	299.30	ALL
所有部位除外 C44	4 289	98.87	409.45	177.88	175.44	9.30	9.30	257.23	3645	98.35	331.04	163.22	155.21	10.42	16.97	297.59	ALL exc. C44
死亡																	
口腔	30	0.89	2.86	1.25	1.26	0.08	0.08	2.22	12	0.58	1.09	0.32	0.33	0.01	0.04	0.32	C00—C10, C12—C14
鼻咽	33	0.98	3.15	1.42	1.37	0.09	0.09	2.77	13	0.62	1.18	0.31	0.35	0.02	0.03	0.57	C11
食管	336	9.99	32.08	12.15	12.16	0.46	0.46	12.46	123	5.91	11.17	2.98	2.96	0.06	0.24	1.50	C15
胃	386	11.47	36.85	13.62	13.43	0.45	0.45	12.22	200	9.61	18.16	6.32	6.06	0.24	0.55	7.12	C16
结直肠	266	7.91	25.39	9.55	9.51	0.33	0.33	9.22	183	8.79	16.62	5.30	5.19	0.17	0.49	4.96	C18—C21
肝脏	505	15.01	48.21	22.69	22.29	1.45	1.45	43.32	203	9.75	18.44	6.98	7.01	0.36	0.84	10.62	C22
胆囊	41	1.22	3.91	1.40	1.37	0.04	0.04	1.11	59	2.84	5.36	1.70	1.72	0.07	0.20	2.06	C23—C24
胰腺	174	5.17	16.61	6.33	6.41	0.25	0.25	7.14	139	6.68	12.62	4.17	4.15	0.14	0.40	4.14	C25
喉	13	0.39	1.24	0.49	0.50	0.02	0.02	0.61	3	0.14	0.27	0.11	0.13	0.01	0.02	0.26	C32
肺	974	28.95	92.98	35.28	34.93	1.14	1.14	31.55	448	21.53	40.69	14.01	13.91	0.55	1.53	15.91	C33—C34
其他胸腔器官	9	0.27	0.86	0.68	0.70	0.04	0.04	0.89	2	0.10	0.18	0.07	0.07	0.01	0.01	0.14	C37—C38
骨	22	0.65	2.10	0.82	0.75	0.02	0.02	0.73	10	0.48	0.91	0.36	0.37	0.03	0.04	0.75	C40—C41
皮肤黑色素瘤	7	0.21	0.67	0.31	0.29	0.02	0.02	0.55	13	0.62	1.18	0.29	0.29	0.00	0.02	0.14	C43
乳房	4	0.12	0.38	0.15	0.16	0.01	0.01	0.29	154	7.40	13.99	6.42	6.27	0.40	0.71	12.60	C50
子宫颈	—	—	—	—	—	—	—	—	69	3.32	6.27	3.31	3.04	0.22	0.30	7.02	C53
子宫体	—	—	—	—	—	—	—	—	47	2.26	4.27	1.74	1.71	0.11	0.20	3.26	C54—C55
卵巢	—	—	—	—	—	—	—	—	59	2.84	5.36	2.62	2.53	0.17	0.31	5.34	C56
前列腺	128	3.80	12.22	3.80	3.77	0.03	0.03	0.73	—	—	—	—	—	—	—	—	C61
睾丸	0	0.00	0.00	0.00	0.00	0.00	0.00	0.00	—	—	—	—	—	—	—	—	C62
肾	35	1.04	3.34	1.37	1.35	0.05	0.05	1.65	23	1.11	2.09	0.78	0.67	0.02	0.06	0.32	C64—C66, C68
膀胱	68	2.02	6.49	2.07	2.18	0.03	0.03	0.88	27	1.30	2.45	0.62	0.64	0.01	0.04	0.32	C67
脑	77	2.29	7.35	4.36	4.31	0.26	0.26	5.35	64	3.08	5.81	2.43	2.27	0.12	0.24	3.85	C70—C72, D32—D33, D42—D43
甲状腺	2	0.06	0.19	0.06	0.04	0.00	0.00	0.00	11	0.53	1.00	0.27	0.25	0.01	0.02	0.46	C73
淋巴瘤	85	2.53	8.11	3.45	3.38	0.15	0.15	3.47	64	3.08	5.81	2.08	1.96	0.06	0.25	1.79	C81—C86, C88, C90, C96
白血病	70	2.08	6.68	2.94	3.17	0.14	0.14	2.93	64	3.08	5.81	2.99	3.11	0.20	0.30	4.33	C91—C95, D45—D47
其他	99	2.94	9.45	3.77	3.79	0.17	0.17	4.33	91	4.37	8.26	2.69	2.75	0.11	0.25	2.96	O&U
所有部位合计	3 364	100.00	321.14	127.94	127.10	5.23	5.23	144.43	2081	100.00	188.99	68.92	67.81	3.12	7.01	90.75	ALL
所有部位除外 C44	3 349	99.55	319.71	127.51	126.67	5.23	5.23	144.29	2063	99.14	187.36	68.57	67.40	3.11	6.99	90.43	ALL exc. C44

附表 7-17　海安市 2018 年恶性肿瘤发病和死亡主要指标

部位缩写	男性 病例数	构成比/%	粗率/(1/10万)	中标率/(1/10万)	世标率/(1/10万)	累积率/% 0—64岁	累积率/% 0—74岁	35—64岁截缩率/(1/10万)	女性 病例数	构成比/%	粗率/(1/10万)	中标率/(1/10万)	世标率/(1/10万)	累积率/% 0—64岁	累积率/% 0—74岁	35—64岁截缩率/(1/10万)	ICD-10
发病																	C00—C10,C12—C14
口腔	32	1.49	6.99	2.93	2.84	0.17	0.17	4.41	18	1.12	3.84	1.99	1.69	0.08	0.21	2.14	C11
鼻咽	15	0.70	3.28	1.85	1.83	0.14	0.14	4.62	7	0.43	1.49	0.63	0.66	0.05	0.10	1.34	C15
食管	411	19.14	89.81	29.90	29.94	1.13	1.13	30.58	229	14.19	48.82	14.05	13.26	0.19	1.09	12.85	C16
胃	272	12.67	59.44	20.68	20.29	0.88	0.88	24.54	138	8.55	29.42	10.77	10.07	0.44	1.17	12.83	C18—C21
结直肠	201	9.36	43.92	16.49	16.07	0.69	0.69	18.99	126	7.81	26.86	10.56	10.01	0.49	0.61	7.41	C22
肝脏	207	9.64	45.23	19.83	19.33	1.31	1.31	38.75	70	4.34	14.92	5.06	5.11	0.27	0.61	7.41	C23—C24
胆囊	23	1.07	5.03	1.64	1.65	0.04	0.04	1.18	30	1.86	6.40	2.05	2.11	0.14	0.20	3.79	C25
胰腺	72	3.35	15.73	5.62	5.61	0.21	0.21	6.00	59	3.66	12.58	4.04	4.03	0.17	0.46	4.80	C32
喉	8	0.37	1.75	0.59	0.54	0.01	0.01	0.29	0	0.00	0.00	0.00	0.00	0.00	0.00	0.00	C33—C34
肺	475	22.12	103.79	36.94	36.36	1.75	1.75	48.25	284	17.60	60.55	22.89	22.86	1.31	2.59	38.56	C37—C38
其他胸腔器官	14	0.65	3.06	1.60	1.35	0.08	0.08	1.96	5	0.31	1.07	0.47	0.45	0.04	0.04	1.28	C40—C41
骨	7	0.33	1.53	0.74	0.68	0.03	0.03	0.29	9	0.56	1.92	0.57	0.59	0.01	0.07	0.38	C43
皮肤黑色素瘤	1	0.05	0.22	0.08	0.09	0.00	0.00	0.30	2	0.12	0.43	0.31	0.29	0.01	0.04	0.69	C50
乳房	1	0.05	0.22	0.08	0.09	0.01	0.01	0.30	225	13.94	47.97	29.34	26.31	2.18	2.67	68.53	C53
子宫颈	—	—	—	—	—	—	—	—	108	6.69	23.03	11.37	10.86	0.87	1.16	26.75	C54—C55
子宫体	—	—	—	—	—	—	—	—	46	2.85	9.81	4.56	4.36	0.30	0.55	9.48	C56
卵巢	—	—	—	—	—	—	—	—	44	2.73	9.38	5.19	4.80	0.39	0.56	11.83	C61
前列腺	103	4.80	22.51	7.12	6.79	0.15	0.15	4.14	—	—	—	—	—	—	—	—	C62
睾丸	3	0.14	0.66	0.81	0.48	0.04	0.04	0.00	—	—	—	—	—	—	—	—	C64—C66,C68
肾	26	1.21	5.68	2.19	2.26	0.16	0.16	4.47	14	0.87	2.98	1.37	1.29	0.09	0.14	2.77	C67
膀胱	53	2.47	11.58	3.88	3.82	0.12	0.12	3.83	14	0.87	2.98	0.78	0.77	0.01	0.08	0.31	C70—C72,D32—D33,D42—D43
脑	35	1.63	7.65	3.88	3.70	0.27	0.27	7.12	46	2.85	9.81	5.29	4.89	0.42	0.54	12.88	C73
甲状腺	12	0.56	2.62	1.94	1.70	0.12	0.12	3.45	30	1.86	6.40	4.50	4.25	0.34	0.39	9.20	C81—C86,C88,C90,C96
淋巴瘤	55	2.56	12.02	4.91	4.66	0.25	0.25	6.78	29	1.80	6.18	2.71	2.63	0.17	0.28	5.19	C91—C95,D45—D47
白血病	56	2.61	12.24	6.42	6.23	0.42	0.42	10.33	34	2.11	7.25	3.69	3.94	0.20	0.29	4.06	O&U
其他	65	3.03	14.20	5.44	5.30	0.24	0.24	7.34	47	2.91	10.02	3.48	3.50	0.22	0.36	6.46	ALL
所有部位合计	2 147	100.00	469.15	175.56	171.62	8.24	8.24	227.62	1614	100.00	344.12	145.65	138.74	8.40	14.88	248.50	ALL exc. C44
所有部位除外 C44	2 122	98.84	463.69	173.63	169.66	8.18	8.18	225.82	1595	98.82	340.06	144.50	137.57	8.34	14.79	246.81	
死亡																	C00—C10,C12—C14
口腔	15	0.91	3.28	1.15	1.25	0.06	0.06	1.73	10	1.00	2.13	0.93	0.82	0.03	0.11	1.14	C11
鼻咽	11	0.67	2.40	1.28	1.17	0.07	0.07	2.31	4	0.40	0.85	0.37	0.38	0.03	0.04	0.80	C15
食管	350	21.24	76.48	24.34	24.50	0.61	0.61	16.21	200	20.04	42.64	12.01	11.44	0.18	1.17	4.63	C16
胃	207	12.56	45.23	15.30	14.64	0.55	0.55	15.66	88	8.82	18.76	6.27	5.94	0.21	0.55	5.30	C18—C21
结直肠	105	6.37	22.94	8.38	7.96	0.24	0.24	6.27	72	7.21	15.35	4.88	4.85	0.23	0.52	6.51	C22
肝脏	193	11.71	42.17	17.49	17.22	1.18	1.18	33.95	81	8.12	17.27	6.00	5.92	0.29	0.68	8.50	C23—C24
胆囊	32	1.94	6.99	2.30	2.37	0.08	0.08	2.23	30	3.01	6.40	1.80	1.77	0.04	0.18	1.19	C25
胰腺	73	4.43	15.95	5.26	5.34	0.20	0.20	5.36	50	5.01	10.66	3.38	3.33	0.13	0.34	3.67	C32
喉	8	0.49	1.75	0.56	0.52	0.00	0.00	0.00	1	0.10	0.21	0.09	0.09	0.01	0.01	0.28	C33—C34
肺	398	24.15	86.97	29.19	29.04	1.14	1.14	30.03	206	20.64	43.92	13.68	13.60	0.48	1.49	13.65	C37—C38
其他胸腔器官	3	0.18	0.66	0.21	0.22	0.01	0.01	0.30	2	0.20	0.43	0.20	0.20	0.02	0.02	0.66	C40—C41
骨	14	0.85	3.06	1.59	1.66	0.06	0.06	1.05	8	0.80	1.71	0.51	0.52	0.01	0.04	0.38	C43
皮肤黑色素瘤	0	0.00	0.00	0.00	0.00	0.00	0.00	0.00	4	0.40	0.85	0.54	0.53	0.05	0.05	1.72	C50
乳房	2	0.12	0.44	0.15	0.17	0.01	0.01	0.30	48	4.81	10.23	4.54	4.35	0.34	0.44	10.04	C53
子宫颈	—	—	—	—	—	—	—	—	49	4.91	10.45	4.53	4.45	0.31	0.47	9.43	C54—C55
子宫体	—	—	—	—	—	—	—	—	13	1.30	2.77	1.09	1.10	0.07	0.13	1.99	C56
卵巢	—	—	—	—	—	—	—	—	24	2.40	5.12	1.95	2.03	0.14	0.25	4.11	C61
前列腺	48	2.91	10.49	2.94	2.80	0.02	0.02	0.75	—	—	—	—	—	—	—	—	C62
睾丸	0	0.00	0.00	0.00	0.00	0.00	0.00	0.00	—	—	—	—	—	—	—	—	C64—C66,C68
肾	13	0.79	2.84	0.85	0.89	0.04	0.04	1.18	5	0.50	1.07	0.53	0.48	0.02	0.05	0.69	C67
膀胱	29	1.76	6.34	1.68	1.68	0.02	0.02	0.60	11	1.10	2.35	0.57	0.55	0.01	0.05	0.31	C70—C72,D32—D33,D42—D43
脑	27	1.64	5.90	2.99	2.87	0.17	0.17	4.61	19	1.90	4.05	1.97	1.81	0.12	0.18	3.79	C73
甲状腺	2	0.12	0.44	0.16	0.18	0.02	0.02	0.60	3	0.30	0.64	0.19	0.18	0.01	0.01	0.31	C81—C86,C88,C90,C96
淋巴瘤	52	3.16	11.36	4.31	4.23	0.20	0.20	4.94	23	2.30	4.90	1.93	1.91	0.11	0.25	3.11	C91—C95,D45—D47
白血病	33	2.00	7.21	2.79	2.69	0.13	0.13	3.88	27	2.71	5.76	2.31	2.22	0.12	0.21	3.90	O&U
其他	33	2.00	7.21	3.64	3.23	0.19	0.19	3.32	20	2.00	4.26	1.24	1.38	0.06	0.16	1.57	ALL
所有部位合计	1 648	100.00	360.11	126.57	124.71	5.03	5.03	135.25	998	100.00	212.78	71.50	69.85	3.04	7.42	87.69	ALL exc. C44
所有部位除外 C44	1 644	99.76	359.24	126.37	124.48	5.03	5.03	135.25	992	99.40	211.50	71.15	69.42	3.00	7.39	86.70	

部位缩写	男性 病例数	构成比/%	粗率/(1/10万)	中标率/(1/10万)	世标率/(1/10万)	累积率/% 0—64岁	累积率/% 0—74岁	35—64岁/截缩率(1/10万)	女性 病例数	构成比/%	粗率/(1/10万)	中标率/(1/10万)	世标率/(1/10万)	累积率/% 0—64岁	累积率/% 0—74岁	35—64岁/截缩率(1/10万)	ICD-10
发病																	
口腔	22	0.95	4.37	1.84	1.70	0.12	0.12	3.64	15	0.75	2.88	1.20	1.27	0.07	0.14	1.41	C00—C10, C12—C14
鼻咽	24	1.03	4.77	2.27	2.14	0.17	0.17	5.32	11	0.55	2.11	1.01	1.00	0.07	0.10	2.48	C11
食管	190	8.17	37.77	11.86	11.64	0.35	0.35	9.84	102	5.08	19.59	5.03	5.02	0.08	0.56	2.15	C15
胃	284	12.20	56.46	19.52	18.76	0.79	0.79	21.11	148	7.37	28.42	10.10	9.83	0.57	1.05	17.67	C16
结直肠	210	9.02	41.75	15.40	15.24	0.86	0.86	21.52	176	8.76	33.80	11.97	11.56	0.66	1.20	18.64	C18—C21
肝脏	254	10.92	50.49	20.67	20.33	1.44	1.44	44.19	110	5.48	21.12	7.17	7.06	0.43	0.81	11.87	C22
胆囊	34	1.46	6.76	2.12	1.99	0.05	0.05	1.44	34	1.69	6.53	1.89	1.83	0.05	0.24	1.60	C23—C24
胰腺	91	3.91	18.09	6.40	6.59	0.37	0.37	9.91	94	4.68	18.05	5.61	5.43	0.22	0.54	6.78	C25
喉	11	0.47	2.19	0.77	0.77	0.04	0.04	1.14	1	0.05	0.19	0.02	0.03	0.00	0.00	0.00	C32
肺	639	27.46	127.03	42.49	42.08	1.81	1.81	50.90	378	18.82	72.59	25.40	24.43	1.28	2.84	35.75	C33—C34
其他胸腔器官	6	0.26	1.19	0.38	0.38	0.02	0.02	0.52	6	0.30	1.15	0.82	0.75	0.05	0.07	1.12	C37—C38
骨	15	0.64	2.98	0.98	0.96	0.03	0.03	0.99	12	0.60	2.30	1.21	1.22	0.08	0.13	1.73	C40—C41
皮肤黑色素瘤	15	0.64	2.98	1.05	1.04	0.04	0.04	1.19	7	0.35	1.34	0.41	0.44	0.02	0.06	0.58	C43
乳房	1	0.04	0.20	0.07	0.08	0.01	0.01	0.27	258	12.84	49.54	27.24	25.41	2.02	2.66	62.18	C50
子宫颈	—	—	—	—	—	—	—	—	86	4.28	16.51	8.76	8.07	0.65	0.83	19.21	C53
子宫体	—	—	—	—	—	—	—	—	40	1.99	7.68	3.67	3.39	0.20	0.42	6.19	C54—C55
卵巢	—	—	—	—	—	—	—	—	45	2.24	8.64	4.27	4.02	0.32	0.44	10.16	C56
前列腺	130	5.59	25.84	7.41	7.31	0.12	0.12	3.26	—	—	—	—	—	—	—	—	C61
睾丸	5	0.21	0.99	0.61	0.60	0.04	0.04	1.43	—	—	—	—	—	—	—	—	C62
肾	29	1.25	5.77	2.12	2.11	0.14	0.14	4.00	18	0.90	3.46	1.45	1.44	0.09	0.17	2.83	C64—C66, C68
膀胱	72	3.09	14.31	4.65	4.67	0.18	0.18	5.12	24	1.19	4.61	1.42	1.35	0.06	0.16	1.67	C67
脑	44	1.89	8.75	4.20	3.83	0.27	0.27	8.14	56	2.79	10.75	5.38	5.74	0.32	0.54	6.67	C70—C72, D32—D33, D42—D43
甲状腺	57	2.45	11.33	8.58	7.26	0.61	0.61	15.65	192	9.56	36.87	27.83	24.44	2.04	2.32	58.72	C73
淋巴瘤	92	3.95	18.29	7.08	6.77	0.38	0.38	9.87	72	3.58	13.83	6.26	6.18	0.34	0.70	9.82	C81—C86, C88, C90, C96
白血病	33	1.42	6.56	5.30	5.40	0.33	0.33	4.99	48	2.39	9.22	4.36	5.33	0.29	0.50	5.72	C91—C95, D45—D47
其他	69	2.97	13.72	5.38	5.27	0.27	0.27	4.99	76	3.78	14.59	5.11	4.74	0.21	0.46	6.50	O&U
所有部位合计	2 327	100.00	462.59	171.14	166.92	8.44	8.44	230.39	2009	100.00	385.79	167.57	159.97	10.15	16.95	291.43	ALL
所有部位除外 C44	2 307	99.14	458.62	169.87	165.63	8.39	8.39	228.87	1979	98.51	380.03	166.27	158.56	10.12	16.81	290.41	ALL exc. C44
死亡																	
口腔	13	0.74	2.58	0.85	0.87	0.03	0.03	1.03	4	0.37	0.77	0.19	0.19	0.00	0.01	0.00	C00—C10, C12—C14
鼻咽	7	0.40	1.39	0.64	0.60	0.04	0.04	1.27	8	0.74	1.54	0.91	0.97	0.05	0.06	0.25	C11
食管	203	11.63	40.36	12.17	11.98	0.33	0.33	8.70	93	8.58	17.86	4.15	4.19	0.05	0.41	1.31	C15
胃	220	12.61	43.73	14.13	13.54	0.43	0.43	12.52	105	9.69	20.16	6.51	6.21	0.29	0.58	8.20	C16
结直肠	114	6.53	22.66	7.67	7.58	0.36	0.36	10.06	75	6.92	14.40	4.37	4.18	0.18	0.39	4.82	C18—C21
肝脏	260	14.90	51.69	20.37	20.28	1.40	1.40	42.20	88	8.12	16.90	5.39	5.46	0.39	0.57	10.90	C22
胆囊	31	1.78	6.16	2.08	2.08	0.07	0.07	2.24	25	2.31	4.80	1.64	1.49	0.06	0.17	1.10	C23—C24
胰腺	86	4.93	17.10	5.72	5.78	0.29	0.29	7.93	88	8.12	16.90	5.72	5.07	0.17	0.53	5.51	C25
喉	7	0.40	1.39	0.47	0.48	0.01	0.01	0.27	1	0.09	0.19	0.02	0.03	0.00	0.00	0.00	C32
肺	492	28.19	97.81	30.02	29.50	0.92	0.92	24.92	250	23.06	48.01	14.24	13.64	0.46	1.52	13.14	C33—C34
其他胸腔器官	4	0.23	0.80	0.27	0.28	0.02	0.02	0.58	3	0.28	0.58	0.22	0.23	0.01	0.04	0.32	C37—C38
骨	14	0.80	2.78	0.77	0.68	0.01	0.01	0.25	7	0.65	1.34	0.78	0.81	0.04	0.08	1.19	C40—C41
皮肤黑色素瘤	7	0.40	1.39	0.45	0.42	0.01	0.01	0.31	3	0.28	0.58	0.09	0.11	0.00	0.00	0.00	C43
乳房	2	0.11	0.40	0.11	0.09	0.00	0.00	0.00	63	5.81	12.10	4.46	4.52	0.31	0.55	9.15	C50
子宫颈	—	—	—	—	—	—	—	—	37	3.41	7.11	2.71	2.42	0.11	0.24	3.82	C53
子宫体	—	—	—	—	—	—	—	—	22	2.03	4.22	1.14	1.12	0.01	0.14	0.32	C54—C55
卵巢	—	—	—	—	—	—	—	—	27	2.49	5.18	2.49	2.60	0.20	0.27	4.69	C56
前列腺	60	3.44	11.93	2.98	3.02	0.03	0.03	0.80	—	—	—	—	—	—	—	—	C61
睾丸	1	0.06	0.20	0.07	0.08	0.01	0.01	0.27	—	—	—	—	—	—	—	—	C62
肾	16	0.92	3.18	0.94	0.92	0.03	0.03	0.80	6	0.55	1.15	0.45	0.48	0.05	0.06	1.22	C64—C66, C68
膀胱	34	1.95	6.76	1.74	1.80	0.01	0.01	0.27	16	1.48	3.07	0.93	0.87	0.03	0.07	0.96	C67
脑	42	2.41	8.35	2.98	2.92	0.16	0.16	4.90	37	3.41	7.11	3.67	4.42	0.22	0.38	3.76	C70—C72, D32—D33, D42—D43
甲状腺	4	0.23	0.80	0.28	0.27	0.01	0.01	0.25	7	0.65	1.34	0.33	0.34	0.01	0.02	0.32	C73
淋巴瘤	54	3.09	10.73	3.45	3.41	0.14	0.14	3.94	54	4.98	10.37	3.98	3.69	0.21	0.43	6.13	C81—C86, C88, C90, C96
白血病	23	1.32	4.57	3.02	3.41	0.19	0.19	3.26	30	2.77	5.76	3.33	3.06	0.20	0.30	5.29	C91—C95, D45—D47
其他	51	2.92	10.14	2.78	2.87	0.07	0.07	2.02	35	3.23	6.72	1.46	1.52	0.05	0.09	1.35	O&U
所有部位合计	1 745	100.00	346.90	113.98	112.88	4.57	4.57	128.78	1084	100.00	208.16	68.83	67.63	3.13	6.92	83.75	ALL
所有部位除外 C44	1 730	99.14	343.91	113.32	112.16	4.57	4.57	128.78	1073	98.99	206.05	68.46	67.21	3.12	6.92	83.50	ALL exc. C44

附表 7-19 启东市 2018 年恶性肿瘤发病和死亡主要指标

部位缩写	男性 病例数	构成比/%	粗率/(1/10万)	中标率/(1/10万)	世标率/(1/10万)	累积率/% 0—64岁	累积率/% 0—74岁	35—64岁截缩率/(1/10万)	女性 病例数	构成比/%	粗率/(1/10万)	中标率/(1/10万)	世标率/(1/10万)	累积率/% 0—64岁	累积率/% 0—74岁	35—64岁截缩率/(1/10万)	ICD-10
发病																	
口腔	42	1.33	7.71	3.84	3.91	0.18	0.18	5.27	21	0.80	3.69	2.32	2.17	0.11	0.23	3.34	C00—C10,C12—C14
鼻咽	28	0.89	5.14	2.77	2.85	0.19	0.19	5.83	10	0.38	1.76	1.15	1.05	0.06	0.14	2.09	C11
食管	104	3.29	19.10	9.48	9.72	0.34	0.34	9.39	31	1.19	5.45	2.18	2.20	0.03	0.27	0.84	C15
胃	345	10.91	63.37	32.53	32.79	1.46	1.46	40.44	186	7.13	32.71	14.19	13.87	0.61	1.60	16.68	C16
结直肠	350	11.07	64.28	32.76	32.90	1.43	1.43	41.00	247	9.46	43.44	18.97	19.10	0.92	2.22	25.64	C18—C21
肝脏	504	15.93	92.57	47.77	47.66	3.12	3.12	92.75	240	9.20	42.20	19.51	19.83	1.31	2.37	37.62	C22
胆囊	43	1.36	7.90	3.88	3.91	0.10	0.10	2.87	52	1.99	9.14	4.16	4.00	0.19	0.49	5.52	C23—C24
胰腺	146	4.62	26.82	13.55	13.94	0.47	0.47	12.59	101	3.87	17.76	7.24	7.35	0.30	0.80	8.44	C25
喉	22	0.70	4.04	2.02	2.09	0.12	0.12	3.36	3	0.11	0.53	0.46	0.33	0.03	0.03	0.34	C32
肺	773	24.44	141.98	70.60	70.42	2.72	2.72	74.88	445	17.05	78.25	36.34	36.78	2.08	4.59	58.59	C33—C34
其他胸腔器官	8	0.25	1.47	0.97	0.97	0.10	0.10	2.24	10	0.38	1.76	0.92	0.96	0.06	0.14	1.79	C37—C38
骨	18	0.57	3.31	2.91	2.69	0.16	0.16	2.64	10	0.38	1.76	1.15	1.14	0.06	0.16	1.45	C40—C41
皮肤黑色素瘤	5	0.16	0.92	0.45	0.44	0.01	0.01	0.36	10	0.38	1.76	1.02	1.00	0.07	0.09	1.45	C43
乳房	5	0.16	0.92	0.46	0.49	0.04	0.04	0.99	342	13.10	60.14	35.28	33.28	2.57	3.69	74.07	C50
子宫颈	—	—	—	—	—	—	—	—	157	6.02	27.61	15.54	14.82	1.33	1.61	39.03	C53
子宫体	—	—	—	—	—	—	—	—	78	2.99	13.72	7.01	7.15	0.64	0.83	18.91	C54—C55
卵巢	—	—	—	—	—	—	—	—	57	2.18	10.02	6.11	6.15	0.45	0.66	11.47	C56
前列腺	225	7.11	41.33	19.30	18.76	0.24	0.24	6.73	—	—	—	—	—	—	—	—	C61
睾丸	2	0.06	0.37	0.21	0.19	0.02	0.02	0.62	—	—	—	—	—	—	—	—	C62
肾	60	1.90	11.02	5.81	5.76	0.25	0.25	7.11	55	2.11	9.67	4.82	4.76	0.27	0.64	7.98	C64—C66,C68
膀胱	111	3.51	20.39	9.89	9.90	0.37	0.37	10.26	30	1.15	5.28	2.22	2.19	0.09	0.28	2.59	C67
脑	69	2.18	12.67	7.94	7.27	0.46	0.46	12.15	81	3.10	14.24	8.18	9.18	0.59	1.01	13.54	C70—C72,D32—D33,D42—D43
甲状腺	61	1.93	11.20	8.54	7.45	0.60	0.60	13.97	212	8.12	37.28	28.92	24.88	1.96	2.42	51.99	C73
淋巴瘤	94	2.97	17.27	9.18	9.17	0.49	0.49	13.25	81	3.10	14.24	7.34	7.00	0.32	0.85	7.19	C81—C86,C88,C90,C96
白血病	66	2.09	12.12	7.56	7.66	0.42	0.42	8.71	62	2.38	10.90	7.08	7.50	0.45	0.69	8.52	C91—C95,D45—D47
其他	82	2.59	15.06	8.52	8.42	0.41	0.41	9.48	89	3.41	15.65	7.14	7.22	0.40	0.91	11.83	O&U
所有部位合计	3 163	100.00	580.95	300.93	299.38	13.71	13.71	376.89	2610	100.00	458.98	239.72	233.77	14.92	26.73	411.22	ALL
所有部位除外 C44	3 124	98.77	573.79	297.41	295.88	13.59	13.59	374.04	2566	98.31	451.24	236.47	230.48	14.81	26.30	408.15	ALL exc. C44
死亡																	
口腔	20	0.95	3.67	1.81	1.84	0.10	0.10	2.83	5	0.38	0.88	0.38	0.32	0.02	0.02	0.64	C00—C10,C12—C14
鼻咽	23	1.09	4.22	2.30	2.29	0.12	0.12	2.98	9	0.69	1.58	0.76	0.73	0.05	0.07	1.60	C11
食管	84	3.98	15.43	7.62	7.58	0.25	0.25	6.93	145	11.10	25.50	10.12	9.91	0.40	0.95	10.62	C15
胃	240	11.36	44.08	20.77	21.07	0.64	0.64	17.47	157	12.02	27.61	9.96	10.17	0.30	0.99	8.46	C16
结直肠	167	7.91	30.67	14.71	14.81	0.36	0.36	9.44	173	13.25	30.42	12.55	12.59	0.65	1.32	18.18	C18—C21
肝脏	395	18.70	72.55	37.70	37.44	2.30	2.30	67.92	42	3.22	7.39	2.76	2.74	0.12	0.29	3.54	C22
胆囊	28	1.33	5.14	2.66	2.75	0.05	0.05	1.48	86	6.58	15.12	5.90	6.01	0.17	0.66	4.86	C23—C24
胰腺	132	6.25	24.24	11.55	11.64	0.37	0.37	10.18	31	2.37	5.45	1.69	1.70	0.04	0.12	0.97	C25
喉	16	0.76	2.94	1.33	1.33	0.05	0.05	1.56	0	0.00	0.00	0.00	0.00	0.00	0.00	0.00	C32
肺	615	29.12	112.96	54.47	54.62	1.69	1.69	46.64	250	19.14	43.96	16.95	17.61	0.60	2.08	16.20	C33—C34
其他胸腔器官	4	0.19	0.73	0.35	0.37	0.04	0.04	0.99	3	0.23	0.53	0.28	0.31	0.01	0.05	0.34	C37—C38
骨	9	0.43	1.65	1.10	1.07	0.06	0.06	1.23	2	0.15	0.35	0.17	0.17	0.00	0.02	0.00	C40—C41
皮肤黑色素瘤	6	0.28	1.10	0.46	0.51	0.02	0.02	0.66	6	0.46	1.06	0.36	0.38	0.01	0.03	0.34	C43
乳房	2	0.09	0.37	0.17	0.15	0.00	0.00	0.00	106	8.12	18.64	8.44	8.46	0.41	0.89	10.82	C50
子宫颈	—	—	—	—	—	—	—	—	50	3.83	8.79	4.73	4.59	0.36	0.49	9.32	C53
子宫体	—	—	—	—	—	—	—	—	23	1.76	4.04	1.74	1.78	0.12	0.16	3.52	C54—C55
卵巢	—	—	—	—	—	—	—	—	30	2.30	5.28	2.49	2.63	0.15	0.35	4.33	C56
前列腺	94	4.45	17.27	7.20	7.12	0.09	0.09	1.92	—	—	—	—	—	—	—	—	C61
睾丸	0	0.00	0.00	0.00	0.00	0.00	0.00	0.00	—	—	—	—	—	—	—	—	C62
肾	24	1.14	4.41	2.15	2.19	0.04	0.04	1.21	15	1.15	2.64	0.92	0.87	0.03	0.07	0.67	C64—C66,C68
膀胱	67	3.17	12.31	5.19	5.51	0.08	0.08	2.02	14	1.07	2.46	0.77	0.76	0.00	0.08	0.00	C67
脑	38	1.80	6.98	3.54	3.38	0.15	0.15	4.42	31	2.37	5.45	2.83	3.31	0.17	0.35	4.13	C70—C72,D32—D33,D42—D43
甲状腺	3	0.14	0.55	0.28	0.28	0.00	0.00	0.00	6	0.46	1.06	0.51	0.51	0.03	0.07	0.94	C73
淋巴瘤	65	3.08	11.94	5.80	5.60	0.21	0.21	6.03	58	4.44	10.20	4.52	4.34	0.17	0.47	4.49	C81—C86,C88,C90,C96
白血病	51	2.41	9.37	5.50	5.58	0.21	0.21	4.40	39	2.99	6.86	3.13	3.05	0.16	0.32	4.82	C91—C95,D45—D47
其他	29	1.37	5.33	2.72	2.82	0.10	0.10	1.92	25	1.91	4.40	1.26	1.27	0.01	0.07	0.30	O&U
所有部位合计	2 112	100.00	387.91	189.38	189.98	6.92	6.92	192.25	1306	100.00	229.66	93.21	94.20	3.99	9.92	109.08	ALL
所有部位除外 C44	2 102	99.53	386.07	188.71	189.22	6.92	6.92	192.25	1294	99.08	227.55	92.76	93.69	3.99	9.92	109.08	ALL exc. C44

附表 7-20 如皋市 2018 年恶性肿瘤发病和死亡主要指标

部位缩写	男性 病例数	构成比/%	粗率/(1/10万)	中标率/(1/10万)	世标率/(1/10万)	累积率/% 0—64岁	累积率/% 0—74岁	35-64岁截缩率/(1/10万)	女性 病例数	构成比/%	粗率/(1/10万)	中标率/(1/10万)	世标率/(1/10万)	累积率/% 0—64岁	累积率/% 0—74岁	35-64岁截缩率/(1/10万)	ICD-10
发病																	
口腔	45	1.41	6.35	3.20	3.07	0.19	0.19	5.83	20	0.83	2.80	0.91	0.92	0.04	0.10	1.01	C00—C10, C12—C14
鼻咽	21	0.66	2.96	1.36	1.39	0.11	0.11	3.27	8	0.33	1.12	0.45	0.47	0.04	0.05	1.14	C11
食管	717	22.41	101.23	40.57	41.25	1.72	1.72	46.33	360	14.98	50.42	16.44	16.25	0.40	1.87	10.76	C15
胃	301	9.41	42.50	17.67	17.69	0.85	0.85	23.69	144	5.99	20.17	8.24	7.77	0.33	0.89	8.44	C16
结直肠	253	7.91	35.72	15.68	15.68	0.95	0.95	27.47	180	7.49	25.21	10.40	10.18	0.53	1.07	14.87	C18—C21
肝脏	450	14.06	63.53	33.17	31.72	2.30	2.30	71.18	142	5.91	19.89	9.48	9.32	0.63	1.13	18.18	C22
胆囊	46	1.44	6.49	2.95	2.85	0.16	0.16	4.60	52	2.16	7.28	2.58	2.55	0.12	0.32	3.43	C23—C24
胰腺	117	3.66	16.52	6.72	6.77	0.25	0.25	7.17	92	3.83	12.89	4.64	4.67	0.22	0.50	5.87	C25
喉	17	0.53	2.40	1.04	1.04	0.08	0.08	2.10	2	0.08	0.28	0.16	0.17	0.02	0.02	0.54	C32
肺	641	20.03	90.50	37.73	37.60	1.74	1.74	47.89	341	14.18	47.76	19.46	19.06	0.98	2.31	28.32	C33—C34
其他胸腔器官	12	0.38	1.69	0.75	0.76	0.05	0.05	1.41	1	0.04	0.14	0.04	0.04	0.00	0.00	0.00	C37—C38
骨	11	0.34	1.55	1.01	0.99	0.04	0.04	0.26	10	0.42	1.40	0.85	0.87	0.04	0.08	0.72	C40—C41
皮肤黑色素瘤	2	0.06	0.28	0.10	0.10	0.00	0.00	0.00	5	0.21	0.70	0.25	0.27	0.01	0.05	0.25	C43
乳房	5	0.16	0.71	0.43	0.35	0.02	0.02	0.71	345	14.35	48.32	30.05	27.31	2.15	2.93	67.74	C50
子宫颈	—	—	—	—	—	—	—	—	167	6.95	23.39	12.61	11.87	0.90	1.28	26.55	C53
子宫体	—	—	—	—	—	—	—	—	69	2.87	9.66	5.38	4.99	0.41	0.47	12.98	C54—C55
卵巢	—	—	—	—	—	—	—	—	63	2.62	8.82	5.67	5.30	0.39	0.52	9.99	C56
前列腺	151	4.72	21.32	7.82	7.68	0.09	0.09	2.25	—	—	—	—	—	—	—	—	C61
睾丸	2	0.06	0.28	0.34	0.30	0.02	0.02	0.47	—	—	—	—	—	—	—	—	C62
肾	47	1.47	6.64	3.89	3.63	0.27	0.27	7.63	24	1.00	3.36	1.66	1.64	0.13	0.18	4.11	C64—C66, C68
膀胱	75	2.34	10.59	4.38	4.26	0.14	0.14	3.28	17	0.71	2.38	0.84	0.86	0.03	0.08	1.42	C67
脑	64	2.00	9.04	5.12	4.58	0.36	0.36	8.78	96	3.99	13.45	7.57	7.34	0.50	0.76	12.63	C70—C72, D32—D33, D42—D43
甲状腺	26	0.81	3.67	2.78	2.65	0.19	0.19	4.02	75	3.12	10.50	8.61	7.58	0.62	0.74	15.89	C73
淋巴瘤	63	1.97	8.89	4.33	4.42	0.21	0.21	5.88	58	2.41	8.12	4.00	3.70	0.19	0.44	4.49	C81—C86, C88, C90, C96
白血病	52	1.63	7.34	4.15	4.08	0.20	0.20	4.36	49	2.04	6.86	4.16	3.98	0.24	0.40	5.54	C91—C95, D45—D47
其他	82	2.56	11.58	5.24	5.25	0.25	0.25	5.79	84	3.49	11.77	4.45	4.39	0.24	0.45	7.06	O&U
所有部位合计	3 200	100.00	451.80	200.43	198.12	10.18	10.18	284.36	2404	100.00	336.71	158.92	151.48	9.17	16.65	261.91	ALL
所有部位除外 C44	3 175	99.22	448.27	199.01	196.62	10.15	10.15	283.72	2380	99.00	333.35	158.04	150.59	9.16	16.58	261.71	ALL exc. C44
死亡																	
口腔	24	1.01	3.39	1.52	1.52	0.09	0.09	2.56	19	1.28	2.66	0.95	0.92	0.04	0.09	1.25	C00—C10, C12—C14
鼻咽	13	0.55	1.84	1.00	0.93	0.04	0.04	1.28	9	0.60	1.26	0.68	0.64	0.05	0.05	1.77	C11
食管	594	24.93	83.87	32.05	32.16	0.95	0.95	25.34	353	23.72	49.44	14.92	14.61	0.33	1.42	8.97	C15
胃	252	10.57	35.58	13.82	13.24	0.33	0.33	8.77	119	8.00	16.67	6.26	5.88	0.26	0.57	6.02	C16
结直肠	124	5.20	17.51	7.10	6.97	0.26	0.26	7.10	101	6.79	14.15	4.98	4.94	0.21	0.53	6.17	C18—C21
肝脏	348	14.60	49.13	25.46	24.19	1.78	1.78	55.95	106	7.12	14.85	6.57	6.45	0.42	0.72	12.44	C22
胆囊	44	1.85	6.21	2.50	2.56	0.15	0.15	4.25	45	3.02	6.30	2.02	2.01	0.08	0.21	2.25	C23—C24
胰腺	105	4.41	14.82	6.11	6.06	0.15	0.15	6.90	77	5.17	10.78	3.88	3.89	0.11	0.44	5.90	C25
喉	14	0.59	1.98	0.76	0.72	0.02	0.02	0.46	0	0.00	0.00	0.00	0.00	0.00	0.00	0.00	C32
肺	544	22.83	76.81	31.11	31.00	1.24	1.24	34.36	245	16.47	34.32	12.21	12.17	0.58	1.35	16.69	C33—C34
其他胸腔器官	4	0.17	0.56	0.22	0.23	0.01	0.01	0.26	3	0.20	0.42	0.17	0.16	0.00	0.02	0.00	C37—C38
骨	11	0.46	1.55	0.61	0.56	0.01	0.01	0.28	9	0.60	1.26	0.79	0.75	0.03	0.06	0.26	C40—C41
皮肤黑色素瘤	2	0.08	0.28	0.14	0.15	0.01	0.01	0.26	2	0.13	0.28	0.14	0.12	0.01	0.01	0.26	C43
乳房	2	0.08	0.28	0.11	0.11	0.01	0.01	0.23	68	4.57	9.52	4.63	4.30	0.27	0.48	7.30	C50
子宫颈	—	—	—	—	—	—	—	—	79	5.31	11.07	4.48	4.30	0.26	0.40	7.81	C53
子宫体	—	—	—	—	—	—	—	—	31	2.08	4.34	1.21	1.27	0.05	0.09	1.64	C54—C55
卵巢	—	—	—	—	—	—	—	—	31	2.08	4.34	1.99	1.90	0.11	0.24	3.57	C56
前列腺	55	2.31	7.77	2.48	2.57	0.01	0.01	0.23	—	—	—	—	—	—	—	—	C61
睾丸	0	0.00	0.00	0.00	0.00	0.00	0.00	0.00	—	—	—	—	—	—	—	—	C62
肾	17	0.71	2.40	0.99	0.99	0.04	0.04	1.16	14	0.94	1.96	0.75	0.78	0.04	0.10	1.18	C64—C66, C68
膀胱	35	1.47	4.94	1.70	1.86	0.05	0.05	1.37	11	0.74	1.54	0.43	0.43	0.00	0.04	0.00	C67
脑	39	1.64	5.51	3.14	3.08	0.18	0.18	4.82	37	2.49	5.18	1.83	1.76	0.07	0.17	2.14	C70—C72, D32—D33, D42—D43
甲状腺	1	0.04	0.14	0.06	0.07	0.01	0.01	0.23	5	0.34	0.70	0.36	0.29	0.02	0.02	0.70	C73
淋巴瘤	57	2.39	8.05	3.62	3.80	0.20	0.20	4.77	51	3.43	7.14	2.77	2.68	0.10	0.33	2.31	C81—C86, C88, C90, C96
白血病	46	1.93	6.49	3.11	3.00	0.16	0.16	5.14	35	2.35	4.90	2.33	2.16	0.11	0.20	2.67	C91—C95, D45—D47
其他	52	2.18	7.34	3.10	3.06	0.15	0.15	4.41	38	2.55	5.32	1.83	1.93	0.11	0.20	2.90	O&U
所有部位合计	2 383	100.00	336.45	140.71	138.83	5.95	5.95	170.11	1488	100.00	208.42	76.18	74.35	3.37	7.81	94.18	ALL
所有部位除外 C44	2 376	99.71	335.46	140.42	138.52	5.95	5.95	170.11	1478	99.33	207.01	75.72	73.89	3.33	7.77	93.39	ALL exc. C44

附表 7-21 南通市海门区 2018 年恶性肿瘤发病和死亡主要指标

部位缩写	男性 病例数	构成比/%	粗率/(1/10万)	中标率/(1/10万)	世标率/(1/10万)	累积率/% 0—64岁	累积率/% 0—74岁	35—64岁截缩率/(1/10万)	女性 病例数	构成比/%	粗率/(1/10万)	中标率/(1/10万)	世标率/(1/10万)	累积率/% 0—64岁	累积率/% 0—74岁	35—64岁截缩率/(1/10万)	ICD-10
发病																	
口腔	26	1.07	5.31	2.26	2.28	0.12	0.12	2.83	12	0.59	2.36	0.83	0.83	0.04	0.11	1.15	C00—C10, C12—C14
鼻咽	22	0.91	4.49	2.89	2.91	0.20	0.20	3.32	12	0.59	2.36	1.55	1.44	0.10	0.15	2.57	C11
食管	104	4.29	21.25	8.02	7.72	0.26	0.26	7.12	35	1.74	6.89	1.75	1.72	0.02	0.15	0.58	C15
胃	294	12.13	60.06	25.06	24.35	1.21	1.21	32.25	142	7.04	27.97	11.18	10.50	0.54	1.07	13.77	C16
结直肠	264	10.89	53.94	21.19	21.33	1.00	1.00	29.22	191	9.47	37.62	13.42	13.45	0.67	1.65	19.49	C18—C21
肝脏	276	11.39	56.39	26.66	26.04	1.89	1.89	57.38	129	6.40	25.41	9.30	9.38	0.54	1.18	15.31	C22
胆囊	50	2.06	10.22	3.81	3.97	0.20	0.20	5.40	50	2.48	9.85	3.53	3.41	0.17	0.36	5.21	C23—C24
胰腺	90	3.71	18.39	6.58	6.70	0.28	0.28	7.70	73	3.62	14.38	4.73	4.75	0.18	0.58	5.25	C25
喉	20	0.83	4.09	1.49	1.54	0.07	0.07	1.88	2	0.10	0.39	0.68	0.62	0.03	0.04	0.00	C32
肺	681	28.09	139.13	51.36	51.25	2.14	2.14	57.93	391	19.39	77.02	29.53	29.59	1.72	3.58	50.12	C33—C34
其他胸腔器官	11	0.45	2.25	1.15	1.09	0.06	0.06	1.35	6	0.30	1.18	0.63	0.60	0.03	0.06	1.21	C37—C38
骨	5	0.21	1.02	1.41	1.28	0.08	0.08	0.43	6	0.30	1.18	0.63	0.62	0.03	0.04	0.00	C40—C41
皮肤黑色素瘤	2	0.08	0.41	0.20	0.20	0.01	0.01	0.43	3	0.15	0.59	0.23	0.22	0.01	0.02	0.29	C43
乳房	2	0.08	0.41	0.15	0.14	0.00	0.00	0.00	263	13.04	51.81	28.47	26.62	2.13	2.93	62.91	C50
子宫颈	—	—	—	—	—	—	—	—	119	5.90	23.44	15.19	13.53	1.15	1.43	35.19	C53
子宫体	—	—	—	—	—	—	—	—	75	3.72	14.77	7.64	7.37	0.64	0.82	19.89	C54—C55
卵巢	—	—	—	—	—	—	—	—	43	2.13	8.47	3.88	3.70	0.23	0.40	6.66	C56
前列腺	145	5.98	29.62	10.19	9.91	0.20	0.20	5.42	—	—	—	—	—	—	—	—	C61
睾丸	3	0.12	0.61	0.31	0.31	0.02	0.02	0.72	—	—	—	—	—	—	—	—	C62
肾	41	1.69	8.38	4.42	4.10	0.26	0.26	6.52	22	1.09	4.33	1.86	2.30	0.14	0.20	3.11	C64—C66, C68
膀胱	86	3.55	17.57	6.47	6.48	0.26	0.26	7.38	18	0.89	3.55	1.23	1.29	0.08	0.15	2.13	C67
脑	52	2.15	10.62	5.89	6.44	0.39	0.39	9.16	93	4.61	18.32	8.51	8.77	0.51	0.92	12.96	C70—C72, D32—D33, D42—D43
甲状腺	38	1.57	7.76	6.93	5.66	0.46	0.46	11.67	133	6.59	26.20	18.37	16.96	1.41	1.65	36.12	C73
淋巴瘤	72	2.97	14.71	6.76	6.94	0.39	0.39	8.87	71	3.52	13.99	5.77	5.50	0.32	0.61	8.86	C81—C86, C88, C90, C96
白血病	48	1.98	9.81	5.69	5.95	0.34	0.34	7.01	39	1.93	7.68	4.13	5.27	0.24	0.34	2.98	C91—C95, D45—D47
其他	92	3.80	18.80	8.09	8.24	0.36	0.36	7.42	89	4.41	17.53	6.18	6.56	0.28	0.60	8.03	O&U
所有部位合计	2 424	100.00	495.22	206.98	204.86	10.19	10.19	271.42	2017	100.00	397.32	179.21	175.01	11.25	19.09	315.52	ALL
所有部位除外 C44	2 380	98.18	486.23	203.34	201.31	10.08	10.08	269.16	1970	97.67	388.06	176.24	171.63	11.15	18.80	313.46	ALL exc. C44
死亡																	
口腔	14	0.80	2.86	1.01	1.04	0.04	0.04	1.21	4	0.37	0.79	0.25	0.27	0.01	0.05	0.29	C00—C10, C12—C14
鼻咽	12	0.69	2.45	1.01	1.07	0.09	0.09	2.46	6	0.55	1.18	0.84	0.71	0.07	0.07	1.47	C11
食管	92	5.26	18.80	6.89	6.89	0.33	0.33	8.85	48	4.38	9.46	2.42	2.32	0.01	0.17	0.44	C15
胃	205	11.71	41.88	14.58	14.37	0.41	0.41	11.03	95	8.68	18.71	6.39	5.96	0.24	0.47	5.71	C16
结直肠	141	8.06	28.81	10.29	10.65	0.38	0.38	10.40	111	10.14	21.87	6.30	6.28	0.21	0.57	6.32	C18—C21
肝脏	253	14.46	51.69	23.21	22.99	1.58	1.58	47.50	110	10.05	21.67	7.18	7.29	0.41	0.80	11.36	C22
胆囊	31	1.77	6.33	2.20	2.18	0.06	0.06	1.44	49	4.47	9.65	3.15	3.07	0.15	0.30	4.16	C23—C24
胰腺	88	5.03	17.98	6.21	6.49	0.29	0.29	7.79	72	6.58	14.18	4.41	4.35	0.14	0.49	3.93	C25
喉	14	0.80	2.86	1.04	1.10	0.06	0.06	1.54	2	0.18	0.39	0.07	0.07	0.00	0.00	0.00	C32
肺	546	31.20	111.55	39.99	39.68	1.28	1.28	34.64	217	19.82	42.75	13.92	13.76	0.62	1.46	18.35	C33—C34
其他胸腔器官	8	0.46	1.63	0.74	0.76	0.05	0.05	1.48	1	0.09	0.20	0.29	0.24	0.02	0.02	0.00	C37—C38
骨	9	0.51	1.84	0.95	0.92	0.06	0.06	1.36	5	0.46	0.98	0.71	0.75	0.03	0.06	0.00	C40—C41
皮肤黑色素瘤	5	0.29	1.02	0.39	0.41	0.03	0.03	0.67	4	0.37	0.79	0.19	0.18	0.00	0.01	0.00	C43
乳房	0	0.00	0.00	0.00	0.00	0.00	0.00	0.00	73	6.67	14.38	5.39	5.33	0.36	0.55	10.34	C50
子宫颈	—	—	—	—	—	—	—	—	27	2.47	5.32	3.20	2.86	0.22	0.29	6.68	C53
子宫体	—	—	—	—	—	—	—	—	17	1.55	3.35	1.22	1.27	0.07	0.17	2.09	C54—C55
卵巢	—	—	—	—	—	—	—	—	29	2.65	5.71	2.29	2.17	0.13	0.26	3.73	C56
前列腺	67	3.83	13.69	4.17	4.29	0.02	0.02	0.57	—	—	—	—	—	—	—	—	C61
睾丸	2	0.11	0.41	0.12	0.15	0.00	0.00	0.00	—	—	—	—	—	—	—	—	C62
肾	16	0.91	3.27	1.10	1.07	0.02	0.02	0.62	7	0.64	1.38	0.34	0.36	0.01	0.03	0.29	C64—C66, C68
膀胱	59	3.37	12.05	3.60	3.82	0.04	0.04	1.16	16	1.46	3.15	0.79	0.81	0.01	0.08	0.33	C67
脑	46	2.63	9.40	4.39	4.13	0.22	0.22	6.26	48	4.38	9.46	4.55	4.54	0.26	0.39	6.30	C70—C72, D32—D33, D42—D43
甲状腺	6	0.34	1.23	0.39	0.42	0.00	0.00	0.00	7	0.64	1.38	0.60	0.60	0.00	0.09	1.09	C73
淋巴瘤	49	2.80	10.01	3.89	3.58	0.12	0.12	3.86	49	4.47	9.65	3.52	3.38	0.14	0.36	4.24	C81—C86, C88, C90, C96
白血病	31	1.77	6.33	3.08	3.00	0.18	0.18	4.20	38	3.47	7.49	3.03	3.09	0.14	0.26	3.37	C91—C95, D45—D47
其他	56	3.20	11.44	4.11	4.72	0.15	0.15	3.51	60	5.48	11.82	3.50	3.58	0.11	0.27	2.37	O&U
所有部位合计	1 750	100.00	357.53	133.44	133.73	5.41	5.41	150.57	1095	100.00	215.70	74.53	73.27	3.38	7.20	92.84	ALL
所有部位除外 C44	1 732	98.97	353.85	132.49	132.60	5.41	5.41	150.57	1070	97.72	210.77	73.65	72.31	3.38	7.17	92.84	ALL exc. C44

附表 7-22　连云港市区 2018 年恶性肿瘤发病和死亡主要指标

部位缩写	男性								女性								ICD-10
	病例数	构成比/%	粗率/(1/10万)	中标率/(1/10万)	世标率/(1/10万)	累积率/% 0—64岁	累积率/% 0—74岁	35—64岁/截缩率(1/10万)	病例数	构成比/%	粗率/(1/10万)	中标率/(1/10万)	世标率/(1/10万)	累积率/% 0—64岁	累积率/% 0—74岁	35—64岁/截缩率(1/10万)	
发病																	
口腔	22	1.47	4.19	2.60	2.61	0.24	0.24	6.77	11	0.82	2.13	1.30	1.16	0.04	0.16	0.81	C00—C10, C12—C14
鼻咽	6	0.40	1.14	0.79	0.74	0.04	0.04	1.38	5	0.37	0.97	0.54	0.53	0.03	0.07	0.81	C11
食管	116	7.75	22.09	12.80	12.90	0.45	0.45	12.21	32	2.40	6.20	2.85	2.59	0.04	0.21	1.24	C15
胃	169	11.30	32.19	19.37	19.13	0.75	0.75	21.08	61	4.57	11.82	6.48	6.22	0.27	0.71	7.89	C16
结直肠	169	11.30	32.19	19.94	19.67	1.05	1.05	30.36	104	7.78	20.16	11.36	10.91	0.52	1.30	13.75	C18—C21
肝脏	155	10.36	29.52	18.37	18.59	1.40	1.40	41.43	52	3.89	10.08	5.43	5.42	0.34	0.59	9.58	C22
胆囊	28	1.87	5.33	3.29	3.12	0.15	0.15	4.54	16	1.20	3.10	1.51	1.62	0.09	0.21	2.35	C23—C24
胰腺	60	4.01	11.43	6.64	6.48	0.30	0.30	8.87	54	4.04	10.47	5.19	4.98	0.17	0.54	4.31	C25
喉	9	0.60	1.71	1.05	1.10	0.04	0.04	1.22	1	0.07	0.19	0.07	0.06	0.00	0.00	0.00	C32
肺	370	24.73	70.47	41.76	41.59	1.72	1.72	46.95	224	16.77	43.42	23.37	22.71	1.18	2.61	33.19	C33—C34
其他胸腔器官	10	0.67	1.90	1.24	1.14	0.04	0.04	0.79	2	0.15	0.39	0.22	0.23	0.00	0.03	0.40	C37—C38
骨	3	0.20	0.57	0.35	0.34	0.00	0.00	0.00	3	0.22	0.58	0.48	0.44	0.00	0.04	0.43	C40—C41
皮肤黑色素瘤	2	0.13	0.38	0.40	0.42	0.03	0.03	0.39	6	0.45	1.16	0.73	0.71	0.05	0.08	1.73	C43
乳房	1	0.07	0.19	0.10	0.12	0.02	0.02	0.39	295	22.08	57.19	39.90	37.36	3.11	4.10	96.49	C50
子宫颈	—	—	—	—	—	—	—	—	84	6.29	16.28	12.47	11.14	0.89	1.10	26.55	C53
子宫体	—	—	—	—	—	—	—	—	41	3.07	7.95	5.62	5.20	0.39	0.59	11.68	C54—C55
卵巢	—	—	—	—	—	—	—	—	43	3.22	8.34	5.80	5.60	0.39	0.58	10.59	C56
前列腺	68	4.55	12.95	7.05	7.00	0.23	0.23	5.85	—	—	—	—	—	—	—	—	C61
睾丸	2	0.13	0.38	0.44	0.32	0.02	0.02	0.00	—	—	—	—	—	—	—	—	C62
肾	33	2.21	6.29	4.25	4.07	0.27	0.27	8.12	15	1.12	2.91	1.63	1.57	0.10	0.17	2.89	C64—C66, C68
膀胱	63	4.21	12.00	6.60	6.82	0.23	0.23	8.68	16	1.20	3.10	1.77	1.85	0.09	0.19	1.97	C67
脑	21	1.40	4.00	2.92	2.83	0.21	0.21	5.33	51	3.82	9.89	5.97	6.22	0.43	0.71	11.96	C70—C72, D32—D33, D42—D43
甲状腺	42	2.81	8.00	7.00	5.92	0.51	0.51	12.96	108	8.08	20.94	16.32	14.67	1.26	1.46	32.01	C73
淋巴瘤	42	2.81	8.00	6.16	5.97	0.35	0.35	8.53	36	2.69	6.98	4.41	4.43	0.26	0.49	5.50	C81—C86, C88, C90, C96
白血病	59	3.94	11.24	9.04	9.32	0.45	0.45	7.94	39	2.92	7.56	4.94	4.61	0.22	0.50	3.67	C91—C95, D45—D47
其他	46	3.07	8.76	5.47	5.75	0.30	0.30	7.00	37	2.77	7.17	4.50	4.72	0.24	0.55	5.30	O&U
所有部位合计	1 496	100.00	284.94	177.63	175.95	8.90	8.90	240.78	1336	100.00	258.99	162.88	154.94	10.15	17.00	285.13	ALL
所有部位除外 C44	1 486	99.33	283.04	176.54	174.92	8.82	8.82	238.68	1329	99.48	257.63	162.14	154.20	10.13	16.90	284.30	ALL exc. C44
死亡																	
口腔	12	1.08	2.29	1.44	1.38	0.07	0.07	2.02	8	1.23	1.55	0.75	0.80	0.04	0.07	1.31	C00—C10, C12—C14
鼻咽	9	0.81	1.71	1.05	1.06	0.08	0.08	2.41	2	0.31	0.39	0.25	0.25	0.03	0.03	0.81	C11
食管	103	9.24	19.62	10.90	10.59	0.28	0.28	7.48	29	4.44	5.62	2.14	2.10	0.03	0.08	0.78	C15
胃	145	13.00	27.62	15.52	15.47	0.58	0.58	15.30	51	7.81	9.89	5.04	4.92	0.24	0.45	6.48	C16
结直肠	80	7.17	15.24	8.55	8.35	0.30	0.30	8.06	57	8.73	11.05	5.33	5.34	0.21	0.56	6.51	C18—C21
肝脏	159	14.26	30.28	18.30	18.63	1.27	1.27	36.57	55	8.42	10.66	5.65	5.67	0.34	0.61	9.77	C22
胆囊	24	2.15	4.57	2.84	2.68	0.12	0.12	3.76	14	2.14	2.71	1.39	1.44	0.07	0.17	2.02	C23—C24
胰腺	56	5.02	10.67	6.15	6.10	0.23	0.23	6.83	45	6.89	8.72	4.43	4.45	0.16	0.48	4.45	C25
喉	7	0.63	1.33	0.69	0.68	0.02	0.02	0.39	0	0.00	0.00	0.00	0.00	0.00	0.00	0.00	C32
肺	301	27.00	57.33	32.69	32.40	1.26	1.26	34.70	174	26.65	33.73	17.00	16.33	0.55	1.80	16.06	C33—C34
其他胸腔器官	6	0.54	1.14	0.88	0.89	0.02	0.02	0.00	3	0.46	0.58	0.31	0.35	0.03	0.05	0.78	C37—C38
骨	5	0.45	0.95	0.65	0.52	0.01	0.01	0.00	4	0.61	0.78	0.50	0.43	0.02	0.04	0.43	C40—C41
皮肤黑色素瘤	0	0.00	0.00	0.00	0.00	0.00	0.00	0.00	2	0.31	0.39	0.19	0.18	0.02	0.02	0.43	C43
乳房	1	0.09	0.19	0.12	0.10	0.00	0.00	0.00	42	6.43	8.14	4.97	4.81	0.36	0.49	11.25	C50
子宫颈	—	—	—	—	—	—	—	—	30	4.59	5.82	3.82	3.62	0.24	0.47	7.21	C53
子宫体	—	—	—	—	—	—	—	—	9	1.38	1.74	0.93	0.99	0.04	0.15	1.29	C54—C55
卵巢	—	—	—	—	—	—	—	—	23	3.52	4.46	2.58	2.59	0.15	0.38	4.41	C56
前列腺	30	2.69	5.71	2.75	2.85	0.05	0.05	1.17	—	—	—	—	—	—	—	—	C61
睾丸	1	0.09	0.19	0.11	0.12	0.00	0.00	0.00	—	—	—	—	—	—	—	—	C62
肾	23	2.06	4.38	2.57	2.57	0.07	0.07	2.02	10	1.53	1.94	1.05	0.95	0.06	0.07	1.18	C64—C66, C68
膀胱	31	2.78	5.90	3.08	3.14	0.08	0.08	1.94	4	0.61	0.78	0.45	0.45	0.00	0.10	0.00	C67
脑	22	1.97	4.19	3.18	3.23	0.22	0.22	5.93	25	3.83	4.85	3.18	3.45	0.19	0.37	3.67	C70—C72, D32—D33, D42—D43
甲状腺	6	0.54	1.14	0.68	0.63	0.03	0.03	0.78	5	0.77	0.97	0.50	0.43	0.01	0.03	0.43	C73
淋巴瘤	31	2.78	5.90	3.74	3.56	0.13	0.13	3.25	14	2.14	2.71	1.42	1.37	0.07	0.15	1.95	C81—C86, C88, C90, C96
白血病	37	3.32	7.05	4.65	4.63	0.18	0.18	3.46	20	3.06	3.88	1.93	1.87	0.07	0.15	2.04	C91—C95, D45—D47
其他	26	2.33	4.95	2.92	3.11	0.11	0.11	2.54	27	4.13	5.23	2.83	2.71	0.18	0.27	2.04	O&U
所有部位合计	1 115	100.00	212.37	123.48	122.68	5.09	5.09	138.59	653	100.00	126.59	66.65	65.29	3.11	7.00	88.06	ALL
所有部位除外 C44	1 109	99.46	211.23	122.94	122.07	5.06	5.06	137.81	647	99.08	125.42	66.24	64.81	3.10	6.96	87.68	ALL exc. C44

部位缩写	男性								女性								ICD-10
	病例数	构成比/%	粗率/(1/10万)	中标率/(1/10万)	世标率/(1/10万)	累积率/% 0—64岁	0—74岁	35—64岁/截缩率/(1/10万)	病例数	构成比/%	粗率/(1/10万)	中标率/(1/10万)	世标率/(1/10万)	累积率/% 0—64岁	0—74岁	35—64岁/截缩率/(1/10万)	
发病																	
口腔	28	1.77	4.42	3.16	3.11	0.18	0.18	4.87	12	0.91	2.11	1.27	1.19	0.06	0.12	1.97	C00—C10, C12—C14
鼻咽	11	0.70	1.74	1.19	1.28	0.13	0.13	3.45	2	0.15	0.35	0.21	0.24	0.03	0.03	0.76	C11
食管	279	17.68	44.07	28.72	28.68	1.08	1.08	29.30	55	4.19	9.68	5.07	5.02	0.22	0.54	6.26	C15
胃	152	9.63	24.01	16.20	16.17	0.74	0.74	20.48	63	4.79	11.08	6.13	5.93	0.31	0.68	8.15	C16
结直肠	155	9.82	24.48	17.39	16.86	0.86	0.86	25.37	111	8.45	19.53	11.86	11.38	0.53	1.45	16.29	C18—C21
肝脏	160	10.14	25.27	18.09	18.26	1.25	1.25	35.47	61	4.64	10.73	6.24	6.25	0.35	0.73	9.48	C22
胆囊	15	0.95	2.37	1.63	1.66	0.07	0.07	1.87	17	1.29	2.99	1.56	1.51	0.06	0.16	1.88	C23—C24
胰腺	43	2.72	6.79	4.92	4.63	0.25	0.25	7.41	28	2.13	4.93	3.20	3.10	0.16	0.35	3.77	C25
喉	14	0.89	2.21	1.59	1.62	0.10	0.10	3.09	2	0.15	0.35	0.17	0.17	0.01	0.01	0.40	C32
肺	433	27.44	68.39	47.15	46.88	2.47	2.47	68.99	252	19.18	44.34	26.64	26.36	1.57	3.28	45.51	C33—C34
其他胸腔器官	3	0.19	0.47	0.48	0.46	0.03	0.03	1.14	4	0.30	0.70	0.67	0.54	0.04	0.04	1.47	C37—C38
骨	13	0.82	2.05	1.93	1.83	0.12	0.12	2.89	7	0.53	1.23	0.90	0.78	0.05	0.09	1.50	C40—C41
皮肤黑色素瘤	1	0.06	0.16	0.08	0.06	0.00	0.00	0.00	4	0.30	0.70	0.43	0.43	0.01	0.06	0.00	C43
乳房	3	0.19	0.47	0.43	0.41	0.04	0.04	1.32	256	19.48	45.04	35.28	32.44	2.73	3.36	82.48	C50
子宫颈	—	—	—	—	—	—	—	—	98	7.46	17.24	14.60	12.83	1.06	1.25	32.47	C53
子宫体	—	—	—	—	—	—	—	—	33	2.51	5.81	4.20	4.31	0.40	0.48	10.49	C54—C55
卵巢	—	—	—	—	—	—	—	—	44	3.35	7.74	5.95	5.70	0.50	0.58	13.66	C56
前列腺	21	1.33	3.32	1.93	1.95	0.01	0.01	0.36	—	—	—	—	—	—	—	—	C61
睾丸	3	0.19	0.47	0.38	0.35	0.02	0.02	0.37	—	—	—	—	—	—	—	—	C62
肾	27	1.71	4.26	3.58	3.45	0.21	0.21	6.32	10	0.76	1.76	1.43	1.46	0.10	0.10	3.20	C64—C66, C68
膀胱	53	3.36	8.37	5.75	5.34	0.14	0.14	4.20	11	0.84	1.94	1.44	1.30	0.07	0.18	2.44	C67
脑	33	2.09	5.21	4.26	4.28	0.20	0.20	4.03	65	4.95	11.44	8.64	8.63	0.65	0.92	15.85	C70—C72, D32—D33, D42—D43
甲状腺	17	1.08	2.69	2.36	2.26	0.17	0.17	3.80	80	6.09	14.08	11.68	10.64	0.90	1.00	25.88	C73
淋巴瘤	30	1.90	4.74	3.79	3.76	0.28	0.28	6.32	19	1.45	3.34	2.47	2.30	0.17	0.22	4.65	C81—C86, C88, C90, C96
白血病	35	2.22	5.53	4.29	4.71	0.27	0.27	4.48	35	2.66	6.16	4.88	4.70	0.29	0.45	6.11	C91—C95, D45—D47
其他	49	3.11	7.74	5.59	6.01	0.25	0.25	5.23	45	3.42	7.92	5.61	5.23	0.34	0.57	9.45	O&U
所有部位合计	1 578	100.00	249.24	174.90	174.02	8.86	8.86	240.74	1314	100.00	231.20	160.59	152.44	10.64	16.68	304.13	ALL
所有部位除外 C44	1 571	99.56	248.13	174.18	173.39	8.86	8.86	240.74	1303	99.16	229.26	159.66	151.52	10.60	16.58	303.02	ALL exc. C44
死亡																	
口腔	20	1.64	3.16	2.08	2.07	0.13	0.13	3.79	4	0.65	0.70	0.39	0.38	0.01	0.07	0.35	C00—C10, C12—C14
鼻咽	8	0.66	1.26	0.90	0.89	0.06	0.06	1.88	2	0.33	0.35	0.13	0.15	0.00	0.02	0.00	C11
食管	263	21.56	41.54	26.69	26.38	0.85	0.85	23.00	33	5.37	5.81	2.77	2.54	0.06	0.17	1.57	C15
胃	113	9.26	17.85	12.35	12.00	0.57	0.57	16.35	46	7.48	8.09	3.57	3.63	0.13	0.34	3.67	C16
结直肠	72	5.90	11.37	7.23	7.05	0.17	0.17	4.94	43	6.99	7.57	4.02	3.88	0.16	0.45	4.37	C18—C21
肝脏	170	13.93	26.85	19.18	19.28	1.26	1.26	37.04	53	8.62	9.33	5.58	5.48	0.30	0.69	8.88	C22
胆囊	12	0.98	1.90	1.25	1.22	0.04	0.04	0.72	11	1.79	1.94	0.91	0.91	0.04	0.08	1.07	C23—C24
胰腺	47	3.85	7.42	5.14	4.93	0.29	0.29	8.26	22	3.58	3.87	2.13	2.11	0.13	0.22	3.84	C25
喉	5	0.41	0.79	0.58	0.61	0.02	0.02	0.92	0	0.00	0.00	0.00	0.00	0.00	0.00	0.00	C32
肺	341	27.95	53.86	35.60	35.47	1.68	1.68	46.75	195	31.71	34.31	18.55	18.38	0.88	2.22	24.12	C33—C34
其他胸腔器官	2	0.16	0.32	0.30	0.23	0.01	0.01	0.00	2	0.33	0.35	0.20	0.19	0.01	0.01	0.35	C37—C38
骨	8	0.66	1.26	1.07	1.09	0.07	0.07	2.38	7	1.14	1.23	0.88	0.87	0.07	0.09	1.46	C40—C41
皮肤黑色素瘤	3	0.25	0.47	0.34	0.37	0.02	0.02	0.84	1	0.16	0.18	0.10	0.10	0.00	0.02	0.00	C43
乳房	1	0.08	0.16	0.14	0.12	0.01	0.01	0.40	61	9.92	10.73	7.01	6.65	0.44	0.78	12.90	C50
子宫颈	—	—	—	—	—	—	—	—	35	5.69	6.16	4.75	4.33	0.33	0.45	11.07	C53
子宫体	—	—	—	—	—	—	—	—	9	1.46	1.58	1.10	1.05	0.07	0.17	1.57	C54—C55
卵巢	—	—	—	—	—	—	—	—	23	3.74	4.05	2.61	2.52	0.19	0.29	5.67	C56
前列腺	12	0.98	1.90	1.03	0.96	0.01	0.01	0.37	—	—	—	—	—	—	—	—	C61
睾丸	0	0.00	0.00	0.00	0.00	0.00	0.00	0.00	—	—	—	—	—	—	—	—	C62
肾	11	0.90	1.74	1.23	1.36	0.08	0.08	2.26	3	0.49	0.53	0.38	0.35	0.02	0.04	0.60	C64—C66, C68
膀胱	29	2.38	4.58	2.86	2.71	0.04	0.04	1.28	8	1.30	1.41	0.67	0.67	0.01	0.10	0.35	C67
脑	25	2.05	3.95	3.47	3.19	0.23	0.23	5.58	18	2.93	3.17	2.00	2.11	0.13	0.25	2.99	C70—C72, D32—D33, D42—D43
甲状腺	2	0.16	0.32	0.20	0.18	0.01	0.01	0.00	4	0.65	0.70	0.27	0.32	0.02	0.03	0.41	C73
淋巴瘤	20	1.64	3.16	2.37	2.25	0.13	0.13	4.08	7	1.14	1.23	0.81	0.78	0.04	0.09	1.41	C81—C86, C88, C90, C96
白血病	30	2.46	4.74	3.48	3.52	0.15	0.15	3.68	20	3.25	3.52	2.88	2.78	0.16	0.24	2.92	C91—C95, D45—D47
其他	26	2.13	4.11	2.45	2.58	0.06	0.06	1.07	8	1.30	1.41	0.71	0.78	0.01	0.07	0.00	O&U
所有部位合计	1 220	100.00	192.69	129.97	128.44	5.94	5.94	165.60	615	100.00	108.21	62.44	60.97	3.20	6.89	89.57	ALL
所有部位除外 C44	1 213	99.43	191.59	129.40	127.81	5.92	5.92	165.24	614	99.84	108.03	62.37	60.92	3.20	6.89	89.57	ALL exc. C44

附表 7-24 东海县 2018 年恶性肿瘤发病和死亡主要指标

部位缩写	男性 病例数	构成比/%	粗率/(1/10万)	中标率/(1/10万)	世标率/(1/10万)	累积率/% 0—64岁	累积率/% 0—74岁	35—64岁截缩率/(1/10万)	女性 病例数	构成比/%	粗率/(1/10万)	中标率/(1/10万)	世标率/(1/10万)	累积率/% 0—64岁	累积率/% 0—74岁	35—64岁截缩率/(1/10万)	ICD-10
发病																	
口腔	28	1.80	4.31	3.42	3.31	0.18	0.18	5.26	6	0.53	1.01	0.57	0.64	0.03	0.10	0.77	C00—C10, C12—C14
鼻咽	15	0.96	2.31	1.64	1.69	0.15	0.15	4.19	11	0.97	1.84	1.36	1.26	0.08	0.13	2.45	C11
食管	154	9.88	23.69	16.27	15.94	0.56	0.56	15.52	33	2.91	5.53	3.00	3.08	0.07	0.34	2.27	C15
胃	164	10.53	25.23	18.12	18.00	0.79	0.79	21.89	80	7.06	13.41	8.87	8.41	0.48	0.76	14.81	C16
结直肠	120	7.70	18.46	13.68	13.31	0.70	0.70	19.96	79	6.97	13.24	8.78	8.51	0.43	1.09	12.82	C18—C21
肝脏	189	12.13	29.07	21.92	21.69	1.33	1.33	38.24	89	7.86	14.92	8.86	9.09	0.46	1.00	13.56	C22
胆囊	30	1.93	4.62	3.19	3.33	0.16	0.16	4.23	22	1.94	3.69	2.21	2.19	0.12	0.21	3.37	C23—C24
胰腺	39	2.50	6.00	4.49	4.24	0.17	0.17	4.65	22	1.94	3.69	2.18	2.22	0.10	0.26	2.80	C25
喉	19	1.22	2.92	2.09	2.07	0.14	0.14	3.94	3	0.26	0.50	0.31	0.24	0.00	0.00	0.00	C32
肺	487	31.26	74.92	52.90	52.95	2.51	2.51	69.94	205	18.09	34.37	21.21	21.38	1.04	2.61	29.47	C33—C34
其他胸腔器官	1	0.06	0.15	0.15	0.13	0.01	0.01	0.00	5	0.44	0.84	0.77	0.62	0.05	0.07	1.30	C37—C38
骨	14	0.90	2.15	2.00	1.76	0.08	0.08	1.69	7	0.62	1.17	1.00	0.89	0.05	0.05	0.91	C40—C41
皮肤黑色素瘤	6	0.39	0.92	0.87	0.76	0.04	0.04	0.39	3	0.26	0.50	0.44	0.34	0.03	0.03	0.91	C43
乳房	5	0.32	0.77	0.62	0.60	0.05	0.05	1.53	186	16.42	31.18	25.22	23.69	2.05	2.33	63.05	C50
子宫颈	—	—	—	—	—	—	—	—	94	8.30	15.76	12.23	11.68	1.01	1.27	30.41	C53
子宫体	—	—	—	—	—	—	—	—	42	3.71	7.04	5.04	4.89	0.42	0.49	12.75	C54—C55
卵巢	—	—	—	—	—	—	—	—	36	3.18	6.04	4.54	4.34	0.31	0.41	8.86	C56
前列腺	42	2.70	6.46	4.23	4.18	0.11	0.11	3.03	—	—	—	—	—	—	—	—	C61
睾丸	1	0.06	0.15	0.10	0.11	0.00	0.00	0.00	—	—	—	—	—	—	—	—	C62
肾	15	0.96	2.31	1.72	1.59	0.07	0.07	1.54	8	0.71	1.34	0.91	1.09	0.06	0.11	1.48	C64—C66, C68
膀胱	44	2.82	6.77	4.79	4.78	0.18	0.18	5.29	5	0.44	0.84	0.60	0.53	0.02	0.08	0.35	C67
脑	41	2.63	6.31	5.07	4.85	0.36	0.36	9.08	53	4.68	8.89	6.64	6.56	0.41	0.69	11.43	C70—C72, D32—D33, D42—D43
甲状腺	11	0.71	1.69	1.65	1.40	0.10	0.10	1.80	35	3.09	5.87	5.56	4.93	0.39	0.46	9.84	C73
淋巴瘤	41	2.63	6.31	5.08	5.03	0.22	0.22	3.97	32	2.82	5.36	4.33	3.99	0.29	0.40	6.61	C81—C86, C88, C90, C96
白血病	44	2.82	6.77	6.02	6.26	0.37	0.37	7.97	30	2.65	5.03	3.85	4.10	0.25	0.32	3.84	C91—C95, D45—D47
其他	48	3.08	7.38	5.06	5.38	0.26	0.26	6.25	47	4.15	7.88	5.11	5.03	0.33	0.57	8.94	O&U
所有部位合计	1 558	100.00	239.67	175.42	173.37	8.54	8.54	230.34	1133	100.00	189.95	133.59	129.71	8.49	13.78	243.00	ALL
所有部位除外 C44	1 544	99.10	237.52	174.02	171.95	8.51	8.51	229.94	1123	99.12	188.27	132.59	128.72	8.46	13.68	242.26	ALL exc. C44
死亡																	
口腔	13	1.04	2.00	1.28	1.29	0.08	0.08	1.98	2	0.30	0.34	0.08	0.13	0.00	0.00	0.00	C00—C10, C12—C14
鼻咽	10	0.80	1.54	1.16	1.16	0.07	0.07	1.86	5	0.75	0.84	0.63	0.59	0.03	0.09	0.80	C11
食管	133	10.61	20.46	13.70	13.29	0.31	0.31	8.75	31	4.68	5.20	2.58	2.69	0.04	0.28	1.15	C15
胃	133	10.61	20.46	14.09	13.86	0.49	0.49	13.84	65	9.80	10.90	6.43	6.12	0.21	0.57	5.58	C16
结直肠	79	6.30	12.15	8.49	8.33	0.28	0.28	8.47	47	7.09	7.88	5.02	4.65	0.15	0.48	4.84	C18—C21
肝脏	186	14.83	28.61	21.48	21.06	1.41	1.41	42.18	79	11.92	13.24	7.94	8.01	0.38	0.77	10.16	C22
胆囊	24	1.91	3.69	2.60	2.63	0.14	0.14	3.99	22	3.32	3.69	2.30	2.19	0.10	0.22	2.95	C23—C24
胰腺	35	2.79	5.38	4.21	3.99	0.21	0.21	6.33	23	3.47	3.86	2.30	2.30	0.07	0.27	2.24	C25
喉	14	1.12	2.15	1.52	1.54	0.08	0.08	1.98	2	0.30	0.34	0.19	0.15	0.00	0.00	0.00	C32
肺	431	34.37	66.30	45.97	45.62	1.75	1.75	48.99	175	26.40	29.34	16.78	16.94	0.67	1.89	19.50	C33—C34
其他胸腔器官	2	0.16	0.31	0.23	0.24	0.01	0.01	0.39	0	0.00	0.00	0.00	0.00	0.00	0.00	0.00	C37—C38
骨	12	0.96	1.85	1.59	1.43	0.07	0.07	2.07	7	1.06	1.17	0.98	0.76	0.02	0.07	0.56	C40—C41
皮肤黑色素瘤	3	0.24	0.46	0.31	0.35	0.02	0.02	0.40	1	0.15	0.17	0.15	0.13	0.01	0.01	0.41	C43
乳房	1	0.08	0.15	0.11	0.11	0.01	0.01	0.35	45	6.79	7.54	5.25	4.93	0.34	0.51	10.18	C50
子宫颈	—	—	—	—	—	—	—	—	24	3.62	4.02	2.72	2.65	0.19	0.28	5.97	C53
子宫体	—	—	—	—	—	—	—	—	13	1.96	2.18	1.42	1.31	0.08	0.10	2.42	C54—C55
卵巢	—	—	—	—	—	—	—	—	15	2.26	2.51	1.59	1.62	0.11	0.20	3.05	C56
前列腺	18	1.44	2.77	1.76	1.63	0.01	0.01	0.39	—	—	—	—	—	—	—	—	C61
睾丸	0	0.00	0.00	0.00	0.00	0.00	0.00	0.00	—	—	—	—	—	—	—	—	C62
肾	9	0.72	1.38	1.00	0.94	0.02	0.02	0.75	1	0.15	0.17	0.08	0.06	0.00	0.00	0.00	C64—C66, C68
膀胱	20	1.59	3.08	1.97	1.95	0.00	0.00	0.00	3	0.45	0.50	0.24	0.29	0.01	0.03	0.38	C67
脑	34	2.71	5.23	4.31	4.09	0.24	0.24	5.90	33	4.98	5.53	4.08	3.97	0.22	0.36	5.40	C70—C72, D32—D33, D42—D43
甲状腺	3	0.24	0.46	0.35	0.35	0.02	0.02	0.00	3	0.45	0.50	0.33	0.33	0.01	0.01	0.00	C73
淋巴瘤	29	2.31	4.46	3.49	3.29	0.16	0.16	3.35	23	3.47	3.86	2.85	2.90	0.25	0.28	6.06	C81—C86, C88, C90, C96
白血病	38	3.03	5.85	4.49	5.00	0.26	0.26	4.87	23	3.47	3.86	2.12	2.79	0.19	0.24	3.07	C91—C95, D45—D47
其他	27	2.15	4.15	2.87	2.70	0.06	0.06	1.12	21	3.17	3.52	2.12	2.79	0.19	0.24	3.46	O&U
所有部位合计	1 254	100.00	192.91	136.98	134.86	5.70	5.70	157.94	663	100.00	111.15	69.00	67.71	3.12	6.97	88.17	ALL
所有部位除外 C44	1 249	99.60	192.14	136.57	134.41	5.70	5.70	157.94	659	99.40	110.48	68.62	67.36	3.19	6.95	87.76	ALL exc. C44

附表 7-25 灌云县 2018 年恶性肿瘤发病和死亡主要指标

部位缩写	男性								女性								ICD-10
	病例数	构成比/%	粗率/(1/10万)	中标率/(1/10万)	世标率/(1/10万)	累积率/% 0—64岁	累积率/% 0—74岁	35—64岁/截缩率(1/10万)	病例数	构成比/%	粗率/(1/10万)	中标率/(1/10万)	世标率/(1/10万)	累积率/% 0—64岁	累积率/% 0—74岁	35—64岁/截缩率(1/10万)	
发病																	
口腔	12	0.89	2.19	1.57	1.66	0.09	0.09	2.84	7	0.68	1.43	0.79	0.70	0.02	0.04	0.43	C00—C10, C12—C14
鼻咽	11	0.82	2.01	1.35	1.34	0.12	0.12	3.29	4	0.39	0.82	0.41	0.46	0.03	0.05	0.85	C11
食管	153	11.34	27.96	18.36	18.58	0.63	0.63	16.62	84	8.11	17.13	9.67	9.41	0.29	1.05	8.10	C15
胃	133	9.86	24.31	16.89	17.02	0.67	0.67	18.28	61	5.89	12.44	7.23	6.89	0.23	0.77	6.14	C16
结直肠	105	7.78	19.19	13.96	13.56	0.68	0.68	20.25	66	6.37	13.46	8.50	8.53	0.65	0.96	18.26	C18—C21
肝脏	212	15.72	38.74	28.33	28.05	2.02	2.02	57.82	73	7.05	14.89	9.59	9.36	0.55	1.17	15.22	C22
胆囊	23	1.70	4.20	2.83	2.96	0.11	0.11	2.79	20	1.93	4.08	2.54	2.53	0.14	0.33	4.22	C23—C24
胰腺	50	3.71	9.14	6.36	6.36	0.36	0.36	10.43	38	3.67	7.75	4.88	4.71	0.19	0.57	5.52	C25
喉	6	0.44	1.10	0.83	0.81	0.06	0.06	1.82	2	0.19	0.41	0.28	0.25	0.00	0.04	0.00	C32
肺	366	27.13	66.89	46.77	46.22	1.77	1.77	49.06	177	17.08	36.11	21.69	21.36	1.20	2.30	34.54	C33—C34
其他胸腔器官	1	0.07	0.18	0.06	0.10	0.00	0.00	0.00	0	0.00	0.00	0.00	0.00	0.00	0.00	0.00	C37—C38
骨	6	0.44	1.10	0.83	0.83	0.04	0.04	1.21	4	0.39	0.82	0.52	0.43	0.02	0.04	0.43	C40—C41
皮肤黑色素瘤	4	0.30	0.73	0.45	0.47	0.02	0.02	0.41	2	0.19	0.41	0.20	0.20	0.00	0.02	0.43	C43
乳房	2	0.15	0.37	0.20	0.24	0.03	0.03	0.79	146	14.09	29.78	24.40	22.61	1.82	2.42	58.27	C50
子宫颈	—	—	—	—	—	—	—	—	63	6.08	12.85	10.02	9.26	0.75	0.99	23.23	C53
子宫体	—	—	—	—	—	—	—	—	34	3.28	6.94	4.81	4.61	0.39	0.45	12.03	C54—C55
卵巢	—	—	—	—	—	—	—	—	34	3.28	6.94	5.04	4.89	0.34	0.55	10.03	C56
前列腺	40	2.97	7.31	4.62	4.58	0.09	0.09	2.40	—	—	—	—	—	—	—	—	C61
睾丸	2	0.15	0.37	0.31	0.31	0.03	0.03	1.01	—	—	—	—	—	—	—	—	C62
肾	17	1.26	3.11	2.23	2.23	0.12	0.12	3.51	12	1.16	2.45	1.34	1.36	0.09	0.14	2.57	C64—C66, C68
膀胱	53	3.93	9.69	6.62	6.49	0.22	0.22	5.59	13	1.25	2.65	1.70	1.53	0.06	0.17	1.28	C67
脑	39	2.89	7.13	5.79	5.65	0.24	0.24	5.75	45	4.34	9.18	7.52	7.75	0.49	0.81	13.82	C70—C72, D32—D33, D42—D43
甲状腺	18	1.33	3.29	2.38	2.29	0.18	0.18	4.10	50	4.83	10.20	8.98	7.81	0.63	0.73	16.44	C73
淋巴瘤	33	2.45	6.03	4.49	4.38	0.29	0.29	8.58	23	2.22	4.69	2.99	3.07	0.18	0.46	5.37	C81—C86, C88, C90, C96
白血病	33	2.45	6.03	5.43	4.99	0.31	0.31	6.00	46	4.44	9.38	7.25	7.02	0.43	0.72	10.62	C91—C95, D45—D47
其他	30	2.22	5.48	4.20	4.08	0.20	0.20	5.99	32	3.09	6.53	4.27	4.23	0.25	0.41	6.68	O&U
所有部位合计	1 349	100.00	246.53	174.90	173.18	8.28	8.28	228.55	1036	100.00	211.33	144.54	138.95	8.79	15.18	254.47	ALL
所有部位除外 C44	1 343	99.56	245.43	174.11	172.39	8.22	8.22	226.81	1026	99.03	209.29	143.57	137.94	8.76	15.08	253.61	ALL exc. C44
死亡																	
口腔	11	1.00	2.01	1.22	1.35	0.07	0.07	2.21	3	0.44	0.61	0.38	0.30	0.00	0.00	0.00	C00—C10, C12—C14
鼻咽	9	0.82	1.64	1.09	1.08	0.05	0.05	1.20	3	0.44	0.61	0.30	0.33	0.01	0.04	0.42	C11
食管	153	13.87	27.96	18.86	18.49	0.48	0.48	12.34	73	10.81	14.89	7.79	7.56	0.21	0.70	5.82	C15
胃	128	11.60	23.39	16.51	16.34	0.52	0.52	14.39	48	7.11	9.79	5.24	5.07	0.17	0.56	5.02	C16
结直肠	57	5.17	10.42	6.91	6.79	0.29	0.29	7.38	34	5.04	6.94	4.05	4.06	0.22	0.46	6.26	C18—C21
肝脏	198	17.95	36.18	26.18	25.80	1.89	1.89	55.51	71	10.52	14.48	9.32	9.19	0.55	1.17	15.23	C22
胆囊	20	1.81	3.65	2.33	2.37	0.08	0.08	1.98	14	2.07	2.86	1.73	1.67	0.07	0.18	2.25	C23—C24
胰腺	44	3.99	8.04	5.80	5.65	0.31	0.31	8.72	32	4.74	6.53	4.04	3.84	0.11	0.47	3.25	C25
喉	8	0.73	1.46	0.95	1.03	0.05	0.05	1.20	2	0.30	0.41	0.28	0.25	0.00	0.04	0.00	C32
肺	311	28.20	56.83	39.31	38.62	1.32	1.32	37.21	152	22.52	31.01	17.39	17.29	0.92	1.81	24.84	C33—C34
其他胸腔器官	1	0.09	0.18	0.15	0.12	0.00	0.00	0.00	0	0.00	0.00	0.00	0.00	0.00	0.00	0.00	C37—C38
骨	4	0.36	0.73	0.70	0.70	0.01	0.01	0.00	7	1.04	1.43	0.85	0.96	0.06	0.06	0.86	C40—C41
皮肤黑色素瘤	1	0.09	0.18	0.10	0.12	0.02	0.02	0.39	2	0.30	0.41	0.21	0.20	0.00	0.02	0.00	C43
乳房	0	0.00	0.00	0.00	0.00	0.00	0.00	0.00	71	10.52	14.48	10.42	9.91	0.65	1.03	20.84	C50
子宫颈	—	—	—	—	—	—	—	—	28	4.15	5.71	4.32	3.96	0.29	0.43	8.74	C53
子宫体	—	—	—	—	—	—	—	—	16	2.37	3.26	2.23	2.08	0.10	0.26	3.04	C54—C55
卵巢	—	—	—	—	—	—	—	—	18	2.67	3.67	2.55	2.42	0.15	0.29	4.35	C56
前列腺	14	1.27	2.56	1.57	1.56	0.02	0.02	0.39	—	—	—	—	—	—	—	—	C61
睾丸	0	0.00	0.00	0.00	0.00	0.00	0.00	0.00	—	—	—	—	—	—	—	—	C62
肾	11	1.00	2.01	1.45	1.65	0.07	0.07	1.20	6	0.89	1.22	0.81	1.00	0.04	0.07	0.43	C64—C66, C68
膀胱	21	1.90	3.84	2.53	2.47	0.02	0.02	0.41	8	1.19	1.63	0.90	0.83	0.00	0.10	0.00	C67
脑	33	2.99	6.03	4.75	4.36	0.17	0.17	4.58	27	4.00	5.51	4.08	3.92	0.23	0.44	5.57	C70—C72, D32—D33, D42—D43
甲状腺	4	0.36	0.73	0.39	0.43	0.02	0.02	0.39	3	0.44	0.61	0.38	0.33	0.01	0.04	0.42	C73
淋巴瘤	24	2.18	4.39	3.17	3.11	0.18	0.18	5.22	13	1.93	2.65	1.70	1.78	0.08	0.28	2.39	C81—C86, C88, C90, C96
白血病	28	2.54	5.12	4.19	4.09	0.21	0.21	3.94	21	3.11	4.28	2.95	2.78	0.13	0.40	3.65	C91—C95, D45—D47
其他	23	2.09	4.20	3.01	2.82	0.15	0.15	4.46	23	3.41	4.69	2.77	2.89	0.13	0.34	2.99	O&U
所有部位合计	1 103	100.00	201.57	141.18	138.93	5.90	5.90	163.13	675	100.00	137.69	84.69	82.61	4.15	9.15	115.97	ALL
所有部位除外 C44	1 099	99.64	200.84	140.64	138.40	5.88	5.88	162.51	667	98.81	136.06	83.87	81.85	4.15	9.08	115.97	ALL exc. C44

附表 7-26　灌南县 2018 年恶性肿瘤发病和死亡主要指标

部位缩写	男性 病例数	构成比/%	粗率/(1/10万)	中标率/(1/10万)	世标率/(1/10万)	累积率/% 0—64岁	累积率/% 0—74岁	35—64岁截缩率/(1/10万)	女性 病例数	构成比/%	粗率/(1/10万)	中标率/(1/10万)	世标率/(1/10万)	累积率/% 0—64岁	累积率/% 0—74岁	35—64岁截缩率/(1/10万)	ICD-10
发病																	
口腔	10	0.86	2.31	1.62	1.62	0.06	0.06	1.52	7	0.88	1.81	1.40	1.28	0.06	0.18	2.06	C00—C10, C12—C14
鼻咽	6	0.52	1.38	1.13	1.04	0.09	0.09	2.83	3	0.38	0.78	0.51	0.52	0.02	0.09	0.52	C11
食管	202	17.38	46.61	32.80	32.64	1.24	1.24	33.76	86	10.75	22.22	12.78	12.30	0.37	1.36	10.33	C15
胃	140	12.05	32.30	23.60	23.02	0.86	0.86	24.34	40	5.00	10.34	7.12	6.58	0.37	0.83	9.21	C16
结直肠	100	8.61	23.07	16.59	16.64	0.87	0.87	24.71	77	9.63	19.90	13.14	12.90	0.66	1.79	19.89	C18—C21
肝脏	149	12.82	34.38	26.11	25.07	1.89	1.89	58.46	45	5.63	11.63	7.30	7.20	0.54	0.80	15.56	C22
胆囊	20	1.72	4.61	3.44	3.21	0.14	0.14	4.13	11	1.38	2.84	1.63	1.57	0.06	0.17	1.67	C23—C24
胰腺	38	3.27	8.77	6.18	6.18	0.32	0.32	9.02	28	3.50	7.23	4.33	4.24	0.18	0.49	4.69	C25
喉	10	0.86	2.31	1.61	1.73	0.12	0.12	3.09	0	0.00	0.00	0.00	0.00	0.00	0.00	0.00	C32
肺	306	26.33	70.60	49.71	49.26	2.49	2.49	69.61	140	17.50	36.17	21.85	21.62	1.04	2.59	30.15	C33—C34
其他胸腔器官	2	0.17	0.46	0.36	0.34	0.04	0.04	1.11	2	0.25	0.52	0.34	0.36	0.02	0.07	0.55	C37—C38
骨	7	0.60	1.62	1.44	1.30	0.07	0.07	1.85	7	0.88	1.81	1.15	1.16	0.06	0.16	1.65	C40—C41
皮肤黑色素瘤	5	0.43	1.15	0.70	0.80	0.02	0.02	0.52	1	0.13	0.26	0.16	0.18	0.02	0.02	0.57	C43
乳房	1	0.09	0.23	0.21	0.21	0.02	0.02	0.00	115	14.38	29.71	23.25	21.60	1.75	2.44	52.55	C50
子宫颈	—	—	—	—	—	—	—	—	56	7.00	14.47	10.97	10.23	0.92	1.03	29.04	C53
子宫体	—	—	—	—	—	—	—	—	19	2.38	4.91	3.23	3.11	0.22	0.35	6.28	C54—C55
卵巢	—	—	—	—	—	—	—	—	23	2.88	5.94	4.19	4.08	0.34	0.49	9.80	C56
前列腺	14	1.20	3.23	2.35	2.23	0.04	0.04	1.03	—	—	—	—	—	—	—	—	C61
睾丸	0	0.00	0.00	0.00	0.00	0.00	0.00	0.00	—	—	—	—	—	—	—	—	C62
肾	13	1.12	3.00	2.22	2.20	0.11	0.11	3.28	5	0.63	1.29	1.00	0.82	0.03	0.03	0.00	C64—C66, C68
膀胱	21	1.81	4.85	3.42	3.53	0.21	0.21	5.82	7	0.88	1.81	1.17	1.16	0.06	0.11	1.76	C67
脑	22	1.89	5.08	3.97	3.70	0.16	0.16	4.77	31	3.88	8.01	6.07	5.51	0.43	0.60	11.71	C70—C72, D32—D33, D42—D43
甲状腺	9	0.77	2.08	1.67	1.51	0.13	0.13	3.89	34	4.25	8.79	7.43	6.63	0.57	0.67	13.75	C73
淋巴瘤	30	2.58	6.92	5.08	5.00	0.39	0.39	11.79	26	3.25	6.72	4.25	4.22	0.24	0.52	6.65	C81—C86, C88, C90, C96
白血病	24	2.07	5.54	4.57	4.31	0.25	0.25	6.80	22	2.75	5.68	4.17	4.14	0.30	0.52	7.47	C91—C95, D45—D47
其他	33	2.84	7.61	6.00	5.89	0.29	0.29	7.00	15	1.88	3.88	2.67	2.61	0.17	0.24	2.79	O&U
所有部位合计	1 162	100.00	268.10	194.86	191.42	9.78	9.78	279.33	800	100.00	206.71	140.11	133.89	8.44	15.56	238.65	ALL
所有部位除外 C44	1 161	99.91	267.87	194.71	191.30	9.78	9.78	279.33	796	99.50	205.68	139.48	133.36	8.40	15.53	238.09	ALL exc. C44
死亡																	
口腔	6	0.78	1.38	1.12	1.07	0.04	0.04	1.01	2	0.46	0.52	0.32	0.28	0.00	0.05	0.00	C00—C10, C12—C14
鼻咽	5	0.65	1.15	0.87	0.79	0.06	0.06	1.65	3	0.69	0.78	0.54	0.54	0.00	0.12	0.00	C11
食管	131	17.04	30.22	21.84	21.18	0.57	0.57	15.66	64	14.65	16.54	9.06	8.35	0.15	0.73	3.87	C15
胃	83	10.79	19.15	13.80	13.20	0.41	0.41	11.40	31	7.09	8.01	4.78	4.38	0.08	0.40	1.67	C16
结直肠	32	4.16	7.38	5.43	5.33	0.25	0.25	7.11	30	6.86	7.75	4.53	4.49	0.29	0.46	8.47	C18—C21
肝脏	118	15.34	27.23	20.87	20.15	1.35	1.35	42.38	39	8.92	10.08	6.41	6.40	0.52	0.77	14.33	C22
胆囊	10	1.30	2.31	1.64	1.61	0.06	0.06	1.52	8	1.83	2.07	1.14	1.02	0.04	0.09	1.07	C23—C24
胰腺	33	4.29	7.61	5.28	5.28	0.27	0.27	7.17	28	6.41	7.23	4.26	4.19	0.16	0.49	3.85	C25
喉	1	0.13	0.23	0.13	0.16	0.02	0.02	0.52	0	0.00	0.00	0.00	0.00	0.00	0.00	0.00	C32
肺	238	30.95	54.91	38.77	38.77	1.66	1.66	45.17	111	25.40	28.68	17.00	16.56	0.61	1.84	18.19	C33—C34
其他胸腔器官	1	0.13	0.23	0.16	0.15	0.02	0.02	0.49	2	0.46	0.52	0.32	0.33	0.02	0.04	0.52	C37—C38
骨	6	0.78	1.38	0.95	0.99	0.06	0.06	1.62	6	1.37	1.55	1.06	0.98	0.00	0.17	0.00	C40—C41
皮肤黑色素瘤	4	0.52	0.92	0.50	0.66	0.02	0.02	0.52	0	0.00	0.00	0.00	0.00	0.00	0.00	0.00	C43
乳房	0	0.00	0.00	0.00	0.00	0.00	0.00	0.00	22	5.03	5.68	4.03	3.94	0.27	0.52	8.34	C50
子宫颈	—	—	—	—	—	—	—	—	14	3.20	3.62	2.18	2.21	0.15	0.23	4.55	C53
子宫体	—	—	—	—	—	—	—	—	4	0.92	1.03	0.57	0.55	0.03	0.03	1.16	C54—C55
卵巢	—	—	—	—	—	—	—	—	12	2.75	3.10	2.27	2.02	0.12	0.22	4.13	C56
前列腺	7	0.91	1.62	1.27	1.12	0.00	0.00	0.00	—	—	—	—	—	—	—	—	C61
睾丸	0	0.00	0.00	0.00	0.00	0.00	0.00	0.00	—	—	—	—	—	—	—	—	C62
肾	6	0.78	1.38	0.97	1.00	0.06	0.06	1.53	—	—	—	—	—	—	—	—	C64—C66, C68
膀胱	13	1.69	3.00	2.22	2.09	0.05	0.05	1.67	3	0.69	0.78	0.65	0.53	0.01	0.09	0.00	C67
脑	23	2.99	5.31	4.23	3.97	0.21	0.21	6.04	18	4.12	4.65	3.41	3.28	0.20	0.37	4.85	C70—C72, D32—D33, D42—D43
甲状腺	1	0.13	0.23	0.18	0.14	0.00	0.00	0.00	2	0.46	0.52	0.18	0.19	0.00	0.00	0.00	C73
淋巴瘤	19	2.47	4.38	3.04	3.13	0.16	0.16	4.10	16	3.66	4.13	2.75	2.59	0.13	0.32	2.71	C81—C86, C88, C90, C96
白血病	19	2.47	4.38	3.60	3.51	0.18	0.18	4.48	12	2.75	3.10	1.74	1.91	0.13	0.26	3.35	C91—C95, D45—D47
其他	13	1.69	3.00	2.36	2.34	0.06	0.06	1.13	8	1.83	2.07	1.21	1.07	0.06	0.06	1.76	O&U
所有部位合计	769	100.00	177.42	129.12	126.65	5.47	5.47	155.16	437	100.00	112.92	68.69	66.08	2.95	7.30	82.81	ALL
所有部位除外 C44	768	99.87	177.19	128.91	126.44	5.47	5.47	155.16	436	99.77	112.66	68.57	65.99	2.95	7.30	82.81	ALL exc. C44

附表 7-27　淮安市淮安区 2018 年恶性肿瘤发病和死亡主要指标

部位缩写	男性								女性								ICD-10
	病例数	构成比/%	粗率/(1/10万)	中标率/(1/10万)	世标率/(1/10万)	累积率/% 0—64岁	累积率/% 0—74岁	35—64岁截缩率/(1/10万)	病例数	构成比/%	粗率/(1/10万)	中标率/(1/10万)	世标率/(1/10万)	累积率/% 0—64岁	累积率/% 0—74岁	35—64岁截缩率/(1/10万)	
发病																	
口腔	26	1.20	4.34	2.44	2.47	0.15	0.15	4.28	14	0.91	2.53	1.11	1.13	0.07	0.10	2.15	C00—C10, C12—C14
鼻咽	16	0.74	2.67	1.80	1.68	0.11	0.11	3.18	10	0.65	1.81	0.94	0.89	0.04	0.10	1.25	C11
食管	536	24.79	89.48	50.74	51.60	2.17	2.17	58.28	369	23.96	66.80	32.10	31.64	0.82	3.77	21.66	C15
胃	335	15.49	55.92	32.47	31.82	1.29	1.29	34.97	133	8.64	24.08	13.26	12.66	0.54	1.52	14.53	C16
结直肠	166	7.68	27.71	15.72	15.63	0.73	0.73	20.80	88	5.71	15.93	8.58	8.36	0.51	1.04	15.37	C18—C21
肝脏	192	8.88	32.05	19.58	18.87	1.19	1.19	36.33	96	6.23	17.38	9.24	8.86	0.54	1.04	15.51	C22
胆囊	23	1.06	3.84	2.06	2.17	0.09	0.09	2.37	32	2.08	5.79	3.33	3.06	0.15	0.36	4.09	C23—C24
胰腺	76	3.52	12.69	7.40	7.48	0.37	0.37	10.58	37	2.40	6.70	3.56	3.49	0.16	0.47	4.77	C25
喉	4	0.19	0.67	0.37	0.42	0.01	0.01	0.31	2	0.13	0.36	0.19	0.21	0.01	0.04	0.33	C32
肺	492	22.76	82.13	47.68	47.02	1.81	1.81	49.08	234	15.19	42.36	21.04	20.46	0.71	2.46	20.30	C33—C34
其他胸腔器官	3	0.14	0.50	0.42	0.36	0.03	0.03	0.84	1	0.06	0.18	0.18	0.18	0.00	0.03	0.00	C37—C38
骨	15	0.69	2.50	1.76	1.81	0.10	0.10	1.94	9	0.58	1.63	0.63	0.71	0.00	0.07	0.33	C40—C41
皮肤黑色素瘤	3	0.14	0.50	0.24	0.27	0.00	0.00	0.00	5	0.32	0.91	0.52	0.53	0.05	0.07	1.36	C43
乳房	0	0.00	0.00	0.00	0.00	0.00	0.00	0.00	171	11.10	30.96	19.02	18.14	1.56	1.95	47.86	C50
子宫颈	—	—	—	—	—	—	—	—	101	6.56	18.28	11.99	11.19	1.00	1.21	30.05	C53
子宫体	—	—	—	—	—	—	—	—	43	2.79	7.78	5.30	4.95	0.40	0.59	11.13	C54—C55
卵巢	—	—	—	—	—	—	—	—	28	1.82	5.07	3.22	2.97	0.26	0.30	7.77	C56
前列腺	34	1.57	5.68	3.16	3.02	0.08	0.08	1.99	—	—	—	—	—	—	—	—	C61
睾丸	1	0.05	0.17	0.10	0.08	0.00	0.00	0.00	—	—	—	—	—	—	—	—	C62
肾	23	1.06	3.84	2.23	2.20	0.10	0.10	2.91	12	0.78	2.17	1.35	1.31	0.08	0.15	2.38	C64—C66, C68
膀胱	55	2.54	9.18	5.24	5.52	0.21	0.21	5.49	8	0.52	1.45	0.78	0.81	0.04	0.11	1.08	C67
脑	36	1.67	6.01	4.49	4.42	0.28	0.28	5.32	33	2.14	5.97	3.60	3.67	0.24	0.43	6.74	C70—C72, D32—D33, D42—D43
甲状腺	8	0.37	1.34	1.07	0.94	0.08	0.08	2.71	26	1.69	4.71	4.89	4.12	0.32	0.38	7.19	C73
淋巴瘤	23	1.06	3.84	2.28	2.25	0.16	0.16	4.90	18	1.17	3.26	2.00	1.88	0.13	0.20	4.00	C81—C86, C88, C90, C96
白血病	39	1.80	6.51	4.36	4.40	0.19	0.19	3.66	19	1.23	3.44	2.34	2.04	0.13	0.21	3.20	C91—C95, D45—D47
其他	56	2.59	9.35	5.64	5.40	0.29	0.29	7.85	51	3.31	9.23	6.09	5.86	0.37	0.65	8.62	O&U
所有部位合计	2 162	100.00	360.91	211.25	209.83	9.45	9.45	257.76	1540	100.00	278.78	155.18	149.04	8.12	17.14	231.68	ALL
所有部位除外 C44	2 145	99.21	358.07	209.71	208.31	9.42	9.42	256.89	1527	99.16	276.43	153.75	147.78	8.06	17.03	230.31	ALL exc. C44
死亡																	
口腔	19	1.15	3.17	1.79	1.83	0.08	0.08	2.14	10	1.01	1.81	0.78	0.74	0.00	0.09	0.00	C00—C10, C12—C14
鼻咽	15	0.91	2.50	1.48	1.47	0.11	0.11	3.30	4	0.40	0.72	0.31	0.31	0.02	0.02	0.62	C11
食管	428	25.97	71.45	40.46	40.21	1.25	1.25	33.61	291	29.42	52.68	24.56	23.46	0.47	2.55	12.33	C15
胃	259	15.72	43.24	24.37	23.20	0.62	0.62	17.48	111	11.22	20.09	9.00	8.82	0.27	0.88	7.92	C16
结直肠	76	4.61	12.69	7.31	7.09	0.25	0.25	7.30	53	5.36	9.59	4.53	4.56	0.11	0.55	3.32	C18—C21
肝脏	172	10.44	28.71	17.70	17.01	1.07	1.07	31.14	75	7.58	13.58	7.20	6.95	0.45	0.79	12.39	C22
胆囊	25	1.52	4.17	2.29	2.32	0.12	0.12	2.00	24	2.43	4.34	2.40	2.29	0.12	0.27	3.47	C23—C24
胰腺	66	4.00	11.02	6.36	6.44	0.29	0.29	8.48	37	3.74	6.70	3.42	3.32	0.13	0.43	3.91	C25
喉	7	0.42	1.17	0.65	0.66	0.01	0.01	0.38	3	0.30	0.54	0.27	0.25	0.00	0.05	0.00	C32
肺	408	24.76	68.11	38.26	38.30	1.47	1.47	38.55	213	21.54	38.56	18.36	17.78	0.54	1.97	15.15	C33—C34
其他胸腔器官	4	0.24	0.67	0.36	0.39	0.02	0.02	0.59	0	0.00	0.00	0.00	0.00	0.00	0.00	0.00	C37—C38
骨	12	0.73	2.00	1.31	1.37	0.09	0.09	1.94	6	0.61	1.09	0.46	0.55	0.03	0.05	0.80	C40—C41
皮肤黑色素瘤	3	0.18	0.50	0.27	0.26	0.01	0.01	0.00	2	0.20	0.36	0.18	0.19	0.02	0.02	0.62	C43
乳房	1	0.06	0.17	0.12	0.12	0.00	0.01	0.33	32	3.24	5.79	3.73	3.62	0.31	0.42	8.98	C50
子宫颈	—	—	—	—	—	—	—	—	14	1.42	2.53	1.70	1.68	0.15	0.20	3.93	C53
子宫体	—	—	—	—	—	—	—	—	5	0.51	0.91	0.53	0.55	0.03	0.07	0.88	C54—C55
卵巢	—	—	—	—	—	—	—	—	15	1.52	2.72	1.48	1.42	0.07	0.21	2.17	C56
前列腺	11	0.67	1.84	0.91	1.02	0.01	0.01	0.33	—	—	—	—	—	—	—	—	C61
睾丸	2	0.12	0.33	0.19	0.19	0.01	0.01	0.28	—	—	—	—	—	—	—	—	C62
肾	15	0.91	2.50	1.49	1.41	0.07	0.07	1.94	2	0.20	0.36	0.21	0.20	0.00	0.02	0.40	C64—C66, C68
膀胱	11	0.67	1.84	0.90	1.02	0.02	0.02	0.62	7	0.71	1.27	0.64	0.61	0.00	0.02	0.40	C67
脑	35	2.12	5.84	3.64	3.63	0.23	0.23	6.10	17	1.72	3.08	1.62	1.62	0.12	0.16	3.06	C70—C72, D32—D33, D42—D43
甲状腺	0	0.00	0.00	0.00	0.00	0.00	0.00	0.00	2	0.20	0.36	0.18	0.16	0.01	0.01	0.29	C73
淋巴瘤	17	1.03	2.84	1.64	1.63	0.06	0.06	1.65	9	0.91	1.63	0.99	0.91	0.04	0.10	1.31	C81—C86, C88, C90, C96
白血病	30	1.82	5.01	3.66	3.39	0.16	0.16	3.30	22	2.22	3.98	2.29	2.38	0.11	0.23	2.02	C91—C95, D45—D47
其他	32	1.94	5.34	3.56	3.23	0.18	0.18	5.02	35	3.54	6.34	3.36	3.46	0.16	0.39	3.80	O&U
所有部位合计	1 648	100.00	275.11	158.69	156.18	6.09	6.09	166.47	989	100.00	179.03	88.19	85.81	3.16	9.61	87.37	ALL
所有部位除外 C44	1 643	99.70	274.27	158.09	155.63	6.07	6.07	165.66	982	99.29	177.77	87.76	85.38	3.14	9.59	86.97	ALL exc. C44

附表7-28　淮安市淮阴区2018年恶性肿瘤发病和死亡主要指标

部位缩写	男性 病例数	构成比/%	粗率/(1/10万)	中标率/(1/10万)	世标率/(1/10万)	累积率/% 0—64岁	0—74岁	35—64岁截缩率/(1/10万)	女性 病例数	构成比/%	粗率/(1/10万)	中标率/(1/10万)	世标率/(1/10万)	累积率/% 0—64岁	0—74岁	35—64岁截缩率/(1/10万)	ICD-10
发病																	
口腔	13	0.92	2.73	1.55	1.57	0.10	0.10	2.63	7	0.72	1.59	0.86	0.85	0.05	0.11	1.36	C00—C10, C12—C14
鼻咽	11	0.78	2.31	1.77	1.57	0.10	0.10	2.90	2	0.20	0.45	0.53	0.38	0.03	0.03	0.65	C11
食管	275	19.45	57.73	33.64	33.59	1.49	1.49	39.57	167	17.08	37.81	17.50	17.49	0.57	2.05	15.24	C15
胃	181	12.80	38.00	22.92	22.63	0.90	0.90	24.38	65	6.65	14.72	7.64	7.47	0.34	0.91	9.22	C16
结直肠	96	6.79	20.15	13.08	12.38	0.62	0.62	18.17	62	6.34	14.04	7.96	7.82	0.48	0.91	13.96	C18—C21
肝脏	166	11.74	34.85	23.26	22.15	1.73	1.73	52.00	75	7.67	16.98	10.13	9.47	0.56	1.12	15.04	C22
胆囊	16	1.13	3.36	1.84	1.88	0.10	0.10	2.50	15	1.53	3.40	1.89	1.68	0.02	0.20	0.65	C23—C24
胰腺	29	2.05	6.09	3.66	3.69	0.21	0.21	5.14	21	2.15	4.76	3.08	2.92	0.14	0.36	3.96	C25
喉	15	1.06	3.15	1.83	1.89	0.14	0.14	3.60	1	0.10	0.23	0.07	0.05	0.00	0.00	0.00	C32
肺	348	24.61	73.06	43.88	43.72	1.99	1.99	54.40	123	12.58	27.85	14.70	14.56	0.79	1.66	22.49	C33—C34
其他胸腔器官	8	0.57	1.68	1.09	1.09	0.06	0.06	1.40	0	0.00	0.00	0.00	0.00	0.00	0.00	0.00	C37—C38
骨	10	0.71	2.10	1.51	1.54	0.06	0.06	0.91	5	0.51	1.13	0.76	0.76	0.04	0.08	0.52	C40—C41
皮肤黑色素瘤	2	0.14	0.42	0.27	0.26	0.01	0.01	0.39	2	0.20	0.45	0.15	0.14	0.00	0.00	0.00	C43
乳房	0	0.00	0.00	0.00	0.00	0.00	0.00	0.00	141	14.42	31.93	23.44	21.42	1.74	2.20	53.35	C50
子宫颈	—	—	—	—	—	—	—	—	51	5.21	11.55	9.40	8.37	0.77	0.81	23.48	C53
子宫体	—	—	—	—	—	—	—	—	25	2.56	5.66	3.66	3.61	0.32	0.44	8.88	C54—C55
卵巢	—	—	—	—	—	—	—	—	25	2.56	5.66	4.18	3.98	0.31	0.46	7.59	C56
前列腺	49	3.47	10.29	5.44	5.05	0.03	0.03	0.86	—	—	—	—	—	—	—	—	C61
睾丸	0	0.00	0.00	0.00	0.00	0.00	0.00	0.00	—	—	—	—	—	—	—	—	C62
肾	16	1.13	3.36	2.07	2.15	0.14	0.14	3.97	5	0.51	1.13	0.57	0.58	0.00	0.09	0.00	C64—C66, C68
膀胱	27	1.91	5.67	3.48	3.48	0.15	0.15	3.74	3	0.31	0.68	0.42	0.43	0.02	0.08	0.44	C67
脑	26	1.84	5.46	4.09	3.56	0.23	0.23	5.57	18	1.84	4.08	2.78	2.72	0.20	0.28	5.46	C70—C72, D32—D33, D42—D43
甲状腺	32	2.26	6.72	6.15	5.36	0.44	0.44	10.60	92	9.41	20.83	18.02	15.55	1.34	1.49	38.28	C73
淋巴瘤	17	1.20	3.57	2.27	2.30	0.12	0.12	2.70	16	1.64	3.62	2.16	2.19	0.16	0.27	4.71	C81—C86, C88, C90, C96
白血病	40	2.83	8.40	6.88	7.69	0.43	0.43	6.54	22	2.25	4.98	3.93	3.90	0.22	0.35	4.58	C91—C95, D45—D47
其他	37	2.62	7.77	4.58	4.54	0.24	0.24	6.80	35	3.58	7.93	4.20	3.95	0.25	0.34	7.23	O&U
所有部位合计	1 414	100.00	296.86	185.25	182.10	9.29	9.29	248.76	978	100.00	221.45	138.03	130.31	8.34	14.23	237.10	ALL
所有部位除外C44	1 403	99.22	294.55	183.94	180.87	9.27	9.27	248.29	964	98.57	218.28	136.67	129.04	8.30	14.15	235.64	ALL exc. C44
死亡																	
口腔	15	1.31	3.15	1.80	1.82	0.11	0.11	2.75	0	0.00	0.00	0.00	0.00	0.00	0.00	0.00	C00—C10, C12—C14
鼻咽	1	0.09	0.21	0.12	0.12	0.01	0.01	0.39	3	0.50	0.68	0.53	0.40	0.03	0.03	0.54	C11
食管	273	23.76	57.31	32.55	32.29	1.14	1.14	30.07	170	28.10	38.49	16.39	16.33	0.44	1.64	11.80	C15
胃	153	13.32	32.12	18.91	18.29	0.71	0.71	20.13	53	8.76	12.00	5.68	5.53	0.14	0.66	3.93	C16
结直肠	55	4.79	11.55	6.62	6.64	0.32	0.32	8.85	33	5.45	7.47	3.53	3.41	0.11	0.38	2.97	C18—C21
肝脏	149	12.97	31.28	20.17	19.76	1.47	1.47	42.78	59	9.75	13.36	7.66	7.42	0.36	0.95	10.03	C22
胆囊	17	1.48	3.57	1.94	1.93	0.10	0.10	2.69	17	2.81	3.85	2.29	2.16	0.10	0.30	2.76	C23—C24
胰腺	27	2.35	5.67	3.42	3.40	0.17	0.17	5.09	18	2.98	4.08	2.47	2.36	0.12	0.30	2.91	C25
喉	3	0.26	0.63	0.37	0.40	0.03	0.03	0.86	0	0.00	0.00	0.00	0.00	0.00	0.00	0.00	C32
肺	322	28.02	67.60	39.45	39.11	1.60	1.60	43.32	116	19.17	26.27	13.83	13.73	0.71	1.52	20.16	C33—C34
其他胸腔器官	6	0.52	1.26	0.67	0.68	0.00	0.00	0.00	4	0.66	0.91	0.51	0.51	0.06	0.06	1.68	C37—C38
骨	6	0.52	1.26	0.64	0.71	0.03	0.03	0.86	5	0.83	1.13	0.80	0.79	0.04	0.08	0.52	C40—C41
皮肤黑色素瘤	1	0.09	0.21	0.10	0.07	0.00	0.00	0.00	1	0.17	0.23	0.13	0.12	0.01	0.01	0.40	C43
乳房	1	0.09	0.21	0.12	0.13	0.02	0.02	0.41	27	4.46	6.11	3.65	3.68	0.25	0.50	7.54	C50
子宫颈	—	—	—	—	—	—	—	—	16	2.64	3.62	2.43	2.30	0.25	0.50	5.77	C53
子宫体	—	—	—	—	—	—	—	—	7	1.16	1.59	0.88	0.87	0.06	0.06	1.99	C54—C55
卵巢	—	—	—	—	—	—	—	—	19	3.14	4.30	2.75	2.72	0.18	0.18	4.11	C56
前列腺	24	2.09	5.04	2.48	2.44	0.02	0.02	0.47	—	—	—	—	—	—	—	—	C61
睾丸	1	0.09	0.21	0.24	0.21	0.01	0.01	0.00	—	—	—	—	—	—	—	—	C62
肾	6	0.52	1.26	0.74	0.74	0.04	0.04	1.20	2	0.33	0.45	0.15	0.14	0.00	0.00	0.00	C64—C66, C68
膀胱	15	1.31	3.15	1.52	1.57	0.04	0.04	0.94	3	0.50	0.68	0.35	0.34	0.02	0.05	0.44	C67
脑	21	1.83	4.41	3.59	3.21	0.20	0.20	4.64	9	1.49	2.04	1.20	1.27	0.13	0.13	3.91	C70—C72, D32—D33, D42—D43
甲状腺	0	0.00	0.00	0.00	0.00	0.00	0.00	0.00	3	0.50	0.68	0.27	0.27	0.02	0.02	0.52	C73
淋巴瘤	9	0.78	1.89	0.90	0.99	0.05	0.05	1.26	7	1.16	1.59	1.22	1.10	0.07	0.15	2.33	C81—C86, C88, C90, C96
白血病	22	1.91	4.62	3.52	3.36	0.21	0.21	4.88	15	2.48	3.40	2.64	2.47	0.15	0.18	2.37	C91—C95, D45—D47
其他	22	1.91	4.62	2.87	2.74	0.11	0.11	3.31	18	2.98	4.08	2.43	2.26	0.13	0.19	3.03	O&U
所有部位合计	1 149	100.00	241.22	142.72	140.62	6.39	6.39	174.88	605	100.00	136.99	71.78	70.20	3.28	7.75	89.70	ALL
所有部位除外C44	1 144	99.56	240.17	142.16	140.07	6.37	6.37	174.49	601	99.34	136.09	71.53	69.95	3.28	7.75	89.70	ALL exc. C44

附表 7-29　淮安市清江浦区 2018 年恶性肿瘤发病和死亡主要指标

部位缩写	男性								女性								ICD-10
	病例数	构成比/%	粗率/(1/10万)	中标率/(1/10万)	世标率/(1/10万)	累积率/% 0—64岁	0—74岁	35—64岁/截缩率(1/10万)	病例数	构成比/%	粗率/(1/10万)	中标率/(1/10万)	世标率/(1/10万)	累积率/% 0—64岁	0—74岁	35—64岁/截缩率(1/10万)	
发病																	
口腔	8	1.24	2.80	1.52	1.57	0.12	0.12	3.20	4	0.69	1.39	0.81	0.79	0.03	0.15	0.68	C00—C10, C12—C14
鼻咽	4	0.62	1.40	0.78	0.77	0.02	0.02	0.64	2	0.35	0.70	0.45	0.45	0.05	0.05	1.46	C11
食管	77	11.92	26.96	16.18	16.26	0.69	0.69	17.67	62	10.76	21.60	11.74	11.50	0.34	1.31	9.32	C15
胃	70	10.84	24.51	14.84	15.20	0.72	0.72	20.67	28	4.86	9.75	6.20	6.07	0.21	0.80	5.82	C16
结直肠	77	11.92	26.96	16.50	17.42	0.78	0.78	22.00	38	6.60	13.24	7.38	7.48	0.37	0.71	10.68	C18—C21
肝脏	86	13.31	30.11	19.85	19.77	1.19	1.19	36.49	36	6.25	12.54	7.63	7.62	0.30	0.76	7.57	C22
胆囊	11	1.70	3.85	1.96	1.89	0.12	0.12	3.32	6	1.04	2.09	1.03	0.94	0.04	0.11	1.28	C23—C24
胰腺	12	1.86	4.20	2.17	2.08	0.17	0.17	4.73	10	1.74	3.48	2.24	2.60	0.07	0.25	1.93	C25
喉	6	0.93	2.10	1.21	1.24	0.08	0.08	1.97	0	0.00	0.00	0.00	0.00	0.00	0.00	0.00	C32
肺	166	25.70	58.12	34.62	35.45	1.05	1.05	29.02	94	16.32	32.74	19.34	20.77	0.82	2.18	22.69	C33—C34
其他胸腔器官	2	0.31	0.70	0.41	0.39	0.06	0.06	0.70	3	0.52	1.05	0.58	0.57	0.05	0.05	1.55	C37—C38
骨	6	0.93	2.10	1.49	1.31	0.06	0.06	0.70	3	0.52	1.05	0.56	0.50	0.01	0.04	0.00	C40—C41
皮肤黑色素瘤	0	0.00	0.00	0.00	0.00	0.00	0.00	0.00	0	0.00	0.00	0.00	0.00	0.00	0.00	0.00	C43
乳房	0	0.00	0.00	0.00	0.00	0.00	0.00	0.00	116	20.14	40.41	27.54	25.81	1.92	2.77	61.36	C50
子宫颈	—	—	—	—	—	—	—	—	25	4.34	8.71	5.53	5.20	0.38	0.61	12.63	C53
子宫体	—	—	—	—	—	—	—	—	21	3.65	7.32	4.69	4.47	0.41	0.49	11.48	C54—C55
卵巢	—	—	—	—	—	—	—	—	18	3.13	6.27	3.94	4.05	0.29	0.59	8.35	C56
前列腺	19	2.94	6.65	3.75	3.75	0.11	0.11	2.79	—	—	—	—	—	—	—	—	C61
睾丸	1	0.15	0.35	0.18	0.22	0.03	0.03	0.70	—	—	—	—	—	—	—	—	C62
肾	9	1.39	3.15	1.96	1.83	0.12	0.12	3.58	1	0.17	0.35	0.26	0.22	0.02	0.02	0.73	C64—C66, C68
膀胱	14	2.17	4.90	3.16	3.41	0.12	0.12	2.91	3	0.52	1.05	0.47	0.51	0.01	0.01	0.60	C67
脑	14	2.17	4.90	3.77	3.77	0.22	0.22	5.00	9	1.56	3.14	2.23	2.03	0.12	0.27	3.38	C70—C72, D32—D33, D42—D43
甲状腺	18	2.79	6.30	5.94	4.70	0.37	0.37	7.76	56	9.72	19.51	16.61	14.00	1.21	1.27	32.25	C73
淋巴瘤	19	2.94	6.65	4.34	4.04	0.17	0.17	4.31	12	2.08	4.18	2.53	2.85	0.10	0.27	2.93	C81—C86, C88, C90, C96
白血病	18	2.79	6.30	5.55	5.35	0.26	0.26	3.15	15	2.60	5.23	3.78	3.98	0.17	0.39	2.74	C91—C95, D45—D47
其他	9	1.39	3.15	1.92	1.90	0.11	0.11	3.34	14	2.43	4.88	3.47	4.50	0.17	0.39	3.65	O&U
所有部位合计	646	100.00	226.17	142.10	142.34	6.49	6.49	173.92	576	100.00	200.64	129.02	126.81	7.08	13.49	203.06	ALL
所有部位除外 C44	646	100.00	226.17	142.10	142.34	6.49	6.49	173.92	576	100.00	200.64	129.02	126.81	7.08	13.49	203.06	ALL exc. C44
死亡																	
口腔	5	1.09	1.75	1.19	1.45	0.05	0.05	1.33	0	0.00	0.00	0.00	0.00	0.00	0.00	0.00	C00—C10, C12—C14
鼻咽	0	0.00	0.00	0.00	0.00	0.00	0.00	0.00	0	0.00	0.00	0.00	0.00	0.00	0.00	0.00	C11
食管	52	11.30	18.21	10.90	11.26	0.39	0.39	10.93	46	15.23	16.02	9.11	9.46	0.19	0.94	5.17	C15
胃	47	10.22	16.46	9.72	9.94	0.28	0.28	8.30	19	6.29	6.62	4.10	4.12	0.21	0.49	6.47	C16
结直肠	44	9.57	15.41	9.29	9.54	0.55	0.55	14.88	19	6.29	6.62	4.29	4.66	0.24	0.45	5.84	C18—C21
肝脏	77	16.74	26.96	17.36	16.92	1.04	1.04	32.87	30	9.93	10.45	6.74	6.55	0.29	0.63	7.67	C22
胆囊	8	1.74	2.80	1.60	1.57	0.07	0.07	1.93	7	2.32	2.44	1.21	1.19	0.03	0.14	2.07	C23—C24
胰腺	14	3.04	4.90	2.52	2.41	0.16	0.16	3.90	8	2.65	2.79	1.67	1.93	0.03	0.18	2.80	C25
喉	6	1.30	2.10	1.12	1.05	0.05	0.05	1.30	0	0.00	0.00	0.00	0.00	0.00	0.00	0.00	C32
肺	135	29.35	47.27	27.88	28.24	0.79	0.79	21.87	54	17.88	18.81	11.19	12.22	0.42	1.19	11.39	C33—C34
其他胸腔器官	1	0.22	0.35	0.20	0.15	0.00	0.00	0.00	0	0.00	0.00	0.00	0.00	0.00	0.00	0.00	C37—C38
骨	4	0.87	1.40	0.91	0.74	0.05	0.05	1.71	5	1.66	1.74	0.94	0.92	0.05	0.09	1.33	C40—C41
皮肤黑色素瘤	0	0.00	0.00	0.00	0.00	0.00	0.00	0.00	0	0.00	0.00	0.00	0.00	0.00	0.00	0.00	C43
乳房	0	0.00	0.00	0.00	0.00	0.00	0.00	0.00	46	15.23	16.02	10.22	10.18	0.65	1.14	19.98	C50
子宫颈	—	—	—	—	—	—	—	—	7	2.32	2.44	1.94	1.87	0.11	0.15	3.80	C53
子宫体	—	—	—	—	—	—	—	—	7	2.32	2.44	1.52	1.45	0.15	0.15	4.40	C54—C55
卵巢	—	—	—	—	—	—	—	—	9	2.98	3.14	1.93	1.93	0.09	0.27	2.68	C56
前列腺	7	1.52	2.45	1.09	0.97	0.03	0.03	0.70	—	—	—	—	—	—	—	—	C61
睾丸	0	0.00	0.00	0.00	0.00	0.00	0.00	0.00	—	—	—	—	—	—	—	—	C62
肾	5	1.09	1.75	1.24	1.06	0.09	0.09	3.08	0	0.00	0.00	0.00	0.00	0.00	0.00	0.00	C64—C66, C68
膀胱	15	3.26	5.25	3.31	3.22	0.07	0.07	1.33	2	0.66	0.70	0.46	0.59	0.00	0.00	0.00	C67
脑	8	1.74	2.80	2.25	2.27	0.17	0.17	4.37	5	1.66	1.74	1.56	1.17	0.08	0.12	1.32	C70—C72, D32—D33, D42—D43
甲状腺	4	0.87	1.40	0.89	0.86	0.06	0.06	2.00	10	3.31	3.48	2.31	2.42	0.18	0.18	5.92	C73
淋巴瘤	17	3.70	5.95	3.47	3.24	0.11	0.11	3.24	7	2.32	2.44	1.43	1.57	0.05	0.15	1.33	C81—C86, C88, C90, C96
白血病	8	1.74	2.80	2.62	2.44	0.16	0.16	2.35	9	2.98	3.14	2.96	3.15	0.16	0.16	1.46	C91—C95, D45—D47
其他	3	0.65	1.05	0.64	0.65	0.07	0.07	2.10	12	3.97	4.18	2.95	3.74	0.17	0.34	2.80	O&U
所有部位合计	460	100.00	161.05	98.19	97.99	4.18	4.18	118.18	302	100.00	105.20	66.53	69.11	3.22	6.77	86.43	ALL
所有部位除外 C44	460	100.00	161.05	98.19	97.99	4.18	4.18	118.18	302	100.00	105.20	66.53	69.11	3.22	6.77	86.43	ALL exc. C44

附表 7-30 淮安市洪泽区 2018 年恶性肿瘤发病和死亡主要指标

部位缩写	男性								女性								ICD-10
	病例数	构成比/%	粗率/(1/10万)	中标率/(1/10万)	世标率/(1/10万)	累积率/% 0—64岁	累积率/% 0—74岁	35—64岁/截缩率(1/10万)	病例数	构成比/%	粗率/(1/10万)	中标率/(1/10万)	世标率/(1/10万)	累积率/% 0—64岁	累积率/% 0—74岁	35—64岁/截缩率(1/10万)	
发病																	
口腔	8	1.41	4.31	2.69	3.41	0.16	0.16	3.28	4	0.90	2.18	1.16	1.10	0.07	0.15	2.57	C00—C10, C12—C14
鼻咽	2	0.35	1.08	0.53	0.60	0.04	0.04	0.92	2	0.45	1.09	0.52	0.51	0.05	0.05	1.65	C11
食管	139	24.56	74.88	39.31	39.72	1.21	1.21	29.99	83	18.69	45.33	20.81	21.34	0.44	2.96	11.44	C15
胃	108	19.08	58.18	29.92	30.12	1.07	1.07	31.24	49	11.04	26.76	12.40	12.16	0.33	1.53	9.54	C16
结直肠	52	9.19	28.01	15.72	15.08	0.87	0.87	24.80	33	7.43	18.02	8.48	8.03	0.36	0.85	10.19	C18—C21
肝脏	46	8.13	24.78	13.65	13.66	1.07	1.07	31.57	18	4.05	9.83	4.88	4.57	0.27	0.40	8.27	C22
胆囊	1	0.18	0.54	0.33	0.32	0.00	0.00	0.00	8	1.80	4.37	1.81	1.91	0.10	0.23	2.69	C23—C24
胰腺	7	1.24	3.77	2.01	2.05	0.08	0.08	1.97	9	2.03	4.92	2.53	2.49	0.08	0.44	1.99	C25
喉	3	0.53	1.62	0.77	0.88	0.07	0.07	1.84	1	0.23	0.55	0.29	0.32	0.00	0.05	0.00	C32
肺	112	19.79	60.33	31.40	31.08	1.10	1.10	29.98	53	11.94	28.95	13.98	14.36	0.92	1.70	25.80	C33—C34
其他胸腔器官	0	0.00	0.00	0.00	0.00	0.00	0.00	0.00	1	0.23	0.55	0.31	0.31	0.04	0.04	1.06	C37—C38
骨	4	0.71	2.15	1.56	1.50	0.11	0.11	3.80	2	0.45	1.09	0.26	0.40	0.00	0.00	0.00	C40—C41
皮肤黑色素瘤	3	0.53	1.62	0.84	0.82	0.04	0.04	0.92	2	0.45	1.09	0.37	0.44	0.04	0.04	0.93	C43
乳房	0	0.00	0.00	0.00	0.00	0.00	0.00	—	61	13.74	33.32	23.50	21.62	1.73	2.15	49.84	C50
子宫颈	—	—	—	—	—	—	—	—	24	5.41	13.11	7.72	7.25	0.50	0.77	17.02	C53
子宫体	—	—	—	—	—	—	—	—	10	2.25	5.46	3.00	3.08	0.22	0.38	6.89	C54—C55
卵巢	—	—	—	—	—	—	—	—	17	3.83	9.29	4.71	4.96	0.48	0.58	13.56	C56
前列腺	7	1.24	3.77	1.88	1.68	0.00	0.00	0.00	—	—	—	—	—	—	—	—	C61
睾丸	0	0.00	0.00	0.00	0.00	0.00	0.00	0.00	—	—	—	—	—	—	—	—	C62
肾	13	2.30	7.00	3.42	3.53	0.15	0.15	3.81	3	0.68	1.64	0.80	0.74	0.06	0.06	1.98	C64—C66, C68
膀胱	6	1.06	3.23	1.90	1.87	0.02	0.02	0.89	5	1.13	2.73	1.34	1.38	0.12	0.19	3.05	C67
脑	12	2.12	6.46	5.38	5.30	0.35	0.35	5.94	9	2.03	4.92	3.43	2.93	0.24	0.29	6.18	C70—C72, D32—D33, D42—D43
甲状腺	2	0.35	1.08	0.48	0.57	0.07	0.07	1.84	12	2.70	6.55	3.61	3.53	0.36	0.36	10.97	C73
淋巴瘤	18	3.18	9.70	5.92	6.08	0.35	0.35	6.95	10	2.25	5.46	3.90	3.88	0.19	0.40	2.11	C81—C86, C88, C90, C96
白血病	9	1.59	4.85	4.14	4.24	0.26	0.26	5.02	8	1.80	4.37	2.85	2.96	0.21	0.21	4.53	C91—C95, D45—D47
其他	14	2.47	7.54	3.89	3.93	0.30	0.30	8.71	20	4.50	10.92	9.41	8.46	0.52	0.65	7.13	O&U
所有部位合计	566	100.00	304.90	165.76	166.45	7.32	7.32	193.45	444	100.00	242.51	132.06	128.79	7.33	14.47	199.40	ALL
所有部位除外 C44	562	99.29	302.74	164.74	165.28	7.21	7.21	190.70	438	98.65	239.24	130.35	127.18	7.24	14.30	196.24	ALL exc. C44
死亡																	
口腔	2	0.40	1.08	0.62	0.64	0.00	0.00	0.00	4	1.40	2.18	1.04	1.17	0.11	0.19	2.80	C00—C10, C12—C14
鼻咽	3	0.60	1.62	0.89	0.88	0.06	0.06	1.81	1	0.35	0.55	0.33	0.29	0.02	0.02	0.92	C11
食管	121	24.25	65.18	32.95	31.62	1.03	1.03	28.06	73	25.52	39.87	16.16	16.26	0.28	1.50	7.48	C15
胃	84	16.83	45.25	22.54	23.23	0.68	0.68	18.24	32	11.19	17.48	7.06	6.80	0.12	0.74	3.05	C16
结直肠	31	6.21	16.70	9.42	8.67	0.38	0.38	9.73	19	6.64	10.38	5.43	4.72	0.15	0.54	2.94	C18—C21
肝脏	55	11.02	29.63	15.78	16.02	1.05	1.05	30.47	28	9.79	15.29	7.21	6.80	0.30	0.64	9.07	C22
胆囊	1	0.20	0.54	0.33	0.30	0.00	0.00	0.00	8	2.80	4.37	1.64	1.62	0.04	0.17	0.93	C23—C24
胰腺	10	2.00	5.39	2.94	2.97	0.07	0.07	1.84	9	3.15	4.92	2.22	2.12	0.06	0.24	0.93	C25
喉	0	0.00	0.00	0.00	0.00	0.00	0.00	0.00	1	0.35	0.55	0.29	0.32	0.00	0.05	0.00	C32
肺	139	27.86	74.88	38.30	37.81	1.18	1.18	32.55	43	15.03	23.49	10.83	10.68	0.40	1.15	12.00	C33—C34
其他胸腔器官	0	0.00	0.00	0.00	0.00	0.00	0.00	0.00	0	0.00	0.00	0.00	0.00	0.00	0.00	0.00	C37—C38
骨	1	0.20	0.54	0.24	0.28	0.04	0.04	0.92	3	1.05	1.64	1.29	1.39	0.06	0.13	0.00	C40—C41
皮肤黑色素瘤	1	0.20	0.54	0.33	0.32	0.00	0.00	0.00	2	0.70	1.09	0.44	0.44	0.00	0.00	0.00	C43
乳房	0	0.00	0.00	0.00	0.00	0.00	0.00	0.00	11	3.85	6.01	3.35	3.41	0.33	0.41	10.01	C50
子宫颈	—	—	—	—	—	—	—	—	7	2.45	3.82	2.14	1.94	0.08	0.21	2.55	C53
子宫体	—	—	—	—	—	—	—	—	2	0.70	1.09	0.48	0.44	0.00	0.08	0.00	C54—C55
卵巢	—	—	—	—	—	—	—	—	7	2.45	3.82	2.62	2.40	0.24	0.31	4.91	C56
前列腺	3	0.60	1.62	0.71	0.55	0.00	0.00	0.00	—	—	—	—	—	—	—	—	C61
睾丸	0	0.00	0.00	0.00	0.00	0.00	0.00	0.00	—	—	—	—	—	—	—	—	C62
肾	5	1.00	2.69	1.32	1.30	0.04	0.04	0.92	1	0.35	0.55	0.17	0.13	0.00	0.00	0.00	C64—C66, C68
膀胱	6	1.20	3.23	1.47	1.30	0.06	0.06	1.71	2	0.70	1.09	0.33	0.26	0.00	0.00	0.00	C67
脑	14	2.81	7.54	6.05	5.74	0.31	0.31	3.67	14	4.90	7.65	4.49	4.04	0.22	0.45	5.67	C70—C72, D32—D33, D42—D43
甲状腺	0	0.00	0.00	0.00	0.00	0.00	0.00	0.00	1	0.35	0.55	0.17	0.13	0.00	0.00	0.00	C73
淋巴瘤	12	2.40	6.46	3.21	3.24	0.14	0.14	4.32	9	3.15	4.92	2.16	2.18	0.04	0.25	1.06	C81—C86, C88, C90, C96
白血病	4	0.80	2.15	1.06	1.14	0.10	0.10	2.63	6	2.10	3.28	2.03	1.91	0.13	0.13	2.80	C91—C95, D45—D47
其他	7	1.40	3.77	1.96	2.06	0.13	0.13	3.56	3	1.05	1.64	0.70	0.77	0.06	0.06	1.85	O&U
所有部位合计	499	100.00	268.81	140.13	138.09	5.25	5.25	140.43	286	100.00	156.21	72.59	70.27	2.62	7.40	68.97	ALL
所有部位除外 C44	497	99.60	267.73	139.59	137.49	5.22	5.22	139.51	286	100.00	156.21	72.59	70.27	2.62	7.40	68.97	ALL exc. C44

附表 7-31　涟水县 2018 年恶性肿瘤发病和死亡主要指标

注：率单位为 (1/10万)；累积率与构成比单位为 %。

部位缩写	男 病例数	男 构成比/%	男 粗率	男 中标率	男 世标率	男 累积率 0—64岁	男 累积率 0—74岁	男 35—64岁截缩率	女 病例数	女 构成比/%	女 粗率	女 中标率	女 世标率	女 累积率 0—64岁	女 累积率 0—74岁	女 35—64岁截缩率	ICD-10
发病																	
口腔	20	1.22	3.38	2.17	2.14	0.10	0.10	2.94	12	1.11	2.19	1.09	1.15	0.07	0.11	1.99	C00—C10, C12—C14
鼻咽	10	0.61	1.69	1.10	1.15	0.12	0.12	3.10	8	0.74	1.46	0.97	0.94	0.05	0.12	1.57	C11
食管	451	27.43	76.19	48.09	48.64	2.13	2.13	57.08	270	24.91	49.29	26.50	25.86	0.73	3.17	19.13	C15
胃	221	13.44	37.34	23.86	23.84	0.96	0.96	26.59	86	7.93	15.70	9.35	8.94	0.35	1.13	10.19	C16
结直肠	92	5.60	15.54	10.35	10.16	0.51	0.51	14.62	62	5.72	11.32	6.83	6.25	0.21	0.71	5.86	C18—C21
肝脏	155	9.43	26.19	18.07	17.49	1.09	1.09	33.26	60	5.54	10.95	6.52	6.62	0.36	0.85	10.06	C22
胆囊	8	0.49	1.35	0.86	0.84	0.04	0.04	1.09	20	1.85	3.65	2.06	2.12	0.10	0.30	2.46	C23—C24
胰腺	45	2.74	7.60	5.26	5.09	0.33	0.33	9.73	26	2.40	4.75	2.76	2.75	0.10	0.40	2.77	C25
喉	9	0.55	1.52	1.00	0.93	0.04	0.04	1.13	3	0.28	0.55	0.32	0.29	0.02	0.02	0.77	C32
肺	403	24.51	68.08	43.66	43.45	1.88	1.88	51.77	172	15.87	31.40	18.72	18.44	0.96	2.34	26.87	C33—C34
其他胸腔器官	4	0.24	0.68	0.58	0.49	0.04	0.04	0.75	5	0.46	0.91	0.60	0.58	0.04	0.04	0.93	C37—C38
骨	10	0.61	1.69	0.96	1.01	0.07	0.07	1.83	2	0.18	0.37	0.24	0.26	0.02	0.04	0.43	C40—C41
皮肤黑色素瘤	3	0.18	0.51	0.35	0.32	0.01	0.01	0.35	2	0.18	0.37	0.24	0.26	0.02	0.04	0.43	C43
乳房	1	0.06	0.17	0.13	0.12	—	—	—	113	10.42	20.63	15.21	14.36	1.16	1.62	35.64	C50
子宫颈	—	—	—	—	—	—	—	—	60	5.54	10.95	7.87	7.32	0.60	0.80	17.08	C53
子宫体	—	—	—	—	—	—	—	—	23	2.12	4.20	2.61	2.69	0.22	0.32	6.47	C54—C55
卵巢	—	—	—	—	—	—	—	—	16	1.48	2.92	1.98	1.81	0.13	0.17	3.62	C56
前列腺	31	1.89	5.24	3.24	3.35	0.04	0.04	1.12	—	—	—	—	—	—	—	—	C61
睾丸	0	0.00	0.00	0.00	0.00	0.00	0.00	0.00	—	—	—	—	—	—	—	—	C62
肾	15	0.91	2.53	1.63	1.67	0.11	0.11	3.11	7	0.65	1.28	0.90	0.85	0.06	0.09	1.92	C64—C66, C68
膀胱	26	1.58	4.39	2.84	2.78	0.24	0.24	2.59	8	0.74	1.46	0.82	0.86	0.07	0.10	2.04	C67
脑	35	2.13	5.91	4.33	4.24	0.24	0.24	6.95	27	2.49	4.93	2.94	2.87	0.16	0.36	4.87	C70—C72, D32—D33, D42—D43
甲状腺	3	0.18	0.51	0.43	0.35	0.04	0.04	0.72	18	1.66	3.29	2.55	2.38	0.21	0.25	5.15	C73
淋巴瘤	19	1.16	3.21	2.27	2.20	0.11	0.11	3.10	16	1.48	2.92	1.66	1.66	0.08	0.20	2.32	C81—C86, C88, C90, C96
白血病	40	2.43	6.76	5.20	5.06	0.32	0.32	8.76	26	2.40	4.75	3.98	3.70	0.21	0.30	4.16	C91—C95, D45—D47
其他	43	2.62	7.26	4.79	4.60	0.17	0.17	5.15	42	3.87	7.67	5.15	5.05	0.31	0.67	8.90	O&U
所有部位合计	1 644	100.00	277.74	181.15	179.90	8.44	8.44	235.74	1084	100.00	197.90	121.88	117.99	6.21	14.15	175.56	ALL
所有部位除外 C44	1 640	99.76	277.06	180.76	179.54	8.43	8.43	235.37	1075	99.17	196.26	120.85	116.95	6.17	13.99	174.39	ALL exc. C44
死亡																	
口腔	18	1.40	3.04	1.94	1.93	0.06	0.06	1.80	11	1.54	2.01	1.24	1.19	0.03	0.18	0.83	C00—C10, C12—C14
鼻咽	3	0.23	0.51	0.33	0.36	0.04	0.04	1.16	7	0.98	1.28	0.79	0.74	0.03	0.07	0.39	C11
食管	352	27.37	59.47	37.41	36.55	0.97	0.97	25.81	206	28.89	37.61	18.47	17.66	0.41	1.84	11.36	C15
胃	175	13.61	29.56	18.51	18.30	0.59	0.59	16.22	63	8.84	11.50	5.88	5.77	0.17	0.71	4.83	C16
结直肠	48	3.73	8.11	5.57	5.35	0.27	0.27	7.78	30	4.21	5.48	2.64	2.58	0.05	0.25	1.16	C18—C21
肝脏	154	11.98	26.02	17.90	17.22	1.10	1.10	33.55	54	7.57	9.86	5.74	5.65	0.30	0.64	8.76	C22
胆囊	10	0.78	1.69	1.01	1.01	0.01	0.01	0.35	20	2.81	3.65	2.05	2.09	0.11	0.29	2.86	C23—C24
胰腺	41	3.19	6.93	4.77	4.65	0.26	0.26	7.91	36	5.05	6.57	3.75	3.70	0.19	0.44	5.31	C25
喉	6	0.47	1.01	0.58	0.51	0.04	0.04	1.16	1	0.14	0.18	0.06	0.05	0.00	0.00	0.00	C32
肺	315	24.49	53.22	33.85	33.77	1.08	1.08	29.22	126	17.67	23.00	12.82	12.82	0.60	1.47	17.40	C33—C34
其他胸腔器官	4	0.31	0.68	0.40	0.45	0.05	0.05	1.46	2	0.28	0.37	0.22	0.25	0.02	0.04	0.39	C37—C38
骨	10	0.78	1.69	1.14	1.01	0.03	0.03	0.75	5	0.70	0.91	0.54	0.54	0.03	0.05	0.39	C40—C41
皮肤黑色素瘤	0	0.00	0.00	0.00	0.00	0.00	0.00	0.00	1	0.14	0.18	0.03	0.05	0.00	0.00	0.00	C43
乳房	0	0.00	0.00	0.00	0.00	0.00	0.00	0.00	32	4.49	5.84	3.73	3.73	0.28	0.47	8.30	C50
子宫颈	—	—	—	—	—	—	—	—	17	2.38	3.10	1.78	1.85	0.14	0.22	4.28	C53
子宫体	—	—	—	—	—	—	—	—	5	0.70	0.91	0.51	0.51	0.04	0.04	1.23	C54—C55
卵巢	—	—	—	—	—	—	—	—	16	2.24	2.92	1.71	1.64	0.08	0.16	2.40	C56
前列腺	22	1.71	3.72	2.16	2.07	0.01	0.01	0.37	—	—	—	—	—	—	—	—	C61
睾丸	0	0.00	0.00	0.00	0.00	0.00	0.00	0.00	—	—	—	—	—	—	—	—	C62
肾	7	0.54	1.18	0.70	0.69	0.04	0.04	1.13	2	0.28	0.37	0.25	0.21	0.01	0.01	0.41	C64—C66, C68
膀胱	13	1.01	2.20	1.14	1.30	0.04	0.04	1.10	2	0.28	0.37	0.25	0.26	0.02	0.05	0.43	C67
脑	28	2.18	4.73	3.70	3.61	0.22	0.22	5.64	32	4.49	5.84	3.57	3.80	0.25	0.39	6.19	C70—C72, D32—D33, D42—D43
甲状腺	0	0.00	0.00	0.00	0.00	0.00	0.00	0.00	0	0.00	0.00	0.00	0.00	0.00	0.00	0.00	C73
淋巴瘤	15	1.17	2.53	1.64	1.60	0.09	0.09	2.60	16	2.24	2.92	1.80	1.69	0.06	0.18	1.18	C81—C86, C88, C90, C96
白血病	28	2.18	4.73	3.74	3.48	0.21	0.21	5.38	17	2.38	3.10	2.35	2.26	0.11	0.23	1.87	C91—C95, D45—D47
其他	37	2.88	6.25	4.12	3.94	0.18	0.18	5.15	12	1.68	2.19	1.44	1.39	0.05	0.16	1.27	O&U
所有部位合计	1 286	100.00	217.26	140.59	137.77	5.28	5.28	147.90	713	100.00	130.17	71.62	70.44	2.96	7.86	81.22	ALL
所有部位除外 C44	1 285	99.92	217.09	140.50	137.71	5.28	5.28	147.90	712	99.86	129.99	71.50	70.31	2.96	7.84	81.22	ALL exc. C44

附表 7-32　盱眙县 2018 年恶性肿瘤发病和死亡主要指标

部位缩写	男性 病例数	构成比/%	粗率/(1/10万)	中标率/(1/10万)	世标率/(1/10万)	累积率/% 0—64岁	累积率/% 0—74岁	35—64岁截缩率/(1/10万)	女性 病例数	构成比/%	粗率/(1/10万)	中标率/(1/10万)	世标率/(1/10万)	累积率/% 0—64岁	累积率/% 0—74岁	35—64岁截缩率/(1/10万)	ICD-10
发病																	
口腔	18	1.45	4.41	2.94	2.87	0.17	0.17	4.34	6	0.76	1.54	0.98	1.00	0.05	0.11	1.86	C00—C10, C12—C14
鼻咽	10	0.81	2.45	1.62	1.50	0.12	0.12	3.90	10	1.26	2.56	1.76	1.76	0.15	0.19	3.91	C11
食管	181	14.57	44.39	25.64	25.44	0.84	0.84	23.24	76	9.60	19.46	9.26	8.99	0.17	1.10	4.42	C15
胃	182	14.65	44.64	26.93	26.24	1.12	1.12	31.66	57	7.20	14.60	8.18	8.07	0.38	1.00	10.16	C16
结直肠	108	8.70	26.49	16.58	16.22	0.88	0.88	26.01	55	6.94	14.08	8.98	8.78	0.58	1.06	15.90	C18—C21
肝脏	126	10.14	30.90	19.09	18.49	1.24	1.24	36.79	45	5.68	11.52	5.89	5.98	0.31	0.78	8.36	C22
胆囊	14	1.13	3.43	1.85	1.81	0.12	0.12	3.10	13	1.64	3.33	1.74	1.72	0.07	0.21	1.92	C23—C24
胰腺	32	2.58	7.85	4.67	4.47	0.15	0.15	4.27	24	3.03	6.15	2.74	2.83	0.08	0.27	2.35	C25
喉	8	0.64	1.96	1.12	1.12	0.05	0.05	1.34	1	0.13	0.26	0.09	0.07	0.00	0.00	0.00	C32
肺	286	23.03	70.15	40.42	40.70	1.66	1.66	45.88	125	15.78	32.01	16.83	16.81	0.75	1.90	19.96	C33—C34
其他胸腔器官	5	0.40	1.23	0.90	0.86	0.06	0.06	2.24	1	0.13	0.26	0.13	0.13	0.01	0.01	0.42	C37—C38
骨	3	0.24	0.74	0.32	0.32	0.00	0.00	0.00	2	0.25	0.51	0.26	0.31	0.04	0.04	1.00	C40—C41
皮肤黑色素瘤	5	0.40	1.23	0.84	0.80	0.05	0.05	0.90	0	0.00	0.00	0.00	0.00	0.00	0.00	0.00	C43
乳房	25	2.01	6.13	3.97	3.80	0.32	0.32	10.33	81	10.23	20.74	13.38	12.89	1.07	1.39	31.91	C50
子宫颈	—	—	—	—	—	—	—	—	74	9.34	18.95	13.11	11.97	0.93	1.28	29.80	C53
子宫体	—	—	—	—	—	—	—	—	51	6.44	13.06	8.27	8.31	0.62	1.00	19.42	C54—C55
卵巢	—	—	—	—	—	—	—	—	18	2.27	4.61	2.93	2.67	0.17	0.27	5.23	C56
前列腺	28	2.25	6.87	4.04	3.99	0.07	0.07	1.79	—	—	—	—	—	—	—	—	C61
睾丸	2	0.16	0.49	0.50	0.32	0.02	0.02	0.00	—	—	—	—	—	—	—	—	C62
肾	15	1.21	3.68	2.37	2.16	0.16	0.16	4.27	8	1.01	2.05	1.09	1.09	0.05	0.16	1.42	C64—C66, C68
膀胱	33	2.66	8.09	4.71	4.57	0.26	0.26	6.75	5	0.63	1.28	0.77	0.75	0.02	0.13	0.50	C67
脑	28	2.25	6.87	4.47	4.40	0.24	0.24	6.46	27	3.41	6.91	3.94	3.87	0.30	0.40	7.92	C70—C72, D32—D33, D42—D43
甲状腺	24	1.93	5.89	4.81	4.12	0.36	0.36	11.41	37	4.67	9.47	7.90	6.98	0.58	0.65	16.97	C73
淋巴瘤	25	2.01	6.13	4.23	4.07	0.26	0.26	7.19	14	1.77	3.59	2.28	2.64	0.14	0.30	3.33	C81—C86, C88, C90, C96
白血病	23	1.85	5.64	3.81	3.60	0.20	0.20	5.80	9	1.14	2.30	1.58	1.50	0.06	0.20	1.54	C91—C95, D45—D47
其他	61	4.91	14.96	9.19	9.05	0.57	0.57	14.49	53	6.69	13.57	8.51	8.40	0.47	0.89	10.72	O&U
所有部位合计	1 242	100.00	304.63	185.01	180.94	8.91	8.91	252.16	792	100.00	202.82	120.59	117.51	7.01	13.36	199.04	ALL
所有部位除外 C44	1 216	97.91	298.25	181.18	177.13	8.68	8.68	246.51	770	97.22	197.18	117.23	114.35	6.87	13.04	196.51	ALL exc. C44
死亡																	
口腔	5	0.60	1.23	0.87	0.85	0.04	0.04	1.17	4	0.95	1.02	0.59	0.58	0.02	0.09	0.50	C00—C10, C12—C14
鼻咽	11	1.32	2.70	1.51	1.49	0.10	0.10	2.62	1	0.24	0.26	0.16	0.17	0.00	0.03	0.00	C11
食管	127	15.23	31.15	17.40	16.93	0.54	0.54	14.20	59	14.05	15.11	6.62	6.05	0.06	0.54	1.50	C15
胃	114	13.67	27.96	16.24	15.86	0.51	0.51	14.60	29	6.90	7.43	3.85	3.67	0.09	0.48	3.00	C16
结直肠	44	5.28	10.79	6.12	5.95	0.18	0.18	4.94	28	6.67	7.17	3.77	3.46	0.10	0.42	2.80	C18—C21
肝脏	110	13.19	26.98	17.01	16.39	1.00	1.00	29.74	46	10.95	11.78	5.85	5.89	0.24	0.71	6.81	C22
胆囊	13	1.56	3.19	1.74	1.65	0.07	0.07	1.79	10	2.38	2.56	1.30	1.26	0.04	0.14	1.00	C23—C24
胰腺	34	4.08	8.34	4.73	4.67	0.19	0.19	5.31	15	3.57	3.84	1.76	1.80	0.05	0.18	1.43	C25
喉	5	0.60	1.23	0.67	0.71	0.02	0.02	0.45	1	0.24	0.26	0.09	0.07	0.00	0.00	0.00	C32
肺	245	29.38	60.09	34.24	34.29	1.07	1.07	29.12	98	23.33	25.10	11.84	11.32	0.47	1.08	13.23	C33—C34
其他胸腔器官	2	0.24	0.49	0.30	0.31	0.02	0.02	0.45	0	0.00	0.00	0.00	0.00	0.00	0.00	0.00	C37—C38
骨	6	0.72	1.47	1.03	0.97	0.04	0.04	0.45	2	0.48	0.51	0.26	0.31	0.04	0.04	1.00	C40—C41
皮肤黑色素瘤	3	0.36	0.74	0.44	0.39	0.04	0.04	0.45	1	0.24	0.26	0.18	0.16	0.01	0.01	0.52	C43
乳房	1	0.12	0.25	0.15	0.16	0.00	0.00	0.00	19	4.52	4.87	2.74	2.67	0.22	0.28	6.51	C50
子宫颈	—	—	—	—	—	—	—	—	19	4.52	4.87	3.25	3.12	0.23	0.40	7.29	C53
子宫体	—	—	—	—	—	—	—	—	5	1.19	1.28	0.95	0.80	0.05	0.20	1.82	C54—C55
卵巢	—	—	—	—	—	—	—	—	13	3.10	3.33	1.77	1.80	0.12	0.23	3.36	C56
前列腺	17	2.04	4.17	2.33	2.05	0.03	0.03	0.90	—	—	—	—	—	—	—	—	C61
睾丸	1	0.12	0.25	0.14	0.11	0.00	0.00	0.00	—	—	—	—	—	—	—	—	C62
肾	6	0.72	1.47	0.95	0.90	0.05	0.05	0.00	5	1.19	1.28	0.70	0.69	0.03	0.12	0.92	C64—C66, C68
膀胱	12	1.44	2.94	1.71	1.60	0.02	0.02	0.45	4	0.95	1.02	0.48	0.46	0.02	0.05	0.50	C67
脑	20	2.40	4.91	3.35	3.64	0.24	0.24	4.75	17	4.05	4.35	2.20	2.13	0.10	0.22	2.79	C70—C72, D32—D33, D42—D43
甲状腺	0	0.00	0.00	0.00	0.00	0.00	0.00	0.00	4	0.95	1.02	0.58	0.58	0.05	0.09	1.42	C73
淋巴瘤	18	2.16	4.41	2.26	2.33	0.19	0.19	5.24	13	3.10	3.33	2.25	2.58	0.15	0.27	3.68	C81—C86, C88, C90, C96
白血病	11	1.32	2.70	1.50	1.39	0.05	0.05	1.40	9	2.14	2.30	1.43	1.42	0.03	0.24	1.02	C91—C95, D45—D47
其他	29	3.48	7.11	4.52	4.18	0.25	0.25	4.78	18	4.29	4.61	2.73	3.07	0.30	0.39	1.50	O&U
所有部位合计	834	100.00	204.56	119.21	116.81	4.44	4.44	122.36	420	100.00	107.55	55.37	54.10	2.20	6.10	62.61	ALL
所有部位除外 C44	824	98.80	202.10	117.79	115.41	4.44	4.44	122.36	416	99.05	106.53	54.90	53.70	2.20	6.06	62.61	ALL exc. C44

附表 7-33　金湖县 2018 年恶性肿瘤发病和死亡主要指标

部位缩写	男性 病例数	构成比/%	粗率/(1/10万)	中标率/(1/10万)	世标率/(1/10万)	累积率/% 0—64岁	0—74岁	35—64岁截缩率/(1/10万)	女性 病例数	构成比/%	粗率/(1/10万)	中标率/(1/10万)	世标率/(1/10万)	累积率/% 0—64岁	0—74岁	35—64岁截缩率/(1/10万)	ICD-10
发病																	
口腔	6	1.05	3.49	2.27	2.10	0.20	0.20	5.95	7	1.47	4.06	1.37	1.33	0.04	0.14	0.95	C00—C10, C12—C14
鼻咽	5	0.87	2.91	1.30	1.27	0.12	0.12	3.62	4	0.84	2.32	1.32	1.31	0.13	0.13	4.24	C11
食管	77	13.41	44.78	18.07	18.69	0.94	0.94	25.31	54	11.37	31.32	11.64	11.30	0.31	1.45	9.04	C15
胃	128	22.30	74.43	30.67	29.66	1.36	1.36	36.69	42	8.84	24.36	10.26	10.28	0.50	1.46	15.09	C16
结直肠	52	9.06	30.24	14.09	13.83	0.88	0.88	24.89	38	8.00	22.04	9.46	9.53	0.65	1.23	18.67	C18—C21
肝脏	49	8.54	28.49	12.69	12.71	0.94	0.94	26.41	17	3.58	9.86	3.57	3.39	0.04	0.48	1.39	C22
胆囊	6	1.05	3.49	1.43	1.58	0.07	0.07	1.88	9	1.89	5.22	1.93	1.89	0.00	0.27	0.00	C23—C24
胰腺	12	2.09	6.98	3.21	3.12	0.13	0.13	3.97	18	3.79	10.44	4.05	3.87	0.18	0.53	4.95	C25
喉	3	0.52	1.74	1.53	1.23	0.09	0.09	3.12	0	0.00	0.00	0.00	0.00	0.00	0.00	0.00	C32
肺	112	19.51	65.13	26.51	26.74	1.19	1.19	32.20	79	16.63	45.82	17.83	17.73	0.81	2.22	22.89	C33—C34
其他胸腔器官	1	0.17	0.58	0.25	0.04	0.04	0.04	0.95	3	0.63	1.74	2.94	2.37	0.16	0.16	0.69	C37—C38
骨	3	0.52	1.74	0.63	0.56	0.04	0.04	0.00	1	0.21	0.58	0.51	0.53	0.00	0.04	0.00	C40—C41
皮肤黑色素瘤	1	0.17	0.58	0.25	0.30	0.04	0.04	0.00	1	0.21	0.58	0.30	0.30	0.00	0.04	0.97	C43
乳房	0	0.00	0.00	0.00	0.00	0.00	0.00	0.00	61	12.84	35.38	22.03	20.58	1.79	2.02	55.88	C50
子宫颈	—								37	7.79	21.46	10.63	10.47	0.81	1.25	23.90	C53
子宫体	—								16	3.37	9.28	4.31	4.18	0.34	0.44	10.50	C54—C55
卵巢	—								10	2.11	5.80	2.76	2.72	0.16	0.33	5.59	C56
前列腺	28	4.88	16.28	6.66	6.76	0.11	0.11	2.81	—								C61
睾丸	0	0.00	0.00	0.00	0.00	0.00	0.00	0.00	2	0.42	1.16	0.51	0.55	0.04	0.10	0.97	C62
肾	9	1.57	5.23	2.16	2.13	0.15	0.15	4.17	3	0.63	1.74	1.45	1.14	0.08	0.12	2.89	C64—C66, C68
膀胱	25	4.36	14.54	6.10	5.81	0.22	0.22	6.74	13	2.74	7.54	3.62	4.23	0.28	0.39	6.10	C67
脑	7	1.22	4.07	1.89	1.83	0.17	0.17	5.39	21	4.42	12.18	7.46	6.51	0.56	0.63	16.01	C70—C72, D32—D33, D42—D43
甲状腺	5	0.87	2.91	1.84	1.44	0.11	0.11	2.08	8	1.68	4.64	1.76	1.86	0.13	0.13	3.60	C73
淋巴瘤	12	2.09	6.98	3.00	2.80	0.19	0.19	5.62	7	1.47	4.06	3.79	5.94	0.31	0.31	3.00	C81—C86, C88, C90, C96
白血病	12	2.09	6.98	4.29	4.22	0.29	0.29	7.49	22	4.63	12.76	5.87	5.78	0.39	0.56	10.92	C91—C95, D45—D47
其他	21	3.66	12.21	5.11	5.06	0.29	0.29	208.73	475	100.00	275.50	129.31	127.80	7.74	14.50	218.22	O&U
所有部位合计	574	100.00	333.79	143.94	142.15	7.53	7.53	208.73	468	98.53	271.44	127.03	125.55	7.57	14.29	214.51	ALL
所有部位除外C44	573	99.83	333.21	143.70	141.89	7.53	7.53	208.73									ALL exc. C44
死亡																	
口腔	2	0.45	1.16	0.44	0.41	0.00	0.00	0.00	5	1.78	2.90	1.01	0.90	0.00	0.10	0.00	C00—C10, C12—C14
鼻咽	5	1.13	2.91	1.42	1.25	0.09	0.09	3.02	1	0.36	0.58	0.26	0.25	0.00	0.06	0.00	C11
食管	77	17.34	44.78	17.18	16.23	0.25	0.25	7.20	43	15.30	24.94	8.36	7.77	0.04	0.81	0.97	C15
胃	96	21.62	55.83	22.25	20.95	0.53	0.53	14.11	38	13.52	22.04	7.80	7.21	0.18	0.66	3.96	C16
结直肠	25	5.63	14.54	6.12	5.79	0.26	0.26	8.41	16	5.69	9.28	3.48	3.48	0.11	0.38	2.87	C18—C21
肝脏	42	9.46	24.42	11.11	10.76	0.74	0.74	21.54	16	5.69	9.28	3.41	3.41	0.10	0.49	2.63	C22
胆囊	9	2.03	5.23	2.17	2.19	0.00	0.00	0.00	6	2.14	3.48	1.19	1.07	0.00	0.08	0.00	C23—C24
胰腺	14	3.15	8.14	3.74	3.65	0.26	0.26	4.40	14	4.98	8.12	3.09	2.94	0.06	0.43	1.64	C25
喉	2	0.45	1.16	0.64	0.59	0.03	0.03	1.05	0	0.00	0.00	0.00	0.00	0.00	0.00	0.00	C32
肺	122	27.48	70.94	27.82	27.64	1.00	1.00	26.41	58	20.64	33.64	12.41	11.87	0.50	1.25	14.37	C33—C34
其他胸腔器官	0	0.00	0.00	0.00	0.00	0.00	0.00	0.00	1	0.36	0.58	1.84	1.64	0.09	0.09	0.00	C37—C38
骨	2	0.45	1.16	0.39	0.35	0.00	0.00	0.00	3	1.07	1.74	0.57	0.68	0.04	0.08	0.97	C40—C41
皮肤黑色素瘤	0	0.00	0.00	0.00	0.00	0.00	0.00	0.00	1	0.36	0.58	0.26	0.26	0.00	0.06	0.00	C43
乳房	1	0.23	0.58	0.25	0.30	0.04	0.04	0.95	10	3.56	5.80	2.67	2.63	0.22	0.34	6.87	C50
子宫颈	—								12	4.27	6.96	3.14	3.06	0.18	0.28	6.11	C53
子宫体	—								5	1.78	2.90	1.13	1.05	0.00	0.17	0.00	C54—C55
卵巢	—								14	4.98	8.12	3.86	3.90	0.25	0.54	7.76	C56
前列腺	4	0.90	2.33	0.91	0.88	0.04	0.04	0.95	—								C61
睾丸	0	0.00	0.00	0.00	0.00	0.00	0.00	0.00	—								C62
肾	2	0.45	1.16	0.48	0.45	0.04	0.04	0.93	3	1.07	1.74	0.58	0.56	0.04	0.04	0.97	C64—C66, C68
膀胱	7	1.58	4.07	1.40	1.24	0.00	0.00	0.00	1	0.36	0.58	0.26	0.25	0.00	0.06	0.00	C67
脑	6	1.35	3.49	1.40	1.36	0.04	0.06	1.65	15	5.34	8.70	6.75	8.27	0.43	0.59	5.51	C70—C72, D32—D33, D42—D43
甲状腺	2	0.45	1.16	0.51	0.52	0.00	0.00	0.00	1	0.36	0.58	0.09	0.13	0.00	0.00	0.00	C73
淋巴瘤	3	0.68	1.74	0.69	0.61	0.04	0.04	0.93	4	1.42	2.32	0.69	0.71	0.04	0.04	0.97	C81—C86, C88, C90, C96
白血病	11	2.48	6.40	3.58	3.19	0.22	0.22	7.15	5	1.78	2.90	3.93	5.70	0.29	0.29	0.97	C91—C95, D45—D47
其他	12	2.70	6.98	2.99	3.11	0.10	0.10	2.96	9	3.20	5.22	1.69	1.64	0.05	0.11	1.77	O&U
所有部位合计	444	100.00	258.19	105.46	101.43	3.57	3.57	101.64	281	100.00	162.98	68.44	69.09	2.60	6.98	58.34	ALL
所有部位除外C44	443	99.77	257.61	105.22	101.17	3.57	3.57	101.64	278	98.93	161.24	68.08	68.67	2.60	6.98	58.34	ALL exc. C44

附表 7-34　盐城市亭湖区 2018 年恶性肿瘤发病和死亡主要指标

部位缩写	病例数	构成比/%	粗率/(1/10万)	中标率/(1/10万)	世标率/(1/10万)	累积率/% 0—64岁	累积率/% 0—74岁	35—64岁截缩率/(1/10万)	病例数	构成比/%	粗率/(1/10万)	中标率/(1/10万)	世标率/(1/10万)	累积率/% 0—64岁	累积率/% 0—74岁	35—64岁截缩率/(1/10万)	ICD-10
发病																	
口腔	22	1.72	6.23	3.42	3.57	0.18	0.18	3.97	17	1.62	4.97	3.03	2.89	0.17	0.39	4.92	C00—C10, C12—C14
鼻咽	13	1.02	3.68	2.76	2.45	0.20	0.20	6.33	5	0.48	1.46	1.01	0.85	0.06	0.10	2.25	C11
食管	166	13.01	47.01	23.38	23.88	1.06	1.06	28.56	80	7.60	23.39	10.26	9.88	0.23	1.21	6.56	C15
胃	205	16.07	58.06	30.45	29.45	1.05	1.05	29.71	106	10.08	30.99	15.49	15.59	0.71	2.04	20.02	C16
结直肠	120	9.40	33.98	18.23	18.06	1.08	1.08	30.61	87	8.27	25.43	12.17	11.93	0.61	1.30	17.32	C18—C21
肝脏	115	9.01	32.57	17.65	17.19	1.08	1.08	31.60	36	3.42	10.52	5.00	4.91	0.26	0.56	7.53	C22
胆囊	11	0.86	3.12	1.54	1.58	0.05	0.05	1.36	14	1.33	4.09	2.03	1.93	0.07	0.23	2.34	C23—C24
胰腺	42	3.29	11.89	5.90	5.69	0.22	0.22	6.43	38	3.61	11.11	4.90	5.02	0.10	0.67	2.58	C25
喉	14	1.10	3.96	2.00	2.06	0.14	0.14	3.86	1	0.10	0.29	0.13	0.10	0.00	0.00	0.00	C32
肺	294	23.04	83.26	43.84	43.46	1.70	1.70	48.55	170	16.16	49.70	23.75	23.10	1.16	2.70	32.29	C33—C34
其他胸腔器官	2	0.16	0.57	0.29	0.33	0.02	0.02	0.52	4	0.38	1.17	0.63	0.65	0.06	0.09	1.61	C37—C38
骨	9	0.71	2.55	1.71	1.52	0.09	0.09	3.07	6	0.57	1.75	0.84	0.76	0.03	0.07	1.06	C40—C41
皮肤黑色素瘤	3	0.24	0.85	0.39	0.39	0.04	0.04	0.97	2	0.19	0.58	0.28	0.27	0.00	0.03	0.00	C43
乳房	7	0.55	1.98	1.01	1.09	0.09	0.09	2.44	167	15.87	48.82	27.40	26.59	2.38	2.91	73.75	C50
子宫颈	—	—	—	—	—	—	—	—	111	10.55	32.45	17.87	17.59	1.40	2.02	42.25	C53
子宫体	—	—	—	—	—	—	—	—	19	1.81	5.55	2.93	2.94	0.21	0.41	6.10	C54—C55
卵巢	—	—	—	—	—	—	—	—	23	2.19	6.72	3.37	3.33	0.22	0.44	6.84	C56
前列腺	59	4.62	16.71	8.29	7.88	0.13	0.13	3.52	—	—	—	—	—	—	—	—	C61
睾丸	5	0.39	1.42	0.78	0.78	0.02	0.02	0.52	—	—	—	—	—	—	—	—	C62
肾	13	1.02	3.68	1.87	1.93	0.15	0.15	4.17	10	0.95	2.92	1.54	1.55	0.10	0.17	3.31	C64—C66, C68
膀胱	36	2.82	10.20	5.38	5.27	0.24	0.24	6.96	7	0.67	2.05	1.20	1.17	0.06	0.09	1.06	C67
脑	25	1.96	7.08	4.00	3.91	0.26	0.26	7.75	25	2.38	7.31	3.67	3.51	0.18	0.32	5.56	C70—C72, D32—D33, D42—D43
甲状腺	12	0.94	3.40	2.32	2.09	0.18	0.18	4.34	44	4.18	12.86	9.16	8.07	0.71	0.79	20.21	C73
淋巴瘤	29	2.27	8.21	4.97	4.58	0.24	0.24	6.41	14	1.33	4.09	2.33	2.85	0.16	0.35	3.52	C81—C86, C88, C90, C96
白血病	23	1.80	6.51	5.42	5.38	0.33	0.33	5.16	25	2.38	7.31	4.53	4.34	0.24	0.47	6.32	C91—C95, D45—D47
其他	51	4.00	14.44	8.14	7.71	0.42	0.42	11.66	41	3.90	11.99	5.63	5.60	0.32	0.55	8.87	O&U
所有部位合计	1 276	100.00	361.37	193.75	190.22	8.97	8.97	248.48	1052	100.00	307.56	159.14	155.41	9.45	17.93	276.29	ALL
所有部位除外 C44	1 268	99.37	359.11	192.27	189.00	8.93	8.93	247.04	1043	99.14	304.92	158.05	154.27	9.40	17.81	274.89	ALL exc. C44
死亡																	
口腔	7	0.75	1.98	1.04	1.09	0.05	0.05	1.36	4	0.68	1.17	0.66	0.68	0.05	0.08	1.67	C00—C10, C12—C14
鼻咽	4	0.43	1.13	0.83	0.77	0.05	0.05	0.90	3	0.51	0.88	0.45	0.40	0.03	0.03	0.94	C11
食管	169	18.11	47.86	23.49	23.58	0.78	0.78	21.43	71	12.16	20.76	8.68	8.46	0.11	1.04	3.10	C15
胃	138	14.79	39.08	20.34	19.33	0.35	0.35	9.43	72	12.33	21.05	10.62	9.91	0.37	1.03	10.03	C16
结直肠	49	5.25	13.88	7.18	7.29	0.37	0.37	10.39	40	6.85	11.69	6.05	5.48	0.20	0.59	6.05	C18—C21
肝脏	80	8.57	22.66	12.02	11.82	0.61	0.61	16.93	40	6.85	11.69	5.50	5.48	0.27	0.63	8.11	C22
胆囊	9	0.96	2.55	1.23	1.14	0.05	0.05	1.46	10	1.71	2.92	1.34	1.33	0.07	0.12	2.01	C23—C24
胰腺	51	5.47	14.44	6.97	6.95	0.21	0.21	9.57	35	5.99	10.23	4.40	4.63	0.17	0.50	4.71	C25
喉	5	0.54	1.42	0.77	0.77	0.02	0.02	0.49	0	0.00	0.00	0.00	0.00	0.00	0.00	0.00	C32
肺	252	27.01	71.37	37.36	36.36	1.11	1.11	30.17	140	23.97	40.93	18.76	18.67	0.63	1.98	16.82	C33—C34
其他胸腔器官	0	0.00	0.00	0.00	0.00	0.00	0.00	0.00	5	0.86	1.46	0.68	0.60	0.03	0.03	1.06	C37—C38
骨	11	1.18	3.12	1.83	1.67	0.11	0.11	2.55	10	1.71	2.92	1.67	1.65	0.04	0.19	0.55	C40—C41
皮肤黑色素瘤	2	0.21	0.57	0.28	0.25	0.00	0.00	0.00	4	0.68	1.17	0.51	0.53	0.00	0.07	0.00	C43
乳房	5	0.54	1.42	0.93	0.77	0.06	0.06	1.93	27	4.62	7.89	3.96	3.87	0.27	0.43	7.20	C50
子宫颈	—	—	—	—	—	—	—	—	31	5.31	9.06	4.15	4.18	0.24	0.46	6.74	C53
子宫体	—	—	—	—	—	—	—	—	4	0.68	1.17	0.47	0.48	0.00	0.08	0.00	C54—C55
卵巢	—	—	—	—	—	—	—	—	10	1.71	2.92	1.42	1.37	0.10	0.22	2.01	C56
前列腺	41	4.39	11.61	5.54	5.33	0.08	0.08	2.64	—	—	—	—	—	—	—	—	C61
睾丸	1	0.11	0.28	0.38	0.33	0.02	0.02	0.00	—	—	—	—	—	—	—	—	C62
肾	10	1.07	2.83	1.32	1.47	0.04	0.04	1.04	4	0.68	1.17	0.53	0.58	0.02	0.09	0.52	C64—C66, C68
膀胱	19	2.04	5.38	2.39	2.48	0.06	0.06	1.84	6	1.03	1.75	0.56	0.59	0.00	0.03	0.00	C67
脑	22	2.36	6.23	3.89	3.76	0.21	0.21	5.50	22	3.77	6.43	3.05	3.42	0.17	0.28	3.89	C70—C72, D32—D33, D42—D43
甲状腺	1	0.11	0.28	0.10	0.15	0.00	0.00	0.00	1	0.17	0.29	0.18	0.16	0.01	0.01	0.52	C73
淋巴瘤	18	1.93	5.10	2.89	3.12	0.10	0.10	2.18	7	1.20	2.05	1.32	1.17	0.05	0.11	0.94	C81—C86, C88, C90, C96
白血病	9	0.96	2.55	1.58	1.64	0.06	0.06	0.94	12	2.05	3.51	1.71	1.60	0.04	0.20	1.37	C91—C95, D45—D47
其他	30	3.22	8.50	4.95	4.91	0.20	0.20	4.43	26	4.45	7.60	3.44	3.20	0.09	0.38	2.55	O&U
所有部位合计	933	100.00	264.23	137.31	134.96	4.70	4.70	125.19	584	100.00	170.73	80.11	78.44	2.94	8.57	80.79	ALL
所有部位除外 C44	930	99.68	263.38	136.84	134.56	4.70	4.70	125.19	583	99.83	170.44	79.95	78.29	2.94	8.53	80.79	ALL exc. C44

附表 7-35　盐城市盐都区 2018 年恶性肿瘤发病和死亡主要指标

部位缩写	男性								女性								ICD-10
	病例数	构成比/%	粗率/(1/10万)	中标率/(1/10万)	世标率/(1/10万)	累积率/% 0—64岁	累积率/% 0—74岁	35—64岁/截缩率(1/10万)	病例数	构成比/%	粗率/(1/10万)	中标率/(1/10万)	世标率/(1/10万)	累积率/% 0—64岁	累积率/% 0—74岁	35—64岁/截缩率(1/10万)	
发病																	
口腔	10	0.62	2.69	1.38	1.35	0.09	0.09	2.51	6	0.48	1.76	0.88	0.88	0.07	0.13	2.03	C00—C10,C12—C14
鼻咽	18	1.12	4.84	3.28	3.02	0.24	0.24	8.02	10	0.80	2.94	1.60	1.42	0.09	0.14	3.01	C11
食管	263	16.36	70.77	32.73	32.53	1.17	1.17	31.35	158	12.71	46.47	17.73	17.45	0.39	2.02	10.16	C15
胃	354	22.01	95.26	45.92	45.36	2.13	2.13	58.04	161	12.95	47.36	20.73	20.05	0.83	2.40	23.49	C16
结直肠	122	7.59	32.83	17.89	17.30	1.06	1.06	31.63	92	7.40	27.06	12.83	12.14	0.74	1.34	21.69	C18—C21
肝脏	147	9.14	39.56	21.00	20.98	1.39	1.39	41.33	57	4.59	16.77	7.02	6.83	0.25	0.90	7.40	C22
胆囊	18	1.12	4.84	2.24	2.31	0.14	0.14	3.83	17	1.37	5.00	2.37	2.35	0.13	0.31	3.83	C23—C24
胰腺	40	2.49	10.76	5.13	5.48	0.32	0.32	8.47	38	3.06	11.18	4.64	4.59	0.24	0.46	6.92	C25
喉	8	0.50	2.15	1.29	1.21	0.06	0.06	1.07	3	0.24	0.88	0.33	0.33	0.02	0.05	0.47	C32
肺	375	23.32	100.91	48.54	48.57	2.11	2.11	58.08	182	14.64	53.53	23.21	23.30	1.29	2.79	37.34	C33—C34
其他胸腔器官	1	0.06	0.27	0.13	0.13	0.00	0.00	0.00	0	0.00	0.00	0.00	0.00	0.00	0.00	0.00	C37—C38
骨	26	1.62	7.00	3.27	3.36	0.08	0.08	2.13	13	1.05	3.82	1.56	1.56	0.08	0.17	2.36	C40—C41
皮肤黑色素瘤	7	0.44	1.88	1.32	1.17	0.04	0.04	1.72	3	0.24	0.88	0.37	0.36	0.02	0.05	0.56	C43
乳房	3	0.19	0.81	0.40	0.36	0.03	0.03	0.86	148	11.91	43.53	28.87	25.88	2.34	2.61	69.12	C50
子宫颈	—	—	—	—	—	—	—	—	140	11.26	41.18	24.95	23.69	2.08	2.58	65.14	C53
子宫体	—	—	—	—	—	—	—	—	41	3.30	12.06	6.78	6.48	0.51	0.76	14.68	C54—C55
卵巢	—	—	—	—	—	—	—	—	30	2.41	8.82	5.34	5.04	0.38	0.52	11.30	C56
前列腺	34	2.11	9.15	3.85	3.79	0.05	0.05	1.38	—	—	—	—	—	—	—	—	C61
睾丸	3	0.19	0.81	0.67	0.48	0.02	0.02	0.92	—	—	—	—	—	—	—	—	C62
肾	24	1.49	6.46	3.36	3.31	0.19	0.19	5.53	10	0.80	2.94	1.32	1.31	0.05	0.22	1.42	C64—C66,C68
膀胱	40	2.49	10.76	5.08	4.94	0.23	0.23	6.59	3	0.24	0.88	0.34	0.34	0.03	0.03	0.90	C67
脑	33	2.05	8.88	6.25	5.85	0.43	0.43	10.47	44	3.54	12.94	7.03	6.90	0.50	0.82	14.15	C70—C72,D32—D33,D42—D43
甲状腺	7	0.44	1.88	1.18	1.13	0.11	0.11	3.66	33	2.65	9.71	5.76	5.50	0.45	0.60	14.88	C73
淋巴瘤	19	1.18	5.11	2.72	2.68	0.17	0.17	4.72	20	1.61	5.88	2.74	2.57	0.15	0.29	4.68	C81—C86,C88,C90,C96
白血病	27	1.68	7.27	5.17	5.25	0.32	0.32	7.46	14	1.13	4.12	2.14	1.99	0.12	0.25	2.97	C91—C95,D45—D47
其他	29	1.80	7.80	3.77	3.95	0.27	0.27	7.42	20	1.61	5.88	3.03	2.86	0.18	0.35	5.71	O&U
所有部位合计	1 608	100.00	432.71	216.58	214.51	10.67	10.67	297.18	1243	100.00	365.62	181.57	173.83	10.95	19.79	324.21	ALL
所有部位除外 C44	1 598	99.38	430.02	215.36	213.30	10.61	10.61	295.64	1236	99.44	363.56	180.33	172.79	10.87	19.68	321.76	ALL exc. C44
死亡																	
口腔	5	0.42	1.35	0.65	0.66	0.02	0.02	0.59	2	0.31	0.59	0.26	0.26	0.00	0.05	0.00	C00—C10,C12—C14
鼻咽	17	1.44	4.57	2.66	2.54	0.21	0.21	6.88	6	0.93	1.76	0.84	0.79	0.04	0.08	1.29	C11
食管	215	18.22	57.86	25.99	25.56	0.74	0.74	19.56	118	18.27	34.71	12.21	11.72	0.22	1.01	5.81	C15
胃	285	24.15	76.69	34.94	33.35	0.85	0.85	23.51	113	17.49	33.24	13.33	12.82	0.35	1.31	9.12	C16
结直肠	36	3.05	9.69	4.89	4.75	0.20	0.20	6.37	50	7.74	14.71	5.92	5.71	0.23	0.54	6.13	C18—C21
肝脏	126	10.68	33.91	18.45	18.08	1.20	1.20	36.49	50	7.74	14.71	5.94	5.83	0.28	0.69	7.46	C22
胆囊	14	1.19	3.77	1.68	1.71	0.06	0.06	1.43	11	1.70	3.24	1.49	1.45	0.07	0.21	2.08	C23—C24
胰腺	38	3.22	10.24	4.74	4.96	0.18	0.18	4.91	35	5.42	10.29	4.53	4.45	0.24	0.48	7.18	C25
喉	3	0.25	0.81	0.47	0.43	0.04	0.04	0.00	2	0.31	0.59	0.21	0.19	0.00	0.03	0.00	C32
肺	299	25.34	80.46	37.96	37.31	1.25	1.25	35.02	109	16.87	32.06	13.01	13.09	0.61	1.54	17.71	C33—C34
其他胸腔器官	3	0.25	0.81	0.38	0.36	0.00	0.00	0.00	0	0.00	0.00	0.00	0.00	0.00	0.00	0.00	C37—C38
骨	15	1.27	4.04	2.32	2.50	0.10	0.10	1.65	11	1.70	3.24	1.71	1.77	0.07	0.11	0.99	C40—C41
皮肤黑色素瘤	3	0.25	0.81	0.39	0.37	0.01	0.01	0.43	0	0.00	0.00	0.00	0.00	0.00	0.00	0.00	C43
乳房	0	0.00	0.00	0.00	0.00	0.00	0.00	0.00	30	4.64	8.82	4.72	4.66	0.35	0.50	11.05	C50
子宫颈	—	—	—	—	—	—	—	—	26	4.02	7.65	3.81	3.90	0.26	0.44	7.28	C53
子宫体	—	—	—	—	—	—	—	—	11	1.70	3.24	1.38	1.29	0.09	0.12	2.64	C54—C55
卵巢	—	—	—	—	—	—	—	—	9	1.39	2.65	1.23	1.17	0.06	0.13	1.69	C56
前列腺	29	2.46	7.80	3.31	3.17	0.06	0.06	1.93	—	—	—	—	—	—	—	—	C61
睾丸	2	0.17	0.54	0.54	0.38	0.02	0.02	0.92	—	—	—	—	—	—	—	—	C62
肾	10	0.85	2.69	1.19	1.35	0.04	0.04	1.02	3	0.46	0.88	0.33	0.32	0.00	0.05	0.00	C64—C66,C68
膀胱	9	0.76	2.42	1.02	0.91	0.02	0.02	0.48	4	0.62	1.18	0.34	0.31	0.00	0.00	0.00	C67
脑	23	1.95	6.19	4.03	3.85	0.26	0.26	7.56	26	4.02	7.65	4.35	4.06	0.24	0.47	5.60	C70—C72,D32—D33,D42—D43
甲状腺	2	0.17	0.54	0.25	0.23	0.00	0.00	0.00	0	0.00	0.00	0.00	0.00	0.00	0.00	0.00	C73
淋巴瘤	19	1.61	5.11	2.55	2.64	0.11	0.11	3.11	16	2.48	4.71	2.24	2.01	0.08	0.20	2.55	C81—C86,C88,C90,C96
白血病	18	1.53	4.84	3.45	3.64	0.22	0.22	3.37	5	0.77	1.47	0.89	0.85	0.06	0.09	0.94	C91—C95,D45—D47
其他	9	0.76	2.42	1.20	1.22	0.06	0.06	1.62	9	1.39	2.65	1.03	1.10	0.03	0.15	0.90	O&U
所有部位合计	1 180	100.00	317.53	152.97	149.98	5.64	5.64	157.78	646	100.00	190.01	79.77	77.76	3.26	8.20	90.41	ALL
所有部位除外 C44	1 177	99.75	316.73	152.61	149.55	5.62	5.62	157.31	645	99.85	189.72	79.64	77.63	3.26	8.17	90.41	ALL exc. C44

附表 7-36 响水县 2018 年恶性肿瘤发病和死亡主要指标

部位缩写	男性								女性								ICD-10
	病例数	构成比/%	粗率/(1/10万)	中标率/(1/10万)	世标率/(1/10万)	累积率/% 0—64岁	累积率/% 0—74岁	35—64岁/截缩率(1/10万)	病例数	构成比/%	粗率/(1/10万)	中标率/(1/10万)	世标率/(1/10万)	累积率/% 0—64岁	累积率/% 0—74岁	35—64岁/截缩率(1/10万)	
发病																	
口腔	4	0.47	1.21	0.71	0.78	0.07	0.07	1.89	6	0.74	2.05	1.24	1.22	0.07	0.16	2.05	C00—C10, C12—C14
鼻咽	3	0.35	0.91	0.51	0.57	0.02	0.02	0.59	3	0.37	1.02	1.01	1.05	0.09	0.09	1.36	C11
食管	137	15.93	41.51	27.81	27.57	1.00	1.00	27.01	67	8.28	22.85	12.33	12.12	0.45	1.56	11.93	C15
胃	121	14.07	36.66	23.31	23.84	1.22	1.22	33.75	49	6.06	16.71	8.85	8.86	0.26	1.12	7.15	C16
结直肠	72	8.37	21.82	14.47	14.49	0.95	0.95	26.23	55	6.80	18.76	10.85	10.67	0.71	1.19	20.77	C18—C21
肝脏	97	11.28	29.39	20.87	20.24	1.56	1.56	47.98	36	4.45	12.28	7.79	8.00	0.42	0.81	10.64	C22
胆囊	5	0.58	1.52	0.95	0.99	0.00	0.00	0.00	10	1.24	3.41	1.95	1.89	0.12	0.19	3.42	C23—C24
胰腺	29	3.37	8.79	6.47	5.89	0.30	0.30	9.79	25	3.09	8.53	5.09	5.25	0.29	0.67	6.91	C25
喉	7	0.81	2.12	1.14	1.30	0.16	0.16	4.19	3	0.37	1.02	0.59	0.63	0.05	0.11	1.30	C32
肺	217	25.23	65.75	42.31	42.83	2.22	2.22	58.64	103	12.73	35.13	20.59	20.21	1.08	2.68	29.40	C33—C34
其他胸腔器官	3	0.35	0.91	0.88	0.64	0.04	0.04	0.79	1	0.12	0.34	0.16	0.16	0.00	0.00	0.00	C37—C38
骨	9	1.05	2.73	2.29	2.07	0.10	0.10	2.25	3	0.37	1.02	0.61	0.56	0.00	0.11	0.00	C40—C41
皮肤黑色素瘤	2	0.23	0.61	0.28	0.39	0.02	0.02	0.59	2	0.25	0.68	0.44	0.39	0.00	0.06	0.00	C43
乳房	9	1.05	2.73	2.39	2.02	0.19	0.19	5.23	152	18.79	51.84	37.90	35.28	3.06	3.62	94.32	C50
子宫颈	—								133	16.44	45.36	36.00	32.64	2.73	3.40	86.04	C53
子宫体	—								20	2.47	6.82	4.74	4.56	0.36	0.56	11.38	C54—C55
卵巢	—								23	2.84	7.84	5.93	5.53	0.39	0.57	9.54	C56
前列腺	22	2.56	6.67	4.16	4.35	0.09	0.09	2.44	—								C61
睾丸	0	0.00	0.00	0.00	0.00	0.00	0.00	0.00	—								C62
肾	5	0.58	1.52	1.00	0.97	0.04	0.04	1.38	7	0.87	2.39	1.33	1.30	0.07	0.16	1.95	C64—C66, C68
膀胱	21	2.44	6.36	4.04	3.88	0.18	0.18	4.26	7	0.87	2.39	1.52	1.43	0.07	0.16	1.30	C67
脑	14	1.63	4.24	2.95	3.37	0.18	0.18	4.90	22	2.72	7.50	5.92	5.74	0.42	0.63	9.47	C70—C72, D32—D33, D42—D43
甲状腺	8	0.93	2.42	1.96	1.72	0.15	0.15	3.98	26	3.21	8.87	7.56	6.55	0.57	0.66	18.69	C73
淋巴瘤	24	2.79	7.27	5.31	4.85	0.26	0.26	6.43	15	1.85	5.12	3.73	3.33	0.17	0.43	5.64	C81—C86, C88, C90, C96
白血病	30	3.49	9.09	7.13	7.06	0.47	0.47	9.71	21	2.60	7.16	4.96	5.62	0.31	0.49	6.61	C91—C95, D45—D47
其他	21	2.44	6.36	5.40	4.83	0.23	0.23	5.88	20	2.47	6.82	4.10	4.48	0.24	0.48	5.30	O&U
所有部位合计	860	100.00	260.58	176.38	174.64	9.45	9.45	257.93	809	100.00	275.89	185.20	177.47	11.93	19.90	345.18	ALL
所有部位除外 C44	858	99.77	259.98	175.95	174.24	9.42	9.42	257.28	805	99.51	274.53	184.37	176.30	11.88	19.85	344.58	ALL exc. C44
死亡																	
口腔	6	0.85	1.82	1.23	1.18	0.06	0.06	2.05	2	0.42	0.68	0.35	0.31	0.02	0.02	0.65	C00—C10, C12—C14
鼻咽	5	0.71	1.52	0.94	0.96	0.02	0.02	0.59	6	1.27	2.05	1.87	1.84	0.11	0.17	1.56	C11
食管	108	15.23	32.72	21.29	21.44	0.87	0.87	23.31	63	13.35	21.48	11.47	10.80	0.15	1.18	3.80	C15
胃	82	11.57	24.85	15.85	16.16	0.50	0.50	13.52	49	10.38	16.71	8.78	8.43	0.20	0.99	5.27	C16
结直肠	32	4.51	9.70	6.62	6.48	0.22	0.22	6.69	27	5.72	9.21	4.86	4.70	0.22	0.49	6.75	C18—C21
肝脏	124	17.49	37.57	27.21	26.17	1.81	1.81	56.69	63	13.35	21.48	13.36	13.85	0.79	1.66	19.99	C22
胆囊	7	0.99	2.12	1.26	1.35	0.03	0.03	0.65	13	2.75	4.43	2.16	2.29	0.15	0.24	4.02	C23—C24
胰腺	23	3.24	6.97	4.91	4.62	0.19	0.19	5.52	17	3.60	5.80	2.98	3.08	0.10	0.35	2.97	C25
喉	1	0.14	0.30	0.19	0.20	0.03	0.03	0.65	0	0.00	0.00	0.00	0.00	0.00	0.00	0.00	C32
肺	239	33.71	72.42	47.42	47.35	1.91	1.91	50.15	104	22.03	35.47	19.01	18.45	0.64	1.90	18.68	C33—C34
其他胸腔器官	0	0.00	0.00	0.00	0.00	0.00	0.00	0.00	—								C37—C38
骨	7	0.99	2.12	1.62	1.53	0.10	0.10	2.90	1	0.21	0.34	0.23	0.22	0.00	0.06	0.00	C40—C41
皮肤黑色素瘤	1	0.14	0.30	0.19	0.19	0.02	0.02	0.60	1	0.21	0.34	0.08	0.12	0.00	0.00	0.00	C43
乳房	2	0.28	0.61	0.34	0.37	0.04	0.04	1.19	20	4.24	6.82	4.66	4.33	0.34	0.53	9.99	C50
子宫颈	—								23	4.87	7.84	5.41	5.11	0.41	0.53	13.09	C53
子宫体	—								3	0.64	1.02	0.51	0.57	0.03	0.08	0.71	C54—C55
卵巢	—								16	3.39	5.46	3.26	3.07	0.17	0.35	5.21	C56
前列腺	6	0.85	1.82	1.28	1.21	0.02	0.02	0.59	—								C61
睾丸	0	0.00	0.00	0.00	0.00	0.00	0.00	0.00	—								C62
肾	2	0.28	0.61	0.38	0.40	0.02	0.02	0.00	6	1.27	2.05	1.04	0.98	0.07	0.10	1.20	C64—C66, C68
膀胱	6	0.85	1.82	0.96	1.12	0.02	0.02	0.59	3	0.64	1.02	0.65	0.55	0.00	0.06	0.00	C67
脑	16	2.26	4.85	4.04	3.92	0.18	0.18	3.44	16	3.39	5.46	3.28	3.18	0.20	0.38	6.16	C70—C72, D32—D33, D42—D43
甲状腺	1	0.14	0.30	0.13	0.20	0.00	0.00	0.00	3	0.64	1.02	0.54	0.61	0.04	0.10	1.25	C73
淋巴瘤	13	1.83	3.94	2.81	2.77	0.10	0.10	2.84	10	2.12	3.41	1.85	1.79	0.07	0.16	2.21	C81—C86, C88, C90, C96
白血病	17	2.40	5.15	4.41	4.30	0.21	0.21	2.42	16	3.39	5.46	2.95	3.36	0.13	0.39	2.50	C91—C95, D45—D47
其他	11	1.55	3.33	2.73	2.63	0.05	0.05	0.79	10	2.12	3.41	1.47	1.62	0.07	0.16	1.79	O&U
所有部位合计	709	100.00	214.83	145.81	144.54	6.37	6.37	175.20	472	100.00	160.96	90.85	89.28	3.88	9.89	107.77	ALL
所有部位除外 C44	707	99.72	214.22	145.49	144.20	6.37	6.37	175.20	470	99.58	160.28	90.63	89.04	3.88	9.89	107.77	ALL exc. C44

附表 7-37　滨海县 2018 年恶性肿瘤发病和死亡主要指标

部位缩写	男性 病例数	构成比/%	粗率/(1/10万)	中标率/(1/10万)	世标率/(1/10万)	累积率/% 0—64岁	累积率/% 0—74岁	35—64岁截缩率/(1/10万)	女性 病例数	构成比/%	粗率/(1/10万)	中标率/(1/10万)	世标率/(1/10万)	累积率/% 0—64岁	累积率/% 0—74岁	35—64岁截缩率/(1/10万)	ICD-10
发病																	
口腔	26	1.46	4.03	2.88	2.80	0.13	0.13	2.52	10	0.80	1.72	0.99	0.98	0.08	0.10	2.45	C00—C10, C12—C14
鼻咽	18	1.01	2.79	1.64	1.74	0.13	0.13	3.60	9	0.72	1.55	0.92	0.93	0.05	0.13	1.57	C11
食管	310	17.46	48.06	27.94	27.89	1.09	1.09	29.27	158	12.62	27.20	14.00	13.68	0.43	1.64	11.95	C15
胃	281	15.83	43.57	26.50	26.17	1.10	1.10	30.00	108	8.63	18.60	9.92	9.75	0.46	1.17	12.52	C16
结直肠	137	7.72	21.24	13.97	13.36	0.67	0.67	18.01	85	6.79	14.64	8.83	8.82	0.60	1.02	14.75	C18—C21
肝脏	231	13.01	35.81	24.93	23.56	1.72	1.72	50.84	109	8.71	18.77	10.52	10.38	0.58	1.27	17.11	C22
胆囊	9	0.51	1.40	0.85	0.85	0.05	0.05	1.45	17	1.36	2.93	1.54	1.56	0.06	0.25	1.61	C23—C24
胰腺	56	3.15	8.68	5.33	5.26	0.20	0.20	5.65	38	3.04	6.54	3.69	3.59	0.16	0.46	4.48	C25
喉	7	0.39	1.09	0.66	0.69	0.06	0.06	1.63	0	0.00	0.00	0.00	0.00	0.00	0.00	0.00	C32
肺	427	24.06	66.20	41.36	40.37	1.70	1.70	46.11	196	15.65	33.75	18.67	17.88	0.83	2.24	23.06	C33—C34
其他胸腔器官	5	0.28	0.78	0.46	0.49	0.04	0.04	1.26	0	0.00	0.00	0.00	0.00	0.00	0.00	0.00	C37—C38
骨	17	0.96	2.64	2.48	2.40	0.14	0.14	2.69	16	1.28	2.75	1.59	1.63	0.08	0.17	1.99	C40—C41
皮肤黑色素瘤	3	0.17	0.47	0.30	0.27	0.01	0.01	0.37	5	0.40	0.86	0.39	0.42	0.04	0.04	1.04	C43
乳房	0	0.00	0.00	0.00	0.00	0.00	0.00	0.00	119	9.50	20.49	14.97	14.24	1.22	1.58	35.69	C50
子宫颈	—								144	11.50	24.79	17.41	16.44	1.35	1.85	41.12	C53
子宫体	—								32	2.56	5.51	3.91	3.71	0.32	0.43	9.46	C54—C55
卵巢	—								29	2.32	4.99	3.78	3.40	0.29	0.32	7.73	C56
前列腺	34	1.92	5.27	3.02	2.88	0.04	0.04	1.21	—								C61
睾丸	1	0.06	0.16	0.09	0.09	0.00	0.00	0.00	—								C62
肾	20	1.13	3.10	2.38	2.42	0.14	0.14	2.87	8	0.64	1.38	0.89	0.86	0.06	0.09	1.99	C64—C66, C68
膀胱	33	1.86	5.12	3.24	3.11	0.16	0.16	4.36	5	0.40	0.86	0.52	0.47	0.03	0.03	0.83	C67
脑	38	2.14	5.89	5.14	5.62	0.36	0.36	6.79	41	3.27	7.06	4.22	4.44	0.33	0.50	8.49	C70—C72, D32—D33, D42—D43
甲状腺	13	0.73	2.02	1.79	1.59	0.10	0.10	1.73	47	3.75	8.09	7.04	6.17	0.50	0.57	11.29	C73
淋巴瘤	49	2.76	7.60	5.16	5.04	0.26	0.26	6.23	29	2.32	4.99	2.96	2.68	0.13	0.31	5.36	C81—C86, C88, C90, C96
白血病	35	1.97	5.43	3.94	3.88	0.22	0.22	5.01	26	2.08	4.48	3.99	4.55	0.10	0.36	3.23	C91—C95, D45—D47
其他	25	1.41	3.88	2.35	2.35	0.18	0.18	4.97	21	1.68	3.62	2.12	2.35	0.11	0.25	4.97	O&U
所有部位合计	1 775	100.00	275.20	176.40	172.83	8.50	8.50	226.57	1252	100.00	215.57	132.85	128.57	8.01	14.76	221.55	ALL
所有部位除外 C44	1 768	99.61	274.11	175.80	172.25	8.48	8.48	225.92	1246	99.52	214.54	132.37	128.07	8.01	14.66	221.55	ALL exc. C44
死亡																	
口腔	11	0.81	1.71	1.07	1.01	0.03	0.03	0.91	3	0.41	0.52	0.37	0.35	0.04	0.04	1.14	C00—C10, C12—C14
鼻咽	7	0.51	1.09	0.63	0.67	0.04	0.04	0.95	3	0.41	0.52	0.22	0.25	0.00	0.04	0.00	C11
食管	293	21.50	45.43	27.05	26.95	0.97	0.97	25.96	134	18.33	23.07	11.61	11.04	0.21	1.23	5.07	C15
胃	212	15.55	32.87	20.02	19.86	0.60	0.60	16.45	79	10.81	13.60	7.45	7.25	0.33	0.88	8.93	C16
结直肠	63	4.62	9.77	6.28	5.99	0.25	0.25	6.80	69	9.44	11.88	6.42	6.36	0.30	0.82	8.74	C18—C21
肝脏	194	14.23	30.08	19.92	19.33	1.43	1.43	42.17	10	1.37	1.72	0.91	0.91	0.02	0.15	0.64	C22
胆囊	6	0.44	0.93	0.55	0.55	0.01	0.01	0.30	26	3.56	4.48	2.49	2.46	0.13	0.31	3.28	C23—C24
胰腺	38	2.79	5.89	3.64	3.64	0.17	0.17	4.96	1	0.14	0.17	0.10	0.10	0.00	0.00	0.00	C25
喉	4	0.29	0.62	0.41	0.41	0.02	0.02	0.72	144	19.70	24.79	13.53	12.94	0.60	1.61	17.38	C32
肺	364	26.71	56.44	35.01	34.07	1.43	1.43	38.99	4	0.55	0.69	0.35	0.34	0.01	0.04	0.34	C33—C34
其他胸腔器官	0	0.00	0.00	0.00	0.00	0.00	0.00	0.00	12	1.64	2.07	1.50	1.54	0.08	0.19	1.83	C37—C38
骨	14	1.03	2.17	1.75	1.71	0.09	0.09	2.27	1	0.14	0.17	0.11	0.12	0.01	0.01	0.38	C40—C41
皮肤黑色素瘤	0	0.00	0.00	0.00	0.00	0.00	0.00	0.00	45	6.16	7.75	5.46	5.29	0.47	0.56	14.96	C43
乳房	0	0.00	0.00	0.00	0.00	0.00	0.00	0.00	51	6.98	8.78	6.00	5.56	0.36	0.65	12.00	C50
子宫颈	—								6	0.82	1.03	0.59	0.56	0.02	0.06	0.66	C53
子宫体	—								20	2.74	3.44	2.57	2.49	0.14	0.32	3.44	C54—C55
卵巢	—																C56
前列腺	17	1.25	2.64	1.48	1.46	0.02	0.02	0.60	—								C61
睾丸	1	0.07	0.16	0.13	0.12	0.01	0.01	0.37	—								C62
肾	9	0.66	1.40	0.92	1.14	0.09	0.09	1.96	4	0.55	0.69	0.36	0.32	0.00	0.04	0.00	C64—C66, C68
膀胱	14	1.03	2.17	1.34	1.29	0.04	0.04	1.17	5	0.68	0.86	0.46	0.47	0.00	0.07	0.64	C67
脑	34	2.49	5.27	4.43	4.84	0.31	0.31	6.04	27	3.69	4.65	2.71	3.05	0.22	0.35	5.35	C70—C72, D32—D33, D42—D43
甲状腺	2	0.15	0.31	0.18	0.20	0.03	0.03	0.65	4	0.55	0.69	0.44	0.43	0.02	0.05	0.42	C73
淋巴瘤	37	2.71	5.74	3.79	3.74	0.24	0.24	6.26	21	2.87	3.62	2.19	2.05	0.12	0.23	3.47	C81—C86, C88, C90, C96
白血病	27	1.98	4.19	2.91	2.79	0.15	0.15	3.28	19	2.60	3.27	2.34	2.53	0.16	0.23	4.26	C91—C95, D45—D47
其他	16	1.17	2.48	1.60	1.57	0.05	0.05	1.08	6	0.82	1.03	0.53	0.55	0.05	0.06	1.31	O&U
所有部位合计	1 363	100.00	211.32	133.08	131.35	5.97	5.97	161.89	731	100.00	125.86	72.34	70.36	3.49	8.34	98.51	ALL
所有部位除外 C44	1 358	99.63	210.55	132.61	130.91	5.96	5.96	161.54	730	99.86	125.69	72.23	70.26	3.48	8.33	98.17	ALL exc. C44

附表 7-38　阜宁县 2018 年恶性肿瘤发病和死亡主要指标

部位缩写	男性 病例数	构成比/%	粗率/(1/10万)	中标率/(1/10万)	世标率/(1/10万)	累积率/% 0—64岁	累积率/% 0—74岁	35—64岁截缩率/(1/10万)	女性 病例数	构成比/%	粗率/(1/10万)	中标率/(1/10万)	世标率/(1/10万)	累积率/% 0—64岁	累积率/% 0—74岁	35—64岁截缩率/(1/10万)	ICD-10
发病																	
口腔	25	1.28	4.25	2.28	2.39	0.14	0.14	3.85	16	1.10	2.99	1.71	1.68	0.11	0.20	2.55	C00—C10, C12—C14
鼻咽	25	1.28	4.25	2.84	2.67	0.21	0.21	6.86	10	0.69	1.87	1.31	1.25	0.08	0.15	1.88	C11
食管	439	22.51	74.64	40.05	39.80	1.58	1.58	42.31	231	15.94	43.21	20.24	19.69	0.58	2.39	16.15	C15
胃	338	17.33	57.47	31.13	31.01	1.28	1.28	34.73	130	8.97	24.32	11.95	11.66	0.40	1.51	11.56	C16
结直肠	157	8.05	26.69	15.02	14.68	0.79	0.79	21.54	90	6.21	16.83	8.45	8.44	0.50	0.92	14.93	C18—C21
肝脏	152	7.79	25.84	15.67	15.35	0.94	0.94	28.84	59	4.07	11.04	6.05	5.82	0.33	0.67	9.68	C22
胆囊	24	1.23	4.08	2.15	2.21	0.10	0.10	2.60	28	1.93	5.24	2.73	2.77	0.20	0.34	5.58	C23—C24
胰腺	43	2.21	7.31	4.10	4.05	0.16	0.16	4.44	39	2.69	7.29	3.59	3.46	0.18	0.36	4.82	C25
喉	15	0.77	2.55	1.43	1.43	0.07	0.07	1.97	0	0.00	0.00	0.00	0.00	0.00	0.00	0.00	C32
肺	391	20.05	66.48	36.57	36.38	1.49	1.49	41.07	193	13.32	36.10	17.27	17.10	0.85	1.91	24.11	C33—C34
其他胸腔器官	5	0.26	0.85	0.53	0.49	0.03	0.03	1.02	2	0.14	0.37	0.19	0.20	0.01	0.04	0.34	C37—C38
骨	19	0.97	3.23	2.27	2.23	0.16	0.16	3.66	13	0.90	2.43	1.31	1.32	0.07	0.19	2.29	C40—C41
皮肤黑色素瘤	12	0.62	2.04	1.03	1.09	0.06	0.06	1.64	8	0.55	1.50	0.81	0.76	0.04	0.09	1.36	C43
乳房	17	0.87	2.89	1.98	1.82	0.15	0.15	4.95	222	15.32	41.52	27.56	25.37	2.16	2.66	66.74	C50
子宫颈	—	—	—	—	—	—	—	—	115	7.94	21.51	13.66	13.05	1.11	1.39	34.66	C53
子宫体	—	—	—	—	—	—	—	—	48	3.31	8.98	5.62	5.33	0.47	0.56	13.43	C54—C55
卵巢	—	—	—	—	—	—	—	—	47	3.24	8.79	5.41	5.27	0.40	0.60	10.38	C56
前列腺	42	2.15	7.14	3.79	3.94	0.10	0.10	2.97	—	—	—	—	—	—	—	—	C61
睾丸	1	0.05	0.17	0.09	0.09	0.01	0.01	0.29	—	—	—	—	—	—	—	—	C62
肾	18	0.92	3.06	1.70	1.74	0.11	0.11	2.97	13	0.90	2.43	1.25	1.28	0.07	0.13	2.29	C64—C66, C68
膀胱	45	2.31	7.65	4.05	4.09	0.22	0.22	6.01	9	0.62	1.68	0.99	0.83	0.01	0.13		C67
脑	46	2.36	7.82	4.43	4.43	0.31	0.31	9.37	34	2.35	6.36	4.20	4.06	0.24	0.46	4.95	C70—C72, D32—D33, D42—D43
甲状腺	16	0.82	2.72	1.81	1.71	0.16	0.16	4.41	51	3.52	9.54	8.01	6.86	0.58	0.67	15.41	C73
淋巴瘤	45	2.31	7.65	4.41	4.61	0.28	0.28	6.85	34	2.35	6.36	3.64	3.58	0.26	0.40	6.83	C81—C86, C88, C90, C96
白血病	50	2.56	8.50	6.00	6.83	0.49	0.49	10.86	38	2.62	7.11	5.02	5.05	0.27	0.50	6.23	C91—C95, D45—D47
其他	25	1.28	4.25	2.68	3.18	0.15	0.15	3.10	19	1.31	3.55	2.24	2.02	0.10	0.23	2.87	O&U
所有部位合计	1 950	100.00	331.56	186.01	186.23	8.98	8.98	245.92	1449	100.00	271.02	153.22	146.86	9.03	16.50	259.03	ALL
所有部位除外C44	1 946	99.79	330.88	185.61	185.82	8.96	8.96	245.57	1444	99.65	270.09	152.80	146.42	9.02	16.45	258.70	ALL exc. C44
死亡																	
口腔	5	0.29	0.85	0.47	0.41	0.01	0.01	0.29	9	1.01	1.68	0.74	0.79	0.04	0.08	1.05	C00—C10, C12—C14
鼻咽	13	0.75	2.21	1.18	1.20	0.08	0.08	2.17	3	0.34	0.56	0.23	0.23	0.00	0.02	0.00	C11
食管	412	23.76	70.05	37.24	36.74	1.03	1.03	27.76	210	23.52	39.28	17.96	17.21	0.43	1.98	11.70	C15
胃	290	16.72	49.31	26.45	25.96	0.90	0.90	24.60	97	10.86	18.14	8.71	8.23	0.29	0.87	7.95	C16
结直肠	92	5.31	15.64	8.74	8.40	0.40	0.40	10.80	59	6.61	11.04	5.00	4.86	0.19	0.49	5.12	C18—C21
肝脏	175	10.09	29.76	17.70	17.34	1.08	1.08	32.90	64	7.17	11.97	6.50	6.18	0.36	0.72	11.12	C22
胆囊	18	1.04	3.06	1.63	1.70	0.08	0.08	2.28	27	3.02	5.05	2.62	2.62	0.17	0.27	5.23	C23—C24
胰腺	57	3.29	9.69	5.10	5.00	0.22	0.22	5.90	53	5.94	9.91	5.13	5.00	0.29	0.59	6.30	C25
喉	12	0.69	2.04	1.16	1.11	0.02	0.02	0.65	0	0.00	0.00	0.00	0.00	0.00	0.00	0.00	C32
肺	433	24.97	73.62	39.74	39.47	1.38	1.38	37.56	161	18.03	30.11	14.18	13.85	0.58	1.46	16.60	C33—C34
其他胸腔器官	2	0.12	0.34	0.24	0.22	0.01	0.01	0.38	0	0.00	0.00	0.00	0.00	0.00	0.00	0.00	C37—C38
骨	16	0.92	2.72	1.82	1.84	0.11	0.11	2.78	5	0.56	0.94	0.45	0.45	0.02	0.07	0.64	C40—C41
皮肤黑色素瘤	6	0.35	1.02	0.63	0.61	0.03	0.03	1.04	3	0.34	0.56	0.27	0.24	0.02	0.02	0.00	C43
乳房	3	0.17	0.51	0.39	0.37	0.04	0.04	1.18	38	4.26	7.11	4.02	3.83	0.25	0.44	6.76	C50
子宫颈	—	—	—	—	—	—	—	—	41	4.59	7.67	4.37	4.29	0.32	0.50	9.36	C53
子宫体	—	—	—	—	—	—	—	—	13	1.46	2.43	1.18	1.20	0.11	0.11	2.96	C54—C55
卵巢	—	—	—	—	—	—	—	—	18	2.02	3.37	2.03	1.91	0.16	0.20	4.30	C56
前列腺	34	1.96	5.78	3.00	2.96	0.04	0.04	0.97	—	—	—	—	—	—	—	—	C61
睾丸	0	0.00	0.00	0.00	0.00	0.00	0.00	0.00	—	—	—	—	—	—	—	—	C62
肾	10	0.58	1.70	0.90	0.86	0.05	0.05	1.24	8	0.90	1.50	0.73	0.68	0.01	0.08	0.41	C64—C66, C68
膀胱	25	1.44	4.25	2.14	2.15	0.04	0.04	0.97	3	0.34	0.56	0.27	0.21	0.00	0.00	0.00	C67
脑	45	2.60	7.65	4.71	4.58	0.26	0.26	5.88	17	1.90	3.18	2.82	2.52	0.16	0.22	2.39	C70—C72, D32—D33, D42—D43
甲状腺	3	0.17	0.51	0.28	0.29	0.02	0.02	0.60	3	0.34	0.56	0.29	0.29	0.03	0.03	0.71	C73
淋巴瘤	36	2.08	6.12	3.97	4.03	0.20	0.20	4.82	29	3.25	5.42	3.26	2.92	0.14	0.32	4.88	C81—C86, C88, C90, C96
白血病	35	2.02	5.95	3.63	3.45	0.25	0.25	6.29	20	2.24	3.74	1.86	1.88	0.10	0.23	3.09	C91—C95, D45—D47
其他	12	0.69	2.04	1.32	1.23	0.06	0.06	1.39	12	1.34	2.24	1.49	1.20	0.08	0.10	2.11	O&U
所有部位合计	1 734	100.00	294.83	162.42	160.13	6.30	6.30	172.46	893	100.00	167.03	84.44	80.63	3.68	8.80	102.68	ALL
所有部位除外C44	1 731	99.83	294.32	162.13	159.85	6.29	6.29	172.11	892	99.89	166.84	84.30	80.50	3.67	8.79	102.26	ALL exc. C44

部位缩写	男性 病例数	构成比 /%	粗率 /(1/10万)	中标率 /(1/10万)	世标率 /(1/10万)	累积率 /% 0—64 岁	累积率 /% 0—74 岁	35—64 岁/截缩率 (1/10万)	女性 病例数	构成比 /%	粗率 /(1/10万)	中标率 /(1/10万)	世标率 /(1/10万)	累积率 /% 0—64 岁	累积率 /% 0—74 岁	35—64 岁/截缩率 (1/10万)	ICD-10
发病																	
口腔	12	0.64	2.45	1.30	1.28	0.04	0.04	1.07	16	1.05	3.45	2.27	1.90	0.14	0.21	3.28	C00—C10, C12—C14
鼻咽	22	1.18	4.49	2.58	2.45	0.14	0.14	3.78	5	0.33	1.08	0.60	0.57	0.02	0.10	0.79	C11
食管	218	11.65	44.54	21.57	21.47	0.71	0.71	19.02	127	8.37	27.37	11.63	11.11	0.34	1.21	9.06	C15
胃	313	16.72	63.94	31.73	31.16	1.32	1.32	36.90	141	9.29	30.39	13.89	13.48	0.57	1.65	15.86	C16
结直肠	149	7.96	30.44	14.71	14.80	0.84	0.84	23.45	103	6.79	22.20	10.45	10.34	0.49	1.29	13.54	C18—C21
肝脏	240	12.82	49.03	27.14	26.33	1.82	1.82	56.29	116	7.65	25.00	12.22	12.26	0.67	1.65	18.59	C22
胆囊	6	0.32	1.23	0.63	0.61	0.01	0.01	0.33	8	0.53	1.72	0.67	0.65	0.01	0.03	0.54	C23—C24
胰腺	71	3.79	14.50	7.56	7.50	0.31	0.31	9.26	44	2.90	9.48	4.16	4.10	0.19	0.44	5.20	C25
喉	14	0.75	2.86	1.41	1.43	0.07	0.07	1.69	1	0.07	0.22	0.11	0.12	0.00	0.02	0.00	C32
肺	501	26.76	102.35	50.92	50.78	2.12	2.12	59.11	276	18.19	59.49	27.64	27.75	1.58	2.98	44.71	C33—C34
其他胸腔器官	1	0.05	0.20	0.12	0.11	0.00	0.00	0.00	4	0.26	0.86	0.43	0.45	0.01	0.08	0.35	C37—C38
骨	17	0.91	3.47	1.94	1.84	0.09	0.09	3.01	12	0.79	2.59	1.93	2.26	0.13	0.15	1.77	C40—C41
皮肤黑色素瘤	4	0.21	0.82	0.34	0.39	0.00	0.00	0.00	2	0.13	0.43	0.21	0.22	0.01	0.04	0.37	C43
乳房	0	0.00	0.00	0.00	0.00	0.00	0.00	0.00	229	15.10	49.36	30.15	28.29	2.19	3.09	66.53	C50
子宫颈	—	—	—	—	—	—	—	—	114	7.51	24.57	14.94	14.02	1.04	1.59	32.39	C53
子宫体	—	—	—	—	—	—	—	—	31	2.04	6.68	4.21	3.79	0.28	0.45	9.40	C54—C55
卵巢	—	—	—	—	—	—	—	—	27	1.78	5.82	3.01	2.97	0.22	0.32	6.81	C56
前列腺	64	3.42	13.07	5.99	6.01	0.11	0.11	3.01	—	—	—	—	—	—	—	—	C61
睾丸	1	0.05	0.20	0.08	0.06	0.00	0.00	0.00	—	—	—	—	—	—	—	—	C62
肾	33	1.76	6.74	3.62	3.65	0.28	0.28	8.35	24	1.58	5.17	3.33	3.99	0.31	0.33	7.65	C64—C66, C68
膀胱	33	1.76	6.74	3.24	3.30	0.15	0.15	4.01	8	0.53	1.72	0.81	0.78	0.03	0.10	0.72	C67
脑	37	1.98	7.56	5.29	5.17	0.29	0.29	5.77	51	3.36	10.99	6.71	6.34	0.41	0.71	10.87	C70—C72, D32—D33, D42—D43
甲状腺	24	1.28	4.90	4.20	3.53	0.27	0.27	6.19	94	6.20	20.26	15.66	13.61	1.17	1.29	30.82	C73
淋巴瘤	35	1.87	7.15	3.96	3.89	0.22	0.22	5.97	36	2.37	7.76	4.38	4.26	0.29	0.44	7.54	C81—C86, C88, C90, C96
白血病	46	2.46	9.40	6.76	6.92	0.40	0.40	8.42	25	1.65	5.39	3.09	3.04	0.19	0.31	4.88	C91—C95, D45—D47
其他	31	1.66	6.33	3.37	3.80	0.21	0.21	5.31	23	1.52	4.96	2.47	2.42	0.15	0.27	4.71	O&U
所有部位合计	1 872	100.00	382.43	198.47	196.49	9.40	9.40	260.94	1517	100.00	326.97	174.94	168.70	10.45	18.74	296.38	ALL
所有部位除外 C44	1 863	99.52	380.59	197.46	195.52	9.36	9.36	259.76	1510	99.54	325.46	174.34	168.11	10.43	18.69	296.03	ALL exc. C44
死亡																	
口腔	15	1.10	3.06	1.57	1.53	0.01	0.01	0.33	3	0.33	0.65	0.19	0.15	0.00	0.00	0.00	C00—C10, C12—C14
鼻咽	13	0.96	2.66	1.38	1.35	0.08	0.08	2.54	3	0.33	0.65	0.27	0.23	0.00	0.03	0.00	C11
食管	180	13.25	36.77	17.22	16.93	0.41	0.41	10.89	122	13.41	26.30	10.49	9.86	0.16	0.84	4.06	C15
胃	227	16.70	46.37	22.79	21.88	0.73	0.73	20.41	116	12.75	25.00	10.53	10.34	0.32	1.17	8.99	C16
结直肠	83	6.11	16.96	8.66	8.22	0.31	0.31	7.21	63	6.92	13.58	5.98	5.87	0.25	0.65	7.56	C18—C21
肝脏	216	15.89	44.13	23.39	23.20	1.45	1.45	44.43	108	11.87	23.28	11.15	11.27	0.68	1.42	18.59	C22
胆囊	4	0.29	0.82	0.40	0.38	0.01	0.01	0.34	12	1.32	2.59	0.92	0.99	0.04	0.08	1.07	C23—C24
胰腺	63	4.64	12.87	6.55	6.47	0.21	0.21	7.80	44	4.84	9.48	4.26	4.21	0.21	0.46	5.03	C25
喉	6	0.44	1.23	0.56	0.57	0.01	0.01	0.34	1	0.11	0.22	0.07	0.07	0.00	0.00	0.00	C32
肺	392	28.84	80.08	39.30	38.81	1.39	1.39	37.46	184	20.22	39.66	16.43	16.10	0.53	1.61	14.54	C33—C34
其他胸腔器官	0	0.00	0.00	0.00	0.00	0.00	0.00	0.00	2	0.22	0.43	0.25	0.25	0.01	0.03	0.81	C37—C38
骨	17	1.25	3.47	1.94	1.82	0.10	0.10	3.33	8	0.88	1.72	0.92	0.73	0.01	0.05	0.35	C40—C41
皮肤黑色素瘤	4	0.29	0.82	0.36	0.37	0.01	0.01	0.33	2	0.22	0.43	0.14	0.19	0.01	0.01	0.37	C43
乳房	0	0.00	0.00	0.00	0.00	0.00	0.00	0.00	47	5.16	10.13	5.61	5.32	0.36	0.61	11.27	C50
子宫颈	—	—	—	—	—	—	—	—	55	6.04	11.85	6.18	5.73	0.36	0.60	10.61	C53
子宫体	—	—	—	—	—	—	—	—	8	0.88	1.72	0.82	0.79	0.04	0.10	1.14	C54—C55
卵巢	—	—	—	—	—	—	—	—	14	1.54	3.02	1.42	1.45	0.09	0.19	2.52	C56
前列腺	24	1.77	4.90	2.12	2.10	0.00	0.00	0.00	—	—	—	—	—	—	—	—	C61
睾丸	1	0.07	0.20	0.08	0.06	0.00	0.00	0.00	—	—	—	—	—	—	—	—	C62
肾	5	0.37	1.02	0.50	0.51	0.04	0.04	1.02	7	0.77	1.51	0.71	0.70	0.05	0.07	1.42	C64—C66, C68
膀胱	19	1.40	3.88	1.73	1.78	0.03	0.03	0.66	4	0.44	0.86	0.42	0.39	0.01	0.01	0.54	C67
脑	19	1.40	3.88	2.50	2.33	0.13	0.13	2.44	25	2.75	5.39	2.44	2.33	0.10	0.24	3.20	C70—C72, D32—D33, D42—D43
甲状腺	4	0.29	0.82	0.43	0.41	0.01	0.01	0.33	6	0.66	1.29	0.63	0.63	0.02	0.09	0.70	C73
淋巴瘤	23	1.69	4.70	2.67	2.40	0.12	0.12	3.10	36	3.96	7.76	3.61	3.61	0.17	0.44	5.08	C81—C86, C88, C90, C96
白血病	23	1.69	4.70	3.04	2.68	0.16	0.16	3.98	26	2.86	5.60	3.51	3.09	0.22	0.34	6.44	C91—C95, D45—D47
其他	21	1.55	4.29	2.21	2.23	0.07	0.07	2.09	14	1.54	3.02	1.72	1.70	0.06	0.13	1.30	O&U
所有部位合计	1 359	100.00	277.63	139.40	136.05	5.34	5.34	149.02	910	100.00	196.14	88.69	86.01	3.76	9.17	105.59	ALL
所有部位除外 C44	1 354	99.63	276.61	138.92	135.55	5.32	5.32	148.35	906	99.56	195.27	88.36	85.72	3.76	9.15	105.59	ALL exc. C44

附表 7-40　建湖县 2018 年恶性肿瘤发病和死亡主要指标

部位缩写	男性 病例数	构成比/%	粗率/(1/10万)	中标率/(1/10万)	世标率/(1/10万)	累积率/% 0~64岁	累积率/% 0~74岁	35~64岁截缩率/(1/10万)	女性 病例数	构成比/%	粗率/(1/10万)	中标率/(1/10万)	世标率/(1/10万)	累积率/% 0~64岁	累积率/% 0~74岁	35~64岁截缩率/(1/10万)	ICD-10
发病																	
口腔	8	0.55	1.97	1.00	1.00	0.08	0.08	2.23	11	0.95	2.91	1.66	1.43	0.08	0.19	1.91	C00—C10,C12—C14
鼻咽	21	1.44	5.18	3.34	3.09	0.24	0.24	6.62	6	0.52	1.59	0.80	0.81	0.06	0.11	1.94	C11
食管	242	16.58	59.73	25.65	25.93	1.07	1.07	28.20	152	13.19	40.17	14.95	14.64	0.42	1.80	11.26	C15
胃	381	26.10	94.05	42.18	42.71	2.21	2.21	60.78	183	15.89	48.37	20.96	20.42	1.06	2.60	28.54	C16
结直肠	120	8.22	29.62	14.60	14.42	0.85	0.85	23.85	79	6.86	20.88	9.43	9.24	0.63	1.06	17.86	C18—C21
肝脏	119	8.15	29.37	16.86	16.32	1.14	1.14	33.01	48	4.17	12.69	5.83	5.72	0.31	0.76	9.03	C22
胆囊	12	0.82	2.96	1.57	1.44	0.06	0.06	0.91	13	1.13	3.44	1.33	1.39	0.11	0.14	2.92	C23—C24
胰腺	61	4.18	15.06	6.76	6.93	0.33	0.33	9.58	36	3.13	9.51	3.90	3.80	0.16	0.49	5.06	C25
喉	7	0.48	1.73	0.87	0.96	0.10	0.10	2.57	0	0.00	0.00	0.00	0.00	0.00	0.00	0.00	C32
肺	288	19.73	71.09	31.91	32.09	1.49	1.49	42.88	173	15.02	45.72	20.15	20.12	1.27	2.42	36.82	C33—C34
其他胸腔器官	4	0.27	0.99	0.66	0.63	0.02	0.02	0.83	1	0.09	0.26	0.10	0.10	0.00	0.02	0.00	C37—C38
骨	10	0.68	2.47	1.75	1.70	0.10	0.10	2.61	15	1.30	3.96	1.82	1.67	0.05	0.26	1.75	C40—C41
皮肤黑色素瘤	2	0.14	0.49	0.22	0.22	0.01	0.01	0.37	0	0.00	0.00	0.00	0.00	0.00	0.00	0.00	C43
乳房	3	0.21	0.74	0.36	0.39	0.03	0.03	0.91	125	10.85	33.04	22.17	20.63	1.79	2.12	58.73	C50
子宫颈	—	—	—	—	—	—	—	—	137	11.89	36.21	24.83	23.13	1.98	2.34	61.90	C53
子宫体	—	—	—	—	—	—	—	—	18	1.56	4.76	2.74	2.74	0.27	0.32	8.16	C54—C55
卵巢	—	—	—	—	—	—	—	—	22	1.91	5.81	3.11	3.19	0.29	0.37	8.71	C56
前列腺	46	3.15	11.35	4.47	4.05	0.02	0.02	0.54	—	—	—	—	—	—	—	—	C61
睾丸	1	0.07	0.25	0.26	0.24	0.02	0.02	0.76	—	—	—	—	—	—	—	—	C62
肾	11	0.75	2.72	1.23	1.29	0.07	0.07	1.85	10	0.87	2.64	1.19	1.19	0.06	0.15	1.72	C64—C66,C68
膀胱	28	1.92	6.91	3.16	3.14	0.17	0.17	4.77	6	0.52	1.59	0.90	0.95	0.08	0.13	2.40	C67
脑	19	1.30	4.69	3.26	3.80	0.23	0.23	5.41	19	1.65	5.02	4.69	5.05	0.31	0.37	5.06	C70—C72,D32—D33,D42—D43
甲状腺	11	0.75	2.72	1.81	1.64	0.09	0.09	2.11	41	3.56	10.84	7.36	6.61	0.56	0.67	18.57	C73
淋巴瘤	30	2.05	7.41	3.80	3.93	0.24	0.24	6.26	17	1.48	4.49	2.63	2.48	0.19	0.32	5.75	C81—C86,C88,C90,C96
白血病	17	1.16	4.20	2.96	4.07	0.25	0.25	4.42	18	1.56	4.76	3.31	4.44	0.26	0.35	3.67	C91—C95,D45—D47
其他	19	1.30	4.69	2.08	2.05	0.13	0.13	3.65	22	1.91	5.81	2.76	2.80	0.18	0.31	5.61	O&U
所有部位合计	1 460	100.00	360.38	170.73	171.94	8.96	8.96	244.93	1152	100.00	304.47	156.61	152.54	10.13	17.28	297.39	ALL
所有部位除外 C44	1 456	99.73	359.40	170.35	171.62	8.95	8.95	244.56	1146	99.48	302.89	155.96	151.80	10.09	17.22	296.06	ALL exc. C44
死亡																	
口腔	6	0.51	1.48	0.58	0.54	0.02	0.02	0.39	10	1.57	2.64	1.26	1.12	0.06	0.15	1.07	C00—C10,C12—C14
鼻咽	8	0.68	1.97	1.33	1.38	0.15	0.15	4.09	5	0.79	1.32	0.68	0.64	0.05	0.05	1.55	C11
食管	223	18.93	55.04	22.87	22.45	0.71	0.71	19.18	110	17.30	29.07	10.91	10.50	0.29	1.20	8.18	C15
胃	298	25.30	73.56	31.16	30.34	0.97	0.97	27.66	131	20.60	34.62	15.03	14.52	0.73	1.54	19.57	C16
结直肠	65	5.52	16.04	7.01	6.67	0.19	0.19	6.15	45	7.08	11.89	4.85	4.70	0.24	0.49	7.14	C18—C21
肝脏	129	10.95	31.84	17.29	17.05	1.07	1.07	31.18	43	6.76	11.36	4.99	4.97	0.32	0.58	9.20	C22
胆囊	5	0.42	1.23	0.48	0.46	0.00	0.00	0.00	12	1.89	3.17	1.21	1.23	0.06	0.13	1.46	C23—C24
胰腺	53	4.50	13.08	5.64	5.59	0.20	0.20	5.74	33	5.19	8.72	3.37	3.27	0.15	0.37	4.51	C25
喉	4	0.34	0.99	0.38	0.32	0.00	0.00	0.00	0	0.00	0.00	0.00	0.00	0.00	0.00	0.00	C32
肺	276	23.43	68.13	30.58	30.36	1.39	1.39	38.89	119	18.71	31.45	14.31	13.48	0.75	1.47	21.85	C33—C34
其他胸腔器官	3	0.25	0.74	0.36	0.39	0.03	0.03	0.91	1	0.16	0.26	0.10	0.10	0.00	0.02	0.00	C37—C38
骨	3	0.25	0.74	0.82	0.85	0.07	0.07	1.31	9	1.42	2.38	1.57	1.42	0.07	0.14	1.22	C40—C41
皮肤黑色素瘤	3	0.25	0.74	0.29	0.26	0.02	0.02	0.39	0	0.00	0.00	0.00	0.00	0.00	0.00	0.00	C43
乳房	0	0.00	0.00	0.00	0.00	0.00	0.00	0.00	23	3.62	6.08	2.98	2.95	0.22	0.32	6.54	C50
子宫颈	—	—	—	—	—	—	—	—	33	5.19	8.72	4.59	4.22	0.26	0.47	8.89	C53
子宫体	—	—	—	—	—	—	—	—	8	1.26	2.11	0.91	1.01	0.10	0.10	2.53	C54—C55
卵巢	—	—	—	—	—	—	—	—	5	0.79	1.32	0.87	0.79	0.08	0.08	2.54	C56
前列腺	14	1.19	3.46	1.32	1.17	0.00	0.00	0.00	—	—	—	—	—	—	—	—	C61
睾丸	1	0.08	0.25	0.10	0.00	0.00	0.00	0.00	—	—	—	—	—	—	—	—	C62
肾	7	0.59	1.73	0.84	0.78	0.02	0.02	0.76	3	0.47	0.79	0.29	0.31	0.00	0.05	0.00	C64—C66,C68
膀胱	6	0.51	1.48	0.54	0.52	0.00	0.00	0.00	4	0.63	1.06	0.39	0.38	0.02	0.05	0.53	C67
脑	22	1.87	5.43	3.58	3.87	0.24	0.24	4.62	9	1.42	2.38	1.71	1.97	0.14	0.14	2.09	C70—C72,D32—D33,D42—D43
甲状腺	0	0.00	0.00	0.00	0.00	0.00	0.00	0.00	0	0.00	0.00	0.00	0.00	0.00	0.00	0.00	C73
淋巴瘤	19	1.61	4.69	2.45	2.44	0.15	0.15	3.88	15	2.36	3.96	1.98	2.05	0.15	0.27	4.35	C81—C86,C88,C90,C96
白血病	18	1.53	4.44	2.47	2.85	0.17	0.17	3.31	6	0.94	1.59	1.36	2.01	0.06	0.10	0.84	C91—C95,D45—D47
其他	15	1.27	3.70	1.72	1.88	0.14	0.14	3.63	12	1.89	3.17	1.36	1.43	0.10	0.14	3.02	O&U
所有部位合计	1 178	100.00	290.77	131.81	130.24	5.55	5.55	152.09	636	100.00	168.09	74.73	73.07	3.87	7.85	107.07	ALL
所有部位除外 C44	1 175	99.75	290.03	131.49	129.93	5.52	5.52	151.55	634	99.69	167.57	74.51	72.88	3.86	7.84	106.69	ALL exc. C44

附表 7-41 东台市 2018 年恶性肿瘤发病和死亡主要指标

部位缩写	男性								女性								ICD-10
	病例数	构成比/%	粗率/(1/10万)	中标率/(1/10万)	世标率/(1/10万)	累积率/% 0—64岁	累积率/% 0—74岁	35—64岁/截缩率/(1/10万)	病例数	构成比/%	粗率/(1/10万)	中标率/(1/10万)	世标率/(1/10万)	累积率/% 0—64岁	累积率/% 0—74岁	35—64岁/截缩率/(1/10万)	
发病																	
口腔	26	1.09	4.70	1.82	1.92	0.10	0.10	2.84	14	0.79	2.57	1.49	1.35	0.10	0.16	3.28	C00—C10, C12—C14
鼻咽	28	1.18	5.06	2.74	2.50	0.16	0.16	4.56	8	0.45	1.47	0.97	0.83	0.06	0.09	2.06	C11
食管	396	16.65	71.53	26.25	26.33	0.98	0.98	26.73	201	11.37	36.94	11.61	11.29	0.34	1.33	12.50	C15
胃	364	15.31	65.75	27.03	26.16	1.10	1.10	30.21	144	8.14	26.46	10.08	9.62	0.42	1.10	12.50	C16
结直肠	215	9.04	38.84	16.39	16.11	0.93	0.93	25.92	134	7.58	24.63	10.33	10.02	0.60	1.20	17.57	C18—C21
肝脏	249	10.47	44.98	20.74	20.24	1.46	1.46	44.96	117	6.62	21.50	8.32	8.15	0.45	0.99	12.29	C22
胆囊	29	1.22	5.24	2.03	2.06	0.07	0.07	2.10	53	3.00	9.74	3.11	3.02	0.06	0.41	1.77	C23—C24
胰腺	98	4.12	17.70	6.95	7.05	0.37	0.37	10.60	79	4.47	14.52	5.18	5.27	0.28	0.67	7.96	C25
喉	11	0.46	1.99	0.80	0.78	0.02	0.02	0.73	2	0.11	0.37	0.12	0.12	0.01	0.01	0.26	C32
肺	530	22.29	95.74	38.07	38.12	1.84	1.84	51.59	309	17.48	56.79	22.22	21.78	1.21	2.68	34.27	C33—C34
其他胸腔器官	4	0.17	0.72	1.00	0.90	0.06	0.06	0.63	4	0.23	0.74	0.35	0.32	0.02	0.02	0.75	C37—C38
骨	16	0.67	2.89	2.12	1.97	0.14	0.14	3.54	8	0.45	1.47	0.81	0.79	0.07	0.08	1.42	C40—C41
皮肤黑色素瘤	8	0.34	1.45	0.63	0.58	0.02	0.02	0.87	6	0.34	1.10	0.55	0.52	0.04	0.05	1.26	C43
乳房	2	0.08	0.36	0.29	0.24	0.01	0.01	0.00	223	12.61	40.98	20.60	20.06	1.70	2.26	51.50	C50
子宫颈	—	—	—	—	—	—	—	—	113	6.39	20.77	11.94	10.94	0.92	1.14	30.60	C53
子宫体	—	—	—	—	—	—	—	—	67	3.79	12.31	5.28	5.30	0.41	0.59	12.55	C54—C55
卵巢	—	—	—	—	—	—	—	—	49	2.77	9.00	5.21	4.82	0.36	0.54	11.47	C56
前列腺	93	3.91	16.80	6.12	5.94	0.08	0.08	2.20	—	—	—	—	—	—	—	—	C61
睾丸	0	0.00	0.00	0.00	0.00	0.00	0.00	0.00	—	—	—	—	—	—	—	—	C62
肾	34	1.43	6.14	2.90	2.82	0.17	0.17	5.16	22	1.24	4.04	1.59	1.66	0.11	0.22	3.28	C64—C66, C68
膀胱	56	2.35	10.12	3.94	3.81	0.12	0.12	2.84	18	1.02	3.31	1.03	1.02	0.02	0.15	0.52	C67
脑	44	1.85	7.95	3.58	3.47	0.22	0.22	6.79	39	2.21	7.17	3.68	3.85	0.26	0.38	5.65	C70—C72, D32—D33, D42—D43
甲状腺	14	0.59	2.53	1.50	1.31	0.08	0.08	2.45	34	1.92	6.25	4.62	4.31	0.35	0.39	9.45	C73
淋巴瘤	61	2.57	11.02	5.19	5.04	0.25	0.25	7.36	33	1.87	6.06	2.37	2.26	0.13	0.26	3.44	C81—C86, C88, C90, C96
白血病	46	1.93	8.31	4.77	4.80	0.29	0.29	5.96	39	2.21	7.17	5.11	5.35	0.30	0.50	4.28	C91—C95, D45—D47
其他	54	2.27	9.75	4.98	4.94	0.23	0.23	4.94	52	2.94	9.56	4.20	3.87	0.26	0.37	7.73	O&U
所有部位合计	2 378	100.00	429.57	179.83	177.11	8.70	8.70	242.98	1768	100.00	324.91	140.78	136.55	8.46	15.62	244.92	ALL
所有部位除外 C44	2 370	99.66	428.12	179.29	176.59	8.68	8.68	242.35	1759	99.49	323.26	140.42	136.17	8.45	15.61	244.66	ALL exc. C44
死亡																	
口腔	20	1.13	3.61	1.36	1.38	0.06	0.06	1.83	8	0.75	1.47	0.53	0.56	0.04	0.06	1.02	C00—C10, C12—C14
鼻咽	13	0.73	2.35	1.11	1.10	0.05	0.05	1.73	2	0.19	0.37	0.12	0.12	0.01	0.01	0.26	C11
食管	339	19.13	61.24	21.47	20.86	0.58	0.58	15.66	162	15.15	29.77	8.19	7.91	0.11	0.77	2.84	C15
胃	286	16.14	51.66	19.26	18.38	0.61	0.61	16.70	116	10.85	21.32	7.08	6.86	0.22	0.82	6.61	C16
结直肠	93	5.25	16.80	6.28	6.27	0.27	0.27	8.08	73	6.83	13.42	4.55	4.52	0.22	0.45	6.21	C18—C21
肝脏	257	14.50	46.43	20.72	20.50	1.37	1.37	42.89	103	9.64	18.93	6.55	6.53	0.35	0.72	9.43	C22
胆囊	22	1.24	3.97	1.36	1.49	0.06	0.06	1.47	36	3.37	6.62	2.33	2.28	0.05	0.33	1.58	C23—C24
胰腺	84	4.74	15.17	5.99	5.97	0.26	0.26	7.78	72	6.74	13.23	4.58	4.55	0.21	0.55	6.06	C25
喉	8	0.45	1.45	0.52	0.54	0.01	0.01	0.24	2	0.19	0.37	0.13	0.11	0.00	0.02	0.00	C32
肺	426	24.04	76.95	28.94	28.38	1.00	1.00	27.87	236	22.08	43.37	15.43	14.89	0.62	1.89	17.30	C33—C34
其他胸腔器官	3	0.17	0.54	0.38	0.36	0.02	0.02	0.24	4	0.37	0.74	0.18	0.19	0.01	0.01	0.26	C37—C38
骨	22	1.24	3.97	1.76	1.81	0.10	0.10	2.24	9	0.84	1.65	0.67	0.62	0.05	0.05	1.54	C40—C41
皮肤黑色素瘤	2	0.11	0.36	0.14	0.16	0.01	0.01	0.24	2	0.19	0.37	0.13	0.12	0.01	0.01	0.25	C43
乳房	2	0.11	0.36	0.10	0.13	0.01	0.01	0.24	46	4.30	8.45	4.18	3.84	0.28	0.40	8.78	C50
子宫颈	—	—	—	—	—	—	—	—	36	3.37	6.62	2.23	2.18	0.13	0.20	3.79	C53
子宫体	—	—	—	—	—	—	—	—	22	2.06	4.04	2.08	1.86	0.12	0.18	4.04	C54—C55
卵巢	—	—	—	—	—	—	—	—	21	1.96	3.86	1.50	1.51	0.10	0.16	3.32	C56
前列腺	40	2.26	7.23	2.40	2.27	0.06	0.06	1.47	—	—	—	—	—	—	—	—	C61
睾丸	0	0.00	0.00	0.00	0.00	0.00	0.00	0.00	—	—	—	—	—	—	—	—	C62
肾	10	0.56	1.81	0.74	0.76	0.02	0.02	0.50	5	0.47	0.92	0.62	0.67	0.05	0.06	0.52	C64—C66, C68
膀胱	17	0.96	3.07	0.98	1.03	0.03	0.03	0.74	6	0.56	1.10	0.32	0.35	0.01	0.04	0.26	C67
脑	38	2.14	6.86	2.99	2.99	0.13	0.13	3.58	29	2.71	5.33	2.79	2.47	0.14	0.26	4.13	C70—C72, D32—D33, D42—D43
甲状腺	2	0.11	0.36	0.14	0.16	0.01	0.01	0.24	1	0.09	0.18	0.08	0.08	0.00	0.01	0.00	C73
淋巴瘤	39	2.20	7.05	2.87	2.89	0.09	0.09	2.84	26	2.43	4.78	1.74	1.71	0.05	0.20	1.02	C81—C86, C88, C90, C96
白血病	24	1.35	4.34	2.36	2.16	0.11	0.11	2.69	31	2.90	5.70	3.21	2.87	0.14	0.32	2.65	C91—C95, D45—D47
其他	25	1.41	4.52	1.87	1.88	0.05	0.05	1.73	21	1.96	3.86	1.18	1.26	0.06	0.14	1.77	O&U
所有部位合计	1 772	100.00	320.10	123.73	121.46	4.92	4.92	141.02	1069	100.00	196.45	70.39	68.07	2.97	7.66	83.64	ALL
所有部位除外 C44	1 769	99.83	319.56	123.57	121.28	4.92	4.92	141.02	1064	99.53	195.54	70.27	67.89	2.97	7.66	83.64	ALL exc. C44

附表 7-42　盐城市大丰区 2018 年恶性肿瘤发病和死亡主要指标

部位缩写	男性 病例数	构成比/%	粗率/(1/10万)	中标率/(1/10万)	世标率/(1/10万)	累积率/% 0—64岁	累积率/% 0—74岁	35—64岁/截缩率(1/10万)	女性 病例数	构成比/%	粗率/(1/10万)	中标率/(1/10万)	世标率/(1/10万)	累积率/% 0—64岁	累积率/% 0—74岁	35—64岁/截缩率(1/10万)	ICD-10
发病																	
口腔	29	1.61	8.17	3.66	3.74	0.24	0.24	6.74	12	0.82	3.37	1.55	1.56	0.13	0.15	3.97	C00—C10, C12—C14
鼻咽	22	1.22	6.20	3.17	3.19	0.26	0.26	8.03	4	0.27	1.12	0.99	0.91	0.05	0.07	0.56	C11
食管	213	11.80	59.98	24.71	25.20	1.07	1.07	29.06	90	6.18	25.29	8.92	8.72	0.29	0.99	8.14	C15
胃	262	14.52	73.78	31.78	31.39	1.50	1.50	42.29	114	7.82	32.04	15.15	14.45	0.82	1.56	21.11	C16
结直肠	214	11.86	60.26	27.40	27.55	1.57	1.57	45.91	124	8.51	34.85	14.62	14.67	0.90	1.70	24.98	C18—C21
肝脏	177	9.81	49.84	24.80	24.28	1.70	1.70	52.25	102	7.00	28.67	12.16	12.23	0.76	1.37	22.58	C22
胆囊	21	1.16	5.91	2.70	2.74	0.19	0.19	5.44	10	0.69	2.81	1.17	1.18	0.09	0.14	2.48	C23—C24
胰腺	60	3.32	16.90	7.18	7.24	0.37	0.37	10.13	46	3.16	12.93	5.28	5.33	0.32	0.62	9.30	C25
喉	9	0.50	2.53	1.11	1.06	0.05	0.05	1.51	1	0.07	0.28	0.10	0.10	0.00	0.02	0.00	C32
肺	391	21.66	110.10	47.68	48.16	2.62	2.62	73.19	241	16.54	67.73	27.21	26.70	1.59	3.00	44.95	C33—C34
其他胸腔器官	6	0.33	1.69	0.90	0.93	0.10	0.10	2.99	7	0.48	1.97	0.83	0.82	0.04	0.10	1.09	C37—C38
骨	9	0.50	2.53	1.04	0.98	0.05	0.05	1.45	6	0.41	1.69	0.68	0.73	0.05	0.08	1.53	C40—C41
皮肤黑色素瘤	2	0.11	0.56	0.21	0.29	0.02	0.02	0.45	5	0.34	1.41	0.39	0.43	0.00	0.02	0.00	C43
乳房	0	0.00	0.00	0.00	0.00	0.00	0.00	0.00	226	15.51	63.52	39.76	37.02	3.29	3.87	98.34	C50
子宫颈	—	—	—	—	—	—	—	—	104	7.14	29.23	15.47	14.72	1.15	1.68	35.08	C53
子宫体	—	—	—	—	—	—	—	—	43	2.95	12.09	6.73	6.69	0.60	0.72	17.50	C54—C55
卵巢	—	—	—	—	—	—	—	—	34	2.33	9.56	5.29	5.93	0.44	0.61	11.55	C56
前列腺	74	4.10	20.84	8.06	8.11	0.16	0.16	4.16	—	—	—	—	—	—	—	—	C61
睾丸	3	0.17	0.84	0.64	0.52	0.04	0.04	1.33	—	—	—	—	—	—	—	—	C62
肾	31	1.72	8.73	5.46	4.83	0.33	0.33	8.50	18	1.24	5.06	2.28	2.26	0.12	0.27	3.69	C64—C66, C68
膀胱	61	3.38	17.18	7.91	7.86	0.49	0.49	14.05	17	1.17	4.78	2.87	2.95	0.15	0.33	2.41	C67
脑	55	3.05	15.49	8.96	8.31	0.50	0.50	12.76	55	3.77	15.46	7.93	7.68	0.58	0.87	17.31	C70—C72, D32—D33, D42—D43
甲状腺	21	1.16	5.91	4.19	3.63	0.25	0.25	6.39	80	5.49	22.48	15.85	14.32	1.21	1.41	31.92	C73
淋巴瘤	58	3.21	16.33	8.32	8.06	0.55	0.55	14.08	34	2.33	9.56	3.89	3.91	0.21	0.46	6.09	C81—C86, C88, C90, C96
白血病	29	1.61	8.17	4.58	4.78	0.31	0.31	7.12	37	2.54	10.40	4.97	4.73	0.25	0.54	6.38	C91—C95, D45—D47
其他	58	3.21	16.33	9.28	8.98	0.55	0.55	13.26	47	3.23	13.21	7.52	7.43	0.48	0.78	11.67	O&U
所有部位合计	1805	100.00	508.27	233.76	231.82	12.93	12.93	361.08	1457	100.00	409.50	201.60	195.48	13.53	21.34	382.64	ALL
所有部位除外 C44	1779	98.56	500.95	229.84	228.26	12.78	12.78	358.05	1439	98.76	404.44	198.92	192.82	13.37	21.09	378.82	ALL exc. C44
死亡																	
口腔	18	1.40	5.07	2.14	2.19	0.10	0.10	2.91	5	0.67	1.41	0.51	0.51	0.02	0.06	0.44	C00—C10, C12—C14
鼻咽	13	1.01	3.66	1.88	1.72	0.09	0.09	2.78	6	0.80	1.69	1.18	1.12	0.05	0.11	0.51	C11
食管	204	15.83	57.44	23.08	23.49	0.82	0.82	22.11	85	11.36	23.89	7.50	7.24	0.11	0.55	2.92	C15
胃	163	12.65	45.90	18.66	18.39	0.62	0.62	17.08	66	8.82	18.55	7.24	6.99	0.25	0.73	6.18	C16
结直肠	104	8.07	29.29	12.49	12.43	0.58	0.58	15.62	61	8.16	17.14	7.34	6.75	0.30	0.72	7.47	C18—C21
肝脏	176	13.65	49.56	24.32	24.21	1.49	1.49	44.89	82	10.96	23.05	9.17	9.15	0.47	0.92	14.14	C22
胆囊	21	1.63	5.91	2.57	2.60	0.14	0.14	3.94	30	1.20	8.43	3.46	3.39	0.16	0.36	4.76	C23—C24
胰腺	48	3.72	13.52	6.50	6.24	0.31	0.31	8.15	2	4.01	0.56	0.16	0.16	0.00	0.00	0.00	C25
喉	5	0.39	1.41	0.59	0.59	0.04	0.04	0.94	166	0.27	46.65	—	—	—	—	—	C32
肺	339	26.30	95.46	39.86	39.73	1.76	1.76	48.06	166	22.19	46.65	17.38	17.34	0.83	1.93	22.91	C33—C34
其他胸腔器官	1	0.08	0.28	0.14	0.15	0.02	0.02	0.49	4	0.53	1.12	0.53	0.52	0.01	0.08	0.56	C37—C38
骨	10	0.78	2.82	1.28	1.18	0.07	0.07	2.10	11	1.47	3.09	2.26	2.21	0.10	0.15	1.53	C40—C41
皮肤黑色素瘤	4	0.31	1.13	0.48	0.51	0.05	0.05	1.40	5	0.67	1.41	0.56	0.61	0.03	0.08	0.95	C43
乳房	1	0.08	0.28	0.10	0.08	0.00	0.00	0.00	45	6.02	12.65	6.08	6.20	0.55	0.64	16.46	C50
子宫颈	—	—	—	—	—	—	—	—	40	5.35	11.24	4.83	4.67	0.28	0.42	7.09	C53
子宫体	—	—	—	—	—	—	—	—	12	1.60	3.37	1.17	1.28	0.05	0.16	1.31	C54—C55
卵巢	—	—	—	—	—	—	—	—	15	2.01	4.22	2.17	1.98	0.15	0.18	5.02	C56
前列腺	25	1.94	7.04	2.63	2.44	0.02	0.02	0.45	—	—	—	—	—	—	—	—	C61
睾丸	1	0.08	0.28	0.53	0.31	0.03	0.03	0.00	—	—	—	—	—	—	—	—	C62
肾	6	0.47	1.69	0.63	0.61	0.02	0.02	0.45	8	1.07	2.25	1.08	1.09	0.06	0.06	0.95	C64—C66, C68
膀胱	29	2.25	8.17	3.83	3.76	0.13	0.13	2.89	5	0.67	1.41	0.46	0.47	0.00	0.04	0.00	C67
脑	34	2.64	9.57	5.75	5.73	0.33	0.33	6.53	18	2.41	5.06	2.25	2.16	0.17	0.22	5.07	C70—C72, D32—D33, D42—D43
甲状腺	3	0.23	0.84	0.34	0.32	0.00	0.00	0.00	2	0.27	0.56	0.18	0.22	0.00	0.01	1.89	C73
淋巴瘤	36	2.79	10.14	5.02	4.95	0.26	0.26	6.84	19	2.54	5.34	2.42	2.30	0.10	0.21	1.89	C81—C86, C88, C90, C96
白血病	28	2.17	7.88	3.50	3.36	0.19	0.19	5.60	31	4.14	8.71	4.03	4.12	0.22	0.44	5.42	C91—C95, D45—D47
其他	20	1.55	5.63	2.36	2.34	0.17	0.17	2.98	21	2.81	5.90	2.64	2.62	0.16	0.23	3.42	O&U
所有部位合计	1289	100.00	362.97	158.68	157.34	7.18	7.18	196.22	748	100.00	210.23	85.50	83.98	4.13	8.47	109.45	ALL
所有部位除外 C44	1283	99.53	361.28	158.07	156.71	7.18	7.18	196.22	742	99.20	208.54	85.00	83.49	4.11	8.45	109.01	ALL exc. C44

部位缩写	男性							女性							ICD-10
	病例数	构成比 /%	粗率/ (1/10万)	中标率/ (1/10万)	世标率/ (1/10万)	累积率 /% 0—64岁	0—74岁	35—64岁/截缩率 (1/10万)	病例数	构成比 /%	粗率/ (1/10万)	中标率/ (1/10万)	世标率/ (1/10万)	累积率 /% 0—64岁	0—74岁	35—64岁/截缩率 (1/10万)	ICD-10

发病

部位缩写	病例数	构成比 /%	粗率	中标率	世标率	0—64岁	0—74岁	截缩率	病例数	构成比 /%	粗率	中标率	世标率	0—64岁	0—74岁	截缩率	ICD-10
口腔	12	0.91	2.67	1.30	1.31	0.05	0.05	1.44	7	0.77	1.60	0.69	0.65	0.04	0.07	1.37	C00—C10, C12—C14
鼻咽	18	1.37	4.01	2.38	2.27	0.19	0.19	6.09	9	0.99	2.06	1.45	1.47	0.12	0.16	2.28	C11
食管	267	20.34	59.43	26.89	27.44	1.19	1.19	31.36	148	16.28	33.87	13.50	13.13	0.35	1.72	9.39	C15
胃	296	22.54	65.88	30.08	29.55	1.03	1.03	28.55	123	13.53	28.15	11.94	11.81	0.43	1.51	11.70	C16
结直肠	121	9.22	26.93	14.21	13.91	0.89	0.89	25.03	93	10.23	21.29	11.30	10.81	0.67	1.14	19.87	C18—C21
肝脏	111	8.45	24.70	12.33	12.42	0.75	0.75	22.60	31	3.41	7.10	3.24	3.17	0.17	0.39	5.29	C22
胆囊	15	1.14	3.34	1.56	1.54	0.10	0.10	2.71	16	1.76	3.66	1.65	1.53	0.05	0.14	1.87	C23—C24
胰腺	47	3.58	10.46	5.43	5.26	0.21	0.21	5.57	24	2.64	5.49	2.47	2.37	0.07	0.31	2.33	C25
喉	9	0.69	2.00	0.87	0.86	0.01	0.01	0.38	3	0.33	0.69	0.30	0.30	0.01	0.03	0.38	C32
肺	269	20.49	59.87	26.91	27.09	1.14	1.14	32.03	103	11.33	23.57	10.65	10.48	0.61	1.23	18.21	C33—C34
其他胸腔器官	2	0.15	0.45	0.20	0.20	0.00	0.00	0.00	0	0.00	0.00	0.00	0.00	0.00	0.00	0.00	C37—C38
骨	6	0.46	1.34	0.68	0.62	0.04	0.04	1.48	12	1.32	2.75	1.40	1.42	0.10	0.16	2.37	C40—C41
皮肤黑色素瘤	0	0.00	0.00	0.00	0.00	0.00	0.00	0.00	0	0.00	0.00	0.00	0.00	0.00	0.00	0.00	C43
乳房	0	0.00	0.00	0.00	0.00	0.00	0.00	0.00	96	10.56	21.97	11.42	11.27	0.98	1.21	30.49	C50
子宫颈	—	—	—	—	—	—	—	—	57	6.27	13.05	7.62	6.88	0.58	0.70	17.33	C53
子宫体	—	—	—	—	—	—	—	—	45	4.95	10.30	5.82	5.58	0.51	0.63	14.64	C54—C55
卵巢	—	—	—	—	—	—	—	—	23	2.53	5.26	2.74	2.64	0.21	0.30	6.56	C56
前列腺	32	2.44	7.12	3.03	2.85	0.03	0.03	0.76	—	—	—	—	—	—	—	—	C61
睾丸	1	0.08	0.22	0.08	0.06	0.00	0.00	0.00	—	—	—	—	—	—	—	—	C62
肾	7	0.53	1.56	0.65	0.68	0.03	0.03	0.76	15	1.65	3.43	1.64	1.64	0.09	0.24	2.79	C64—C66, C68
膀胱	25	1.90	5.56	2.54	2.45	0.16	0.16	4.17	8	0.88	1.83	0.86	0.87	0.05	0.13	1.26	C67
脑	13	0.99	2.89	2.29	2.19	0.14	0.14	2.62	21	2.31	4.81	2.39	2.30	0.13	0.31	4.45	C70—C72, D32—D33, D42—D43
甲状腺	2	0.15	0.45	0.23	0.24	0.03	0.03	0.78	16	1.76	3.66	2.88	2.81	0.26	0.26	5.55	C73
淋巴瘤	22	1.68	4.90	2.18	2.27	0.12	0.12	3.29	19	2.09	4.35	2.01	2.00	0.11	0.22	3.46	C81—C86, C88, C90, C96
白血病	13	0.99	2.89	1.56	1.59	0.08	0.08	2.81	19	2.09	4.35	2.84	2.42	0.16	0.27	4.80	C91—C95, D45—D47
其他	25	1.90	5.56	2.81	2.76	0.17	0.17	5.07	21	2.31	4.81	3.02	2.91	0.20	0.35	4.34	O&U
所有部位合计	1 313	100.00	292.23	138.21	137.56	6.37	6.37	177.50	909	100.00	208.05	101.84	98.46	5.93	11.48	170.72	ALL
所有部位除外 C44	1 309	99.70	291.34	137.71	137.15	6.36	6.36	176.94	905	99.56	207.13	101.41	98.02	5.88	11.43	169.57	ALL exc. C44

死亡

部位缩写	病例数	构成比 /%	粗率	中标率	世标率	0—64岁	0—74岁	截缩率	病例数	构成比 /%	粗率	中标率	世标率	0—64岁	0—74岁	截缩率	ICD-10
口腔	6	0.52	1.34	0.64	0.61	0.01	0.01	0.56	3	0.50	0.69	0.25	0.23	0.00	0.00	0.00	C00—C10, C12—C14
鼻咽	19	1.65	4.23	2.31	2.18	0.15	0.15	4.60	5	0.83	1.14	0.57	0.65	0.08	0.08	2.09	C11
食管	247	21.50	54.97	24.34	24.18	0.73	0.73	18.99	114	18.81	26.09	9.72	9.45	0.15	1.07	3.87	C15
胃	256	22.28	56.98	25.16	25.16	0.84	0.84	22.67	110	18.15	25.18	9.68	9.38	0.22	1.07	6.21	C16
结直肠	61	5.31	13.58	6.51	6.31	0.30	0.30	8.04	54	8.91	12.36	5.73	5.57	0.27	0.53	7.15	C18—C21
肝脏	101	8.79	22.48	10.71	10.72	0.56	0.56	16.64	38	6.27	8.70	3.90	3.84	0.25	0.41	7.40	C22
胆囊	10	0.87	2.23	1.14	1.04	0.05	0.05	1.39	12	1.98	2.75	1.05	1.00	0.01	0.09	0.41	C23—C24
胰腺	46	4.00	10.24	4.97	4.94	0.19	0.19	4.64	28	4.62	6.41	2.71	2.78	0.11	0.41	3.25	C25
喉	3	0.26	0.67	0.26	0.29	0.00	0.00	0.00	1	0.17	0.23	0.09	0.12	0.01	0.01	0.38	C32
肺	288	25.07	64.10	27.96	27.81	1.06	1.06	28.62	99	16.34	22.66	9.78	9.49	0.44	1.11	12.76	C33—C34
其他胸腔器官	1	0.09	0.22	0.10	0.11	0.00	0.00	0.00	0	0.00	0.00	0.00	0.00	0.00	0.00	0.00	C37—C38
骨	10	0.87	2.23	1.07	1.09	0.09	0.09	2.62	7	1.16	1.60	0.78	0.82	0.04	0.12	1.33	C40—C41
皮肤黑色素瘤	1	0.09	0.22	0.10	0.10	0.00	0.00	0.00	1	0.17	0.23	0.09	0.08	0.01	0.01	0.29	C43
乳房	0	0.00	0.00	0.00	0.00	0.00	0.00	0.00	24	3.96	5.49	2.68	2.66	0.18	0.32	5.40	C50
子宫颈	—	—	—	—	—	—	—	—	28	4.62	6.41	3.42	3.18	0.18	0.34	5.19	C53
子宫体	—	—	—	—	—	—	—	—	2	0.33	0.46	0.29	0.25	0.02	0.02	0.82	C54—C55
卵巢	—	—	—	—	—	—	—	—	6	0.99	1.37	0.62	0.63	0.05	0.07	1.44	C56
前列腺	12	1.04	2.67	1.12	0.95	0.02	0.02	0.50	—	—	—	—	—	—	—	—	C61
睾丸	0	0.00	0.00	0.00	0.00	0.00	0.00	0.00	—	—	—	—	—	—	—	—	C62
肾	1	0.09	0.22	0.10	0.08	0.00	0.00	0.00	2	0.33	0.46	0.15	0.15	0.00	0.00	0.00	C64—C66, C68
膀胱	19	1.65	4.23	2.19	2.14	0.09	0.09	1.78	2	0.33	0.46	0.16	0.15	0.00	0.02	0.00	C67
脑	20	1.74	4.45	2.70	2.40	0.12	0.12	3.58	27	4.46	6.18	2.82	2.88	0.17	0.38	5.15	C70—C72, D32—D33, D42—D43
甲状腺	0	0.00	0.00	0.00	0.00	0.00	0.00	0.00	1	0.17	0.23	0.06	0.05	0.00	0.00	0.00	C73
淋巴瘤	25	2.18	5.56	3.00	2.96	0.16	0.16	4.82	18	2.97	4.12	2.03	1.90	0.11	0.22	3.48	C81—C86, C88, C90, C96
白血病	16	1.39	3.56	2.23	2.01	0.12	0.12	3.21	17	2.81	3.89	2.13	2.01	0.14	0.23	4.66	C91—C95, D45—D47
其他	7	0.61	1.56	0.70	0.78	0.03	0.03	0.88	7	1.16	1.60	0.88	0.79	0.05	0.07	0.67	O&U
所有部位合计	1 149	100.00	255.73	117.31	115.86	4.50	4.50	123.53	606	100.00	138.70	59.60	58.05	2.51	6.59	71.96	ALL
所有部位除外 C44	1 147	99.83	255.28	117.11	115.64	4.48	4.48	123.15	602	99.34	137.78	59.32	57.70	2.48	6.56	71.29	ALL exc. C44

附表 7-44　丹阳市 2018 年恶性肿瘤发病和死亡主要指标

部位缩写	男性 病例数	构成比/%	粗率/(1/10万)	中标率/(1/10万)	世标率/(1/10万)	累积率/% 0—64岁	累积率/% 0—74岁	35—64岁/截缩率/(1/10万)	女性 病例数	构成比/%	粗率/(1/10万)	中标率/(1/10万)	世标率/(1/10万)	累积率/% 0—64岁	累积率/% 0—74岁	35—64岁/截缩率/(1/10万)	ICD-10
发病																	
口腔	13	0.63	3.27	1.69	1.71	0.14	0.14	4.25	18	1.14	4.41	1.62	1.61	0.04	0.23	1.15	C00—C10, C12—C14
鼻咽	9	0.43	2.27	0.99	1.02	0.07	0.07	2.03	3	0.19	0.74	0.31	0.33	0.03	0.03	0.87	C11
食管	277	13.36	69.76	28.46	29.28	1.36	1.36	37.03	149	9.47	36.55	12.79	12.52	0.24	1.30	6.42	C15
胃	561	27.06	141.28	60.61	60.27	2.90	2.90	80.36	263	16.71	64.51	26.56	25.82	1.04	3.05	28.64	C16
结直肠	217	10.47	54.65	23.53	23.87	1.33	1.33	37.09	152	9.66	37.28	16.11	15.73	0.82	1.84	24.28	C18—C21
肝脏	189	9.12	47.60	21.89	22.02	1.31	1.31	38.36	87	5.53	21.34	8.55	8.40	0.38	0.86	11.31	C22
胆囊	20	0.96	5.04	1.94	1.99	0.06	0.06	1.52	26	1.65	6.38	2.20	2.21	0.08	0.23	2.25	C23—C24
胰腺	49	2.36	12.34	5.23	5.28	0.27	0.27	7.37	54	3.43	13.24	5.53	5.48	0.20	0.52	4.90	C25
喉	14	0.68	3.53	1.51	1.51	0.10	0.10	2.69	1	0.06	0.25	0.09	0.09	0.00	0.02	0.00	C32
肺	416	20.07	104.77	44.67	44.33	1.82	1.82	51.32	166	10.55	40.72	18.71	18.13	1.10	1.98	32.71	C33—C34
其他胸腔器官	4	0.19	1.01	0.73	0.64	0.05	0.05	0.00	2	0.13	0.49	0.19	0.18	0.01	0.01	0.38	C37—C38
骨	9	0.43	2.27	1.57	1.46	0.08	0.08	1.60	3	0.19	0.74	0.28	0.24	0.01	0.01	0.00	C40—C41
皮肤黑色素瘤	3	0.14	0.76	0.30	0.33	0.03	0.03	0.75	8	0.51	1.96	0.74	0.74	0.04	0.04	1.10	C43
乳房	0	0.00	0.00	0.00	0.00	0.00	0.00	0.00	235	14.93	57.64	34.80	31.69	2.54	3.33	80.62	C50
子宫颈	—	—	—	—	—	—	—	—	89	5.65	21.83	12.50	11.83	1.06	1.16	31.67	C53
子宫体	—	—	—	—	—	—	—	—	37	2.35	9.08	4.73	4.44	0.33	0.52	9.82	C54—C55
卵巢	—	—	—	—	—	—	—	—	32	2.03	7.85	4.19	4.00	0.33	0.43	8.92	C56
前列腺	48	2.32	12.09	5.01	4.84	0.18	0.18	4.72	—	—	—	—	—	—	—	—	C61
睾丸	0	0.00	0.00	0.00	0.00	0.00	0.00	0.00	—	—	—	—	—	—	—	—	C62
肾	21	1.01	5.29	2.76	2.55	0.14	0.14	3.95	11	0.70	2.70	1.12	1.08	0.05	0.13	1.62	C64—C66, C68
膀胱	34	1.64	8.56	3.74	3.61	0.12	0.12	3.53	12	0.76	2.94	1.28	1.14	0.03	0.12	1.08	C67
脑	40	1.93	10.07	5.55	5.18	0.32	0.32	7.55	35	2.22	8.58	4.31	4.00	0.20	0.45	7.04	C70—C72, D32—D33, D42—D43
甲状腺	23	1.11	5.79	4.75	4.14	0.33	0.33	8.51	66	4.19	16.19	12.43	10.74	0.90	0.99	24.33	C73
淋巴瘤	35	1.69	8.81	4.10	3.99	0.21	0.21	6.30	26	1.65	6.38	2.75	2.70	0.11	0.35	3.57	C81—C86, C88, C90, C96
白血病	33	1.59	8.31	6.26	6.57	0.37	0.37	4.75	34	2.16	8.34	5.96	6.29	0.42	0.57	8.98	C91—C95, D45—D47
其他	58	2.80	14.61	8.05	7.74	0.38	0.38	11.66	65	4.13	15.94	7.64	7.15	0.39	0.68	11.10	O&U
所有部位合计	2 073	100.00	522.06	233.33	232.34	11.55	11.55	316.24	1574	100.00	386.06	184.98	176.54	10.39	18.89	302.74	ALL
所有部位除外 C44	2 058	99.28	518.29	230.55	229.66	11.39	11.39	312.11	1556	98.86	381.64	183.71	175.23	10.38	18.80	302.36	ALL exc. C44
死亡																	
口腔	7	0.43	1.76	0.68	0.73	0.01	0.01	0.38	5	0.54	1.23	0.47	0.45	0.01	0.08	0.38	C00—C10, C12—C14
鼻咽	19	1.16	4.78	2.01	2.11	0.13	0.13	3.55	4	0.43	0.98	0.37	0.38	0.03	0.03	0.74	C11
食管	260	15.89	65.48	26.60	26.75	0.96	0.96	25.85	147	15.76	36.06	11.57	11.53	0.11	0.99	3.03	C15
胃	434	26.53	109.30	45.14	44.80	1.53	1.53	41.23	206	22.08	50.53	18.61	17.95	0.51	1.84	13.73	C16
结直肠	112	6.85	28.21	12.42	12.19	0.44	0.44	10.92	81	8.68	19.87	7.18	6.99	0.19	0.69	5.10	C18—C21
肝脏	183	11.19	46.09	20.69	20.60	1.22	1.22	35.94	74	7.93	18.15	6.87	6.95	0.27	0.84	7.71	C22
胆囊	11	0.67	2.77	1.11	1.05	0.01	0.01	0.38	22	2.36	5.40	1.88	1.93	0.06	0.24	1.51	C23—C24
胰腺	59	3.61	14.86	6.30	6.30	0.22	0.22	8.44	46	4.93	11.28	4.14	4.04	0.12	0.42	3.79	C25
喉	12	0.73	3.02	1.18	1.24	0.03	0.03	0.77	1	0.11	0.25	0.08	0.06	0.00	0.00	0.00	C32
肺	361	22.07	90.91	37.96	37.54	1.08	1.08	30.65	127	13.61	31.15	11.83	11.87	0.47	1.19	14.08	C33—C34
其他胸腔器官	2	0.12	0.50	0.21	0.22	0.02	0.02	0.39	1	0.11	0.25	0.08	0.06	0.00	0.00	0.00	C37—C38
骨	10	0.61	2.52	1.77	1.59	0.08	0.08	1.72	9	0.96	2.21	0.75	0.70	0.00	0.08	0.00	C40—C41
皮肤黑色素瘤	2	0.12	0.50	0.23	0.24	0.03	0.03	0.77	3	0.32	0.74	0.30	0.28	0.00	0.04	0.00	C43
乳房	0	0.00	0.00	0.00	0.00	0.00	0.00	0.00	52	5.57	12.75	5.52	5.49	0.41	0.57	12.29	C50
子宫颈	—	—	—	—	—	—	—	—	27	2.89	6.62	2.83	2.94	0.21	0.41	6.09	C53
子宫体	—	—	—	—	—	—	—	—	11	1.18	2.70	1.20	1.15	0.05	0.12	1.62	C54—C55
卵巢	—	—	—	—	—	—	—	—	23	2.47	5.64	2.73	2.73	0.22	0.34	6.80	C56
前列腺	29	1.77	7.30	2.77	2.99	0.03	0.03	0.77	—	—	—	—	—	—	—	—	C61
睾丸	1	0.06	0.25	0.10	0.09	0.00	0.00	0.00	—	—	—	—	—	—	—	—	C62
肾	9	0.55	2.27	0.92	0.94	0.03	0.03	0.88	3	0.32	0.74	0.30	0.26	0.01	0.01	0.36	C64—C66, C68
膀胱	13	0.79	3.27	1.29	1.40	0.08	0.08	2.28	9	0.96	2.21	0.72	0.76	0.01	0.08	0.38	C67
脑	31	1.89	7.81	4.05	3.62	0.18	0.18	4.43	19	2.04	4.66	1.92	1.84	0.07	0.23	2.18	C70—C72, D32—D33, D42—D43
甲状腺	1	0.06	0.25	0.10	0.10	0.00	0.00	0.00	8	0.86	1.96	0.62	0.63	0.01	0.08	0.38	C73
淋巴瘤	33	2.02	8.31	3.77	3.73	0.22	0.22	6.29	16	1.71	3.92	1.65	1.64	0.10	0.17	2.92	C81—C86, C88, C90, C96
白血病	21	1.28	5.29	2.54	2.65	0.14	0.14	3.17	21	2.25	5.15	2.97	2.98	0.16	0.27	3.05	C91—C95, D45—D47
其他	26	1.59	6.55	2.82	2.69	0.07	0.07	2.15	18	1.93	4.41	1.46	1.57	0.06	0.17	1.53	O&U
所有部位合计	1 636	100.00	412.01	174.68	173.58	6.60	6.60	180.97	933	100.00	228.84	86.03	85.20	3.10	8.87	87.66	ALL
所有部位除外 C44	1 632	99.76	411.00	174.30	173.19	6.60	6.60	180.97	929	99.57	227.86	85.80	84.93	3.10	8.87	87.66	ALL exc. C44

附表 7-45　扬中市 2018 年恶性肿瘤发病和死亡主要指标

部位缩写	男性 病例数	构成比/%	粗率/(1/10万)	中标率/(1/10万)	世标率/(1/10万)	累积率/% 0—64岁	累积率/% 0—74岁	35—64岁截缩率/(1/10万)	女性 病例数	构成比/%	粗率/(1/10万)	中标率/(1/10万)	世标率/(1/10万)	累积率/% 0—64岁	累积率/% 0—74岁	35—64岁截缩率/(1/10万)	ICD-10
发病																	
口腔	5	0.78	3.62	1.49	1.64	0.10	0.10	2.48	7	1.59	4.85	1.97	1.93	0.07	0.24	2.06	C00—C10, C12—C14
鼻咽	4	0.63	2.90	1.40	1.33	0.11	0.11	3.64	2	0.46	1.39	0.57	0.56	0.04	0.04	1.08	C11
食管	132	20.69	95.59	39.98	40.23	1.59	1.59	44.56	71	16.17	49.22	18.33	17.54	0.48	2.28	12.87	C15
胃	218	34.17	157.87	68.72	68.49	3.70	3.70	103.59	83	18.91	57.54	24.10	23.59	1.19	2.86	34.47	C16
结直肠	67	10.50	48.52	22.06	22.47	1.21	1.21	37.24	61	13.90	42.29	18.17	18.00	0.89	2.13	24.32	C18—C21
肝脏	48	7.52	34.76	16.24	16.17	1.05	1.05	31.81	12	2.73	8.32	3.79	3.89	0.15	0.45	5.11	C22
胆囊	4	0.63	2.90	1.06	1.15	0.00	0.00	0.00	5	1.14	3.47	1.21	1.18	0.05	0.11	1.18	C23—C24
胰腺	10	1.57	7.24	4.43	4.31	0.23	0.23	5.25	14	3.19	9.71	3.40	3.48	0.08	0.42	2.16	C25
喉	3	0.47	2.17	0.86	0.76	0.00	0.00	0.00	0	0.00	0.00	0.00	0.00	0.00	0.00	0.00	C32
肺	90	14.11	65.18	27.81	27.10	1.13	1.13	31.44	46	10.48	31.89	14.41	13.68	0.71	1.67	22.79	C33—C34
其他胸腔器官	1	0.16	0.72	0.28	0.28	0.00	0.00	0.00	0	0.00	0.00	0.00	0.00	0.00	0.00	0.00	C37—C38
骨	4	0.63	2.90	2.77	2.18	0.20	0.20	4.79	1	0.23	0.69	1.14	0.67	0.00	0.06	0.00	C40—C41
皮肤黑色素瘤	0	0.00	0.00	0.00	0.00	0.00	0.00	0.00	1	0.23	0.69	0.19	0.15	0.00	0.00	0.00	C43
乳房	1	0.16	0.72	0.29	0.35	0.04	0.04	1.12	57	12.98	39.52	20.82	20.76	1.84	2.39	56.98	C50
子宫颈	—	—	—	—	—	—	—	—	21	4.78	14.56	9.63	8.57	0.75	0.84	25.07	C53
子宫体	—	—	—	—	—	—	—	—	14	3.19	9.71	6.35	5.47	0.44	0.62	12.84	C54—C55
卵巢	—	—	—	—	—	—	—	—	8	1.82	5.55	2.39	2.41	0.21	0.21	6.00	C56
前列腺	9	1.41	6.52	2.65	2.59	0.09	0.09	2.37	—	—	—	—	—	—	—	—	C61
睾丸	0	0.00	0.00	0.00	0.00	0.00	0.00	0.00	—	—	—	—	—	—	—	—	C62
肾	7	1.10	5.07	2.11	2.07	0.11	0.11	3.23	5	1.14	3.47	1.49	1.52	0.12	0.17	3.24	C64—C66, C68
膀胱	15	2.35	10.86	4.43	4.07	0.10	0.10	3.17	2	0.46	1.39	0.40	0.41	0.00	0.00	0.00	C67
脑	4	0.63	2.90	1.42	1.36	0.08	0.08	2.59	3	0.68	2.08	0.83	0.87	0.04	0.18	1.08	C70—C72, D32—D33, D42—D43
甲状腺	3	0.47	2.17	2.76	1.87	0.16	0.16	3.77	9	2.05	6.24	4.51	4.49	0.36	0.41	9.12	C73
淋巴瘤	4	0.63	2.90	1.18	1.15	0.00	0.00	0.00	3	0.68	2.08	1.81	2.30	0.09	0.14	0.00	C81—C86, C88, C90, C96
白血病	4	0.63	2.90	1.19	1.23	0.08	0.08	2.18	6	1.37	4.16	3.91	3.68	0.21	0.21	3.57	C91—C95, D45—D47
其他	5	0.78	3.62	1.34	1.52	0.03	0.03	1.06	8	1.82	5.55	2.55	2.29	0.13	0.19	4.17	O&U
所有部位合计	638	100.00	462.03	204.49	202.29	10.02	10.02	284.29	439	100.00	304.36	141.96	137.44	7.89	15.63	228.13	ALL
所有部位除外 C44	635	99.53	459.86	203.72	201.45	10.02	10.02	284.29	434	98.86	300.89	140.56	136.14	7.81	15.49	225.97	ALL exc. C44
死亡																	
口腔	9	1.66	6.52	2.62	2.57	0.08	0.08	2.30	4	1.27	2.77	0.93	0.78	0.00	0.07	0.00	C00—C10, C12—C14
鼻咽	2	0.37	1.45	0.58	0.70	0.09	0.09	2.25	1	0.32	0.69	0.19	0.15	0.00	0.00	0.00	C11
食管	112	20.66	81.11	32.55	33.08	1.27	1.27	33.61	72	22.78	49.92	15.79	15.57	0.13	1.31	3.25	C15
胃	144	26.57	104.28	42.26	41.34	1.46	1.46	38.58	70	22.15	48.53	17.78	16.49	0.45	1.09	14.19	C16
结直肠	34	6.27	24.62	10.95	10.80	0.62	0.62	17.72	25	7.91	17.33	6.89	6.88	0.36	0.83	10.52	C18—C21
肝脏	59	10.89	42.73	19.41	19.35	1.22	1.22	35.75	18	5.70	12.48	5.34	5.15	0.22	0.52	7.17	C22
胆囊	3	0.55	2.17	0.77	0.83	0.00	0.00	0.00	8	2.53	5.55	1.96	1.77	0.05	0.11	1.18	C23—C24
胰腺	8	1.48	5.79	2.48	2.45	0.12	0.12	3.42	14	4.43	9.71	3.40	3.45	0.10	0.34	3.34	C25
喉	1	0.18	0.72	0.25	0.20	0.00	0.00	0.00	0	0.00	0.00	0.00	0.00	0.00	0.00	0.00	C32
肺	125	23.06	90.52	36.29	35.70	1.08	1.08	28.64	36	11.39	24.96	8.51	8.57	0.00	0.92	5.05	C33—C34
其他胸腔器官	0	0.00	0.00	0.00	0.00	0.00	0.00	0.00	0	0.00	0.00	0.00	0.00	0.00	0.00	0.00	C37—C38
骨	3	0.55	2.17	1.16	0.95	0.04	0.04	1.46	0	0.00	0.00	0.00	0.00	0.00	0.00	0.00	C40—C41
皮肤黑色素瘤	0	0.00	0.00	0.00	0.00	0.00	0.00	0.00	1	0.32	0.69	0.27	0.27	0.00	0.00	0.00	C43
乳房	0	0.00	0.00	0.00	0.00	0.00	0.00	0.00	20	6.33	13.87	6.16	5.68	0.24	0.76	7.69	C50
子宫颈	—	—	—	—	—	—	—	—	9	2.85	6.24	2.49	2.44	0.11	0.29	3.44	C53
子宫体	—	—	—	—	—	—	—	—	4	1.27	2.77	1.17	1.21	0.08	0.14	2.46	C54—C55
卵巢	—	—	—	—	—	—	—	—	7	2.22	4.85	1.76	1.87	0.14	0.21	4.12	C56
前列腺	7	1.29	5.07	1.89	2.17	0.04	0.04	1.12	—	—	—	—	—	—	—	—	C61
睾丸	0	0.00	0.00	0.00	0.00	0.00	0.00	0.00	—	—	—	—	—	—	—	—	C62
肾	3	0.55	2.17	0.80	0.91	0.00	0.00	0.00	1	0.32	0.69	0.19	0.15	0.00	0.00	0.00	C64—C66, C68
膀胱	5	0.92	3.62	1.32	1.44	0.00	0.00	0.00	2	0.63	1.39	0.40	0.41	0.00	0.00	0.00	C67
脑	10	1.85	7.24	3.42	3.29	0.17	0.17	5.29	6	1.90	4.16	2.74	2.30	0.18	0.31	3.54	C70—C72, D32—D33, D42—D43
甲状腺	2	0.37	1.45	0.55	0.61	0.00	0.00	0.00	1	0.32	0.69	0.27	0.27	0.00	0.07	0.00	C73
淋巴瘤	6	1.11	4.35	1.79	1.83	0.08	0.08	2.30	6	1.90	4.16	1.63	1.54	0.04	0.15	1.38	C81—C86, C88, C90, C96
白血病	4	0.74	2.90	1.41	1.29	0.04	0.04	1.46	4	1.27	2.77	1.49	1.16	0.06	0.06	2.19	C91—C95, D45—D47
其他	5	0.92	3.62	2.22	2.12	0.15	0.15	4.67	7	2.22	4.85	1.46	1.29	0.03	0.03	0.98	O&U
所有部位合计	542	100.00	392.51	162.73	161.66	6.46	6.46	178.58	316	100.00	219.08	80.86	77.39	2.32	7.28	70.51	ALL
所有部位除外 C44	541	99.82	391.79	162.50	161.30	6.46	6.46	178.58	313	99.05	217.00	80.37	76.92	2.32	7.28	70.51	ALL exc. C44

附表 7-46　泰兴市 2018 年恶性肿瘤发病和死亡主要指标

部位缩写	男性 病例数	构成比/%	粗率/(1/10万)	中标率/(1/10万)	世标率/(1/10万)	累积率/% 0—64岁	累积率/% 0—74岁	35—64岁截缩率/(1/10万)	女性 病例数	构成比/%	粗率/(1/10万)	中标率/(1/10万)	世标率/(1/10万)	累积率/% 0—64岁	累积率/% 0—74岁	35—64岁截缩率/(1/10万)	ICD-10
发病																	
口腔	21	0.84	3.51	1.84	1.95	0.15	0.15	3.78	15	1.08	2.59	1.06	1.10	0.05	0.15	1.26	C00—C10, C12—C14
鼻咽	24	0.96	4.01	2.35	2.19	0.18	0.18	4.49	4	0.29	0.69	0.37	0.38	0.03	0.05	0.98	C11
食管	528	21.05	88.21	38.50	39.03	1.74	1.74	46.97	239	17.19	41.25	13.80	13.52	0.34	1.47	8.86	C15
胃	380	15.15	63.49	28.47	28.21	1.16	1.16	33.05	163	11.73	28.13	11.55	11.08	0.53	1.22	15.71	C16
结直肠	135	5.38	22.55	10.77	10.48	0.57	0.57	16.52	94	6.76	16.22	7.03	6.93	0.37	0.84	11.48	C18—C21
肝脏	389	15.51	64.99	34.95	34.77	2.49	2.49	77.15	130	9.35	22.44	10.35	10.36	0.67	1.16	19.08	C22
胆囊	12	0.48	2.00	0.95	0.92	0.03	0.03	1.05	9	0.65	1.55	0.54	0.59	0.02	0.09	0.63	C23—C24
胰腺	91	3.63	15.20	7.12	6.88	0.28	0.28	7.46	38	2.73	6.56	2.55	2.49	0.12	0.26	3.60	C25
喉	21	0.84	3.51	1.52	1.62	0.09	0.09	2.47	1	0.07	0.17	0.04	0.03	0.00	0.00	0.00	C32
肺	581	23.17	97.07	43.04	43.04	1.87	1.87	53.46	209	15.04	36.07	14.83	14.35	0.70	1.64	19.10	C33—C34
其他胸腔器官	5	0.20	0.84	0.35	0.35	0.01	0.01	0.31	3	0.22	0.52	0.22	0.23	0.01	0.03	0.32	C37—C38
骨	21	0.84	3.51	1.54	1.50	0.05	0.05	1.61	13	0.94	2.24	1.25	1.09	0.08	0.13	2.08	C40—C41
皮肤黑色素瘤	3	0.12	0.50	0.18	0.16	0.00	0.00	0.00	0	0.00	0.00	0.00	0.00	0.00	0.00	0.00	C43
乳房	4	0.16	0.67	0.36	0.36	0.03	0.03	0.94	166	11.94	28.65	17.46	16.20	1.28	1.72	40.59	C50
子宫颈	—	—	—	—	—	—	—	—	72	5.18	12.43	6.91	6.55	0.52	0.72	17.19	C53
子宫体	—	—	—	—	—	—	—	—	51	3.67	8.80	4.75	4.56	0.36	0.53	11.21	C54—C55
卵巢	—	—	—	—	—	—	—	—	24	1.73	4.14	2.08	2.01	0.15	0.22	4.64	C56
前列腺	46	1.83	7.69	3.07	2.98	0.03	0.03	1.05	—	—	—	—	—	—	—	—	C61
睾丸	0	0.00	0.00	0.00	0.00	0.00	0.00	0.00	—	—	—	—	—	—	—	—	C62
肾	23	0.92	3.84	1.92	1.79	0.06	0.06	1.80	11	0.79	1.90	0.90	0.81	0.03	0.09	0.62	C64—C66, C68
膀胱	47	1.87	7.85	3.33	3.37	0.15	0.15	4.19	14	1.01	2.42	1.03	1.08	0.08	0.15	2.18	C67
脑	38	1.52	6.35	3.30	3.38	0.21	0.21	5.42	24	1.73	4.14	1.94	1.81	0.14	0.14	4.46	C70—C72, D32—D33, D42—D43
甲状腺	7	0.28	1.17	0.83	0.69	0.04	0.04	1.57	16	1.15	2.76	1.77	1.73	0.14	0.18	3.73	C73
淋巴瘤	34	1.36	5.68	2.74	2.76	0.18	0.18	5.29	14	1.01	2.42	1.20	1.21	0.06	0.10	1.87	C81—C86, C88, C90, C96
白血病	42	1.67	7.02	5.47	6.24	0.37	0.37	6.56	28	2.01	4.83	2.89	2.89	0.17	0.29	3.50	C91—C95, D45—D47
其他	56	2.23	9.36	4.91	4.54	0.24	0.24	6.36	52	3.74	8.97	3.67	3.52	0.18	0.37	5.33	O&U
所有部位合计	2508	100.00	419.02	197.52	197.20	9.96	9.96	281.50	1390	100.00	239.89	108.18	104.36	6.03	11.54	178.42	ALL
所有部位除外 C44	2498	99.60	417.35	196.35	196.18	9.91	9.91	280.71	1373	98.78	236.96	107.12	103.40	6.00	11.47	177.68	ALL exc. C44
死亡																	
口腔	12	0.60	2.00	0.90	0.98	0.07	0.07	1.86	7	0.75	1.21	0.41	0.43	0.02	0.04	0.63	C00—C10, C12—C14
鼻咽	12	0.60	2.00	1.01	1.00	0.07	0.07	2.24	5	0.53	0.86	0.39	0.41	0.02	0.05	0.63	C11
食管	437	22.02	73.01	30.53	30.57	1.03	1.03	28.10	209	22.26	36.07	10.54	10.29	0.14	0.96	3.81	C15
胃	288	14.51	48.12	20.94	20.10	0.70	0.70	20.02	130	13.84	22.44	7.76	7.62	0.28	0.76	8.00	C16
结直肠	81	4.08	13.53	6.13	5.86	0.20	0.20	4.78	50	5.32	8.63	3.08	3.06	0.14	0.31	4.12	C18—C21
肝脏	353	17.78	58.98	31.70	31.08	2.24	2.24	69.63	102	10.86	17.60	7.16	7.17	0.40	0.81	10.98	C22
胆囊	8	0.40	1.34	0.57	0.56	0.00	0.01	0.31	7	0.75	1.21	0.41	0.39	0.00	0.04	0.32	C23—C24
胰腺	79	3.98	13.20	5.76	5.72	0.20	0.20	6.18	35	3.73	6.04	1.94	1.95	0.04	0.21	1.29	C25
喉	8	0.40	1.34	0.59	0.61	0.03	0.03	0.94	3	0.32	0.52	0.21	0.22	0.00	0.03	0.00	C32
肺	500	25.19	83.54	35.69	35.12	1.24	1.24	35.01	173	18.42	29.86	11.17	11.11	0.53	1.23	14.77	C33—C34
其他胸腔器官	0	0.00	0.00	0.00	0.00	0.00	0.00	0.00	3	0.32	0.52	0.23	0.25	0.02	0.02	0.63	C37—C38
骨	17	0.86	2.84	1.52	1.47	0.05	0.05	0.99	11	1.17	1.90	0.74	0.71	0.03	0.08	0.93	C40—C41
皮肤黑色素瘤	3	0.15	0.50	0.30	0.29	0.02	0.02	0.69	5	0.53	0.86	0.31	0.31	0.01	0.03	0.32	C43
乳房	3	0.15	0.50	0.24	0.21	0.01	0.01	0.32	56	5.96	9.66	4.43	4.36	0.32	0.47	9.69	C50
子宫颈	—	—	—	—	—	—	—	—	31	3.30	5.35	2.66	2.48	0.14	0.32	4.25	C53
子宫体	—	—	—	—	—	—	—	—	9	0.96	1.55	0.80	0.84	0.09	0.09	2.60	C54—C55
卵巢	—	—	—	—	—	—	—	—	20	2.13	3.45	1.81	1.74	0.13	0.20	4.20	C56
前列腺	26	1.31	4.34	1.57	1.53	0.00	0.00	0.00	—	—	—	—	—	—	—	—	C61
睾丸	0	0.00	0.00	0.00	0.00	0.00	0.00	0.00	—	—	—	—	—	—	—	—	C62
肾	17	0.86	2.84	1.34	1.34	0.07	0.07	2.30	—	—	—	—	—	—	—	—	C64—C66, C68
膀胱	16	0.81	2.67	0.98	1.04	0.01	0.01	0.37	4	0.43	0.69	0.22	0.21	0.01	0.01	0.30	C67
脑	37	1.86	6.18	3.03	2.92	0.12	0.12	3.61	19	2.02	3.28	1.39	1.36	0.08	0.13	2.63	C70—C72, D32—D33, D42—D43
甲状腺	1	0.05	0.17	0.13	0.12	0.01	0.01	0.37	0	0.00	0.00	0.00	0.00	0.00	0.00	0.00	C73
淋巴瘤	12	0.60	2.00	1.15	1.03	0.06	0.06	2.09	12	1.28	2.07	0.74	0.74	0.02	0.07	0.62	C81—C86, C88, C90, C96
白血病	32	1.61	5.35	3.57	3.41	0.18	0.18	3.46	19	2.02	3.28	1.87	1.85	0.08	0.21	1.71	C91—C95, D45—D47
其他	43	2.17	7.18	3.38	3.25	0.14	0.14	3.81	26	2.77	4.49	1.45	1.48	0.06	0.13	2.05	O&U
所有部位合计	1985	100.00	331.64	151.03	148.23	6.48	6.48	187.06	939	100.00	162.05	59.91	59.11	2.59	6.22	74.17	ALL
所有部位除外 C44	1983	99.90	331.31	150.93	148.12	6.48	6.48	187.06	932	99.25	160.85	59.73	58.89	2.59	6.22	74.17	ALL exc. C44

附表 7-47　宿迁市宿城区 2018 年恶性肿瘤发病和死亡主要指标

部位缩写	男性								女性								ICD-10
	病例数	构成比/%	粗率(1/10万)	中标率/(1/10万)	世标率/(1/10万)	累积率/% 0-64岁	0-74岁	35-64岁截缩率(1/10万)	病例数	构成比/%	粗率(1/10万)	中标率/(1/10万)	世标率/(1/10万)	累积率/% 0-64岁	0-74岁	35-64岁截缩率(1/10万)	
发病																	C00—C10, C12—C14
口腔	11	1.22	2.90	2.38	1.85	0.10	0.10	2.23	16	1.94	4.44	4.14	3.67	0.25	0.34	6.76	C11
鼻咽	2	0.22	0.53	0.36	0.33	0.00	0.00	0.00	6	0.73	1.67	1.41	1.30	0.11	0.17	3.47	C15
食管	148	16.39	39.07	26.10	26.17	1.03	1.03	28.94	93	11.29	25.83	14.38	13.97	0.22	1.74	15.76	C16
胃	80	8.86	21.12	14.10	13.90	0.76	0.76	20.89	48	5.83	13.33	8.70	8.67	0.56	0.99	8.97	C18—C21
结直肠	51	5.65	13.46	9.50	9.56	0.59	0.59	16.97	40	4.85	11.11	7.32	7.11	0.35	0.85	14.15	C22
肝脏	112	12.40	29.57	20.78	20.94	1.41	1.41	41.34	53	6.43	14.72	9.89	9.54	0.47	1.27	0.76	C23—C24
胆囊	5	0.55	1.32	0.86	0.78	0.02	0.02	0.63	6	0.73	1.67	1.20	1.23	0.03	0.22	3.68	C25
胰腺	16	1.77	4.22	3.17	3.18	0.15	0.15	4.59	16	1.94	4.44	2.88	2.75	0.13	0.27	0.00	C32
喉	5	0.55	1.32	1.05	0.89	0.05	0.05	1.49	0								C33—C34
肺	296	32.78	78.14	53.42	53.33	2.34	2.34	65.45	123	14.93	34.17	20.06	19.41	0.76	2.29	21.89	C37—C38
其他胸腔器官	3	0.33	0.79	0.74	0.61	0.06	0.06	1.97	2	0.24	0.56	0.53	0.55	0.04	0.04	0.53	C40—C41
骨	8	0.89	2.11	1.34	1.47	0.08	0.08	1.90	10	1.21	2.78	2.67	2.47	0.20	0.25	3.20	C43
皮肤黑色素瘤	1	0.11	0.26	0.13	0.10	0.00	0.00	0.66	1	0.12	0.28	0.53	0.47	0.00	0.03	0.00	C50
乳房	3	0.33	0.79	0.55	0.57	0.02	0.02	0.66	94	11.41	26.11	21.43	19.22	1.52	1.81	46.33	C53
子宫颈									45	5.46	12.50	10.14	9.10	0.76	0.90	24.49	C54—C55
子宫体									98	11.89	27.22	23.21	20.51	1.84	1.84	60.02	C56
卵巢									23	2.79	6.39	6.02	5.73	0.37	0.64	7.09	C61
前列腺	20	2.21	5.28	3.20	3.14	0.08	0.08	2.00									C62
睾丸	0	0.00	0.00	0.00	0.00	0.00	0.00	0.00	5	0.61	1.39	1.01	1.03	0.03	0.17	1.07	C64—C66, C68
肾	12	1.33	3.17	2.18	2.21	0.12	0.12	3.43	10	1.21	2.78	1.84	1.71	0.08	0.18	2.73	C67
膀胱	31	3.43	8.18	5.06	5.20	0.21	0.21	5.67	14	1.70	3.89	2.94	2.92	0.21	0.36	5.02	C70—C72, D32—D33, D42—D43
脑	14	1.55	3.70	3.63	3.18	0.18	0.18	3.55	73	8.86	20.28	18.38	15.78	1.36	1.49	35.98	C73
甲状腺	16	1.77	4.22	3.92	3.48	0.21	0.21	4.86	3	0.36	0.83	0.64	0.58	0.02	0.08	0.80	C81—C86, C88, C90, C96
淋巴瘤	9	1.00	2.38	1.66	1.61	0.02	0.02	0.57	4	0.49	1.11	0.75	0.85	0.06	0.06	1.29	C91—C95, D45—D47
白血病	9	1.00	2.38	2.10	1.75	0.12	0.12	3.43	41	4.98	11.39	9.25	9.22	0.68	0.80	15.91	O&U
其他	51	5.65	13.46	10.96	10.47	0.61	0.61	12.94	824	100.00	228.89	169.32	157.82	10.08	16.78	285.61	ALL
所有部位合计	903	100.00	238.37	167.18	164.72	8.16	8.16	223.53	818	99.27	227.23	168.15	156.67	9.98	16.68	282.49	ALL exc. C44
所有部位除外 C44	890	98.56	234.94	164.31	161.90	8.01	8.01	221.57									
死亡									0	0.00	0.00	0.00	0.00	0.00	0.00	0.00	C00—C10, C12—C14
口腔	1	0.14	0.26	0.16	0.13	0.00	0.00	0.00	2	0.48	0.56	0.61	0.49	0.02	0.08	0.85	C11
鼻咽	2	0.28	0.53	0.29	0.22	0.00	0.00	0.00	0								C15
食管	127	17.71	33.53	21.76	22.04	0.87	0.87	23.92	78	18.84	21.67	10.98	10.56	0.11	1.17	3.08	C16
胃	63	8.79	16.63	10.62	10.25	0.32	0.32	9.53	32	7.73	8.89	4.93	4.73	0.23	0.42	6.23	C18—C21
结直肠	26	3.63	6.86	4.39	4.38	0.24	0.24	7.20	28	6.76	7.78	4.66	4.57	0.20	0.53	5.62	C22
肝脏	99	13.81	26.13	18.28	18.27	1.18	1.18	35.04	54	13.04	15.00	9.66	9.47	0.57	1.09	17.36	C23—C24
胆囊	4	0.56	1.06	0.70	0.66	0.00	0.00	0.63	5	1.21	1.39	0.85	0.83	0.03	0.14	0.76	C25
胰腺	24	3.35	6.34	4.26	4.32	0.24	0.24	7.21	14	3.38	3.89	2.02	1.94	0.11	0.15	3.26	C32
喉	3	0.42	0.79	0.51	0.67	0.03	0.03	0.67	0	0.00	0.00	0.00	0.00	0.00	0.00	0.00	C33—C34
肺	284	39.61	74.97	50.41	50.53	1.88	1.88	50.94	115	27.78	31.94	18.04	17.18	0.44	2.04	12.33	C37—C38
其他胸腔器官	0	0.00	0.00	0.00	0.00	0.00	0.00	0.00	0	0.00	0.00	0.00	0.00	0.00	0.00	0.00	C40—C41
骨	7	0.98	1.85	1.15	1.20	0.05	0.05	1.30	2	0.48	0.56	0.46	0.42	0.02	0.07	0.64	C43
皮肤黑色素瘤	0	0.00	0.00	0.00	0.00	0.00	0.00	0.00	1	0.24	0.28	0.06	0.09	0.00	0.00	0.00	C50
乳房	0	0.00	0.00	0.00	0.00	0.00	0.00	0.00	20	4.83	5.56	3.36	3.21	0.16	0.31	5.20	C53
子宫颈									15	3.62	4.17	3.33	3.06	0.25	0.29	8.46	C54—C55
子宫体									10	2.42	2.78	1.90	1.86	0.13	0.19	4.29	C56
卵巢									5	1.21	1.39	1.08	1.12	0.08	0.19	2.16	C61
前列腺	7	0.98	1.85	1.14	1.19	0.00	0.00	0.00									C62
睾丸	0	0.00	0.00	0.00	0.00	0.00	0.00	0.00	1	0.24	0.28	0.14	0.11	0.00	0.00	0.00	C64—C66, C68
肾	5	0.70	1.32	0.92	0.87	0.04	0.04	1.40	1	0.24	0.28	0.47	0.41	0.00	0.06	0.00	C67
膀胱	16	2.23	4.22	2.44	2.49	0.05	0.05	1.33	3	0.72	0.83	0.40	0.41	0.00	0.00	0.00	C70—C72, D32—D33, D42—D43
脑	15	2.09	3.96	3.58	3.27	0.19	0.19	4.62	8	1.93	2.22	1.62	1.55	0.10	0.14	2.01	C73
甲状腺	0	0.00	0.00	0.00	0.00	0.00	0.00	0.00	0	0.00	0.00	0.00	0.00	0.00	0.00	0.00	C81—C86, C88, C90, C96
淋巴瘤	11	1.53	2.90	2.31	2.08	0.00	0.07	1.97	3	0.72	0.83	0.46	0.47	0.05	0.05	1.29	C91—C95, D45—D47
白血病	9	1.26	2.38	1.80	1.69	0.03	0.03	0.66	8	1.93	2.22	1.37	1.32	0.06	0.16	1.83	O&U
其他	14	1.95	3.70	2.32	2.41	0.08	0.08	1.96	10	2.42	2.78	1.42	1.27	0.05	0.05	1.56	ALL
所有部位合计	717	100.00	189.27	127.04	126.50	5.30	5.30	148.39	414	100.00	115.00	67.40	64.66	2.61	7.12	76.92	ALL exc. C44
所有部位除外 C44	716	99.86	189.01	126.94	126.34	5.30	5.30	148.39	413	99.76	114.72	67.31	64.58	2.61	7.12	76.92	

部位缩写	男性 病例数	构成比/%	粗率/(1/10万)	中标率/(1/10万)	世标率/(1/10万)	累积率/% 0—64岁	累积率/% 0—74岁	35—64岁 截缩率/(1/10万)	女性 病例数	构成比/%	粗率/(1/10万)	中标率/(1/10万)	世标率/(1/10万)	累积率/% 0—64岁	累积率/% 0—74岁	35—64岁 截缩率/(1/10万)	ICD-10
发病																	
口腔	19	0.98	3.40	2.26	2.48	0.16	0.16	4.54	3	0.25	0.60	0.42	0.43	0.02	0.09	0.45	C00—C10, C12—C14
鼻咽	10	0.52	1.79	1.25	1.36	0.08	0.08	2.21	8	0.66	1.61	1.13	1.12	0.08	0.14	2.43	C11
食管	396	20.47	70.96	47.13	46.93	1.64	1.64	45.22	214	17.58	43.10	22.25	21.92	0.61	2.50	16.34	C15
胃	259	13.39	46.41	30.93	30.71	1.08	1.08	29.81	134	11.01	26.99	14.58	14.63	0.60	1.68	17.63	C16
结直肠	136	7.03	24.37	17.22	16.82	0.96	0.96	27.91	80	6.57	16.11	10.81	10.48	0.68	1.20	18.56	C18—C21
肝脏	271	14.01	48.56	35.69	34.71	2.33	2.33	73.28	101	8.30	20.34	11.59	11.46	0.54	1.21	17.49	C22
胆囊	8	0.41	1.43	1.00	1.00	0.03	0.03	0.80	5	0.41	1.01	0.46	0.40	0.01	0.01	0.38	C23—C24
胰腺	43	2.22	7.71	5.15	5.25	0.29	0.29	8.46	31	2.55	6.24	3.44	3.34	0.15	0.39	4.61	C25
喉	4	0.21	0.72	0.51	0.47	0.01	0.01	0.42	1	0.08	0.20	0.14	0.15	0.02	0.02	0.48	C32
肺	527	27.24	94.43	64.34	63.45	2.45	2.45	68.51	212	17.42	42.69	24.31	24.19	1.24	2.81	35.79	C33—C34
其他胸腔器官	1	0.05	0.18	0.12	0.12	0.00	0.00	0.38	1	0.08	0.20	0.36	0.39	0.02	0.02	0.48	C37—C38
骨	9	0.47	1.61	1.05	1.08	0.06	0.06	1.65	12	0.99	2.42	1.31	1.43	0.08	0.21	2.14	C40—C41
皮肤黑色素瘤	1	0.05	0.18	0.11	0.13	0.02	0.02	0.43	2	0.16	0.40	0.29	0.29	0.02	0.05	0.48	C43
乳房	22	1.14	3.94	2.97	2.69	0.15	0.15	5.12	135	11.09	27.19	20.25	18.91	1.62	1.98	50.28	C50
子宫颈	—	—	—	—	—	—	—	—	54	4.44	10.87	7.70	7.21	0.58	0.74	16.84	C53
子宫体	—	—	—	—	—	—	—	—	46	3.78	9.26	6.20	5.94	0.45	0.64	14.65	C54—C55
卵巢	—	—	—	—	—	—	—	—	22	1.81	4.43	3.06	2.89	0.18	0.32	5.49	C56
前列腺	23	1.19	4.12	2.40	2.49	0.00	0.00	0.00	—	—	—	—	—	—	—	—	C61
睾丸	2	0.10	0.36	0.39	0.48	0.03	0.03	0.00	—	—	—	—	—	—	—	—	C62
肾	11	0.57	1.97	1.31	1.31	0.07	0.07	2.09	8	0.66	1.61	1.08	1.08	0.09	0.14	2.41	C64—C66, C68
膀胱	39	2.02	6.99	4.72	4.58	0.25	0.25	6.82	11	0.90	2.22	1.29	1.36	0.08	0.19	2.12	C67
脑	40	2.07	7.17	5.73	5.38	0.35	0.35	9.01	30	2.47	6.04	3.63	3.67	0.26	0.40	7.41	C70—C72, D32—D33, D42—D43
甲状腺	13	0.67	2.33	2.14	1.83	0.16	0.16	3.76	34	2.79	6.85	5.63	5.22	0.38	0.46	8.77	C73
淋巴瘤	33	1.71	5.91	4.07	4.05	0.26	0.26	7.62	25	2.05	5.03	3.25	2.97	0.17	0.35	4.36	C81—C86, C88, C90, C96
白血病	37	1.91	6.63	5.60	5.88	0.32	0.32	5.25	26	2.14	5.24	4.29	4.31	0.27	0.39	6.61	C91—C95, D45—D47
其他	31	1.60	5.55	3.62	3.74	0.15	0.15	4.24	22	1.81	4.43	2.82	2.78	0.12	0.31	3.44	O&U
所有部位合计	1 935	100.00	346.73	239.71	236.94	10.85	10.85	307.52	1217	100.00	245.08	150.31	146.55	8.25	16.27	239.12	ALL
所有部位除外 C44	1 924	99.43	344.75	238.48	235.60	10.81	10.81	306.29	1213	99.67	244.28	149.84	146.10	8.24	16.22	238.68	ALL exc. C44
死亡																	
口腔	7	0.49	1.25	0.82	0.87	0.05	0.05	1.25	0	0.00	0.00	0.00	0.00	0.00	0.00	0.00	C00—C10, C12—C14
鼻咽	5	0.35	0.90	0.55	0.61	0.02	0.02	0.43	6	0.76	1.21	0.73	0.77	0.04	0.10	0.93	C11
食管	258	18.22	46.23	30.41	30.06	1.07	1.07	29.70	180	22.81	36.25	18.08	17.66	0.44	1.88	12.63	C15
胃	202	14.27	36.20	23.77	23.01	0.70	0.70	18.64	83	10.52	16.71	8.69	8.41	0.23	0.90	6.79	C16
结直肠	69	4.87	12.36	7.97	7.71	0.37	0.37	10.99	40	5.07	8.06	4.91	4.71	0.22	0.43	6.31	C18—C21
肝脏	238	16.81	42.65	30.91	30.55	2.02	2.02	61.07	95	12.04	19.13	11.26	11.14	0.47	1.27	15.53	C22
胆囊	3	0.21	0.54	0.43	0.43	0.00	0.00	0.00	9	1.14	1.81	1.01	0.91	0.05	0.07	1.44	C23—C24
胰腺	35	2.47	6.27	4.18	4.10	0.23	0.23	6.71	29	3.68	5.84	3.20	3.20	0.14	0.34	4.68	C25
喉	1	0.07	0.18	0.11	0.14	0.00	0.00	0.00	0	0.00	0.00	0.00	0.00	0.00	0.00	0.00	C32
肺	422	29.80	75.62	49.92	49.57	1.53	1.53	42.93	175	22.18	35.24	18.85	18.72	0.83	2.10	24.71	C33—C34
其他胸腔器官	2	0.14	0.36	0.23	0.22	0.02	0.02	0.43	1	0.13	0.20	0.36	0.39	0.02	0.02	0.48	C37—C38
骨	8	0.56	1.43	0.92	0.85	0.03	0.03	0.82	10	1.27	2.01	1.16	1.29	0.09	0.20	2.31	C40—C41
皮肤黑色素瘤	2	0.14	0.36	0.20	0.20	0.00	0.00	0.43	1	0.13	0.20	0.15	0.15	0.00	0.00	0.00	C43
乳房	7	0.49	1.25	0.82	0.79	0.02	0.02	1.52	38	4.82	7.65	5.12	4.95	0.44	0.46	13.63	C50
子宫颈	—	—	—	—	—	—	—	—	15	1.90	3.02	1.75	1.65	0.09	0.12	3.26	C53
子宫体	—	—	—	—	—	—	—	—	15	1.90	3.02	1.80	1.77	0.08	0.21	2.27	C54—C55
卵巢	—	—	—	—	—	—	—	—	7	0.89	1.41	0.81	0.77	0.02	0.08	0.82	C56
前列腺	14	0.99	2.51	1.54	1.50	0.00	0.00	0.00	—	—	—	—	—	—	—	—	C61
睾丸	0	0.00	0.00	0.00	0.00	0.00	0.00	0.00	—	—	—	—	—	—	—	—	C62
肾	4	0.28	0.72	0.43	0.44	0.02	0.02	0.43	3	0.38	0.60	0.34	0.34	0.02	0.05	0.45	C64—C66, C68
膀胱	17	1.20	3.05	1.84	1.65	0.05	0.05	1.32	8	1.01	1.61	0.74	0.77	0.02	0.06	0.45	C67
脑	45	3.18	8.06	6.05	6.16	0.36	0.36	9.28	24	3.04	4.83	2.98	2.99	0.22	0.36	6.11	C70—C72, D32—D33, D42—D43
甲状腺	2	0.14	0.36	0.22	0.20	0.00	0.00	0.00	3	0.38	0.60	0.22	0.21	0.00	0.00	0.00	C73
淋巴瘤	21	1.48	3.76	2.75	2.80	0.15	0.15	3.38	13	1.65	2.62	1.80	1.53	0.04	0.22	0.44	C81—C86, C88, C90, C96
白血病	32	2.26	5.73	4.45	4.75	0.23	0.23	4.29	24	3.04	4.83	3.34	3.29	0.20	0.28	4.72	C91—C95, D45—D47
其他	22	1.55	3.94	2.55	2.58	0.07	0.07	2.08	10	1.27	2.01	1.24	1.05	0.03	0.12	1.04	O&U
所有部位合计	1 416	100.00	253.73	171.12	169.13	6.89	6.89	194.17	789	100.00	158.89	88.55	86.64	3.69	9.31	108.52	ALL
所有部位除外 C44	1 412	99.72	253.01	170.68	168.61	6.86	6.86	193.37	786	99.62	158.29	88.20	86.32	3.67	9.28	108.08	ALL exc. C44

附录八　江苏省肿瘤登记处名录

肿瘤登记处	登记处所在单位	主要工作人员
江苏省	江苏省疾病预防控制中心 （江苏省公共卫生研究院）	朱宝立　韩仁强　周金意　缪伟刚　俞浩　罗鹏飞　陶然
南京市	南京市疾病预防控制中心	洪忻　周海茸　王巍巍
南京市溧水区	溧水区疾病预防控制中心	李菁玲　郑欢欢　郑继　傅爱华
南京市高淳区	高淳区疾病预防控制中心	张丁丁　吕惠青
无锡市	无锡市疾病预防控制中心	杨志杰　钱云　董昀球　陈海　刘雅琦
无锡市锡山区	无锡市锡山区疾病预防控制中心	顾月　徐红艳
无锡市惠山区	无锡市惠山区疾病预防控制中心	茹炯　陈顺平　曹军
无锡市梁溪区	无锡市梁溪区疾病预防控制中心	王琳　包海明　徐凌云
无锡市滨湖区	无锡市滨湖区疾病预防控制中心	朱惠娟　刘俊华　杜明
无锡市新吴区	无锡市新吴区疾病预防控制中心	陆绍琦　李纯　刘增超
无锡市经开区	经开区疾病预防控制中心	王礼华　王景　邹志红
江阴市	江阴市疾病预防控制中心	李莹　汤海波　刘娟　章剑　张燕茹　王敏洁
宜兴市	宜兴市疾病预防控制中心	乔健健　胡静　任露露　闵艺璇
徐州市	徐州市疾病预防控制中心	娄培安　张盼　董宗美　陈培培　乔程　李婷　张宁　朱璨
徐州市鼓楼区	徐州市鼓楼区疾病预防控制中心	刘娅娴
徐州市云龙区	徐州市云龙区疾病预防控制中心	渠漫漫　宋兆芬
徐州市贾汪区	徐州市贾汪区疾病预防控制中心	宗华　张迪　李金宇
徐州市泉山区	徐州市泉山区疾病预防控制中心	张培　李念　赵梦晨　王艳梅
邳州市	邳州市疾病预防控制中心	刘杰　娄从民　李军政　刘敏　张玉梅　张笑笑
常州市	常州市疾病预防控制中心	骆文书　徐文超　周孟孟
常州市武进区	常州市武进区疾病预防控制中心	宗菁　强德仁　石素逸　孔晓玲　杨佳成　闫于飘
常州市新北区	常州市新北区疾病预防控制中心	何怡　郑蜀贞　郭浩然
常州市天宁区	常州市天宁区疾病预防控制中心	陈燕芬　施鸿飞
常州市钟楼区	常州市钟楼区疾病预防控制中心	吴振霞　崔艳丽
常州市经开区	经开区公共卫生管理服务中心	陈玉　朱君
溧阳市	溧阳市疾病预防控制中心	刘建平　狄静　曹磊　石一辰　朱阿仙
常州市金坛区	常州市金坛区疾病预防控制中心	周鑫　程鑫　方惠玲
苏州市	苏州市疾病预防控制中心	陆艳　王临池　黄春妍　吴学飞　华钰洁
苏州市虎丘区	苏州市虎丘区疾病预防控制中心	李文　王从菊
苏州市吴中区	苏州市吴中区疾病预防控制中心	朱凯飞　顾建芬　陶清
苏州市相城区	苏州市相城区疾病预防控制中心	张群　毛赟　任玮叶
苏州市姑苏区	苏州市姑苏区疾病预防控制中心	张秋　吴新凡　徐焱
苏州市吴江区	苏州市吴江区疾病预防控制中心	沈建新　张荣艳　彭晓楚
苏州市工业园区	苏州市工业园区疾病防治中心	翟静　景阳
常熟市	常熟市疾病预防控制中心	顾淑君　陈冰霞　顾亦斌　陈俐枫　叶映丹　朱一宁
张家港市	张家港市疾病预防控制中心	杜国明　邱晶　秦敏晔　王洵之　谢辉　赵丽霞　朱晓玮　李冰晖
昆山市	昆山市疾病预防控制中心	张婷　金亦徐　陆吕霖　秦威　仝岚　周杰　贺方荣　朱琴花
太仓市	太仓市疾病预防控制中心	张建安　高玲琳　颜小銮　陆鸿滋
南通市	南通市疾病预防控制中心	韩颖颖　徐红　潘少聪　梁潇静
南通市崇川区	南通市崇川区疾病预防控制中心	郑会燕　刘海峰

肿瘤登记处	登记处所在单位	主要工作人员
南通市通州区	南通市通州区疾病预防控制中心	凡丽芸　韩建周
海安市	海安市疾病预防控制中心	钱赟　童海燕　吉光　张玉成
如东县	如东县疾病预防控制中心	张爱红　吴双玲　季佳慧　孙艳丽　周晓云
启东市	启东市人民医院	朱健　陈永胜　王军　张永辉　丁璐璐　徐源佑　陈建国
如皋市	如皋市疾病预防控制中心	吕家爱　王书兰　徐周洲　吴坚
海门市	南通市海门区疾病预防控制中心	杨艳蕾　倪倬健　唐锦高　施华
连云港市	连云港市疾病预防控制中心	董建梅　李伟伟　柴莉莉
连云港市海州区	连云港市海州区疾病预防控制中心	李炎炎
连云港市连云区	连云港市连云区疾病预防控制中心	刘敏
连云港市经济技术开发区	连云港市经济技术开发区疾病预防控制中心	李存禄
连云港市赣榆区	连云港市赣榆区疾病预防控制中心	张晓峰　金凤
东海县	东海县疾病预防控制中心	马进　吴同浩
灌云县	灌云县疾病预防控制中心	严春华
灌南县	灌南县疾病预防控制中心	丁梦秋　孟忆宁
淮安市	淮安市疾病预防控制中心	沈欢　潘恩春　孙中明　文进博　缪丹丹　唐勇
淮安市淮安区	淮安市淮安区疾病预防控制中心	苏明　王昕　冯吴琼　颜庆洋　朱丽萍　马建玲　顾仲祥
淮安市淮阴区	淮安市淮阴区疾病预防控制中心	罗国良　袁瑛　刘丹　徐静　滕笑雨　高晓清　李敏
淮安市清江浦区	淮安市清江浦区疾病预防控制中心	曹慷慷　万福萍　刘超
涟水县	涟水县疾病预防控制中心	包雨晴　费云华　浦继尹　孝宇新　孟宪炜
淮安市洪泽区	淮安市洪泽区疾病预防控制中心	陈思红　王庶安　曹巧力　袁翠莲　张举巧
盱眙县	盱眙县疾病预防控制中心	王裕　姜其家　袁守国
金湖县	金湖县疾病预防控制中心	周娟　何士林
盐城市	盐城市疾病预防控制中心	刘付东　刘荣海　吴玲玲　郑春早　陈建旭　梁季
盐城市亭湖区	盐城市亭湖区疾病预防控制中心	严莉丽　王静
盐城市盐都区	盐城市盐都区疾病预防控制中心	何飞
响水县	响水县疾病预防控制中心	陈玥华　王超
滨海县	滨海县疾病预防控制中心	蔡伟　李明
阜宁县	阜宁县疾病预防控制中心	杨尚波　支杰
射阳县	射阳县疾病预防控制中心	戴春云　王颖莹
建湖县	建湖县疾病预防控制中心	王剑　孔文娟
东台市	东台市疾病预防控制中心	赵建华　史春兰
盐城市大丰区	盐城市大丰区疾病预防控制中心	顾小平　顾昕
扬州市	扬州市疾病预防控制中心	解晔　赵培
扬州市广陵区	扬州市广陵区疾病预防控制中心	陈雪筠
宝应县	宝应县疾病预防控制中心	任涛　朱立文　丁爱红　潘艳玉　王元霞　高胜静
仪征市	仪征市疾病预防控制中心	许琴　秦亚男　赵志伟
镇江市	镇江市疾病预防控制中心	朱月兰　徐璐　王宏宇　何佳佳
丹阳市	丹阳市疾病预防控制中心	应洪琰　陈丽黎　胡佳慧　王佳烨
扬中市	扬中市肿瘤防治研究所	华召来　周琴　施爱武　宋统球　冯祥　朱进华
泰州市	泰州市疾病预防控制中心	张德坤　赵小兰　卢海燕　杨玉雪　杨家骥　黄鑫　杜京航
泰兴市	泰兴市疾病预防控制中心	黄素勤　范敏　徐兴　刘静琦　丁华萍　封军莉
宿迁市	宿迁市疾病预防控制中心	于蕾　邱玉保　井海陵　张新楠
宿迁市宿城区	宿迁市宿城区疾病预防控制中心	张恋恋　陈英
泗阳县	泗阳县疾病预防控制中心	符地宝　姜素清　陈淑婷

致谢

《江苏省恶性肿瘤报告（2021）》编委会对各肿瘤登记处和各医疗机构相关人员在本书出版过程中给予的大力协助，尤其是在登记资料的收集、整理、查重、补充、审核、建档和建立数据库等方面所做出的贡献表示感谢！衷心感谢编写组成员在本书撰写工作中付出的辛苦努力！